CONGRÈS MÉDICAL

DE

FRANCE

2ᵉ SESSION

TENUE A LYON

Du 28 Septembre au 1ᵉʳ Octobre 1864.

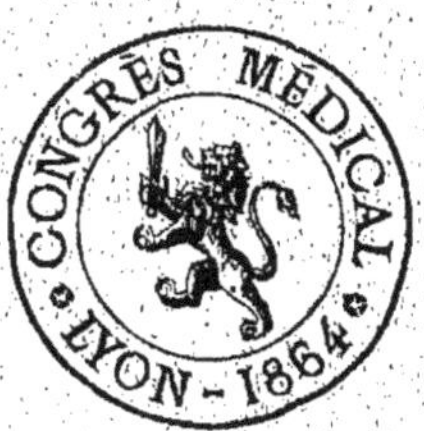

PARIS

J.-B. BAILLIÈRE ET FILS

LIBRAIRES DE L'ACADÉMIE IMPÉRIALE DE MÉDECINE

Rue Hautefeuille, 19.

LONDRES	MADRID	NEW-YORK
Hipp. BAILLIÈRE.	C. BAILLY-BAILLIÈRE.	BAILLIÈRE-BROTHERS

LEIPZIG, E. JUNG-TREUTTEL, 10, QUERSTRASSE.

—

1865

CONGRÈS MÉDICAL

DE FRANCE

2me Session, tenue à Lyon.

Lyon. — Imprimerie d'Aimé Vingtrinier, rue de la Belle-Cordière, 14.

CONGRÈS MÉDICAL

DE

FRANCE

2e SESSION

TENUE A LYON

Du 26 Septembre au Ier Octobre 1864.

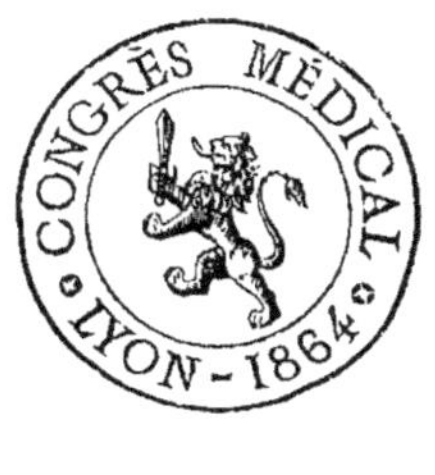

PARIS

J.-B. BAILLIÈRE et FILS

LIBRAIRES DE L'ACADÉMIE IMPÉRIALE DE MÉDECINE

Rue Hautefeuille, 19.

LONDRES	MADRID	NEW-YORK
HIPP. BAILLIÈRE.	C. BAILLY-BAILLIÈRE.	BAILLIÈRE-BROTHERS.

LEIPZIG, E. JUNG-TREUTTEL, 10, QUERSTRASSE.

1865

AVANT-PROPOS.

Le 30 octobre 1863, la ville de Rouen voyait se réunir dans ses murs une nombreuse assemblée de médecins, venus de divers points de la France et de l'étranger pour répondre à l'appel de leurs confrères de la cité normande : Rouen inaugurait les Congrès médicaux en France.

C'était une nouveauté, du succès de laquelle il était permis de douter, et dont l'avenir pouvait inspirer de légitimes inquiétudes. Jusqu'à présent, en effet, la France ne s'est pas manifestée comme le pays des Congrès. Malgré l'exemple encourageant du *Congrès scientifique,* dont l'existence déjà longue témoigne hautement de notre aptitude, ces réunions n'ont pas encore pris racine dans nos mœurs, — soit à cause de nos tendances centralisatrices, qui font converger les travaux importants de la province vers les Sociétés savantes de Paris, ainsi constituées en Congrès généraux permanents, — soit par l'effet des oscillations de notre état politique, qui n'ont pas plus permis aux représentants de la science qu'aux citoyens eux-mêmes de se familiariser complètement avec les libres et fortes discussions de la vie publique.

Quelle que soit, du reste, la cause de notre indifférence, il n'est douteux pour personne qu'elle est blâmable ; il n'est pas douteux non plus que nous n'ayons intérêt à en sortir le plus tôt possible, et à nous mettre, sur ce point, au niveau de nos voisins d'Allemagne et d'Angleterre. Il est bon d'agrandir quelquefois la tribune des savants et de multiplier leurs auditeurs ; il est bon

de les rassembler en masse imposante autour de cette tribune et
de les appeler à échanger, avec les témoignages d'estime et de
sympathie confraternelles, leurs connaissances, leurs succès,
leurs déboires, leurs espérances ; il est bon, enfin, de créer ainsi,
à de rares intervalles, de véritables forums scientifiques dont les
agitations sont, autant que celles du forum politique, propres
à vivifier et à fortifier l'esprit des nations.

En appelant leurs confrères à fonder le *Congrès médical de
France*, en prenant, au milieu de l'indifférence générale, cette
noble et courageuse initiative, les médecins rouennais ont donc
bien mérité de la science médicale. Leur succès les a, du reste,
amplement récompensés de leur zèle. Le Congrès de Rouen
s'est affirmé d'une manière assez brillante pour dissiper tous les
doutes sur l'opportunité d'une semblable création, toutes les inquiétudes sur son avenir.

Après ce succès, le Congrès de Rouen ne pouvait pas rester
à l'état de tentative isolée. Ses courageux promoteurs étaient
assurés de voir leur œuvre se continuer en grandissant et en se
perfectionnant. Lyon, en effet, n'hésita pas à se charger de la
tâche de reprendre cette œuvre si bien commencée, et à essayer
de la faire accepter définitivement du monde médical par une
deuxième session digne de la première.

Le 11 mai 1864, une assemblée imposante, convoquée par les
soins officieux de quelques confrères, réunissait, dans la salle de
la Société des sciences médicales, les représentants naturels de
tous les corps constitués de la médecine lyonnaise : l'Académie
des sciences, arts et belles-lettres, la Société de médecine, la Société des Sciences médicales, le Conseil de salubrité, l'Association générale, les corps chirurgical et médical des hôpitaux civils
et militaires, l'Ecole de médecine, l'Ecole vétérinaire, etc. L'idée
du Congrès, soumise à la réunion, fut unanimement acceptée,
et l'on décida que, pour donner à cette entreprise le caractère
d'universalité nécessaire à un succès complet, le corps médical
lyonnais serait convoqué tout entier pour nommer la *Commission
exécutive* chargée d'organiser le Congrès

Cet appel au suffrage universel eut lieu par les soins d'un
Comité provisoire élu spécialement dans ce but, et le 19 mai,
l'assemblée générale du corps médical lyonnais nommait une
Commission exécutive de 21 membres, qui se mit immédiatement
à l'œuvre.

La Commission exécutive tint de nombreuses séances, dans
lesquelles tous les points relatifs à l'organisation du Congrès,

après avoir été soigneusement examinés et longuement discutés, furent arrêtés de la manière suivante :

1° Le Congrès médical s'ouvrira à Lyon, le 26 septembre 1864, au Palais-des-Arts, et durera six jours.

2° Il admettra dans son sein, avec les docteurs en médecine ou en chirurgie et les médecins vétérinaires diplômés, toutes les personnes vouées à l'étude des sciences médicales, — pharmaciens, naturalistes, élèves des hôpitaux, — et qui se sont distinguées dans cette étude.

3° Les membres du Congrès se partageront en deux catégories : les membres étrangers au corps médical lyonnais, exonérés de toute contribution pécuniaire, et les membres lyonnais qui devront payer une cotisation de 10 fr., dont le montant formera une partie du fonds à l'aide duquel on couvrira les frais du Congrès. Pour compléter ce fonds, une allocation sera demandée à la bienveillance de l'administration municipale.

4° Les personnes qui désireront faire partie du Congrès seront invitées à faire connaître leur adhésion à l'avance.

5° Les séances seront publiques, mais les membres adhérents auront seuls droit de prendre part aux travaux du Congrès. Il y aura une ou deux séances par jour suivant le nombre et l'importance des travaux.

6° Le Congrès sera particulièrement consacré à la discussion d'un certain nombre de questions arrêtées et publiées à l'avance. Néanmoins la Commission exécutive accueillera, si le temps le permet, des mémoires et des communications en dehors du programme.

7° Douze questions seront mises en discussion devant le Congrès : trois de pathologie et de thérapeutique médicales, trois de pathologie et de thérapeutique chirurgicales, deux d'hygiène et de médecine comparées, une de syphiligraphie, une d'obstétrique, une de médecine mentale et une d'ophthalmologie.

1re QUESTION. — Des concrétions sanguines dans le cœur et les vaisseaux. Des conditions qui peuvent favoriser leur formation. Des différents accidents qu'elles occasionnent. Des indications thérapeutiques qui s'y rattachent.

IIe — Peut-on, dès aujourd'hui, admettre dans le cadre nosologique, à titre d'entités morbides, les diverses affections paralytiques récemment décrites sous les noms de *paralysie agi-*

tante, paralysie atrophique progressive, ataxie locomotrice, paralysies réflexes, etc.? — Y en a-t-il, parmi elles, qui ne soient qu'un symptôme commun à différentes maladies des centres nerveux?

IIIe — Établir, par des faits rigoureux, la curabilité de la phthisie pulmonaire. — Distinguer, parmi les variétés de phthisies, celles qui sont susceptibles de guérison et celles qui ne le sont pas.

IVe — De la valeur des diverses méthodes de traitement applicables aux ankyloses complètes et incomplètes, au double point de vue du changement de la position et du rétablissement des mouvements.

V^e — Quels progrès la chirurgie doit-elle aux recherches modernes sur le système osseux?

VIe — Des moyens de diérèse qu'on peut avantageusement substituer à l'instrument tranchant, dans le but d'éviter les accidents des plaies (cautérisation, écrasement, ligature, arrachement).

VIIe — De la consanguinité en général, et spécialement des mariages consanguins.

VIIIe — De la genèse des parasites communs à l'homme et aux animaux, considérée plus particulièrement dans ses rapports avec l'hygiène publique.

IXe — Qu'y a-t-il de contagieux dans l'organisme d'un sujet syphilitique? A quelles conséquences pratiques peut conduire l'étude de cette question?

X^e — Quelles sortes de services l'accoucheur doit-il demander au forceps? Comment les diverses variétés de forceps imaginées jusqu'à présent répondent-elles aux diverses indications?

XIe — De la possibilité et de la convenance de faire sortir certaines catégories d'aliénés des asiles spéciaux et de les placer, soit dans les exploitations agricoles, soit dans leurs propres familles.

XIIe — De la valeur de l'iridectomie dans le glaucôme et autres lésions profondes du globe oculaire.

8° Ces questions seront successivement traitées dans l'ordre indiqué ci-dessus.

Le premier jour du Congrès sera consacré aux Ire et IIe questions.

Le deuxième jour, aux IIIe et IVe.

Le troisième jour, aux Ve et VIe.

Le quatrième jour, aux VIIe et VIIIe.

Le cinquième jour, aux IXe et X^e.

Le sixième jour, aux XIe et XIIe.

A l'ouverture de la première séance, le Congrès nommera au scrutin secret le bureau composé d'un président, d'un vice-président au moins, d'un secrétaire-général et de quatre secrétaires adjoints.

9° Les membres du Congrès qui désireront prendre la parole pour une communication devront en faire connaître le sujet et la substance, *in extenso* ou sous forme de résumé, à la Commission exécutive, quarante-huit heures au moins avant l'ouverture du Congrès, c'est-à-dire avant le 24 septembre.

Cette mesure a pour but de permettre à la Commission de classer à l'avance les matériaux du Congrès de la manière la plus favorable à l'établissement des ordres du jour, et d'éliminer les travaux qui s'écarteraient du but du Congrès.

Les auteurs seront également prévenus, que le Président du Congrès, en vue de donner accès à un plus grand nombre de travaux, limitera, s'il y a lieu, le temps accordé à chaque orateur.

10° Les travaux lus ou communiqués au Congrès seront publiés en totalité ou en partie par les soins de la Commission exécutive, dans un volume spécial qui sera donné gratis aux adhérents lyonnais.

La plupart de ces points, ainsi arrêtés, furent immédiatement portés à la connaissance du public, au moyen d'une circulaire adressée à toutes les Sociétés savantes et à toutes les notabilités médicales de la France et de l'étranger.

Notre appel fut entendu, et le 24 septembre, quand la Commission exécutive se réunit pour arrêter les dernières dispositions relatives à l'organisation du Congrès, nous comptions environ 300 adhésions collectives ou individuelles, et 89 communications inscrites, dont 67 sur les questions du programme.

La Commission exécutive dut se préparer à recevoir dignement l'assemblée qui s'annonçait d'une si brillante manière.

Une somme de 500 francs, généreusement accordée par le Conseil Municipal, avec une bienveillance éclairée dont nous ne saurions trop le remercier, servit à couvrir les premières dépenses nécessitées par cette réception.

Le regrettable M. Vaïsse avait mis à la disposition de la Commission exécutive l'ancien local de la Bourse au Palais des Arts, pour y installer le Congrès. Un heureux aménagement permit d'y organiser : une vaste estrade pour le Bureau et les orateurs; une enceinte réservée pour les membres du Congrès, avec des places spéciales pour les journalistes et les personnes qui auraient besoin de prendre des notes; une enceinte pour le public; enfin une salle des pas perdus. Un bureau fut placé à l'entrée de cette dernière pour la distribution de cartes destinées à faire reconnaître les adhérents, et à permettre leur entrée dans l'enceinte exclusivement réservée aux membres du Congrès.

Mais il ne fallait pas songer seulement à l'installation matérielle des assises scientifiques du Congrès ; la Commission exécutive crut de son devoir d'assurer aux membres étrangers un lieu de réunion extra-scientifique, où ils pussent, au besoin, passer leurs moments de loisir.

Une démarche fut faite dans cette intention auprès de l'administration du Cercle du nord. Elle répondit avec le plus bienveillant empressement que les salons du cercle seraient ouverts à tous les membres du Congrès sans exception, sur la simple présentation de leur carte d'adhérent. L'administration du Cercle du Nord poussa même plus loin son obligeance, en offrant de donner aux membres du Congrès une fête, qui eut effectivement lieu le jeudi 29 septembre, au milieu d'une grande affluence, et où régna la plus franche cordialité.

Le grand nombre des travaux inscrits fit décider immédiatement par la Commission exécutive que le Congrès tiendrait deux séances par jour : la première à 11 heures du matin et la seconde à 7 heures du soir. Il fut arrêté aussi que les membres étrangers occuperaient les premiers la tribune; que les membres lyonnais seraient appelés ensuite à faire leurs communications ; que les travaux des auteurs absents seraient communiqués en troisième lieu, d'une manière résumée, par les soins du Bureau du Congrès; enfin qu'on terminerait par la discussion sur les opinions et sur les faits exprimés par les divers orateurs.

Tous ces points ayant été réglés, le Congrès put commencer ses opérations au jour et à l'heure dits, en présence du Bureau de la Commission exécutive.

Un nombre considérable d'adhérents se pressaient dans l'enceinte réservée aux membres du Congrès ; et dans la partie de la salle livrée au public était accourue une grande affluence d'auditeurs d'élite.

M. Barrier, président de la Commission exécutive, ouvrit la séance, devant cette nombreuse et brillante assemblée, par le discours suivant, qui fut vivement applaudi :

« Messieurs,

« L'appel du corps médical lyonnais a été entendu, et de divers côtés des hommes dont une haute réputation a couronné le mérite, ont accueilli avec faveur la pensée d'un Congrès médical à Lyon.

« Les uns, retenus par d'impérieuses exigences professionnelles, ont accompagné des paroles les plus sympathiques l'envoi des travaux qu'ils regrettent de ne pouvoir vous communiquer eux-mêmes. D'autres sont déjà arrivés ou viendront bientôt prendre personnellement part à vos séances. Aux uns et aux autres est acquis le tribut de notre profonde reconnaissance.

« De leur côté, les médecins de notre cité se sont fait inscrire en grand nombre pour des lectures. Leurs travaux soutiendront l'honneur de l'Ecole de Lyon, et une louable émulation excitant le zèle de tous, cette réunion d'hommes, chez qui l'amour de la science se confond avec celui de l'humanité, atteindra honorablement, nous en avons la ferme confiance, le but qu'elle poursuit. Grâces en soient rendues d'avance à tous ceux qui auront rempli cette glorieuse tâche. Formons enfin des vœux pour que cette union des intelligences amène aussi celle des cœurs, et que cette rencontre sur le noble champ des luttes scientifiques resserre les nœuds d'une sympathie fraternelle dans le sein de la grande famille médicale. »

Ce discours fut suivi immédiatement des élections pour la formation du Bureau. Plus de 130 membres prirent part au scrutin, après lequel les travaux scientifiques purent être inaugurés par la discussion de la première question du programme.

Que dire de nos séances, sinon qu'elles furent aussi bien remplies que possible? Trop bien remplies même, car on fut le plus souvent obligé de leur donner une durée qui aurait pu finir par être fatigante, sans l'intérêt des nombreuses communications auxquelles donnèrent lieu les diverses questions du programme.

Une seule de ces questions, la dernière, celle de l'iridectomie, ne fut point traitée. Il n'y avait, en effet, qu'un travail annoncé sur cette question, et l'auteur voulut bien renoncer à la parole pour laisser la dernière séance entièrement à la disposition des membres du Congrès inscrits pour lire des travaux sur des questions étrangères au programme. Ces lectures, dont l'ordre avait été déterminé par le sort, remplirent donc toute la dernière séance.

Arrivé ainsi aux termes de ses opérations, le Congrès médical lyonnais pouvait, à bon droit, se montrer fier de son œuvre. Après le succès de cette œuvre, il n'y avait plus à douter de la vitalité des Congrès médicaux en France. Aussi le bureau crut-il devoir soumettre le vœu suivant à l'approbation du Congrès :

« Les membres du Congrès médical de Lyon expriment le vœu qu'un Congrès semblable soit désormais tenu régulièrement chaque année dans une des principales villes de France.

« Ils désirent que, dans la ville qui prendra l'initiative de la prochaine réunion, la Commission organisatrice se constitue le plus tôt possible, et publie dans un très-court délai le programme des questions à traiter, afin de donner à tous les travaux le temps de se produire. Comme complément de ce vœu, le Congrès émet celui de voir fixer à l'avance le siége des sessions. Dans ce but, la Commission organisatrice de chaque Congrès aurait, dès le moment de sa constitution, à se mettre en rapport avec le corps médical de la ville destinée à servir de lieu de réunion l'année suivante. On aurait ainsi l'assentiment indispensable à une pareille désignation.

« Les membres du Congrès regrettent que, faute de cette entente préalable, la désignation du siége de la future session ne puisse être faite cette année. Ils se bornent à espérer qu'ils ne resteront pas longtemps sans être appelés de nouveau à se réunir dans la ville de Lyon. »

Ce vœu fut voté par acclamation.

M. le Président prononça enfin la clôture du Congrès par le discours suivant, écouté avec une religieuse attention et accueilli par les applaudissements sympathiques de tous les auditeurs.

« Messieurs,

« Nous voici arrivés au terme de nos travaux. Osons dire, quelque fierté nous est permise, disons que notre tâche a été dignement remplie.

« Je ne jetterai pas un regard rétrospectif sur la route que vous avez parcourue. Une froide revue de ces lectures et de ces discours dans lesquels de hautes et difficiles questions ont été étudiées avec une science si abondante et si variée, discutées avec une critique si large et si animée, résolues avec cet esprit pratique qui féconde les vérités, une revue, dis-je, de tant de communications remarquables m'entraînerait trop loin et n'ajouterait rien à vos impressions.

« Conviés à des assises scientifiques, vous avez pris cette comparaison au sérieux ; et vous n'avez pas voulu que ce Congrès ne fût qu'un de ces tournois de la parole où les plus belles passes ne sont trop souvent que des jeux de l'esprit.

« Certes, les orateurs que vous avez entendus n'ont manqué ni d'éloquence, ni de grâce dans leur langage. Le style, le ton, ont été chez tous à la hauteur du sujet et de la pensée. Mais c'est le fond même de leurs travaux qu'il convient surtout de louer ; car nous y avons reconnu au plus haut degré l'empreinte de cet amour du progrès, amour honnête et ardent à la fois, qui ne reçoit ses inspirations que d'une conscience droite et éclairée.

« Médecins étrangers, vous qui obéissant à un zèle plein d'abnégation, êtes venus nous apporter le concours de votre talent et les marques sympathiques de votre estime, médecins du Rhône et du reste de la France, dont l'empressement a réchauffé l'ardeur de tous, vous enfin, enfants de la médecine lyonnaise, qui avez soutenu avec autant d'éclat votre haute réputation, vous avez tous noblement répondu à l'attente des amis de la science, vous avez tous bien mérité de l'humanité.

« Espérons, Messieurs, que l'institution des Congrès médicaux en France, est désormais assurée. L'avenir, je l'espère, glorifiera notre ville d'avoir marché la première sur les traces de Rouen, et d'avoir donné à son tour un bel exemple de courage et de zèle scientifiques.

« Pour moi, Messieurs, qui, tout en m'éloignant, je ne dis pas en me séparant de vous, ne cesserai de vous appartenir par le cœur, j'emporterai de ce brillant Congrès un sentiment d'admiration qui n'aura d'égal que ma reconnaissance. »

Le Congrès terminé, la Commission exécutive rentrait en scène et reprenait possession de son autorité omnipotente, pour procéder à l'exécution d'une des parties les plus importantes de sa tâche : la publication des actes du Congrès. Le livre que nous offrons aujourd'hui au public dira si elle s'est bien acquittée de ce dernier soin.

Ce livre, destiné à faire suite à celui qui fut publié l'année dernière à Rouen, formera ainsi le second volume de la collection des Congrès médicaux de France, second volume auquel nous souhaitons une longue suite de successeurs.

Il renferme, *in extenso* ou en résumé, tous les mémoires, toutes les communications orales, toutes les discussions du Congrès médical lyonnais sur les questions de son programme.

Ces documents sont classés méthodiquement, question par question, dans l'ordre où ils se sont produits et qui a été indiqué plus haut.

Puisse ce livre perpétuer le souvenir des laborieux efforts du Congrès médical de Lyon ! Puisse-t-il inspirer à d'autres le désir de continuer ces efforts ! Mais que disons-nous ? Nous espérons bien qu'au moment où ce livre paraîtra, une ville, émule de Rouen et de Lyon, aura déjà travaillé à l'organisation d'une troisième session. Nous espérons que, conformément au vœu exprimé à Lyon, la Commission exécutive de ce futur Congrès se sera déjà entendue avec le corps médical appelé à recueillir son héritage. Nous espérons enfin que les sessions du Congrès médical de France seront ainsi et demeureront définitivement constituées.

Lyon, 30 novembre 1864.

COMPOSITION

DE LA

COMMISSION EXÉCUTIVE.

MM. Barrier, *président*.
Arthaud, *vice-président*.
Chauveau, *secrétaire général*.
Gailleton,
Icard, } *secrétaires adjoints*.
Teissier, *trésorier*.

Berne.	Diday.	Perroud.
Bouchacourt.	Duviard.	Rambaud.
Chassagny.	Faivre.	Rollet.
Chatin.	Glénard.	Salleron.
Desgranges.	Ollier.	Socquet.

COMPOSITION

DU

BUREAU DU CONGRÈS.

MM.

Président. . . . . BARRIER (de Lyon).

Vice-présidents . . . .
VERNEUIL (de Paris).
LEUDET (de Rouen).
ARTHAUD (de Lyon.
PALASCIANO (de Naples).

Secrétaire général. . . CHAUVEAU (de Lyon).

Secrétaires-adjoints . .
ICARD (de Lyon).
GAILLETON (de Lyon).
BOUCHARD (de Paris).
P. MEYNET (de Lyon).

LISTE

DES

MEMBRES ADHÉRENTS AU CONGRÈS.

Académie de Macon.

Anderson-Smith, membre du Collége royal des chirurgiens d'Angleterre, à Londres.

Arthaud, médecin en chef de l'asile des aliénés de l'Antiquaille, à Lyon.

Aubert, docteur en médecine, ancien interne des hôpitaux de Paris, représentant l'Académie de Mâcon.

Aubert (P.-F.), interne des hôpitaux de Lyon.

Bachelet, docteur en médecine, à Lyon.

Bardonnet, docteur en médecine, ancien interne des hôpitaux, à Lyon.

Barrier, président de l'Association des médecins du Rhône, ancien professeur de clinique chirurgicale à l'Ecole de médecine de Lyon.

Basset, docteur en médecine, membre de la Société des sciences médicales de Lyon.

Baumès, ancien chirurgien en chef de l'Antiquaille, correspondant de l'Académie impériale de médecine, à Lagnieu (Ain).

Béchade (Barthélemy), médecin-major de 1re classe, à l'hôpital des Collinettes, à Lyon.

Bergeron, docteur en médecine, ancien interne des hôpitaux, à Lyon.

Bernard (Camille), médecin de l'Hôtel-Dieu d'Apt (Vaucluse).

Berne, chirurgien en chef de la Charité, professeur suppléant à l'Ecole de médecine de Lyon.

Bertolus, docteur en médecine, membre de la Société des sciences médicales de Lyon.

**

BILLOD, médecin en chef directeur de l'asile d'aliénés de Sainte-Gemmes (Maine-et-Loire).

BINET (Elie), ancien interne des hôpitaux de Lyon.

BINET (Joseph) médecin de l'asile privé de Champvert, à Lyon.

BOLYO (Charles), docteur en médecine, à Pesth (Hongrie).

BONDET, médecin de l'Hôtel-Dieu, professeur suppléant à l'Ecole de médecine de Lyon.

BONNARIC, médecin de l'hospice de l'Antiquaille, à Lyon.

BONNEFOY, docteur en médecine, à Saint-Genis-Laval (Rhône).

BONNET (Jacques), médecin des prisons, à Lyon.

BORDIER, docteur en médecine, à Marseille.

BORIN (Gabriel), docteur en médecine, membre de la Société littéraire, à Lyon.

BOSSU, ancien chef de clinique médicale à l'Ecole de médecine de Lyon.

BOUCAUD, médecin de l'Hôtel-Dieu, à Lyon.

BOUCHACOURT, ancien chirurgien en chef de la Charité, professeur de clinique obstétricale à l'Ecole de médecine de Lyon.

BOUCHARD, interne des hôpitaux, à Paris.

BOUCHET (Edouard), ancien médecin de l'Hôtel-Dieu, médecin des épidémies, à Lyon.

BOUDANT, prof. à l'Ecole de médecine de Clermont-Ferrand.

BOURDEL, prof. agrégé à la Faculté de médecine de Montpellier.

BOURLAND, ancien chef de clinique médicale à l'Ecole de médecine de Lyon.

BOUSSUGE, docteur en médecine, membre de la Société des sciences médicales de Lyon.

BOUTEILLER (Jules), docteur en médecine, ancien interne des hôpitaux de Paris, secrétaire de la Société de médecine de Rouen, ex-secrétaire général du Congrès médico-chirurgical de la même ville.

BRÉVARD, docteur en médecine, membre du Conseil d'hygiène publique et de salubrité, à Lyon.

BRON, ancien chef de clinique chirurgicale à l'Ecole de médecine de Lyon.

BRUNET (Daniel), médecin en chef directeur de l'Asile d'aliénés de Dijon.

BUER, médecin-vétérinaire, à Villeurbanne.

BUGARD, docteur en médecine, à Circy-sur-Blaize (Hte-Marne).

BULCKENS, médecin inspecteur de la colonie de Gheel (Belgique).

BURIN-DUBUISSON, pharmacien, à Lyon.

BUTTURA, docteur en médecine, à Cannes (Alpes-Maritimes).

CADE, docteur en médecine, à Bourg-Saint-Andéol (Ardèche).

CARRE, docteur en médecine, ancien interne des hôpitaux de Lyon, à Avignon.

CARRIER (E.) fils, docteur en médecine, membre de la Société des sciences médicales de Lyon.

CHABALIER, docteur en médecine, membre de la Société des sciences médicales de Lyon.

CHABANNE, médecin inspecteur des eaux de Vals, à Aubenas (Ardèche).

CHABRIER, docteur en médecine, chef interne à l'hôpital d'Aix (Bouches-du-Rhône).

CHADEBEC, docteur en médecine, membre de la Société des sciences médicales de Lyon.

CHAMBARD, docteur en médecine, ancien interne des hôpitaux de Lyon, à Saint-Amour (Jura).

CHANDELUX, ancien chef de clinique obstétricale à l'Ecole de médecine de Lyon.

CHAPPET, médecin de l'Hôtel-Dieu, à Lyon.

CHAPPLAIN, chirurgien en chef des hôpitaux, président de la Société impériale de médecine de Marseille.

CHARVÉRIAT, docteur en médecine, ancien interne des hôpitaux de Lyon, à Châlon (Saône-et-Loire).

CHARVET, docteur en médecine, ancien interne des hôpitaux de Lyon, à Vienne (Isère).

CHATELET, interne des hôpitaux, à Lyon.

CHATENOUD, docteur en médecine, à Lyon.

CHATIN, médecin de l'Hôtel-Dieu, à Lyon.

CHASSAGNY, docteur en médecine, membre de la Société impériale de médecine de Lyon.

CHAUVEAU, professeur à l'Ecole vétérinaire de Lyon, correspondant de l'Académie impériale de médecine.

CHAUVIN, professeur suppléant à l'Ecole de médecine de Lyon.

CHAVANNE, médecin de l'Hôtel-Dieu, à Lyon.

CHEVANDIER, docteur en médecine, correspondant de la Société impériale de médecine de Lyon, à Die (Drôme).

CHIARA, docteur en médecine, ancien interne des hôpitaux de Lyon, à Miribel (Ain).

CLAUDOT, docteur en médecine, à Strasbourg.

COGNARD, médecin du Dispensaire, à Lyon.

COLRAT, ancien médecin de l'Hôtel-Dieu, à Lyon.

COLMAN, médecin principal de 1re classe à l'hôpital militaire de Lyon.

CONCHE fils, docteur en médecine, membre de la Société des sciences médicales de Lyon.

CORNAC, médecin-major de 1re classe, à l'hôpital militaire des Collinettes, à Lyon.

CORNE, médecin-major de 1re classe, médecin en chef de l'hôpital militaire de Givet.

CORPORANDY, docteur en médecine, ancien interne des hôpitaux de Lyon, à Nice.

COSTELIIO, docteur en médecine, à Ambérieu (Ain).

COUTAGNE (Emile), médecin-adjoint des prisons, à Lyon.

COUTURIER, médecin de l'hôpital de Vienne (Isère).

CRESTIN, docteur en médecine, à Lyon.

CROUZAT, docteur en médecine, à Irigny (Rhône).

DAUVERGNE, médecin de l'Octroi, à Lyon.

DAVALLON, pharmacien, professeur de pharmacie à l'Ecole de médecine de Lyon.

DEBAUGE, ancien chef de clinique obstétricale à l'Ecole de médecine de Lyon.

DEBAUGE, docteur en médecine, à St-Genix-sur-Guiers (Savoie).

DELASIAUVE, médecin en chef à l'hospice de Bicêtre, ex-président de la Société médico-psychologique de Paris.

DELAYE, docteur en médecine, à Toulouse.

DELORE, chirurgien en chef désigné de la Charité, professeur suppléant à l'Ecole de médecine de Lyon.

DESCOTES, docteur en médecine, à Beaujeu.

DESGRANGES, ancien chirurgien en chef de l'Hôtel-Dieu, professeur-adjoint de clinique chirurgicale à l'Ecole de médecine de Lyon.

DESPINE (le baron), inspecteur honoraire des eaux d'Aix-les-Bains.

DESPREZ, docteur en médecine, secrétaire de la Société de météorologie et de statistique médicales de Lyon.

DIDAY, ancien chirurgien en chef de l'Antiquaille, secrétaire général de la Société impériale de médecine de Lyon.

DIME, ancien médecin de l'Hôtel-Dieu, à Lyon,

DIONIS DES CARRIÈRES, docteur en médecine, ancien interne des hôpitaux de Paris, grand prix de l'Ecole pratique, à Auxerre.

DOYON, médecin inspecteur adjoint des eaux d'Uriage, à Lyon.

DRIVON (Ch.), docteur en médecine, anc. interne des hôpitaux, à Lyon.

DRON (Achille), chirurgien en chef désigné de l'hospice de l'Antiquaille, à Lyon.

DRUTEL, médecin de l'Hôtel-Dieu, à Lyon.

DUBOUCHET, docteur en médecine, à Valence.

DUCHENNE, docteur en médecine, ancien interne des hôpitaux de Lyon, à Firminy (Loire).

DULAC, docteur en médecine, ancien interne des hôpitaux de Lyon, médecin aux rapports, à Montbrison (Loire).

DUMAS-AUBERGIER, inspecteur des eaux minérales de Saint-Nectaire, à Clermond-Ferrand.

DUMÉNIL, professeur suppléant à l'Ecole de médecine de Rouen.

DUMOULIN, inspecteur des eaux de Salins, à Salins (Jura).

DUPRAZ, médecin inspecteur adjoint des eaux d'Evian (Haute-Savoie).

DUPUIS, médecin de l'hospice du Perron, à Oullins (Rhône).

DURAND (de Lunel), médecin principal de 1re classe à l'hôpital militaire, à Lyon.

DURAND, officier de santé, à Lyon.

DUVIARD, docteur en médecine, secrétaire général de l'Association des médecins du Rhône, à Lyon.

EBRARD, docteur en médecine, à Bourg.

ENGELSTED, médecin en chef de l'hôpital de Copenhague (Danemark).

EON, médecin-major de 1re classe, à Lyon.

FAIVRE (E.), docteur en médecine, professeur à la Faculté des sciences, à Lyon.

FAIVRE, médecin de l'Hôtel-Dieu, à Lyon.

FALLOT, docteur en médecine, à Bruxelles (Belgique).

FAURE (Ph.), médecin inspecteur adjoint des eaux de Néris (Allier).

FAVRE (Ant.), docteur en médecine, membre de la Société des sciences médicales de Lyon.

FERRAND, pharmacien de 1re classe, membre du conseil d'hygiène publique et de salubrité, à Lyon.

FERREZ, docteur en médecine, à Lyon.

FOLTZ, professeur adjoint à l'École de médecine de Lyon.

FONTERET, docteur en médecine, archiviste de la Société impériale de médecine de Lyon.

FORESTIER, méd. consultant aux eaux d'Aix-les-Bains(Savoie).

FOUGEIROL, docteur en médecine, à Paris.

FRAISSE, docteur en médecine, bibliothécaire de la ville au Palais des Arts, membre du conseil d'hygiène publique et de salubrité, à Lyon.

FRANÇAIS, interne des hôpitaux, à Lyon.

FRÈNE, médecin de l'Hôtel-Dieu, à Lyon.

GAILLARD, docteur en médecine, ancien interne des hôpitaux de Lyon, à Paris.

GAILLETON, chirurgien en chef de l'Antiquaille, à Lyon.

GALLAVARDIN, docteur en médecine, à Lyon.

GALIGO, docteur en médecine, rédacteur de l'*Imparziale*, à Florence (Italie).

GAMET, docteur en médecine, ancien interne des hôpitaux de Lyon, à Givors (Rhône).

GARIN, médecin de l'Hôtel-Dieu, à Lyon.

GARNIER, docteur en médecine, à Lyon.

GAUTHIER (G.), docteur en médecine, ex-chirurgien de marine, à Luxeuil (Haute-Saône).

GAY, docteur en médecine, ancien interne des hôpitaux, à Lyon.

GAYET, chirurgien en chef désigné de l'Hôtel-Dieu de Lyon.

GHÉRINI, médecin chirurgien de l'hôpital de Milan (Italie).

GIGNOUX père, docteur en médecine, à Lyon.

GIGNOUX fils, médecin de l'Hôtel-Dieu, à Lyon.

GILLEBERT-DHERCOURT, directeur de l'établissement hydrothérapique de Longchêne, président de la Société de météorologie et de statistique médicales de Lyon.

GIRAUD, médecin adjoint des prisons, à Lyon.

GIRIN, ancien médecin de l'Hôtel-Dieu, à Lyon.

GLÉNARD, professeur de chimie à l'École de médecine, vice-président du conseil d'hygiène publique et de salubrité,à Lyon.

Gourdin, docteur en médecine, à Paris.

Grenard, médecin adjoint de l'asile privé de St-Jean-de-Dieu, à Lyon.

Gromier, prof. de pathologie interne à l'Ecole de médecine, membre du conseil d'hygiène publique et de salubrité, à Lyon.

Gubian père, président de la Société impériale de médecine, ancien médecin de l'Hôtel-Dieu, à Lyon.

Gubian (Louis), ex-chef de clinique médicale à l'Ecole de médecine, secrétaire adjoint de l'Association des médecins du Rhône, à Lyon.

Guder, médecin directeur de l'asile de la métairie, à Nyons (Suisse).

Guichard, docteur en médecine, à Lons-le-Saunier (Jura).

Guichon, docteur en médecine, à Lyon.

Guilland, docteur en médecine, président de la Société médicale de Chambéry (Savoie).

Guilliermond, pharmacien, membre du conseil d'hygiène publique et de salubrité, à Lyon.

Guyénot, médecin de l'Hôtel-Dieu, à Lyon.

Hellot, docteur en médecine, à Lyon.

Hervier, médecin des hôpitaux de Rive-de-Gier (Loire).

Hugues (F.), docteur en médecine, ancien interne des hôpitaux de Lyon, à Nice.

Icard, docteur en médecine, secrétaire général de la Société des sciences médicales de Lyon.

Imbert-Gourbeyre, professeur à l'Ecole de médecine de Clermont-Ferrand.

Jacquemet, professeur agrégé à la Faculté de médecine de Montpellier.

Janson, ancien chirurgien en chef de l'Hôtel-Dieu, professeur honoraire de l'Ecole de médecine de Lyon, à Chiroubles (Rhône).

Jourdan, docteur en médecine, doyen de la Faculté des Sciences, à Lyon.

Jutet, officier de santé, lauréat de la Société de médecine de Lyon.

Keisser, docteur en médecine, à Lyon.

Lachat, chef de clinique obstétricale à l'Ecole de médecine de Lyon.

Lacour, médecin de l'asile d'aliénés de l'Antiquaille, à Lyon.

Lacuire, docteur en médecine, à Lyon.

Laguaite, docteur en médecine, à Lyon.

Landry, docteur en médecine, inspecteur du service des enfants trouvés, à Lyon.

Laroyenne, docteur en médecine, membre de la Société des sciences médicales de Lyon.

Laugier, docteur en médecine, ancien interne des hôpitaux de Lyon, à Vienne (Isère).

Laurent, médecin adjoint de l'asile d'aliénés de St-Yon, à Rouen.

Lavirotte, médecin des prisons, à Lyon.

Lecoq, inspecteur général des écoles vétérinaires, à Paris.

Lee (Henri), chirurgien de l'hôpital Saint-Georges, à Londres.

Legrand, docteur en médecine, ancien interne des hôpitaux de Lyon, à Marcigny (Saône-et-Loire).

Lembert, docteur en médecine, professeur de chimie, à Lyon.

Leriche, docteur en médecine, à Lyon.

Létiévant, ancien chef de clinique chirurgicale à l'Ecole de médecine de Lyon.

Leudet (E), directeur et professeur de clinique médicale à l'Ecole de médecine de Rouen, correspondant de l'Académie impériale de médecine, à Rouen.

Levrat (F.), médecin du Dispensaire, à Lyon.

Lortet (Louis), docteur en médecine, membre de la Société des sciences médicales de Lyon.

Macario, docteur en médecine, directeur de l'établissement hydrothérapique de Serin, à Lyon.

Magaud (Jules), docteur en médecine, ancien interne des hôpitaux, à Lyon.

Magnien, interne des hôpitaux, à Lyon.

Malachard, docteur en médecine, à Lyon.

Malibran, docteur en médecine, ancien interne des hôpitaux de Lyon, à Saint-Rambert-l'Ile-Barbe (Rhône).

Marey, docteur en médecine, à Paris.

Marion, docteur en médecine, médecin de l'hôpital de Trévoux (Ain).

Marmy, médecin principal de 2ᵉ classe, médecin en chef de l'hôpital des Collinettes, à Lyon.

MARTENOT DE CORDOUE, médecin major de 1re classe à l'hôpital militaire, à Lyon.

MARTINENQ, docteur en médecine, ancien médecin de la marine, à Grasse (Alpes-Maritimes).

MATAGRIN, docteur en médecine, ancien interne des hôpitaux de Lyon, à Tarare (Rhône).

MAUCHE, docteur en médecine, à Lyon.

MAYET, docteur en médecine, membre de la Société des sciences médicales de Lyon.

MENGIIS (Ferdinand), docteur en médecine, à Loëche-les-Bains (Suisse).

MEYNET (Lucien), médecin de l'Hôtel-Dieu, à Lyon.

MEYNET (Paul), médecin de l'Hôtel-Dieu, à Lyon.

MILLET, docteur en médecine, à Lyon.

MITCHELL, inspecteur du service des aliénés, en Ecosse, à Edimbourg.

MONIN père, docteur en médecine, ancien interne des hôpitaux de Lyon, à Mornant (Rhône).

MONTOZON-BRACHET, docteur en médecine, à Lyon.

MOREL, médecin en chef de l'Asile d'aliénés de Saint-Yon, à Rouen.

MOREL, docteur en médecine, ancien interne des hôpitaux, à Lyon.

MOTET (A.), docteur en médecine, membre de la Société médico-psychologique, à Paris.

MOURA-BOUROUILLON, docteur en médecine, à Paris.

MOURAUD, docteur en médecine, à Lyon.

MUNARET, docteur en médecine, à Brignais.

MUNDY (Baron), docteur en médecine, de Moravie.

NAYRAND, docteur en médecine, ancien interne des hôpitaux, à Lyon.

NEYRET, docteur en médecine, à Lyon.

NOACK père, docteur en médecine, à Lyon.

NOACK fils, docteur en médecine, ancien interne des hôpitaux, à Lyon.

OLLIER, chirurgien en chef de l'Hôtel-Dieu, à Lyon.

PACCHIOTTI, professeur de pathologie et de clinique chirurgicale à l'Université de Turin.

PALASCIANO, docteur en médecine, à Naples.

PAMARD (A.), chirurgien en chef de l'Hôtel-Dieu d'Avignon.

PASQUIER, docteur en médecine, ancien médecin de l'Antiquaille, à Lyon.

PASSAQUAY, chirurgien en chef de l'hôpital de Lons-le-Saunier.

PASSOT, docteur en médecine, membre de la Commission des logements insalubres, à Lyon.

PELLETIER, pharmacien en chef de l'Antiquaille, à Lyon.

PÉROUSE, docteur en médecine, médecin consultant aux eaux d'Allevard, à Lyon.

PERRET, médecin de l'hôpital de Villefranche (Rhône).

PERRET (Michel), docteur en médecine, membre la Société des sciences médicales de Lyon.

PERREY, docteur en médecine, inspecteur adjoint des eaux de Bourbon-l'Archambault.

PERRIN (Théodore), docteur en médecine, ancien président de la Société de médecine de Lyon.

PERRIN (de Vaise), docteur en médecine, à Lyon.

PERROUD, médecin de l'Hôtel-Dieu, président de la Société des sciences médicales de Lyon.

PÉTREQUIN, ancien chirurgien en chef de l'Hôtel-Dieu, professeur de pathologie chirurgicale à l'Ecole de médecine de Lyon.

PEYRAUD, ancien médecin de l'Hôtel-Dieu, à Lyon.

PHILIPEAUX, docteur en médecine, membre de la Société impériale de médecine de Lyon.

PIALLA, docteur en médecine, à Saint-Genis-Laval (Rhône).

PILLET, docteur en médecine, anc. interne des hôpitaux, à Lyon.

PIOCH, médecin du Dispensaire, à Lyon.

POMIÈS, médecin de l'Hôtel-Dieu, à Lyon.

PONS, docteur en médecine, au Vigan (Gard).

POTTON, ancien médecin de l'Antiquaille, ancien président de la Société de médecine de Lyon.

POUZET, médecin de l'hôpital de Privas.

POYET, médecin de l'hôpital de Feurs.

PRAVAZ, directeur de l'Etablissement orthopédique, à Lyon.

PUPIER, docteur en médecine, ancien médecin consultant aux eaux de Vichy, à Lyon.

PUTÉGNAT, docteur en médecine, à Lunéville (Meurthe).

QUIVOGNE, médecin vétérinaire, à Lyon.

RAFFAELE, docteur en chirurgie, à Naples.

RAMBAUD, ancien médecin de l'Hôtel-Dieu, professeur adjoint de clinique médicale à l'Ecole de médecine de Lyon.

RATER, ancien médecin de l'Hôtel-Dieu, ancien président de la Société de médecine de Lyon.

RAVINET, docteur en médecine, à Lyon.

RÉROLLE, inspecteur adjoint des eaux de Bourbon-Lancy.

REVILLOUT père, inspecteur honoraire des eaux de Luxeuil.

REVILLOUT (V.), docteur en médecine, à Paris.

REY, professeur à l'Ecole vétérinaire de Lyon.

RICHARD DE NANCY, ancien chirurgien en chef de la Charité, directeur de l'Ecole de médecine de Lyon.

RIEUX, docteur en médecine, membre de la Société impériale de médecine, ancien interne des hôpitaux de Paris, à Lyon.

RIVAUD-LANDRAU, docteur en médecine, à Lyon.

ROBELLET, médecin vétérinaire, à Brignais (Rhône).

RODET, ancien chirurgien en chef de l'Antiquaille, à Lyon.

RODET, directeur de l'Ecole vétérinaire, à Lyon.

RODET, interne des hôpitaux, à Lyon.

ROLLET, ancien chirurgien en chef de l'Antiquaille, à Lyon.

ROUSSE, docteur en médecine, à Bagnères-de-Bigorre.

SAINT-CYR, chef de service à l'Ecole vétérinaire de Lyon.

SALLERON, médecin principal de 1re classe, médecin en chef de l'hôpital militaire, à Lyon.

SANSON, médecin vétérinaire, à Paris.

SAUNIER, docteur en médecine, à Villefranche (Rhône).

SÉDILLOT, inspecteur général du service de santé militaire, professeur à la Faculté de médecine de Strasbourg.

SÉMANAS, docteur en médecine, à Lyon.

SÉRULLAZ, ancien interne des hôpitaux, ancien chef de clinique obstétricale, à Lyon.

SIBERT, docteur en médecine, ancien interne des hôpitaux, à Lyon.

SOCIÉTÉ DE MÉDECINE D'ALGER.

SOCIÉTÉ MÉDICALE DE CHAMBÉRY.

SOCIÉTÉ IMPÉRIALE DE MÉDECINE DE MARSEILLE.

SOCQUET, médecin de l'hospice de la Charité, professeur de thérapeutique et de matière médicale à l'Ecole de médecine de Lyon.

SOULIER, docteur en médecine, ancien interne des hôpitaux de Paris, à Lyon.

STAEHELIN, docteur en médecine, à Lyon.

TALLON, docteur en médecine, membre de la Société des sciences médicales de Lyon.

TAVERNIER (H.-H.), docteur en médecine, membre du Conseil d'hygiène publique et de salubrité, vice-président de l'association des médecins du Rhône, à Lyon.

TEISSIER, ancien médecin à l'Hôtel-Dieu, professeur de clinique médicale à l'Ecole de médecine de Lyon.

TERVER, docteur en médecine, à Ecully.

TEXIER, professeur de pathologie interne à l'Ecole de médecine d'Alger.

THIÉBAUT, docteur en médecine, à Trévoux (Ain).

TISSERANT, professeur à l'Ecole vétérinaire, secrétaire du Conseil d'hygiène publique et de salubrité, à Lyon.

TISSOT, docteur en médecine, à Brignais (Rhône).

TRAVAIL, docteur en médecine, à Ambérieu (Ain).

TRIPIER (R.), chef de clinique médicale à l'Ecole de médecine de Lyon.

TURCK, docteur en médecine, à Plombières.

VACHER, docteur en médecine, à Lyon.

VALETTE, ancien chirurgien en chef de la Charité, professeur de clinique chirurgicale à l'Ecole de médecine de Lyon.

VERNAY, médecin de l'Hôtel-Dieu, à Lyon.

VERNEUIL, professeur agrégé à la Faculté de médecine de Paris, chirurgien des hôpitaux de Paris.

VERNHES (E.-H.), docteur en médecine, à Béziers (Hérault).

VÉZU, pharmacien, membre de la Société Impériale de médecine de Lyon.

VIENNOIS, docteur en médecine, membre de la Société des sciences médicales de Lyon.

VIOLET, docteur en médecine, à Lyon.

VUAILLAT, docteur en médecine, à Lyon.

YGONIN père, docteur en médecine, membre de la Société Impériale de médecine de Lyon.

AUX MEMBRES

DU CONGRÈS MÉDICAL DE LYON.

Le nombre et l'importance des communications auxquelles a donné lieu la question du forceps, au sein du Congrès de Lyon, est une preuve suffisante de l'intérêt immense qui s'attache à cette question.

Dans une séance de plus de quatre heures, toutes les lectures n'ont pu être épuisées, et il a été impossible de faire la moindre place à la discussion.

Cependant si l'on excepte l'intéressante communication du docteur Camille Bernard, sur son ingénieux forceps assemblé, et la trop courte démonstration du docteur Raffaele, de Naples, sur le levier, tous les autres orateurs inscrits n'ont eu en vue que le forceps à tractions soutenues, qui a dû faire seul tous les frais de cette longue séance.

Aussi ai-je dû me rendre à l'invitation de mes honorables confrères, et prendre le premier la parole pour initier à la nouvelle méthode les assistants étrangers à notre ville, et leur faciliter l'intelligence des mémoires qui devaient suivre et discuter ma communication.

Ne pouvant disposer que d'un temps très-limité, j'en consacrai la plus grande partie à examiner les différents forceps comme agents de préhension et de réduction de la tête, et à signaler les inconvénients et les dangers que présente le forceps croisé dans l'exercice de ces fonctions dont j'essayai de faire ressortir toute l'importance.

On comprendra sans peine quel dut être mon étonnement lorsque je vis un de nos confrères les plus autorisés afficher la prétention de juger ma méthode, au point de vue clinique, en négligeant complètement ce côté théorique de la question, et sans même mentionner que dans les faits constituant sa statistique, ce n'était pas mon forceps qui avait été employé, mais bien une de ces variétés à laquelle je venais de faire le procès, un de ces modèles que je n'avais malheureusement pas pu apprécier avec le talent qui s'impose, mais que j'avais cependant discuté avec cette autorité que donne toujours une sérieuse et profonde conviction.

Certainement, je puis me tromper; les avantages que j'attribue à mon forceps, les défauts que je reproche au forceps croisé n'existent peut-être que dans mon imagination, peut-être est-il vrai, comme on le dit généralement, que le forceps n'est qu'une longue pince dont la forme est insignifiante, et que le meilleur est celui dont on a le plus l'habitude.

Mais tout cela constitue des points en litige; les idées contraires que j'ai émises sont, je pense, assez sérieuses pour être prises en considération et être sérieusement discutées, et tant que notre confrère n'aura pas abordé cette discussion, j'aurai le droit de dire et je dirai que ma méthode n'a pas été employée et qu'elle ne saurait être mise en cause.

Tant que mon erreur ne m'aura pas été démontrée, je continuerai d'affirmer que la réunion du forceps croisé et de la traction soutenue constitue un monstrueux assemblage que je dois à tout prix m'efforcer d'éviter.

En effet, que le forceps croisé soit défectueux, qu'il exerce sur la tête des pressions dangereuses, qu'au lieu d'en réduire le volume il l'augmente, je n'ai rien à dire tant qu'on l'emploiera avec les tractions ordinaires; je me borne à signaler ces défauts *qui vult capere capiat* ; mais dès que l'on appliquera à ce forceps les tractions soutenues, je dois protester, car ces défauts vont être augmentés dans une proportion considérable.

Jusque là, le mal n'était pas tout à fait irrévocable; serré moins énergiquement le forceps aura plus de chances de lâcher prise, la durée de l'effort de l'accoucheur aura des limites, il sera obligé de s'arrêter; peut-être va-t-il retirer son instrument et rendre à la nature la possibilité d'accomplir sa tache? Dans tous les cas, je n'aurai pas à me reprocher de lui avoir fourni les moyens de donner à ses efforts assez de stabilité et de permanence pour triompher des difficultés créées par les vices de son instrument.

Que si, après une seconde ou une troisième tentative infructueuse, il croit devoir faire intervenir un de ces moyens extrêmes dont la science moderne autorise si facilement l'emploi, si, vivant ou non, l'enfant doit être sacrifié, je lui laisserai régler ses comptes avec sa conscience sans assumer sur moi la moindre part de responsabilité.

Cependant ce n'était pas la seule surprise que devait me causer la communication de notre savant confrère : jusqu'ici je m'étais obstinément refusé à publier l'ensemble de mes observations, j'avais pensé qu'une méthode révolutionnaire qui bat en brèche un grand nombre des idées que la science a acceptées comme des dogmes, que cette méthode, dis-je, ne devait pas s'imposer brutalement par des faits, mais qu'elle devait, avant tout, s'appuyer sur une discussion théorique approfondie, en un mot qu'en établissant la bonté de l'arbre, c'était assez prouver qu'il ne pouvait porter de mauvais fruits.

Et d'ailleurs, tant qu'il ne s'agit pas d'un traité complet, quel intérêt peut-il y avoir, en dehors de la théorie, à publier des observations que le plus grand nombre ne lit pas, que chacun commente à sa manière, et qui se rapportent à des faits qui tous ont une plus ou moins grande notoriété et sur lesquels le monde médical et extra-médical a pu facilement exercer son souverain contrôle? N'est-il pas de la dernière évidence que, malgré la plus excessive bienveillance de mes confrères, la lumière ne saurait être mise sous le boisseau et que la statistique se ferait très-bien sans moi et contre moi du jour où elle cesserait d'être favorable à mes idées ?

Telles étaient les raisons qui m'avaient décidé, lors de ma communication au Congrès de Lyon, à ne m'adresser qu'à l'intelligence de mes auditeurs et à n'exercer aucune pression sur leur esprit en m'appuyant sur des chiffres, quelque nombreux qu'ils aient été et quelque favorable qu'aurait pu être leur témoignage.

Et cependant je devais apprendre par notre honorable confrère que j'étais l'auteur d'une statistique et que, par la plus merveilleuse coïncidence, elle était de tous points conforme à la sienne.

Certainement M. Berne n'avait pas inventé cette statistique, mais il avait décoré de ce nom la réunion de quelques observations publiées par moi ou dues à la bienveillante appréciation de quelques confrères, observations dont le plus grand nombre étaient destinées à éclairer quelque point théorique et qui toutes témoignaient de difficultés exceptionnelles vaincues par ma méthode, à laquelle M. Berne rendait ainsi le plus éclatant hommage, en ne la jugeant que sur des faits qui, par leur gravité, auraient certainement dû le conduire à des conclusions bien moins favorables.

On comprendra facilement combien il dut m'en coûter de ne pouvoir répondre aux objections de notre savant confrère, mais je pensais que les fugitives impressions d'une réponse faite de vive voix devant des auditeurs dispersés par l'heure avancée de la séance seraient avantageusement remplacées par une communication stéréotypée dans le volume du Congrès.

Malheureusement le Comité de rédaction a dû penser et a pensé avec raison que ce volume devant représenter d'une manière exacte la physionomie du Congrès, il était impossible d'y faire figurer une discussion qui n'avait pu trouver sa place dans la séance.

Cependant, tout en me rendant à la juste décision de mes honorables confrères du Comité de rédaction et en renonçant à la publicité officielle de ma réponse, je n'ai pu me décider à l'annuler complètement. Je viens, en conséquence, offrir à chacun des adhérents au Congrès, et sous forme d'appendice au volume, la partie de ma communication qui a dû subir la coupure réglementaire.

On me pardonnera de ne pas insister davantage sur ce point ; la théorie des tractions soutenues a trop fait son chemin, mes idées à ce sujet sont trop généralement acceptées pour que je ne puisse pas me permettre cette lacune et utiliser la place dont je puis encore disposer, en faisant ce que l'heure avancée de la séance ne m'a pas permis de faire au Congrès, en répondant à quelques objections qui s'y sont produites.

Jusqu'ici je m'étais abstenu d'invoquer la statistique en faveur de ma méthode, je pensais qu'elle devait être devancée par la théorie, qu'elle serait bien plus facile à faire et bien plus facilement acceptée, lorsque les faits qui doivent la constituer seraient la conséquence logique et inévitable d'idées généralement acceptées et mises à l'abri de toute contestation.

Telle n'a pas été la manière de voir d'un de nos jeunes et savants confrères, le docteur Berne, qui, au nom de son expérience et de sa haute position, s'est cru en mesure de trancher la question et de porter sur elle *ex cathedrâ* un jugement définitif et sans appel, en s'appuyant surtout sur la statistique.

Quelque favorable que cette statistique puisse paraître à mes idées, je croirais mal servir les intérêts de la science et de l'humanité en ne protestant pas contre elle. Je la récuse donc pour plusieurs raisons :

1° Parce qu'elle ne mérite pas ce nom, attendu que l'auteur n'y fait pas figurer tous les faits ;

2° Parce qu'elle repose sur des cas exceptionnellement graves dans lesquels la traction soutenue n'a été mise en œuvre qu'après l'impuissance constatée des autres moyens ;

3° Parce que ma méthode n'a réellement pas été employée, et qu'on a fait souvent intervenir des procédés qui en sont la négation complète et absolue ;

4° Enfin, parce que, sans même signaler ce fait de la plus haute importance, on s'est servi exclusivement d'un forceps qui me paraît éminemment dangereux et pour lequel M. Berne connaissait parfaitement toutes mes répulsions,

Et à ce sujet, si l'examen auquel je me suis livré plus haut, pour établir la valeur relative de mon forceps, a pu laisser quelques doutes dans les esprits, j'appellerai la clinique à mon aide et je citerai deux observations dans lesquelles, au point de départ, tout est parfaitement identique, même volume de la tête, même présentation, même insuccès du forceps ordinaire. Je montrerai l'analogie cessant avec l'emploi de moyens différents pour aboutir à des résultats tout à fait opposés.

Mme V... est forte, bien constituée, son bassin est bien conformé. Cette dame, quoique ayant atteint un âge assez avancé, est primipare. Après un travail très-long et très-pénible, la tête est descendue dans l'excavation, où elle est arrivée en occipito-postérieure. Un de nos honorables confrères applique alors le forceps, mais il rencontre une résistance considérable, il s'arrête et fait appeler le docteur Berne qui, à son tour, applique son forceps et fait pendant deux heures et à plusieurs reprises des efforts qui devaient être rendus impuissants par une imperfection de son appareil à tractions.

En présence de ces difficultés, M. Berne réclama mon concours. A mon arrivée, je trouvai le forceps placé, mais, à la distance qui séparait la tête de l'articulation, je pus me convaincre qu'elle n'était saisie que par l'extrémité des cuillers, et ayant ainsi l'intuition du danger de la situation, je proposai à notre confrère de substituer mon forceps au sien ; mon offre fut péremptoirement refusée. Jugeant que le mal n'était plus à faire et désirant aider le plus promptement possible et sans phrases à la délivrance de la malade, j'acceptai ce rôle de renfort qui m'était fait, j'attelai mon appareil aux cordes déjà placées, et en quelques minutes, je parvins à extraire un enfant que les soins les plus empressés et les plus intelligents ne purent ramener à la vie.

La tête de cet enfant était énorme, elle était fortement ossifiée, les bosses pariétales n'avaient subi aucune réduction, ce diamètre mesurait 10 centimètres, mais on constatait de chaque côté, un peu au-dessus du conduit auditif, une dépression considérable qui donnait à cette tête l'aspect d'un 8 de chiffre ; au-dessous des apophyses mastoïdes et sur ces apophyses, la peau était contuse, parcheminée ; on voyait là une ecchymose considérable qui cessait brusquement vers cette dépression, au fond de laquelle l'autopsie démontra l'existence d'une petite fracture de 15 millimètres environ, correspondant à la réunion du bord supérieur du temporal avec le bord inférieur du pariétal, et produite évidemment par l'extrémité des cuillers.

Que s'était-il passé dans cette application de forceps ? Il suffit de voir la figure 6 pour comprendre que le court forceps de M. Berne a dû, en embrassant ce diamètre bi-pariétal, présenter d'abord un écartement considérable de ses extrémités, qu'en rapprochant les manches, la tête a été projetée en avant, ce qui a été facilité par son extrême densité, et que le forceps n'est arrivé au contact que sur un point assez élevé des joues, qu'alors il a glissé jusqu'à ce qu'il ait rencontré l'apophyse mastoïde qui l'a retenu un moment, mais qu'il a fini par dépasser pour aller implanter l'extrémité de ses cuillers dans la partie moins résistante du crâne.

Il est impossible de donner à ce fait malheureux une autre interprétation, car l'habileté notoire de notre confrère exclut complètement l'idée d'une application faite timidement et contre toutes les règles, de manière à ne pas dépasser ou à ne dépasser que de très-peu les apophyses mastoïdes.

A l'absence de réduction des bosses pariétales, au peu d'efforts qui ont été nécessaires, malgré l'augmentation de largeur que devait produire la partie renflée du forceps, lorsque ses extrémités portaient sur le diamètre bi-temporal, je ne puis m'empêcher de conclure que les difficultés étaient presque insignifiantes et qu'elles ont été créées par les défauts du forceps de notre confrère. Certainement l'accouchement aurait été moins long, il y aurait eu absence complète de lésion de la tête, très-probablement la vie de l'enfant aurait été conservée, si mon forceps avait été immédiatement appliqué ; tout, en un mot, se serait passé comme dans l'observation analogue dont j'ai parlé plus haut, dans laquelle l'enfant a été amené avec des efforts proportionnellement moins considérables, et où il n'a présenté d'autre lésion qu'une légère dépression d'un des pariétaux produite par la pression de la partie moyenne des cuillers sur le point le plus saillant de la voûte ; les cuillers étaient imprimées jusque sur les côtes du col et si légèrement que deux heures après, au moment où je le montrai à la Société des sciences médicales, toute trace avait complètement disparu.

Le lendemain, le pariétal déprimé était complètement revenu sur lui-même, et aujourd'hui, après quatre mois, l'enfant vit et se porte parfaitement bien, ce qui me dispense de discuter cette idée émise par M. Berne que la dépression du pariétal avait été faite par l'extrémité des cuillers de mon forceps ; si notre honorable confrère persistait dans cette manière de voir, je lui demanderais dans quel bassin j'ai dû opérer, à quel ordre de difficultés j'avais affaire, pour avoir pu serrer la partie la plus saillante de la voûte avec l'extrémité des cuillers, sans laisser aucune trace de glissement, en respectant un des pariétaux et en ne produisant sur l'autre qu'une insignifiante dépression.

On voit ce qui resterait des observations de notre confrère, si on les passait au creuset d'une saine critique, et surtout si elles étaient accompagnées de détails assez circonstanciés pour faciliter cet examen. Il eût pourtant été bien facile à M. Berne de faire un travail des plus fructueux; puisqu'il voulait s'éclairer du flambeau de la statistique, au moins aurait-il dû faire de la statistique comparée, et certainement son appréciation serait tombée de moins haut, il eût trouvé un peu plus de place pour l'éloge, s'il avait noté les céphalotripsies faites par lui avant et après l'adoption de ma méthode, s'il avait tenu compte des enfants amenés vivants, alors même que les tractions soutenues avaient été tardivement mises en œuvre, que des instruments défectueux avaient été employés, et qu'il n'avait pas fait bénéficier ses malades des perfectionnements que j'ai successivement apportés à ma méthode, perfectionnements qu'il a constamment rejetés, tout en insinuant qu'ils étaient dûs à son initiative.

Combien surtout l'évocation de ses souvenirs aurait modifié son jugement! Quel magnifique tableau il aurait pu faire en plaçant au premier plan un enfant extrait par ma méthode! Avec quelle vérité son habile pinceau aurait rendu l'expression de bonheur et de joie qui accueille les premières inspirations et remplace l'anxiété et la crainte qu'avait fait naître l'impuissance des moyens ordinaires! Mais surtout quelle vigoureuse opposition, quel saisissant contraste il aurait produit en plaçant au second plan une assistance glacée de terreur à la vue d'une malheureuse victime portant au front les traces du crâniotôme et conservant assez de vie pour faire la plus éloquente protestation contre les doctrines sauvages par lesquelles la science s'est laissée envahir.

Cependant si M. Berne n'a pas du tout abordé la théorie du forceps, il n'a pas complètement mis de côté celle des tractions, mais sur ce point, la discussion a vraiment porté sur une pointe d'aiguille. Aux efforts qu'a faits notre confrère pour établir que je ne tirais pas suivant l'axe des détroits, j'ai fini par voir qu'il n'avait pas compris que je n'avais jamais eu cette irréalisable prétention, mais seulement celle d'entraîner la tête suivant la direction de cet axe, ce qui est bien différent et surtout bien plus utile.

Notre confrère ne se rend pas compte qu'en tirant sur les manches d'un forceps on peut bien imprimer à la tête telle ou telle direction, mais que si la force est implantée au centre de gravité de cette tête, si sa direction fait avec l'axe du bassin un angle susceptible de faciles variations, ce ne sera pas cette force qui dirigera, mais qu'elle laissera ce soin au bassin luimême, comme le fait et mieux que ne le fait la nature dont l'abdication n'est jamais aussi complète.

Certainement lorsque ces notions seront devenues plus familières à M. Berne, il aura peine à comprendre les scrupules dont il est aujourd'hui assailli.

En effet, après être arrivé à me féliciter d'avoir démontré la fausseté du précepte donné par les auteurs de tirer en portant les manches du forceps en bas et en arrière, notre confrère oublie au prix de quels efforts j'ai acheté cette victoire; il oublie combien il a été longtemps le *laudator temporis acti*, l'homme des vieux préceptes; il oublie qu'il n'a d'abord adopté de ma méthode que le fait brutal de la traction mécanique, et que longtemps après cette adoption il présentait à la Société de médecine un enfant extrait par les tractions soutenues, mais en les combinant avec *une forte pression sur le forceps comme en poulie de renvoi* (séance de la Société de médecine du 5 mai 1862), et aujourd'hui il se livre à une longue et sévère argumentation pour établir que j'ai le tort immense de tirer non sur le côté d'un très-long parallélogramme, mais sur sa diago-

nale, et de faire la déperdition de forces représentée par la différence de ce côté à cette diagonale (1).

Après une longue dissertation sur la direction à donner aux
efforts, M. Berne arrive aux conséquences pratiques de la théorie qu'il vient d'inaugurer, et par laquelle il a été conduit à
donner à ses malades une singulière position, à les placer la
tête en bas moins élevée que le siége. J'avoue qu'il m'est difficile de comprendre quelle influence peut exercer sur l'accouchement cette position si peu hygiénique ; il me semble que,
de quelque manière que l'on place la malade, les rapports de
la tête avec le bassin sont toujours les mêmes, et que c'est par
rapport à ce bassin que l'on doit indiquer la direction des
efforts, et non par rapport à l'horizon ou à tout autre objet
placé en dehors de la malade.

Quoi qu'il en soit, M. Berne trouve que cette position lui
permet de tirer la tête suivant la direction de la face postérieure
de la symphyse qui, suivant lui, représente réellement l'axe du
détroit supérieur, mais c'est là une erreur contre laquelle je
ne saurais trop énergiquement protester et contre laquelle je
proteste surtout parce que notre confrère la met sur mon
compte et cite la page du mémoire où je l'ai émise ; je croyais
depuis cette époque avoir trop fait pour établir que je m'étais

engagement est complet, elle est devenue tout-à-fait irréprochable, pour redevenir ensuite vicieuse en sens inverse, en se rapprochant du détroit inférieur, et le devenir à un tel point qu'au dernier temps de l'accouchement, la
traction est presque perpendiculaire à l'axe du canal formé par l'allongement
du périnée. et cependant, malgré cette mauvaise direction, la tête qui, à ce
moment, n'est plus guidée par un canal osseux et rigide, mais seulement par
un cylindre musculo-membraneux, n'en continue pas moins de se diriger
contrairement à la direction de la force de traction, et si jamais M. Berne
emploie ou voit employer un forceps ayant un point d'attache convenable, il
pourra se convaincre que le périnée seul suffit pour diriger à la fois tête et
forceps et contraindre ce dernier à se relever jusque sur le ventre de la malade.

(1) Certainement rien ne serait plus facile que de rectifier en grande partie
cet écart de direction ; cependant je n'y ai jamais songé, car non-seulement
la déperdition de force qui en résulte est tout-à-fait insignifiante, mais encore
elle a un but d'utilité dont je consentirais difficilement à me priver ; elle sert
à fixer la tête contre le bord supérieur du pubis sur lequel elle doit pivoter
pour commencer à s'engager ; d'ailleurs cette direction vicieuse se corrige
d'elle-même à mesure que la tête s'engage davantage, et au moment où cet

grossièrement trompé, je croyais trop avoir prouvé que la tête
tourne autour de la symphyse et que c'est seulement dans quelques circonstances exceptionnelles qu'elle doit descendre parallèlement entre cette symphyse et l'angle sacro-vertébral,
pour ne pas m'étonner de voir cette idée ressuscitée par
M. Berne, qui ne m'a certainement pas habitué à le trouver si
fanatique de ma manière de voir.

Et d'ailleurs, lors même que la tête devrait suivre cette direction, je dis encore que l'on ne devrait pas tirer parallèlement
à la symphyse ; pour que ce précepte fût vrai et juste, il faudrait
que la force employée passât en arrière de cette symphyse, au
centre du canal dont elle forme la paroi antérieure.

Mais si l'application de cette force doit se faire en dehors du
canal, la direction que l'on devra lui donner échappera à toutes
les règles, car on ne pourrait la déterminer graphiquement
qu'avec la connaissance exacte de la résistance à vaincre. L'o-
pérateur, dans ce cas, ne peut plus faire appel qu'à son tact et
à son adresse ; il ne sait qu'une chose, c'est qu'il doit par-dessus
tout éviter d'agir parallèlement à l'axe du canal, sous peine de
revenir, sans s'en douter, au précepte de tirer en bas et en
arrière et de faire du forceps un levier coudé qui immobilisera
la tête contre la paroi postérieure du bassin et la dégagera en
avant par un mouvement de bascule contre la symphyse, ce qui
s'est probablement produit dans l'observation citée par M. Berne
à l'appui de son nouveau et merveilleux procédé qui lui a permis
d'extraire en quelques minutes, et presque sans efforts, une
tête à peine engagée au détroit supérieur et qui avait déjà résisté à plusieurs tentatives.

Il est vrai que l'on peut regretter quelques lacunes dans cette
observation ; l'accouchement s'est terminé en occipito-postérieure, mais était-ce une occipito-postérieure primitive et suprà-
pubienne ? Quelque impossible que soit cette présentation avec
un détroit supérieur de 7 centimètres et demi, on doit pourtant la supposer, car M. Berne n'aurait pas manqué d'indiquer
la position initiale, d'exposer comment s'est produit le mouvement de rotation, et de noter les circonstances qui l'ont forcé
soit à laisser aller, soit à diriger l'occiput en arrière.

Aussi notre confrère voudra bien m'excuser d'ajourner le
vœu qu'il formule en terminant son observation ; il voudra bien

me permettre d'attendre des faits plus nombreux et un peu plus explicites, avant d'appliquer ce qu'il veut bien appeler mon esprit inventif, à la recherche du point d'appui qui lui fait défaut, mais dont il peut si bien se passer, puisqu'il n'a besoin que d'un effort insignifiant de huit à neuf kilogrammes exercé pendant quelques minutes pour vaincre la plus grande difficulté qu'un accoucheur ait jamais pu rêver.

Je ne saurais terminer sans jeter un rapide coup d'œil sur la savante communication de notre honorable confrère le docteur Bouchacourt; son appréciation était empreinte de trop de bienveillance pour que je ne me sente pas encouragé à discuter certain point qui me paraît un peu contestable.

Notre honorable confrère assigne à mon forceps une place entre le forceps ordinaire et le céphalotribe.

Je crains bien qu'en formulant ce jugement, M. Bouchacourt n'ait pas assez oublié les nombreux succès que son habileté lui a valu dans sa longue et brillante pratique, et qu'il se soit inspiré de ces souvenirs plutôt que d'obéir aux lois d'une sévère et inflexible logique.

Dans tous les cas, il est d'une trop haute importance, il est formulé d'une manière trop séduisante, il serait appelé à exercer une trop grande influence sur l'avenir de ma méthode, pour que je ne m'efforce pas de conjurer tous les dangers dont il me paraît gros.

Si notre confrère, s'adressant à un homme étranger à notre profession, lui disait qu'après avoir inutilement tiré sur un forceps, il ne reste plus qu'à broyer la tête pour en réduire le volume ; mais que cependant une nouvelle méthode vient de surgir, qui peut permettre, dans certains cas, d'éviter cette terrible opération et laisser quelque espérance, non-seulement de terminer l'accouchement, mais même de conserver la vie de l'enfant, il est évident qu'il se heurterait contre cette inévitable réponse : Mais pourquoi donc ne pas employer ce moyen tout de suite ? Pourquoi supposer que la sagesse des nations se trompe lorsqu'elle dit : *Qui plus potest potest minus ?*

Certainement, il serait difficile de répondre à cette interpellation, qui serait encore bien plus accentuée, si cet interlocuteur pouvait se douter que souvent l'obstacle est créé par la faute même de l'accoucheur, par la mauvaise direction qu'il imprime à ses efforts; peut-être même ne pourrait-il s'empêcher de mettre dans ses paroles une nuance de reproche s'il connaissait tous les dangers qui peuvent résulter de l'emploi du forceps ordinaire, alors même qu'il est manié par les mains les plus habiles, et s'il pouvait apprécier la sécurité que donne l'emploi de ma méthode, même lorsqu'elle serait mise en œuvre par le plus inexpérimenté, et il n'aurait pas besoin d'une bien longue initiation pour acquérir cette conviction; n'ayant pas à secouer la poussière des vieux préjugés, il lui suffirait d'avoir vu employer successivement les deux méthodes, et d'avoir assisté, par exemple, à l'un des cas cités dans le mémoire du docteur Berne, et que je choisis parce que je puis en parler *de visu* et *de actu*.

Je me trouvais, par hasard, dans le service de notre honorable confrère, au moment où une consultation était réunie pour décider une application de forceps chez une malade qui avait déjà subi une première fois la céphalotripsie; tous les assistants avaient opiné pour que mon appareil fût immédiatement appliqué; mais notre confrère, sous la pression des défiances que lui avait inspirées le jugement plus que sévère de son maître et ami le professeur Pajot, ne voulut pas engager sa responsabilité de chef de service en employant un moyen si péremptoirement condamné, il appliqua donc le forceps ordinaire, et après des efforts dont l'énergie était certainement augmentée par le désir d'éloigner mon intervention, il dut appeler à son aide un de nos confrères présents, et malgré toute l'énergie de deux hommes jeunes et vigoureux, l'accouchement ne se terminait pas; c'est alors que le docteur Berne se décida à subir la pression de l'assistance et me pria de placer mon appareil.

Le cas m'avait paru si simple et si facile que je ne jugeai pas même nécessaire de substituer mon forceps à celui qui avait été d'abord appliqué, désirant d'ailleurs ne rien changer aux conditions du problème : je passai des cordes dans les fenêtres, je mis en œuvre l'appareil à tractions, j'obtins le dégagement immédiat de la tête, et le spectateur désintéressé, auquel je faisais allusion tout à l'heure, aurait pu se convaincre que la force développée par l'appareil avait été presque nulle, et que le problème avait été résolu simplement par la liberté laissée au forceps, dont les manches abandonnés à eux-mêmes avaient immédiatement pris une direction tout à fait inverse de celle que lui imprimaient nos honorables confrères, en se conformant aux préceptes consacrés jusqu'ici par la science.

Malheureusement l'enfant était mort, et notre homme aurait eu bien de la peine à se défendre d'une impression pénible, en pensant au rôle qu'ont dû jouer les efforts dont il a pu constater la stérilité, et cette impression instinctive chez lui serait certainement partagée par l'homme de l'art impartial qui, constatant une brièveté accidentelle produite par l'enroulement du cordon autour du col, ne pourrait s'empêcher de conclure que les chances de vie ont dû diminuer en raison directe de la durée de l'arrêt de la circulation résultant de cet enroulement.

Mais, je m'aperçois que depuis longtemps je fais prêcher un converti; notre honorable confrère, dont il suffisait d'éveiller l'attention, n'aurait pas tardé de reprendre le dé de la conversation ; il se serait empressé de fournir sa part d'arguments en faveur de la thèse soutenue devant lui, et de rappeler les conclusions qu'il a lui-même tirées dans la remarquable observation de l'accouchement de madame M..., où, avec cette franchise et cette loyauté qui accompagnent toujours le vrai mérite, il constate que le forceps a suivi une direction tout à fait différente de celle que l'accoucheur lui aurait imprimée en se conformant aux préceptes de l'art, que l'accouchement a été plus prompt que par les moyens ordinaires, et que l'enfant, qui malgré cette promptitude a eu beaucoup de peine à être rappelé à la vie, aurait inévitablement succombé si ma méthode n'avait pas abrégé la durée de la compression qu'il a dû subir pour franchir un détroit supérieur de sept centimètres et demi.

Il me resterait bien encore à dire quelques mots sur les préférences que notre honorable confrère accorde au forceps croisé ; mais je me borne à le prier de suspendre son jugement jusqu'à ce qu'il ait bien froidement pesé tous les arguments que je dirige au commencement de cet article contre cette variété du forceps, arguments que je serais heureux de compléter en faisant passer sous ses yeux quelques expériences qui me paraissent tout à fait décisives.

Lorsque, dans une discussion de cette importance, on a le bonheur de n'être séparé que par de légères nuances d'un homme de la valeur de M. Bouchacourt, on ne saurait regretter tous les efforts tentés pour effacer ces nuances, surtout si ces efforts devaient être couronnés de succcès.

Lyon. — Imp. d'Aimé Vingtrinier, rue Belle-Cordière, 14.

CONGRÈS MÉDICAL DE FRANCE

DEUXIÈME SESSION. TENUE A LYON

(1864)

PREMIÈRE QUESTION

Des concrétions sanguines dans le cœur et les vaisseaux. — Des conditions qui peuvent favoriser leur formation. — Des différents accidents qu'elles occasionnent. — Des indications thérapeutiques qui s'y rattachent.

Mémoires lus et communications orales. — MM. Th. Perrin — Lavirotte — Perroud — Gayet — Jacquemet.
Mémoire présenté, — M. Courty.
Discussion. — MM. Leudet — Lavirotte — Perroud.

I.

ÉTIOLOGIE

DE LA

COAGULATION DU SANG DANS LES GROS VAISSEAUX

PENDANT LA PÉRIODE PUERPÉRALE

PAR THÉODORE PERRIN

Ancien président de la Société impériale de médecine de Lyon.

MESSIEURS,

Je désire fixer un moment votre attention sur un des phénomènes pathologiques du sang, de cette chair liquide qui n'exerce qu'en courant son action vivifiante, et dont la coagulation spontanée détermine la mort.

La connaissance de cet effet morbide est due aux observations simultanées des médecins et des anatomistes modernes;

1

ils l'ont désigné sous le nom d'embolie; mais, jusqu'à présent, l'étiologie de cette affection nous a paru avoir fait peu de progrès. Nous nous proposons aujourd'hui d'en étudier une des catégories, celle qui nous a paru la plus fréquente et la mieux caractérisée, nous voulons parler des embolies qui se produisent pendant la période puerpérale.

M. Andral (1), dans son *Précis d'anatomie pathologique*, écrivait en 1829 : « *La force qui, pendant la vie, maintient à* « *distance les globules de la fibrine* peut être modifiée de telle « manière que ces globules tendent à se réunir comme ils se « réunissent normalement après la mort; et de là résulte, pen- « dant la vie, la coagulation spontanée du sang dans les vais- « seaux; des observations nombreuses ne permettent pas de « révoquer en doute la possibilité de cette coagulation. » M. Dumas disait, dix ans plus tard : « De la fibrine peut s'amas- « ser en quelques circonstances, soit dans les veines, soit dans « le cœur; on ignore la cause qui l'y concrète (2). »

Il est inutile d'énumérer ici les parties élémentaires du sang, d'indiquer les proportions de l'albumine, du cruor, de la fibrine et des différents sels qui entrent dans sa composition; la chimie, avec ses admirables procédés, a donné des éclaircissements trop précis et trop exacts sur la réalité de ces corps, pour qu'il soit nécessaire d'y revenir. D'ailleurs, ces savantes analyses s'opèrent sur la mort, et la mort, comme nous venons de le voir, ne peut nous apprendre que ce qu'elle est elle-même. Nous détournerons donc momentanément notre attention de la composition matérielle du sang, pour nous occuper du caractère des forces qui l'animent, de la susceptibilité de cet élément mobile, qui, depuis Moïse jusqu'à Bichat, a toujours été considéré comme le véhicule de la vie.

Considéré dans son existence, le sang reçoit du chyle sa plasticité, de l'air atmosphérique ses qualités vivifiantes, et enfin de la vie personnelle son caractère et ses vertus spéciales.

Les anciens appelaient le sang *l'âme de la chair*; je crois

---

(1) Andral, *Précis d'anatomie pathologique*, t. I, 4e section, lésions du sang, 524.

(2) Dumas, *Essai sur l'application de la chimie à l'étude physiologique et pathologique de l'homme*, 1838, p. 775.

qu'on peut dire avec autant de raison : *L'esprit est l'âme du sang*. Bichat dans ses Recherches physiologiques signale l'influence de la vie morale sur la vie organique, mais dans ce conflit, c'est évidemment le sang, comme agent essentiel de l'existence, qui est impressionné; il le manifeste du moins d'une manière évidente, soit par les changements que les différentes affections de l'âme impriment à la direction et à la mesure de ses mouvements, soit par les modifications qu'elles apportent aux sécrétions, modifications qui ne peuvent provenir, comme le fait judicieusement observer M. Andral, que d'une altération du sang.

Les passions de la nourrice fournissent la preuve de cette assertion; elles donnent lieu à une série de phénomènes, dont l'itinéraire ne peut laisser aucun doute. Après s'être infiltrées dans le sang, elles enveniment le lait, qui à son tour trouble et compromet la santé de l'enfant qui prend le sein.

Cette impressionnabilité du sang, qui en fait comme un miroir animé de nos passions, n'avait pas échappé aux anciens; elle explique la prétention d'Hippocrate et de Galien de reconnaître au pouls l'état passionnel de l'homme. Tout ce qui se passe dans l'âme, en effet, se manifeste dans le caractère dynamique du sang. Ces deux pôles de l'existence sont solidairement unis par des liens indéfectibles, quoiqu'ils soient logiquement distincts par des natures dissemblables.

Ces vérités physiologiques sont si profondément enracinées dans la croyance des peuples, que dans toutes les langues le mot sang est synonyme de vie et d'esprit : dans le sens psychologique, il répond aux variétés du caractère, aux défauts comme aux qualités du cœur; on dit : sang magnanime, abject, vil. Corneille dans le *Cid*, fait dire à don Diègue :

« Viens, mon fils, viens, mon sang, viens réparer ma honte,
« Viens me venger.

Le sang froid, calme, qui réfléchit au milieu des dangers, a dit Virey, vient de la supériorité de la puissance intellectuelle. Louis XVI en a offert un mémorable exemple, à la journée du 20 juin 1792, lors qu'en face des piques, des sabres et des haches, au milieu des clameurs et des hurlements menaçants de la multitude, il répondait à chaque discours que lui adressait l'émeute d'un ton digne et ferme. Un grenadier des gardes françaises crut devoir lui dire : Sire, n'ayez pas peur. — Mon ami, reprit le roi, en approchant de sa poitrine le bras du soldat, mets ta main là, et vois si mon cœur bat plus vite qu'à l'ordinaire.

Le sang est soumis à d'autres influences ; il participe de l'état constitutionnel du sujet. Dans le sens biologique, on dit : sang riche, pauvre, vicié, corrompu : expressions usitées dans la langue médicale bien avant que la chimie moderne en eût ratifié l'exactitude.

La médecine, qui a pour objet l'étude de l'homme vivant, de l'homme composé de *nature et d'esprit*, ne doit-elle pas s'empresser de vérifier les croyances que l'unanimité des peuples a déposées dans le langage ? Ne doit-elle pas puiser dans ces archives les documents qui peuvent étayer sa doctrine, raffermir sa puissance, confirmer sa réalité ? L'autorité qu'elle possède lui vient surtout de la tradition, enseignement dont la perpétuité est le signe caractéristique du vrai ; citons d'abord ce passage de l'Ecriture : *Anima omnis carnis in sanguine est* (1). L'âme n'est point ici confondue avec l'esprit : Moïse dit : *Anima omnis carnis.* Or, cette âme de la chair, dont le sang est le *substratum*, est constamment en conflit, soit avec les éléments qui concourent à son entretien et changent les qualités de sa nature, soit avec la vie personnelle dont les révolutions exercent une si puissante influence sur ses mouvements et sa composition.

Pour se rendre compte de l'état du sang, il est donc nécessaire de se renseigner sur ces diverses causes qui modifient si profondément sa vitalité et sa constitution.

L'analyse médicale du sang nous paraît donc avoir une aussi haute importance que l'analyse chimique, puisqu'elle peut conduire à des indications tout aussi rationnelles.

Ces indications sont fournies par certains phénomènes qui démontrent l'impressionnabilité du sang par des causes physiques et morales ; ainsi, certaines substances, absorbées par l'organisme, produisent des effets semblables à ceux d'une idée perçue par l'esprit ; le vin, par exemple, procure une hilarité

-----

(1) Levitic. cap. XVII, v. II et IV.

pareille à celle que fait naître la vue d'une image ou l'expression d'une pensée burlesque.

Un événement sinistre, en frappant vivement l'esprit, peut déterminer une syncope mortelle, aussi prompte que pourrait le faire un poison subtil introduit dans le torrent de la circulation. En 1858, le docteur Théophile Thompson présenta à la Société médicale de Londres l'observation d'une jeune femme qui, par imprudence, avait empoisonné son père. Le chagrin qu'elle ressentit de ce terrible événement, amena une mort rapide. A l'autopsie faite par Henri Marsh, on trouva pour toute altération une décomposition des éléments matériels du sang (1).

M. Lordat, dans son *Traité des hémorrhagies*, publié en 1808, rapporte, d'après Tacite, la fin tragique d'Octavie, dont Néron avait décrété la mort : les veines des bras et des jambes ayant été ouvertes, le sang figé par la terreur coulant trop lentement, *quia pressus pavore sanguis tardius labebatur*, on la mit dans un bain chaud pour hâter sa mort.

Je cite ces faits pour démontrer que toutes les causes qui révolutionnent brusquement l'existence morale, comme aussi celles qui troublent de la même manière l'ordre des fonctions physiologiques, exercent une influence directe et pernicieuse sur la constitution du sang.

Bichat attribue les syncopes mortelles à un spasme du cœur; mais ne dépendent-elles pas plutôt de ce que le sang, brusquement troublé dans sa puissance normale, perd sa qualité vivifiante, qui se change en un principe toxique?

Relativement aux embolies, sujet principal de ce mémoire, constatons d'abord que la période puerpérale est celle qui semble réunir les conditions essentielles à leur formation, et que dans cette période les primipares y sont spécialement exposées.

Ces faits conduisent naturellement à rappeler que, dans le mariage, l'amour est le mobile qui donne au sang sa vertu fécondante; et c'est, pour le dire en passant, une des causes probables de l'imperfection des êtres qui proviennent des unions consanguines, où l'amitié, l'indifférence, des habitudes familières émoussent l'aiguillon des désirs et affaiblissent ainsi l'énergie du principe générateur.

(1) Times medical. 1858.

L'amour, en exaltant les qualités vitales du sang, répand un charme indicible sur les jours qui suivent les relations d'une heureuse alliance, temps qui a été si ingénieusement nommé *lune de miel.* Ce bonheur protége le phénomène de la conception ; il l'entoure des conditions les plus favorables à son développement ; le cœur bat avec plus de force, la circulation est plus animée, la face se colore, les traits s'épanouissent, les yeux ont plus d'éclat, la respiration est plus active, la digestion, la nutrition et tous les phénomènes de la sanguification s'opèrent d'une manière plus complète, la plasticité s'accroît, la constitution s'améliore. Cette révolution est si grande qu'elle tend à faire disparaître ou à ralentir la marche des maladies chroniques, et principalement les affections nerveuses, ce qui démontre la vérité de cet ancien aphorisme : *sanguis moderator nervorum.*

Dans ces derniers temps, des expérimentateurs ont cherché à dépouiller le sang de la force qui l'anime, ils ont attribué au système nerveux les effets que nous venons de signaler. D'autre part, des chimistes ont prétendu que, pendant la grossesse, le sang perdait une partie de ses principes constituants, se rapprochait de l'état chlorotique, et que les femmes étaient alors dans une condition anémique.

Ces observations faites à l'amphithéâtre et dans le laboratoire sur des sujets morts, nous paraissent peu concluantes ; nous avons plus de confiance aux médecins praticiens, dont l'intelligence s'applique à l'interprétation des phénomènes vivants.

Cependant, nous sommes loin de repousser les renseignements qui nous arrivent de ce genre d'investigation ; la doctrine hippocratique n'a pas peur des faits ; elle sait bien qu'ils se relient aux lois générales de l'économie humaine, et que tôt ou tard ils reprennent la place naturelle qu'ils doivent y occuper.

Nous trouvons une preuve de cette assertion dans les travaux d'anatomie pathologique publiés par un des savants les plus accrédités de notre temps. « J'ai constamment trouvé, dit « M. Cruveilhier, chez les femmes mortes dans les premiers « jours qui suivent l'accouchement, les sinus utérins pleins de « caillots sanguins adhérents, que j'ai souvent vu se prolon-

« ger jusque dans les veines hypogastriques. » Cette remarque a été confirmée par les observations de MM. Virchow, Robert Lée, Simpson, et plusieurs autres.

M. Hersent, par des observations d'un autre ordre, a reconnu qu'à la suite des fièvres qui succèdent aux couches, le chiffre de la fibrine est en moyenne supérieur à celui du dernier mois de la grossesse.

Les travaux de M. Beau reproduisent en tous points ceux que nous venons de signaler.

Ces faits constatés sur le cadavre confirment trop bien les observations faites sur le vivant, pour ne pas admettre que la plupart des accidents qui se produisent pendant la grossesse, tels que les spasmes, les palpitations, les syncopes, que l'on attribue quelquefois à la sensibilité nerveuse, proviennent le plus ordinairement de la trop grande plasticité du sang.

Ce point nous paraissant suffisamment établi, nous allons rechercher quelles peuvent être les causes qui favorisent la coagulation du sang dans les gros vaisseaux, chez les femmes récemment accouchées. Citons d'abord un mémoire publié par la *Gazette hebdomadaire* du mois d'octobre 1858, intitulé : *Revue clinique sur la mort subite et la mort rapide à la suite de l'obstruction de l'artère pulmonaire par des caillots sanguins.*

Ce mémoire contient quinze faits de mort subite provenant de l'oblitération des gros vaisseaux par la coagulation du sang, dont plus de la moitié ont été observés chez des femmes, quelques jours après le travail de l'accouchement, et le plus grand nombre chez des primipares.

Un ouvrage semblable a été publié en Allemagne par le docteur Necker ; il renferme trois observations d'oblitération de l'artère pulmonaire par des caillots sanguins, ayant déterminé la mort subite peu de jours après l'accouchement.

Le *Brit. medical* du 30 avril 1864 renferme la description des phénomènes de l'embolisme ou de l'oblitération des artères chez une jeune femme pendant la période puerpérale.

Nous signalerons encore la mort de Madame la duchesse de Nemours, arrivée le 10 novembre 1858, peu de jours après la délivrance. Cette mort fut attribuée à l'oblitération des gros vaisseaux par des caillots sanguins.

Le professeur Rudolf Virchow, dans un mémoire remarquable sur l'embolie (1), rapporte, entre autres faits, « un cas de « coagulation du sang dans les gros vaisseaux, chez une jeune « femme de vingt ans qui, quinze jours après la naissance de « son premier enfant, fut prise de dyspnée et de douleur dans « le côté gauche de la poitrine et dans tout le bas-ventre, puis « ressentit une fièvre vive, éprouva plus tard de la toux et « une expectoration muqueuse, et mourut un mois après « l'accouchement; le docteur Robert Lee, chargé de l'autopsie, « trouva des caillots tombés en suppuration dans les veines « caves, iliaques et utérines. »

Le professeur Virchow, frappé comme nous de la fréquence des embolies pendant la période puerpérale, attribue la tendance de la coagulation chez la nouvelle accouchée à l'augmentation de la fibrine, et la cause déterminante à la pression qu'exerce la tête de l'enfant : hypothèse, ajoute-t-il, dont la vraisemblance s'est jusqu'à un certain point accrue depuis l'époque où M. Velpeau l'a pour la première fois signalée à l'attention (2).

Cette explication, quoique présentée par des savants qui font autorité dans la science, me paraît peu satisfaisante. Une théorie, pour inspirer de la confiance, doit s'accorder avec l'ensemble des phénomènes, avoir avec eux certains rapports qui en montrent la filiation.

Constatons d'abord avec M. Virchow, que la plupart des faits connus ont été observés pendant la période puerpérale, c'est-à-dire peu de jours après l'événement qui modifie de la manière la plus profonde la constitution physique et morale de la femme, développe les instincts de la vie organique, exalte au plus haut degré les sentiments de la vie personnelle; une joie indicible succède aux angoisses de la douleur ; l'activité physiologique grandit et change de direction; la fièvre s'allume; les seins se fluxionnent; une nouvelle sécrétion apparaît, tend à diminuer la pléthore abdominale et sert en quelque sorte de crise à cette scène pathologique.

Nous avons peine à comprendre comment les médecins qui

____

(1) *Union médicale,* 4ᵉ année, avril 1860, p. 139.
(2) Velpeau, *Arch. général.*, 1824, t. IV, p. 220.

ont rendu compte d'accidents si terribles, si prompts et si inattendus, aient gardé un silence si discret sur les phénomènes qui ont suivi la délivrance, sur les nouveaux rapports de la mère et de l'enfant, sur la fluxion du sein et la sécrétion du lait.

On trouve, dans les différents mémoires qui contiennent ces observations, le tableau saisissant des signes qui indiquent le trouble de la circulation, les derniers symptômes qui annoncent une mort prochaine; on assiste à l'autopsie, on suit avec intérêt l'exploration des désordres organiques, la description exacte et minutieuse des artères oblitérées, ainsi que celle de la forme, du volume et de la consistance des caillots, mais on éprouve un désappointement complet lorqu'on cherche à se renseigner sur les circonstances qui ont précédé l'événement.

Dans deux observations publiées par la *Gazette hebdomadaire*, on apprend, d'une manière incidente, qu'il y a eu suppression de l'allaitement. Dans la première, l'enfant était mort avant l'accouchement; dans la seconde, l'auteur a soin de nous dire que *la mère paraissait d'une parfaite santé; une seule chose troublait son contentement, c'est que l'enfant, qui n'avait pas pu prendre son sein, prenait assez mal celui de la nourrice.*

Les autres faits cités ne contiennent aucune indication des phénomènes qui ont suivi l'accouchemect et précédé la mort. Ce silence est inexplicable, surtout quand on a sous les yeux des manifestations aussi évidentes et aussi significatives que la fluxion des seins, la fièvre, la sécrétion du lait, l'écoulement des lochies, phénomènes pathogéniques dont le degré d'activité, ou la suppression, peuvent avoir des conséquences si graves.

Cette lacune nous paraît doublement regrettable; elle prouve d'abord le peu d'importance qu'on accorde généralement aux symptômes nosogéniques; elle démontre ensuite l'empire toujours croissant du positivisme, de ce système qui s'est propagé dans les sciences médicales, en a altéré les préceptes, compromis l'existence, et détruit l'efficacité.

Dans les observations publiées, tout se réduit à l'énumération des signes qui annoncent la mort, à la description des désordres organiques; on constate le fait, mais on détourne l'attention de la raison du fait.

Borner là l'appréciation d'une maladie, n'est-ce pas méconnaître les lois les plus évidentes de la physiologie ? nier l'ordre, l'intelligence, qui président au maintien, comme à la conservation de la vie ? Dans des circonstances aussi sérieuses, le devoir du médecin n'est-il pas de mentionner tous les changements appréciables aux sens, de rapprocher les désordres survenus dans l'organisme de ceux qui ont dû exister dans une sphère plus élevée ?

Une maladie ne se déclare jamais inopinément, elle couve lentement avant de se manifester d'une manière ostensible ; lorsque les premiers signes apparaissent, tout est prêt pour sa consommation ; la provocation la plus légère peut la faire éclore.

Hufeland, dont le génie interprétait si bien celui de la nature, fait judicieusement remarquer que l'état de grossesse offre une double existence, signalée par l'augmentation du travail de reproduction et de sanguification ; ajoutons à cela, que cette double existence persiste et doit persister après la délivrance, puisque la femme doit continuer de nourrir son enfant ; l'état reste donc le même. Mais si, au moment où l'exaltation des forces animatrices est portée à sa plus haute puissance, on emploie des moyens propres à faire avorter la fluxion des seins, dans le but de supprimer la sécrétion du lait, la mère se trouvant déçue dans son espérance, le sang étant brusquement frustré de l'écoulement de ses produits, ces deux causes ne suffisent-elles pas pour expliquer et faire comprendre la révolution qui doit s'opérer dans la vitalité du sang, en troubler l'existence, changer les rapports de ses éléments constitutifs et favoriser ainsi sa coagulation, dans un moment surtout où la fibrine et le cruor ont acquis des proportions qui dépassent l'état normal ?

Si, maintenant, nous rapprochons de ces faits ceux observés par M. Cruveilhier, chez les femmes qui succombent à la suite de la fièvre puerpérale, maladie dont les signes pathognomoniques sont l'affaissement des seins et la suppression du lait, il restera évident que les concrétions sanguines qui se produisent, dans ces deux circonstances, dans les gros vaisseaux, reconnaissent pour cause le défaut d'allaitement.

La théorie que nous venons d'exposer conduit naturellement

à reconnaître, que pour conserver au sang son activité essentielle et ses qualités animatrices, il faut laisser à l'âme de la mère la liberté de ses mouvements, protéger ses nobles tendances : l'amour, l'enthousiasme et le dévoûment, vertus qui correspondent à des exigences physiologiques qu'il est utile de satisfaire.

Ces considérations me semblent devoir corroborer les préceptes d'hygiène et de morale qui imposent aux mères l'obligation de nourrir elles-mêmes leurs enfants. Préceptes rigoureux : acceptés, ils donnent la santé du corps et la satisfaction de l'âme ; répudiés, la maladie et souvent la mort ! C'est pour ces motifs que tous les bons praticiens conseillent de faire prendre le sein à l'enfant, au moins pendant les deux premiers septenaires, que la mère veuille ou non nourrir, afin d'éviter les accidents qui tendent toujours à se déclarer pendant cette période.

L'école positiviste, en détournant l'attention des relations de causes à effets, en se bornant à la constatation des manifestations organiques, en rapportant les phénomènes de la vie à l'arrangement des tissus et aux affinités chimiques, reste en dehors de la médecine, pour s'occuper exclusivement de l'histoire naturelle ; or, comme l'a judicieusement dit M. Guizot, l'*histoire naturelle est toute la science des époques matérialistes,* et il ajoute : *c'est là que nous en sommes.*

Malheureusement ce mode d'enseignement se propage et règne d'une manière déplorable dans la plupart des écoles ; le rationalisme médical, tout en reconnaissant l'existence des forces animatrices, les considère comme quelque chose d'étranger à la science ; le positivisme est plus radical, il les nie !

En procédant ainsi, on arrive à détruire la médecine d'une manière aussi certaine qu'on arriverait à détruire l'homme en opérant cette même séparation.

La science ainsi mutilée est privée des lumières dont elle dispose et des ressources qui lui sont acquises.

Nous nous bornons aujourd'hui à protester contre un système qui conduit d'une manière directe au scepticisme et à l'empirisme, et à faire des vœux pour qu'on réédifie la science de l'homme vivant et pensant sur sa véritable base, afin de mieux faire connaître les rapports qui relient la psychologie à la biologie, et ces deux sciences à l'organisme.

II.

DE LA SONORITÉ EXAGÉRÉE DES POUMONS

COMME SIGNE DE LA PRÉSENCE

DES CONCRÉTIONS SANGUINES DANS LES CAVITÉS DROITES DU COEUR

Par M. le Dr LAVIROTTE.

L'étude des polypes sanguins du cœur est assez ancienne, puisque plusieurs auteurs prétendent en trouver des traces dans Galien. Pendant longtemps néanmoins les observations qu'on en cita ne furent que des fables merveilleuses dont on trouve encore un dernier reflet dans les souvenirs populaires. Qui n'a entendu raconter, en effet, l'histoire authentique de ce petit serpent trouvé dans le cœur d'un Anglais, dont nous devons le premier récit à Marc-Aurèle Séverin? La généralité des médecins admit ensuite que ces polypes étaient de véritables vers développés dans le cœur. Cette croyance était si bien enracinée que Morgagni se crut obligé de la discuter sérieusement. Ce n'est qu'à partir de ses travaux et de ceux de Lancisi, Sénac et Lieutaud qu'on la voit s'effacer entièrement.

Cependant, tout entachées d'erreurs qu'étaient ces opinions, elles n'en étaient pas moins l'indice d'un véritable progrès ; l'existence des corps étrangers dans les cavités du cœur pendant la vie était admise sans contestation. Depuis lors on a fait un moment un pas en arrière ; des observateurs voyant que ces produits se rencontrent habituellement chez des sujets qui n'ont jamais eu de maladies du cœur et qu'on les trouve dans les deux tiers des cadavres, ont pensé qu'ils étaient la conséquence de la mort ou tout au plus un résultat de l'agonie. Personne ne soutient plus cette manière de voir, dont la fausseté est devenue évidente pour tout le monde. Il semble que la connaissance de cette vérité aurait dû conduire à un diagnostic exact ; il n'en est rien pourtant. L'auscultation manquait aux anciens, et elle ne nous a donné encore que des résultats hypothétiques, malgré les nombreuses recherches qui ont été faites depuis la découverte de ce puissant moyen d'investigation.

Laënnec est le premier qui soit entré dans cette voie et qui ait donné un symptôme stéthoscopique de cette lésion : on peut la soupçonner, dit-il, lorsque les battements du cœur deviennent subitement irréguliers après avoir été réguliers jusque là. On voit par ces mots que ce grand praticien ne se faisait pas illusion sur la valeur du signe qu'il avait trouvé. M. Legroux a indiqué plus tard la diminution notable de la sonorité des battements. D'autres médecins ont signalé encore la congestion des veines jugulaires, les palpitations, les bruits anormaux du cœur, l'œdème des membres, l'essoufflement ; mais ces phénomènes, tout importants qu'ils soient, laisseront toujours beaucoup de doute, parce que leur réunion peut s'appliquer à d'autres lésions. Pour en connaître l'inanité, il suffit d'ailleurs de jeter les yeux sur les auteurs qui ont traité de cette matière.

Dans une communication faite, en 1855, à la Société de Médecine de Lyon, j'ai indiqué un nouveau symptôme qui, joint à ceux qui avaient été découverts précédemment, m'avait paru donner au diagnostic de la maladie qui nous occupe un degré de certitude supérieur à celui qu'il avait eu jusqu'à ce jour. Depuis, ma conviction s'est encore affermie; c'est ce qui m'engage à appeler de nouveau l'attention sur ce point de la science.

Pendant que j'étais chef de clinique du professeur Pointe à l'École de médecine de Lyon, un homme, convalescent d'une bronchite aiguë, mourut en cinq ou six heures, avec les symptômes suivants : battements du cœur tumultueux, assez énergiques, pouls petit et filiforme, veines congestionnées, comme variqueuses et présentant le pouls veineux au plus haut point, face violacée ; enfin, *sonorité exagérée* de la poitrine unie à des *bruits respiratoires normaux*.

L'autopsie, pratiquée 28 heures après la mort, donna les résultats suivants : tous les organes étaient gorgés de sang veineux comme les sujets morts d'asphyxie. Les poumons seuls faisaient exception ; ils étaient, à la vérité, parfaitement sains, mais exsangues et augmentés de volume comme s'ils avaient été insuflés. Je n'avais jamais rencontré cet organe aussi privé de sang. Les cavités gauches du cœur ne présentaient rien d'anormal ; mais l'oreillette et le ventricule droits contenaient un énorme polype blanc, fibrineux, qui envoyait des ramifications dans les veines caves et l'artère pulmonaire.

Ce polype rendait compte de la mort; c'est lui qui, en mettant obstacle à la circulation, avait causé tous les désordres. En effet, si les poumons étaient exsangues, c'est qu'ils ne recevaient plus de sang veineux pour remplacer celui dont ils se débarrassaient à mesure qu'ils l'avaient vivifié. Les vaisseaux artériels étaient presque vides déjà pendant la vie, et pour la même raison, comme le prouve la petitesse du pouls; le torrent artériel s'était séché pour devenir un petit ruisseau. C'est aussi pourquoi le cœur se contractait d'une manière anormale; les cavités droites ayant ainsi à lutter contre un corps solide, dont elles ne pouvaient se débarrassser, avaient besoin de mouvements énergiques, pendant que les cavités gauches, recevant au contraire une très faible quantité de sang pour répondre à l'appel de tous les organes, avaient seulement besoin de mouvements accélérés; il y avait dès lors défaut d'harmonie entre l'action des deux côtés du cœur, par conséquent bruits tumultueux.

Le système veineux offrait un tout autre aspect. Cet ordre de vaisseaux soustrait en partie à l'impulsion du ventricule gauche, plus faible d'ailleurs et plus dilatable que le système artériel, par conséquent plus propre à servir de réservoir, ne pouvant se débarrasser du liquide qu'il contenait à cause de l'obstacle placé dans le cœur, était entièrement congestionné. Cet état était sensible surtout dans les veines jugulaires où chaque battement du cœur donnait lieu, pendant la vie, à un reflux considérable.

Une chose m'a surtout frappé dans cette autopsie, c'est cette espèce d'emphysème du poumon et l'absence du liquide sanguin dans cet organe. Il est singulier qu'un fait aussi palpable, et qui me semble se rencontrer toujours, ait échappé à tous les observateurs et notamment à Hope qui professe avec raison que l'observation ne doit pas se borner à l'examen des troubles locaux, mais que plusieurs signes généraux doivent être consultés, tel que l'exaspération excessive de la dyspnée sans autre cause possible. Seul, ce symptôme de peut avoir qu'une faible valeur, mais, uni aux autres, il doit conduire à des résultats positifs. Quelles sont, en effet, les principales maladies qui peuvent se confondre avec celle qui nous occupe? L'œdème de

la glotte, l'asthme, les palpitations nerveuses, l'emphysème
pulmonaire.

L'œdème de la glotte peut souvent être constaté par le toucher et même par la vue. L'air pénètre dans les voies respiratoires avec un bruit de sifflement qui indique qu'il trouve un
obstacle au larynx, ce qu'on ne voit pas dans les maladies du
cœur, et, enfin, le poumon gorgé de sang veineux et recevant
une petite quantité d'air présente un peu de matité relativement
à l'état normal.

L'asthme se distingue par l'absence du pouls veineux, la
difficulté de l'introduction de l'air et l'état normal de la sonorité.

Les palpitations nerveuses qui surviennent brusquement sont
plus difficiles à distinguer; cependant l'absence du pouls veineux, le peu de sonorité de la poitrine, les feront toujours
reconnaître. L'emphysème du poumon se différencie aisément
par la régularité des battements du cœur, par l'absence du pouls
nerveux et l'obscurité de la respiration.

Depuis le malade dont j'ai donné l'observation, j'en ai traité
deux autres chez lesquels j'ai rencontré le pouls veineux dans
les jugulaires très prononcé, uni à une respiration facile, à des
bruits respiratoires normaux et à une sonorité exagérée de la
poitrine. J'ai annoncé chaque fois une mort prochaine, et mon
pronostic n'a pas tardé à se vérifier. Les autopsies n'ont pu
être pratiquées.

Le diagnostic des concrétions fibrineuses du cœur droit, au
moins celles d'un certain volume, peut donc être établi avec
une assez grande rigueur; mais il ne doit être qu'un moyen pour
arriver à la guérison. Malheureusement ce but est encore loin
d'avoir été atteint. Si quelques indications se sont présentées à
mon esprit, elles ne reposent encore sur aucune donnée expérimentale, et ce serait abuser des moments de l'assemblée que
de l'entretenir d'espérances peut-être illusoires.

III.

NOTE

SUR LES CONCRÉTIONS SANGUINES DU CŒUR

Par M. PERROUD.

Médecin de l'Hôtel-Dieu.

Mon intention n'est pas de faire l'histoire complète des caillots cardiaques, je me propose seulement dans ce travail d'exposer rapidement les résultats de mon observation clinique et cadavérique, me bornant autant que possible à ce que j'ai vu, et négligeant volontairement de mentionner les recherches intéressantes que nos devanciers ont entreprises sur ce sujet, pour ne pas abuser de l'attention que l'on veut bien me prêter.

Avant d'aborder l'étude des causes et des effets des caillots cardiaques, nous devons esquisser leurs caractères physiques et faire tout d'abord une distinction importante au point de vue pathologique.

Les caillots du cœur se présentent sous deux aspects bien différents et forment deux espèces qu'il importe de ne pas confondre :

Ceux de la première variété sont mous et plus ou moins colorés ; ils ressemblent au sang de la saignée, après sa coagulation dans la palette où il a été recueilli ; ils sont d'un rouge plus ou moins vif et ont une consistance qui rappelle celle de la gelée de groseilles. Quelquefois ils sont formés de deux couches distinctes, une colorée ou cruorique, et une autre incolore semblable à la couenne inflammatoire et plus ou moins transparente ; on peut se convaincre, par un examen attentif, que cette seconde couche est supérieure, c'est-à-dire qu'elle occupe les parties les moins déclives par rapport à la position que l'on a donnée au cadavre depuis la mort jusqu'à l'autopsie ; cette observation confirme le rapprochement que nous faisions il y a un instant entre l'espèce de caillot dont nous nous occupons et le sang coagulé dans la palette de la saignée. Ce rapprochement est confirmé de plus par l'examen micrographique des deux *coagula*. Le microscope démontre, en effet, la même structure dans les caillots mous du cœur et dans le sang coagulé après sa sortie de la veine.

Dans les parties inférieures colorées, on trouve des globules rouges en grand nombre, entassés dans des mailles fibrineuses. Ces globules, d'abord intacts, finissent par s'altérer si bien que, après un certain temps, on peut rencontrer, au milieu des globules sanguins, des cristaux plus ou moins nombreux d'hémato-cristalline provenant de l'altération des éléments du sang. — Dans les parties supérieures ou incolores, les hématies font défaut, la fibrine se montre seule le plus souvent sous forme de stries fines et irrégulièrement entrecroisées. — Enfin, entre les deux zones précédentes, se trouve une zone intermédiaire assez difficile à délimiter et où l'on rencontre surtout les globules blancs du sang.

Telle est la composition microscopique du caillot de la saignée; telle est aussi celle des caillots cardiaques que nous décrivons. Ces caillots sont excessivement fréquents; pour les différencier de la seconde espèce de concrétions sanguines, nous les désignerons sous le nom de *caillots mous, caillots gelée de groseille, caillots cruoriques* du cœur; ils ont une très-grande analogie avec cette variété de caillots que l'on rencontre dans les anévrismes et que M. Broca a nommés *caillots passifs;* aussi, leur donnerons-nous avec lui cette dénomination. Enfin, nous appellerons sang *caillé* ou *caillebotté*, ce sang que l'on trouve, dans certains cas, à l'intérieur des cavités cardiaques et dont la coagulation très-imparfaite rappelle, sauf la couleur, ces masses de caillés flottant dans le petit lait et que l'on appelle de la *caillebotte*.

Les caillots cardiaques de la seconde variété sont blanchâtres; ils sont durs, un peu élastiques, résistants et beaucoup plus secs que les précédents. Ils ont une apparence fibreuse; ils ne peuvent pas se laisser pénétrer par le doigt, mais on les déchire facilement et leur déchirure est fibroïde; ils semblent constitués par l'accolement d'un certain nombre de faisceaux filamenteux longitudinaux et disposés parallèlement en couches concentriques.

L'examen microscopique démontre dans ces caillots une bien moindre quantité d'éléments cellulaires que dans les précédents; les globules rouges y sont très-peu nombreux et ne s'y

2

trouvent qu'à titre d'éléments très-accessoires. Les globules blancs y sont proportionnellement plus nombreux que dans les caillots rouges ; enfin, les stries de la fibrine y sont beaucoup plus serrées et disposées d'une manière beaucoup plus régulièrement parallèle.

Par opposition aux dénominations que nous avons appliquées à la première classe des caillots cardiaques, nous désignerons ceux-ci sous les noms de *caillots durs, caillots fibrineux du cœur* ; nous les nommerons aussi *caillots actifs*, eu égard à la grande analogie qu'ils ont avec les caillots actifs des anévrismes ; enfin, nous les appellerons aussi *caillots anciens*, parce que nous les croyons de date plus éloignée que les caillots cruoriques.

En effet, tout porte à croire que les caillots colorés sont de formation récente et qu'ils se produisent après la mort ; ils ressemblent tellement au coagulum qui se forme dans la palette de la saignée, que, pour nous, le mode de production est le même dans les deux cas : c'est un sang mort qui obéit aux lois physiques dans un vase inerte ; les parties les plus lourdes, les globules rouges gagnent le fond ; les portions moins lourdes, comme les globules blancs, surnagent jusqu'à ce que le tout soit fixé en place par la coagulation de la fibrine, qui change d'état en perdant les conditions au milieu desquelles elle se trouve dans un organisme vivant.

Nous savons bien qu'en plongeant un corps étranger dans le torrent circulatoire d'un animal vivant, on peut déterminer autour de ce corps étranger la précipitation d'une certaine quantité de fibrine colorée par les hématies qu'elle a emprisonnés ; mais cette expérience ne saurait prouver que les plus ou moins volumineux caillots gelée de groseilles que l'on trouve après la mort dans les cavités du cœur se soient produits du vivant de l'individu : comment comprendre qu'une certaine quantité de sang puisse se coaguler spontanément en masse pendant qu'il est en pleine circulation ? Comment comprendre que ce caillot, une fois formé, puisse, sans en être expulsé, rester dans le cœur auquel il n'adhère pas ? Comment surtout comprendre la stratification que présentent souvent ces sortes de caillots et qui rappelle en tout point la stratification du sang que l'on fait coaguler dans un vase de laboratoire ?

Quant aux caillots actifs, durs ou fibrineux, ils ne peuvent se former que pendant la vie. Il est complètement impossible de les produire artificiellement en laissant du sang en repos dans une éprouvette ; on sait, au contraire, qu'en battant le sang, on obtient des filaments de fibrine qui ont une certaine analogie avec les caillots dont nous parlons. Tout prouve donc que de pareilles concrétions ne peuvent se former que par le mouvement, au milieu d'un sang en circulation, c'est-à-dire pendant la vie même du sujet ; d'ailleurs, n'est-ce pas pendant la vie que se produisent les caillots actifs des anévrismes ? Et la ressemblance n'est-elle pas saisissante entre ces caillots et les concrétions fibrineuses dures du cœur ?

Il serait bien difficile d'assigner un âge précis aux concrétions dont nous parlons. Quelques personnes en font un des résultats de l'agonie et pensent qu'elles ne se produisent que peu de temps avant la mort ; nous ne saurions partager cette opinion, parce que l'agonie est caractérisée surtout par l'asphyxie et parce que, d'un autre côté, ainsi que nous l'exposerons plus loin, l'asphyxie est une des conditions les moins favorables à la formation des caillots cardiaques ; bien loin de la favoriser, elle l'entrave ; nous aurons à nous expliquer plus loin sur ce sujet.

Nous croyons donc que les concrétions sanguines du cœur sont antérieures à l'agonie, et nous pensons qu'elles peuvent lui être de beaucoup antérieures dans certains cas au moins ; lorsque, par exemple, le coagulum a subi cette dégénérescence rétrograde qui frappe à la longue les productions protéiques non vivantes ou les tissus dont la vitalité est affaiblie et qui doit être considérée, dans les deux cas, comme une sorte de preuve de sénilité.

Les vieux caillots cardiaques, auxquels nous faisons allusion, sont ramollis à leur centre, et ce ramollissement finit par arriver jusqu'à une véritable fonte, si bien que le caillot paraît creusé d'une cavité remplie d'un liquide puriforme blanchâtre que l'on a longtemps considéré comme du pus et dont on était très-embarrassé d'expliquer l'origine ; le microscope a démontré que ce pus prétendu n'était autre que la fibrine frappée de dégénérescence rétrograde, réduite à l'état granuleux et liquide, et tenant en suspension les globules blancs du sang, qu'elle retenaît auparavant emprisonnés dans ses mailles, alors qu'elle était coagulée.

Nous avons observé plusieurs fois de ces caillots ramollis à leur centre et contenant le liquide puriforme que nous avons décrit ; la dégénérescence rétrograde dont ils étaient frappés nous permet d'affirmer qu'ils étaient de date très-ancienne ; nous mettrons à profit plus tard cette donnée, lorsque nous rechercherons si les concrétions sanguines du cœur peuvent révéler leur présence par quelques troubles fonctionnels, que l'on puisse utiliser comme signes diagnostiques.

Les quelques détails, dans lesquels nous sommes entrés pour légitimer la distinction que nous avons faite des caillots du cœur en caillots passifs et en caillots actifs, démontrent déjà que ces deux espèces de caillots ne doivent pas également intéresser le médecin ; les premiers n'étant qu'un phénomène cadavérique ne nous occuperont pas davantage ; les lignes suivantes seront consacrées exclusivement aux concrétions dures ou actives, les seules qui se produisent pendant la vie et, par conséquent, les seules qui puissent être considérées comme véritablement pathologiques.

Siége des concrétions sanguines du cœur.

Toutes les cavités du cœur ne paraissent pas également favorables à la production des concrétions sanguines : celles-ci occupent le plus souvent le cœur droit, quelquefois les deux cœurs en même temps, et rarement le cœur gauche exclusivement ; les ventricules renferment des caillots actifs plus souvent aussi que les oreillettes. Les chiffres suivants montrent dans quelles proportions se fait cette inégale répartition.

Il résulte du dépouillement de quarante observations détaillées, nous appartenant, de caillots cardiaques avec autopsie, que le cœur droit a été le siége de ces concrétions, vingt-neuf fois ; le cœur gauche, deux fois, et les deux cœurs ensemble, neuf fois.

L'oreillette droite, dans les quarante faits sur lesquels roule notre statistique, renfermait dix-neuf fois des caillots, le ventricule droit en contenait vingt-neuf fois.

L'oreillette gauche ne présentait que deux fois des concrétions, le ventricule gauche en contenait neuf fois.

Deux fois les quatre cavités cardiaques étaient remplies de caillots actifs volumineux.

Quatre fois les deux ventricules présentaient de ces caillots sans que les oreillettes en renfermassent.

Dans les oreillettes, les concrétions sanguines prennent naissance au fond des auricules ; c'est dans les nombreuses anfractuosités de ces arrière-cavités que la fibrine commence à se coaguler ; le coagulum, une fois commencé, s'accroît progressivement, remplit tout l'auricule et s'avance dans l'oreillette où il prend un accroissement plus considérable et qui va toujours en progressant, si bien que le caillot finit par déborder cette cavité pour faire invasion par les deux parties qui lui sont ouvertes, soit du côté du ventricule correspondant, soit du côté des veines caves ; toutefois, la direction qu'il prend lui paraît imposée par le sens dans lequel s'effectue le courant sanguin, car nous avons toujours vu le coagulum se prolonger plutôt dans le ventricule que dans les veines ; dans dix-neuf cas de caillots auriculaires, nous n'avons vu que deux fois la concrétion sanguine avoir des prolongements dans les vaisseaux veineux.

Parvenu dans le ventricule, le caillot auriculaire contracte parfois des adhérences avec le cœur, et alors il est bien difficile de savoir s'il a débuté dans le ventricule ou par l'oreillette ; souvent il reste libre, et, continuant à s'accroître, il s'engage dans l'artère pulmonaire ou dans l'aorte.

Lorsque le caillot débute dans le ventricule, le plus souvent il prend racine au fond, c'est-à-dire à la pointe de cette cavité ; il commence en ce point par un grand nombre de petites radicules filiformes qui s'enchevêtrent dans les espaces libres que laissent entre elles les colonnettes du cœur et qui fixent solidement la concrétion sanguine. C'est beaucoup plus rarement que nous avons vu le caillot s'implanter sur les petits cordages tendineux des valvules auriculo-ventriculaires.

Une fois formé, le coagulum s'accroît peu à peu et fait saillie en dehors du ventricule en s'engageant par l'orifice artériel ; ce n'est que très-rarement, et seulement d'une manière exceptionnelle, qu'il pénètre dans l'oreillette contre la direction du courant sanguin. Dans vingt-neuf observations de caillots ventriculaires droits, quinze fois le coagulum s'engageait plus ou moins profondément dans l'artère pulmonaire. Dans huit observations de caillots ventriculaires gauches, quatre fois il s'engageait dans l'aorte.

Influence des diverses maladies sur la pathogénie des caillots cardiaques.

Le dépouillement d'un grand nombre d'autopsies sur lesquelles nous possédons des détails étendus, nous a démontré que les caillots cardiaques sont répartis d'une manière assez inégale entre les différentes maladies.

De toutes les affections, ce sont les affections puerpérales qui nous ont présenté le plus souvent des concrétions sanguines dans le cœur; on sait aussi que la puerpéralité prédispose d'une manière évidente aux caillots vasculaires. Nous avons remarqué de plus que les *coagula* cardiaques sont plus constants et plus volumineux lorsque la fièvre puerpérale localise ses lésions du côté de la poitrine, que lorsque la localisation se fait partout ailleurs.

La phthisie pulmonaire peut se placer à côté de la puerpéralité sous le rapport de la fréquence des caillots du cœur; et il est à remarquer que cette affection semble favoriser la production des concrétions cardiaques, moins par la cachexie qu'elle détermine que par ses localisations sur le poumon, et surtout par l'élément inflammatoire qui accompagne si souvent l'évolution tuberculeuse et qui emporte dans un grand nombre de cas les malades.

En effet, la cachexie scrofuleuse, qui a de si grandes analogies avec la cachexie tuberculeuse, n'est pas signalée par le dépouillement des autopsies que je possède comme une affection à caillot cardiaque ; et même, chez les sujets morts de cachexie tuberculeuse, sans manifestation avancée du côté des poumons, nous n'avons pas rencontré dans le cœur des coagulations aussi fréquemment que chez les sujets morts de phthisie pulmonaire.

La pneumonie, la pleurésie, toutes les maladies inflammatoires des poumons et de leurs annexes peuvent être considérées comme des affections favorisant la formation des concrétions fibrineuses dans le cœur, surtout quand elles sont entées sur des sujets affaiblis, à réaction lente et difficile, et quand, par suite de ce défaut de réaction, elles passent à l'état chronique.

Les inflammations des viscères abdominaux n'occupent qu'un rang secondaire dans la fréquence des caillots cardiaques. Quant aux affections suivantes, toute proportion gardée, elles nous ont présenté si rarement de ces concrétions que nous les considérons plutôt comme leur étant défavorables qu'utiles.

Citons, au premier rang de ce groupe d'affections, toutes les maladies caractérisées par cet ensemble symptomatique qu'Huxham désignait sous le nom d'*état dissous du sang*, et qui est caractérisé par une fluidité remarquable du fluide sanguin, par de la tendance aux hémorrhagies passives, par de l'adynamie, de la stupeur et quelquefois de l'ataxie. A l'autopsie, le sang est fluide ou poisseux ; les globules paraissent manifestement altérés, car ils perdent facilement leur matière colorante, qui teint en rouge vineux la surface interne des vaisseaux et des cavités du cœur, et de plus ils ne rougissent que très-peu à l'air, comme s'ils avaient perdu leur pouvoir d'hématose.

L'état pathologique que nous venons de signaler peut accompagner un grand nombre de maladies ; on le rencontre presque constamment dans la phthisie granulée, la fièvre typhoïde, l'ictère grave; il complique fréquemment les pyrexies et il peut se montrer dans toutes les inflammations. Il est très-rare, dans tous les cas, de trouver des caillots actifs dans le cœur : cet organe ne renferme même pas de caillots passifs, le sang qu'il contient est poisseux ou à peine caillebotté.

Lorsque l'état dissous du sang vient compliquer une affection puerpérale ou la phthisie pulmonaire, il apporte un certain obstacle à la formation des concrétions fibrineuses cardiaques; souvent on ne rencontre pas de ces concrétions à l'autopsie, et quand on en trouve, elles coexistent avec une certaine quantité de sang poisseux et caillebotté dans le cœur et paraissent s'être formées avant le début des accidents de dissolution du sang.

L'état dissous du sang peut revêtir une forme chronique, il ne s'accompagne pas alors de fièvre, de stupeur et d'ataxie; il s'oppose néanmoins à la formation des caillots cardiaques; ceux-ci, en effet, sont très-rares dans la cirrhose et en général dans les maladies de foie; ils sont aussi très-rares dans la cachexie paludéenne, dans le purpura et dans les maladies des

organes hématopoïétiques, telles que celles des capsules sur-
rhénales, de la rate et des ganglions.

La cachexie cancéreuse s'est toujours montrée à nous très-
rarement accompagnée de caillots fibrineux cardiaques.

L'asphyxie et ses différentes variétés nous a paru aussi s'opposer à leur formation. Dans deux autopsies que nous avons eu
l'occasion de pratiquer sur des sujets morts par empoisonne-
ment, par le gaz oxyde de carbone, le sang s'est présenté à
nous d'un rouge vif et d'une fluidité remarquable ; aucune
concrétion n'existait dans le cœur.

Les maladies organiques des valvules ou des orifices cardiaques, les vieux catarrhes pulmonaires qui se compliquent
si souvent de gêne dans la circulation et qui déterminent de
l'asystolie, ne nous ont que très-raremement présenté des
coagula dans le cœur, lorsque les malades mouraient avec le
cortége de symptômes asystoliques, parmi lesquels l'asphyxie
joue le principale rôle ; lorsqu'il nous a été donné de rencontrer
des caillots cardiaques dans de pareilles circonstances, ils nous
ont paru d'origine antérieure au début de l'asystolie, ainsi que
le prouvait l'abondante quantité de sang noir asphyxique très-
fluide ou à peine caillebotté, qui remplissait, conjointement avec
eux, les cavités de la pompe circulatoire et qui évidemment
était d'âge très-différent.

Avant de déterminer cette étude des diverses conditions
morbides sur la pathogénie des caillots cardiaques, nous
devons nous demander quelle est l'influence de l'agonie sur leur
production.

L'agonie peut se définir, en deux mots, une asphyxie lente ;
pendant cette dernière période de la vie, le sang s'hématose
d'une manière de plus en plus incomplète et acquiert, dès lors,
des propriétés qui le rendent de moins en moins apte à fournir
des coagulations fibrineuses ; c'est pour cette raison que nous
considérons l'agonie comme défavorable à la formation des
caillots dans le cœur.

Les considérations dans lesquelles nous venons d'entrer vont
nous permettre de préciser les conditions pathogéniques de la
production des concrétions fibrineuses cardiaques.

Nous avons vu ces concrétions prendre naissance surtout
dans les auricules ou à la pointe des ventricules, c'est-à-dire

dans des points où le courant circulatoire est peu intense, au milieu de vacuoles et de colonnettes agitées de mouvements et dont l'action se rapproche de celle du petit balai dont on se sert pour défibriner le sang de la saignée ; nous avons vu de plus ces concrétions occuper surtout le cœur droit, c'est-à-dire le côté du cœur où la tension est la moins forte et la contraction la moins puissante.

Ces faits nous autorisent donc à penser que les conditions locales les plus propres à la formation des caillots fibrineux cardiaques, sont, d'une part, une faible énergie du courant sanguin et, d'autre part, la présence d'aspérités et d'anfractuosités capables de faciliter la précipitation de la fibrine et de fixer les premiers rudiments du caillot.

Cette dernière condition avait fait penser et admettre *à priori* que, dans les lésions organiques des orifices ou des valvules, les coagulations devaient être fréquentes ; les faits démentent une pareille hypothèse ; en effet, l'énergie du courant sanguin, au niveau des orifices, rend assez difficile la formation d'un caillot dans ce point, et, d'un autre côté, l'état asphyxique, qui accompagne si souvent les lésions organiques du cœur, est un obstacle à la production de *coagula* vasculaires.

Les conditions générales paraissent avoir, sur la création des caillots cardiaques, une influence beaucoup plus grande que les conditions purement locales de force de contraction et de structure du cœur ; la revue que nous avons faite des différentes maladies au point de vue de la fréquence des polypes fibrineux cardiaques démontre que ces derniers se forment surtout lorsque la proportion de la fibrine est augmentée, et que leur formation devient plus difficile et même impossible toutes les fois que la fibrine descend au-dessous de sa moyenne normale.

L'état puerpéral, la phthisie pulmonaire, toutes les inflammations en général sont caractérisées par un excès de fibrine dans le sang ; aussi, les caillots cardiaques sont-ils fréquents dans ces affections ; les cachexies diverses, les altérations du foie et des glandes sanguines, les pyrexies, etc., présentent au contraire une moindre quantité de fibrine dans le sang, c'est ce qui explique, selon nous, la rareté des concrétions sanguines qui occupent le cœur dans ces maladies.

Faut-il attribuer une certaine importance, dans la production des *coagula* cardiaques, aux différences qui séparent le sang veineux et le sang artériel ? Il est bien difficile de se prononcer sur ce sujet. On trouve, il est vrai, le plus souvent les concrétions sanguines dans les vaisseaux sanguins à sang noir, ce qui ferait supposer que le sang veineux a plus de tendance à se coaguler que le sang artériel. D'un autre côté, le sang rouge contient plus de fibrine, et l'on sait que l'asphyxie entrave la coagulation intravasculaire du sang, ce qui vient contredire l'assertion précédente. Il faut tenir compte, dans ce problème, des différences de pression et de vitesse avec lesquelles s'effectuent la circulation artérielle et la circulation veineuse, c'est, je crois, le point capital de la question ; c'est cette différence qui nous explique la plus grande fréquence des *coagula* dans le cœur droit que dans le cœur gauche.

Effets des caillots cardiaques.

Étudions successivement et rapidement les effets que les caillots cardiaques peuvent produire sur le cœur lui-même et ses fonctions, et les accidents plus éloignés qu'ils peuvent déterminer.

Une opinion que l'on trouve émise par quelques auteurs, et qui est trop généralement répandue, est que les concrétions fibrineuses du cœur gênent considérablement le jeu de cet organe et déterminent, du côté de la circulation, des troubles considérables ; cette opinion, qui semble avoir été créée *à priori*, résulte manifestement de la fausse idée que l'on a sur la tolérance du cœur ; on considère ce viscère comme très-irritable et l'on attribue alors aux corps étrangers qu'il peut contenir une gravité qu'ils n'ont réellement pas.

Les expériences cardiographiques de MM. Chauveau et Marey ont démontré que l'on pouvait introduire dans l'organe central de la circulation des appareils relativement volumineux et embarrassants, sans gêner néanmoins le jeu normal de l'organe central de la circulation ; elles ont démontré par cela même, comme corollaires, que le cœur pouvait impunément contenir des caillots, même de fortes dimensions.

L'anatomie pathologique confirmait du reste ces prévisions : nous avons pu nous assurer sur des cœurs, dont les quatre cavités contenaient d'énormes coagulations fibrineuses, que le jeu des différentes valvules n'était en rien gêné par les volumineux prolongements que les caillots envoyaient par les orifices artériels ou les orifices auriculo-ventriculaires.

Nous avons pu faire la même remarque sur le vivant; nous avons plusieurs fois usé de l'obligeante habileté de M. Chauveau et introduit le doigt dans les orifices du cœur chez des chevaux vivants, auxquels on avait préalablement coupé la moelle épinière entre l'atlas et l'axis, et chez lesquels on entretenait artificiellement la respiration, et nous avons toujours senti notre doigt très uniformément serré en ceinture par les valvules au moment de l'occlusion des orifices, sans que le jeu de celle-ci en fût gêné et sans que les fonctions du cœur se ressentissent de l'exploration brutale dont cet organe était le sujet. On peut, il est vrai, déterminer à volonté des insuffisances valvulaires, mais le doigt est obligé alors d'exécuter un certain effort et cesse d'être, dans ce cas, un corps inerte, assimilable aux caillots dont nous nous occupons.

Enfin, la clinique elle-même démontre l'innocuité des concrétions cardiaques, relativement aux fonctions du cœur : sur les nombreux malades à l'autopsie desquels nous avons trouvé ces concrétions, nous n'avons observé aucun accident ni aucun symptôme qui eût pu faire diagnostiquer un corps étranger intra-cardiaque.

Je prévois ici une objection ; les caillots fibrineux du cœur, me dira-t-on, ne sont pas aussi anciens que vous le pensez, ils ne se forment que dans les derniers instants de la vie, c'est-à-dire à un moment où tout examen d'un malade est inutile et négligé ; il n'est donc pas étonnant que vous n'ayez pu constater les troubles fonctionnels qu'ils occasionnent.

Je répondrai à cette objection que je crois avoir démontré que les concrétions cardiaques se forment avant l'agonie et souvent très-longtemps avant cette période ultime de la vie. Je sais bien que l'on a pu produire sur des animaux, assez rapidement, la production de pareilles concrétions, mais la plasticité du sang des animaux est tellement différente de celle de l'homme qu'il est difficile et qu'il serait inexact de conclure, dans ce cas, de ceux-là à ceux-ci.

Je ferai remarquer de plus que les caillots dits suppurés ne produisent pendant la vie aucun trouble cardiaque qui puisse déceler leur présence, et cependant ceux-là sont incontestablement de date très-ancienne.

Si les concrétions cardiaques sont inoffensives au point de vue du jeu normal du cœur, elles ne laissent pas d'être dangereuses par les accidents éloignés qu'elles peuvent occasionner; elles peuvent, en effet, se détacher en totalité ou en partie et être transportées, par le courant sanguin, au sein des différents organes, dont elles entravent la circulation, et chez lesquels elles déterminent des troubles fonctionnels plus ou moins graves ou des altérations anatomiques plus ou moins étendues.

Ce fait, auquel on a donné le nom d'embolie, me paraît incontestable, mais il me semble aussi que, depuis plusieurs années, on en a singulièrement abusé; en ce qui regarde l'embolie pulmonaire, par exemple, il suffit, pour certains médecins, qu'une mort subite ou rapide coïncide avec un caillot dans le cœur droit pour que l'embolie soit admise comme un fait démontré; et cependant combien d'éléments font défaut pour un tel diagnostic !

Pour pouvoir affirmer une mort par embolie pulmonaire, il faut :

1° Que l'on retrouve dans l'artère pulmonaire le caillot migrateur. Ce caillot doit ne pas être adhérent au vaisseau; il doit présenter certains caractères qui permettent d'affirmer qu'il n'est pas autochtone, c'est-à-dire qu'il n'est pas formé dans le lieu où on le trouve. Si ce caillot provient de veines plus ou moins éloignées, il doit porter l'empreinte des valvules veineuses où il a pris naissance; s'il provient du cœur droit, ces empreintes valvulaires font défaut, et alors il est plus difficile de savoir s'il est embolique ou autochtone; on n'a pour se prononcer que sa dureté et son aspect fibroïde, qui peuvent témoigner de son ancienneté et que l'on peut comparer à la dureté et à l'aspect du caillot principal qui siége dans le cœur droit et dont il s'est détaché.

2° Il faut encore, pour pouvoir affirmer que la mort a lieu par embolie pulmonaire, il faut que le malade présente des signes d'embarras de la circulation veineuse ; les veines du cou doivent être distendues, la face doit être cyanosée et les cavités droites du cœur doivent être remplies de sang.

3° Il faut un certain temps pour que la mort se produise; on ne comprend pas qu'une oblitération de l'artère pulmonaire puisse amener de ces morts foudroyantes, morts subites dans la véritable acception du mot, qui sidèrent le malade à la manière d'un coup de foudre; le malade doit avoir un instant de souffrance, la mort doit être rapide ou très-rapide, mais non instantanée.

4° Enfin, il faut surtout, si la mort a été rapide, qu'une branche très importante ou plusieurs branches de l'artère pulmonaire soient oblitérées. La mort, et surtout une mort prompte, serait difficilement expliquée par l'oblitération d'une petite ramification de l'arbre pulmonaire.

Combien peu d'observations, données comme des faits d'embolie pulmonaire, réunissent ces différents caractères; aussi, sommes-nous persuadé que les caillots migrateurs sont relativement très-rares, et croyons-nous qu'il est peu de morts subites que l'on puisse rattacher, ou uniquement rattacher, à l'embolie pulmonaire. Le plus souvent les malades qui meurent subitement ont la face pâle et étirée et donnent, par leur facies lieu à penser bien plutôt à la syncope qu'à un obstacle à la circulation sanguine et à l'apport du sang veineux aux poumons.

Les caillots migrateurs n'occasionnent pas seulement des troubles fonctionnels, ils produisent aussi des altérations anatomiques, surtout des gangrènes; les gangrènes emboliques sont indubitables, loin de nous la pensée de les mettre en doute, seulement nous croyons qu'on les admet le plus souvent avec trop de facilité.

Pour qu'une gangrène puisse être rattachée à une embolie, il faut non seulement qu'elle s'établisse avec une certaine rapidité et que l'on puisse constater, dans le cœur ou dans un autre point de l'arbre circulaire, le caillot ou les traces du caillot primitif qui a fourni le caillot migrateur; il faut encore que l'on trouve, dans l'artère nourricière de la partie sphacélée, le caillot embolique, avec ses caractères propres, ne permettant pas de le confondre avec un coagulum autochtone.

Le dépouillement d'un grand nombre d'observations publiées dans les recueils périodiques, comme ayant trait à des faits de gangrène par caillot migrateur, me fait penser qu'il est relativement rare de voir des sphacèles se produire par embolie et me porte à regretter que l'on se laisse aussi facilement entraîner par l'enthousiasme qui s'attache naturellement à toute découverte récente.

Nous croyons pouvoir conclure, en résumé, des considérations précédentes, que :

1° On trouve dans le cœur deux sortes de caillots sanguins : des caillots colorés, mous, gélatiniformes, semblables aux caillots passifs des anévrismes, et des caillots durs, blanchâtres, à aspect et à structure fibroïdes, semblables aux caillots actifs des poches anévrismales.

2° Les caillots passifs se forment après la mort; ce sont des résultats cadavériques. Les caillots actifs se forment pendant la vie avant l'agonie et souvent longtemps avant cette période extrême de la vie.

3° Les caillots actifs sont bien plus fréquents dans le cœur droit que dans le cœur gauche et dans les ventricules que dans les oreillettes.

4° Toutes les maladies, caractérisées par une diminution de quantité de fibrine du sang, s'accompagnent rarement de concrétions sanguines du cœur. Les maladies qui favorisent le plus la formation de ces concrétions sont celles où prédomine la proportion de fibrine, surtout les maladies puerpérales et la phthisie pulmonaire.

6° Les caillots cardiaques ne gênent en rien le jeu normal du cœur.

6° Ils peuvent déterminer des accidents dits d'embolie; toutefois, l'observation rigoureuse des faits tend à démontrer que les embolies se montrent beaucoup moins fréquemment qu'on l'admet généralement et sont même relativement très-rares.

IV.

DES CAILLOTS QUI SE FORMENT DANS LES ARTÈRES

OU L'ON A ARRÊTÉ LE COURS DU SANG

Par M. A. GAYET

Chirurgien en chef désigné de l'Hôtel-Dieu de Lyon.

Il y a quelques années qu'en expérimentant sur un point de physiologie pathologique particulier aux artères, je provoquai dans l'intérieur de ces vaisseaux un très-grand nombre de coagulations dont j'étudiai avec soin la formation et la marche ; c'est le résultat de cette étude que je me propose de soumettre au Congrès.

J'ai d'autant moins de scrupule à rappeler l'histoire de ces concrétions intra-artérielles que, moins redoutables à certains égards que celles qui remplissent les veines, elles ont été moins étudiées.

Il va sans dire que, dans le cours de ce travail, j'ai reconnu souvent la vérité des assertions de J.-L. Petit, de Jones, Morand, Bérard, etc. ; de tels hommes ne touchent jamais une question sans y imprimer leurs traces, mais il me semble avoir signalé quelques faits nouveaux. Entre autres choses, j'ai trouvé une correspondance remarquable entre les coagulations développées dans les artères simplement obstruées, et celles que M. Broca a si bien décrites dans les anévrismes ; ce rapport devait se prévoir, car la nature agit pour former les caillots suivant les mêmes procédés ; cependant, je le dis d'avance, je ne suivrai pas le savant professeur dans toutes ses interprétations, et tout en partageant complétement ses idées sur les caillots actifs, je m'en écarterai à propos des caillots passifs.

§ 1er. — CAUSE DE LA COAGULATION DU SANG DANS LES ARTÈRES.

Si l'on élimine l'action chimique de certaines substances, qui, mélangées au sang, le transforment et le font passer à l'état solide, même dans ses propres vaisseaux ; si l'on écarte aussi l'action de l'électricité qui produit de semblables effets, les causes de coagulation deviennent en vérité assez restreintes, et pour ma part je serais tenté de les réduire à une seule, l'arrêt ou le ralentissement de la circulation. Cette manière de voir exige une démonstration, et je la fournirai, lorsque j'aurai dit un mot nécessaire sur les prédispositions qu'apportent à la coagulation les espèces, les races et même les individus.

Il est, en effet, hors de contestation que tous les animaux à sang rouge et circulant ne sont pas dans la même situation vis-à-vis du phénomène de la coagulation, et on a donné le nom de plasticité à la propriété plus ou moins marquée qu'a leur sang de former des caillots. Chez quelques-uns, cette propriété se prononce par la rapidité avec laquelle le phénomène se produit, chez d'autres par la fermeté du coagulum.

L'état pathologique peut, dans certains cas, augmenter la plasticité, dans d'autres la diminuer, mais de quelque manière que l'on envisage ces dispositions, on ne peut les considérer que comme des causes indirectes et éloignées et jamais comme la raison efficace de la coagulation. Il est bon de savoir tout cela pour en tenir compte dans l'analyse des faits, et ne pas affirmer des identités là où des comparaisons seules peuvent être établies ; mais, une fois ces premices posées, on peut hardiment s'engager dans la voie des expériences avec la certitude que, faites sur des animaux, elles s'appliquent pourtant à l'homme, but final de toutes nos recherches.

Je reviens aux causes directes de la coagulation qui se résument toutes, à mon avis, dans la perte ou la diminution du mouvement circulatoire.

Si je mettais cette cause en première ligne, je ne serais contredit par personne, car la science est fixée sur sa valeur ; mais vouloir absorber toutes les autres en elle, c'est provoquer une objection naturelle, c'est rappeler les caillots qui naissent dans les vaisseaux en face des parois altérées, sans que l'arrêt du mouvement circulatoire semble jouer le moindre rôle dans leur formation ; je dis semble, car c'est là une fausse apparence qui résulte de l'analyse imcomplète des faits.

Une paroi altérée est toujours une paroi rugueuse ou dépolie ; pour les artères c'est l'athérôme avec ses conséquences, ou bien cette disparition de l'épithélium qui permet l'imbibition des tuniques, et, dans tous les cas, outre les rugosités intérieures, c'est une perte d'élasticité et de rétractilité qui défend à cette portion du vaisseau toute action sur le mouvement du sang. Or, je le demande, n'y a-t-il pas là tout ce qu'il faut pour ralentir le mouvement du fluide circulant? N'y a-t-il pas aussi d'excellents points d'appui pour les concrétions qui tendent à se former et y trouvent le moyen de résister au torrent qui les emporterait sans cela ?

L'action de présence, que l'on a coutume d'invoquer, coïncide toujours, si elle existe, avec ces causes de ralentissement; et dans le compte qu'il faut tenir de toutes ces influences, il n'est pas étonnant que je mette en première ligne celle dont je connais toute l'efficacité, au lieu de celle qui se rattache à une force vitale et mystérieuse qu'on nomme sans la comprendre.

Les corps étrangers, aiguilles, projectiles ou autres, introduits dans la lumière des vaisseaux, sont encore des moyens infaillibles de coagulation, et c'est par le même mécanisme que l'effet se produit. Le corps étranger est un obstacle, et tout obstacle arrête le courant auquel on l'oppose; je ne répugne cependant pas à croire que l'action de présence joue ici un rôle, car il y a quelque chose de plausible dans la comparaison établie entre le sang qui se coagule et un sel qui se cristallise sur les corps qu'on y a plongés.

L'arrêt ou le ralentissement circulatoire, voilà, en réalité, la cause suprême de toute coagulation intra-vasculaire; et comme nous pouvons le produire à notre gré, nous sommes, par le fait, maîtres de faire naître des caillots partout où nous voudrons dans le système circulatoire, et cela dans toutes les circonstances que nous jugerons convenables. C'est là, si je ne me trompe, que les expériences que je vais raconter puisent toute leur légitimité; c'est là ce qui fait la valeur pratique de leurs résultats; aussi ai-je tenu à exposer succinctement ces considérations avant d'entrer dans le cœur de mon sujet.

§ II. — FORMES DIVERSES DE CAILLOTS OBTENUES PAR LA BRUSQUE OBSTRUCTION DES ARTÈRES.

La plupart des expériences que j'ai faites ont porté sur la carotide ou les grosses artères du cheval; c'est dire assez que les résultats en ont été très-nets et très-faciles à observer. Grâce à l'obligeante amitié du professeur Chauveau, j'ai pu les répéter et les échelonner assez pour avoir une série dans laquelle il me fût permis de suivre jour par jour, quelquefois heure par heure, le phénomène de la coagulation.

Un premier résultat curieux et important, c'est que la ligature d'une artère n'entraîne pas nécessairement la formation d'un caillot dans les deux culs-de-sac qui en résultent ; les deux observations suivantes le démontrent péremptoirement.

OBSERVATION I. — *Jument jeune et vigoureuse. Ligature de la carotide gauche. L'animal est sacrifié au bout de* vingt-quatre heures ; *autopsie immédiate.*

Effets ordinaires de la ligature sur les parois et le tissu cellulaire périphérique.

Il n'y a de caillot ni au-dessus ni au-dessous du fil. Le bout capillaire présente une collatérale à 5 centimètres au-dessus de lui ; dans le bout cardiaque, une autre collatérale très-fine débouche immédiatement au-dessous.

OBSERVATION II. — *Cheval. Ligature de la carotide droite à sa partie supérieure. L'animal est tué* cinq jours *après.*

Sur les parois, phénomènes ordinaires.
Bout cardiaque. Caillot de 4 centimètres, rouge, hétérogène, adhérent seulement à la ligature.
Bout capillaire. Pas trace de caillot ; une collatérale assez volumineuse à 1 centimètre du fil.

Dans trois autres circonstances, plus remarquables encore, puisqu'un temps plus long s'était écoulé entre la ligature et la mort de l'animal, j'ai pu constater le même fait. J'ai eu aussi le bonheur de le rencontrer sur l'homme après douze jours de ligature. En attendant que je puisse rechercher la cause de cette apparente contradiction, je ferai remarquer qu'elle s'est montrée aussi bien dans le bout cardiaque que dans le bout capillaire du vaisseau, mais seulement deux fois dans le premier et quatre dans le second.

Quoi qu'il en soit, la coagulation du sang est la règle dans les deux bouts d'une artère obstruée, comme le prouvent les huit observations suivantes ; elle se produit très-vite, puisque nous la constatons au bout d'une heure et quart, et elle semble progresser en raison du temps depuis l'obstruction, bien que cette relation ne soit pas rigoureuse.

OBSERVATION III. — *Cheval vieux. Ligature de la carotide gauche. Mort après une heure et quart.*

Bout cardiaque. Tout petit caillot rouge, mollasse, aplati, formant une sorte de membrane sur la paroi ; il adhère légèrement au fond du cul-de-sac.

Bout capillaire. Caillot identique de tous points ; la ligature a porté loin de toute collatérale.

OBSERVATION IV. — *Cheval soumis à des expériences. Ligature de la carotide gauche. Mort après une heure vingt-cinq minutes.*

Bout cardiaque. Petit caillot rouge, assez ferme, gros comme une lentille ; pas de collatérale voisine.

Bout capillaire. Caillot filiforme de 10 centimètres de long, rouge, suspendu au fond du cul-de-sac et dépassant plusieurs collatérales.

OBSERVATION V. — *Cheval. Ligature de la faciale droite. Mort après deux heures quarante minutes.*

Bout cardiaque. Caillot fibrineux blanc et ferme, gros comme une tête d'épingle, adhérent au fond du cul-de-sac.

Bout capillaire. Caillot de 1 centimètre de long, mou, rouge, gorgé de fluides.

OBSERVATION VI. — *Ligature de la carotide gauche sur un cheval vieux mort trois heures après.*

Bout cardiaque. Sur le fond du cul-de-sac, légère membrane fibrineuse ne constituant pas, à proprement parler, un caillot.

Bout capillaire. Petit caillot gros comme une lentille, blanc, ferme, adhérent au fond du cul-de-sac ; une collatérale notable débouche à 1 centimètre au-dessus.

OBSERVATION VII. — *Cheval soumis à des expériences douloureuses. Ligature de la carotide droite. Mort après quatre heures dix minutes.*

Bout cardiaque. Caillot rouge-brun, mou, gorgé de sérum, long de 1 centimètre et prolongé de 5 par un appendice moniliforme ; il adhère très-légèrement par sa partie supérieure.

Bout capillaire. Caillot blanc, ferme, gros comme une tête d'épingle, adhérent au fond et au centre du cul-de-sac.

Pas de collatérale au voisinage de la ligature.

OBSERVATION VIII. — *Cheval vieux. Ligature de la carotide droite. Mort après six heures trois quarts.*

Bout cardiaque. Caillot rouge-brun, gorgé de sérum, légèrement adhérent au fond, gros comme un pois.

Bout capillaire. — Caillot identique pour la structure, mais long de 1 centimètre et prolongé par une pointe effilée et flottante.

Pas de collatérale au voisinage de la ligature.

OBSERVATION IX. — *Cheval soumis à des expériences douloureuses. Ligature de la carotide gauche. Mort après* dix heures dix minutes.

Bout cardiaque. Caillot de 7 centimètres, volumineux, noirâtre, homogène, gorgé de fluide, si peu adhérent que la simple rétractilité des parois le chasse dès que la section longitudinale du vaisseau lui ouvre un passage suffisant. Pas de collatérale à son niveau ; les parois artérielles qui lui correspondent semblent avoir perdu leur élasticité.

Bout capillaire. Petit caillot fibrineux blanc et ferme, gros comme une tête d'épingle, adhérent au centre du cul-de-sac ; une collatérale s'échappe à ce niveau.

OBSERVATION X. — *Vache vigoureuse. Ligature de la carotide gauche. Mort après* quatorze heures.

Phénomènes primitifs des ligatures ; déjà un peu de congestion du tissu cellulaire périphérique.

Bout cardiaque. Petit caillot gros comme un pois, gorgé de fluide, mou, peu adhérent ; deux collatérales s'ouvrent au-dessous.

Bout capillaire. Caillot de 1 centimètre, avec les mêmes caractères que le précèdent ; pas de collatérale à son niveau.

En analysant ces huit observations, on peut remarquer déjà deux formes de caillots bien distinctes : l'une assez volumineuse, molle, rouge, gorgée de fluides ; l'autre petite, ferme, blanc-rosée et sèche ; cette dernière proportionnellement moins fréquente, puisque, sur seize caillots, elle se montre trois fois, une dans le bout cardiaque, deux dans le bout capillaire, ce qui prouve qu'elle n'a de prédilection ni pour un côté, ni pour l'autre de la ligature.

Je me contente de signaler ce fait ici ; plus loin nous verrons ces deux coagulations se développer et revêtir tous leurs caractères ; j'appelle cependant l'attention sur la longueur et l'aspect filiforme de quelques-uns des caillots les plus nombreux, car ce sont là des dispositions qui m'ont paru assez communes au début.

Si nous cherchons à analyser les circonstances qui ont concouru à produire toutes ces concrétions, nous admettrons bien la plasticité du sang comme cause indirecte ; mais nous savons déjà qu'il en faut trouver un autre plus efficace, l'arrêt ou le ralentissement du sang ; or, voici comment ce résultat est produit dans les deux culs-de-sac séparés par l'obstruction. Dans le bout cardiaque, le sang s'arrête brusquement et ne reçoit l'impulsion du cœur que pour être en quelque sorte tassé sous son influence; la chose irait de cette façon, si les collatérales, en offrant des débouchés au fluide, n'amenaient le rétablissement d'une circulation ralentie, mais réelle.

Dans le bout capillaire, le sang, soustrait tout à coup à la pression cardiaque, s'écoule sous l'empire de la réaction des parois. M. Broca pense que les vaisseaux se vident; pour nous, nous estimons que, si la chose est possible pour les petites artères, elle ne l'est pas pour les grosses, dont la solidité est assez grande pour empêcher la fermeture. Là encore une circulation continue, d'abord très-lente, péniblement alimentée par les collatérales, puis bientôt plus rapide, alors que l'impulsion du cœur, ayant pris un chemin détourné, recommence à se faire sentir.

Ce sont là les conditions générales qui font naître les caillots au sein des artères obstruées, et M. Notta les a bien analysées dans sa thèse; mais outre ces conditions, il y a une foule d'influences toutes spéciales qui président à la forme et au volume de la coagulation. La plus connue est, sans contredit, celle des collatérales dont il faut nous occuper.

On a beaucoup écrit et beaucoup répété que les caillots intra-artériels ne dépassaient pas la première collatérale et l'atteignaient toujours; c'est là une erreur. Souvent j'ai constaté qu'ils la dépassent, souvent qu'ils ne l'atteignent pas. Ces différences dépendent beaucoup du volume de l'artère qui débouche, et beaucoup aussi de l'état plus ou moins sain des parois du cul-de-sac. Dans le premier cas, on s'explique facilement comment une activité suffisante du mouvement circulatoire peut être établie, au profit du sang, par la largeur d'une collatérale. Dans le second, il s'agit d'une action physiologique difficile à analyser, mais positive.

Dans ces deux cas si différents, nous pouvons assister au développement des deux formes de caillots dont nous avons plus haut signalé l'origine et qui ont des rapports marqués avec les coagulations intra-anévrysmales désignées par M. Broca sous le nom de caillots actifs et de caillots passifs.

La première forme constitue une concrétion solide, blanc-rosée, lisse à sa surface, jamais adhérente, et dont la structure intime se manifeste par une série de couches superposées comme les écus d'une pile ou emboîtées comme des cornets d'oublies. Lorsque ces caillots sont purs et sans mélange, on les voit suspendus au fond du cul-de-sac, flotter dans la lumière du vaisseau, comme un battant de cloche dans sa cupule. Ce caillot est évidemment le fait de dépôts successifs, et voici comment j'explique sa formation. M'appuyant sur ce fait remarquable qu'il coïncide toujours avec des parois artérielles parfaitement saines et que, d'autre part, il baigne dans le sang, je suis convaincu que c'est à la circulation seule qu'il doit son existence, mais à une circulation ralentie.

Un de nos confrères, M. Laroyenne, a démontré, dans des expériences entreprises de concert avec M. Chauveau, que la vitesse du sang dans les artères varie singulièrement, si on l'examine aux divers temps d'une révolution cardiaque.

Ainsi, pendant la systole cardiaque, elle est de 0,52^m à la seconde.

Pendant la systole artérielle consécutive, elle est de 0,22.

Pendant la diastole générale, elle est de 0,15.

Et comme le temps consacré à ces trois périodes peut être évalué à 3/12 pour la première, à 1/12 pour la seconde et à 8/12 pour la dernière, on peut dire que, pendant un tiers du temps à peu près, le sang circule avec une vitesse de 0,52, et pendant les deux autres tiers avec celle de 0,15, et il faut ajouter que cette dernière vitesse lui donne un mouvement suffisant pour qu'il ne se coagule pas. Mais si la circulation diminue tout à coup pour un motif quelconque, cette diminution portera sur la vitesse systolique et sur la vitesse diastolique; la première pourra s'affaiblir beaucoup sans atteindre le terme de 0,15, tandis que l'autre aura peu à faire pour arriver à une lenteur telle que la coagulation devienne inévitable. Ainsi le fluide artériel oscillera constamment entre un état qui l'empêchera de se concréter et un autre qui l'y forcera; de là, une série de dépôts et de couches superposées. Et cela irait indéfiniment, si le caillot remplissant le cul-de-sac ne ramenait peu à peu les choses à leur état normal, en ne laissant nulle part, dans le système artériel, le sang exposé à un conflit qui puisse le ralentir.

Telle est la manière dont se forment les caillots aux dépens du sang en circulation, manière qui explique leur disposition en couches successives, leur fermeté, leur manque d'adhérence aux parois, et aussi leur fréquence, car toute obstruction, de quelque nature qu'elle soit, amène tôt ou tard leur formation.

La seconde espèce de caillots que j'ai signalée n'est, à mon avis, que la précédente modifiée profondément dans sa structure par une cause qui intervient pendant sa formation.

Dans ce cas, le caillot est d'un rouge plus ou moins foncé, d'une consistance moins ferme; il est très-visqueux et adhère facilement aux surfaces avec lesquelles il est en contact. Sa paroi externe ne laisse voir ni couches, ni stries, et sa structure paraît homogène; mais, si on le trempe dans l'eau de manière à le décolorer, on lui retrouve la disposition feuilletée de presque tous les dépôts fibrineux.

Mais de tous les caractères de ce caillot, le plus important sans contredit est de toujours coïncider avec une paroi artérielle dépolie, à laquelle il est plus ou moins solidement fixé. Cela est si vrai que, dans une expérience, j'ai trouvé un coagulum partagé, suivant sa longueur, en deux moitiés affectant chacune une des deux formes que je viens de décrire, et la paroi artérielle était altérée et rouge exactement dans les points correspondants à la seconde.

Cette corrélation est tellement exacte, qu'il faut nécessairement regarder l'une comme dépendante de l'autre, et je suis tout disposé à croire que l'altération de la paroi influence l'acte de la coagulation. J'ai dit plus haut comment cette altération devient une cause de plus grand ralentissement du sang, et j'ajoute ici qu'en fixant de bonne heure le caillot, elle doit être pour lui une cause de brassement qui ne permet plus la régularité des dépôts.

Il faudrait bien se garder de considérer cette forme de caillots comme l'analogue des coagulations passives de M. Broca, et c'est là un point sur lequel je suis forcé de m'écarter un peu de l'opinion du savant agrégé. Pour ma part, je suis convaincu, d'après ce que j'ai vu, que ces concrétions ont droit d'asile dans les vaisseaux, et que même, dans les cas d'ouverture de ceux-ci, ce sont elles qui rendent les plus grands services en empêchant les hémorrhagies. Tout en admettant qu'elles sont intermédiaires entre les caillots actifs et les caillots passifs, je suis convaincu qu'elles sont formées par le sang circulant, mais moins vite et en présence de parois moins saines.

J'ai vu et j'ai pu provoquer moi-même la formation des coagulations dites passives, et, tout en reconnaissant la fidélité de la description du traité des anévrysmes, je ne puis admettre qu'elles se produisent en vertu d'un arrêt brusque de la circulation ; je les considère comme des caillots altérés pathologiquement, traversant la première période de cette transformation qui doit aboutir au pseudo-pus fibrineux.

J'ai pour penser ainsi plusieurs raisons, et entre autres l'expérience suivante :

OBSERVATION XI. — *Cheval entier, assez vigoureux. Ligature de la carotide droite à sa partie moyenne ; le vaisseau, dénudé dans l'espace de 7 à 8 centimètres, a été tiraillé. L'animal, au bout de seize jours, donnant des signes évidents de mort prochaine, est tué par la saignée.*

Au niveau de la plaie, on sent au devant et autour de la trachée un empâtement considérable. Une fois la peau enlevée avec précaution, on constate une induration et un engorgement du tissu cellulaire, qui a son maximum au niveau de la ligature et va diminuant peu à peu en haut et en bas. Cette masse englobe et unit ensemble la trachée, les deux carotides et les nerfs collatéraux. On la dissèque avec soin pour la détacher du conduit aérifère et emporter avec elle les deux vaisseaux coupés au niveau de l'angle de la mâchoire; puis, pour avoir ceux-ci dans leur intégrité, on ouvre la poitrine et on sectionne le tronc carotidien à son origine.

Cela fait, on sépare les deux carotides du tissu cellulaire périphérique, mais on n'y parvient qu'avec beaucoup de peine, tant sont serrées et intimes les adhérences.

Les deux artères présentent au niveau de la ligature, qui existe seulement à droite, une teinte uniforme bleuâtre sur laquelle se détachent çà et là des plaques rouges et vascularisées. En descendant du côté du tronc carotidien et en remontant dans le sens opposé, on voit les tissus reprendre peu à peu leur aspect normal.

Si on incise longitudinalement les deux vaisseaux en prolongeant la section sur le tronc carotidien, on constate ce qui suit :

1º *Dans la carotide droite*, au-dessus de la ligature, existe un caillot long de 2 centimètres, rouge-brun, hétérogène, adhérent dans sa portion inférieure; blanc, fibrineux, disposé par couches à son extrémité intra-vasculaire, qui n'adhère pas. Il dépasse de 1 centimètre une petite collatérale.

Les parois en contact avec la partie adhérente paraissent rouges et dépolies à la lumière réfléchie.

Au-dessous du fil, un caillot de 15 centimètres obstrue l'artère ; il est noir et diffluent, semblable à une gelée de groseille très-claire. (Çà et là quelques grumeaux plus solides baignent dans cette bouillie. L'adhérence aux parois est en proportion de cette consistance. Les tuniques internes, dans les points en contact avec le coagulum, sont d'un rouge foncé, sur lequel se montrent des taches d'une teinte ardoisée. Elles sont dépolies, mais ne présentent pas d'autres altérations de texture. Une coupe perpendiculaire à leur surface les fait voir composées de deux couches distinctes : l'une formée par la tunique moyenne ainsi imbibée dans toute son épaisseur, l'autre qui est l'adventice légèrement épaissie, mais normalement colorée.

Enfin, tout le long de ce caillot débouchent des collatérales dans lesquelles il plonge des ramifications.

2° La *carotide gauche*, sans que cela fût justifié par la présence d'une ligature, offre, juste au même niveau que la droite et dans la même hauteur, un caillot si exactement semblable, en contact avec des parois, altérées d'une manière si analogue, que nous ne croyons pas devoir en répéter la description.

Les deux artères sont donc ainsi obstruées en même temps ; mais les caillots diffluents qui les remplissent ne sont pas en rapport direct avec la circulation. En bas, on les voit peu à peu se transformer, prendre de la fermeté, arriver à la forme hétérogène du caillot physiologique, et de là passer insensiblement à la forme fibrineuse, qui achève de remplir les deux carotides et vient, jusque dans leur tronc commun, se réunir en une concrétion énorme qui l'obstrue à peu près complètement. Il n'y a point d'adhérence aux parois dans toute cette partie.

La même transformation s'établit sur l'extrémité supérieure du caillot gauche, qui n'est point borné par un lien.

En présence de ces portions fibrineuses, les tuniques internes sont saines.

Ici la carotide gauche, qui n'a été l'objet d'aucune violence directe, contient un type de caillot passif: concrétion noirâtre, molle, diffluente, sans adhérence aux parois, qui sont profondément altérées à son contact; or, comment supposer dans cette carotide un arrêt brusque de la circulation ? Qui l'aurait produit ? Et comment se serait-il maintenu au moyen d'un coagulum si peu résistant ? Il faut bien plutôt admettre que l'artérite a provoqué un ralentissement du sang, que ce ralentissement a amené une coagulation contrainte à la seconde forme par l'altération des parois, et qu'enfin, en vertu de la gravité de cette même altération, la concrétion s'est modifiée, tout en se couvrant à ses extrémités de caillots fermes et adhérents, les seuls qui puissent boucher un vaisseau et résister à la circulation.

Il y a du reste, chez le cheval, un moyen très-frappant de montrer que ces caillots noirâtres ne sont point passifs, c'est de prouver que ceux qui résultent de l'arrêt brusque du mouvement sanguin affectent une forme toute différente. Aucun animal ne se prête mieux à ce genre de démonstration. En effet, si l'on reçoit dans une éprouvette profonde du sang de cheval, on le voit se prendre en formant deux couches très-distinctes : l'une inférieure, rouge sombre, composée de tous les éléments du sang ; l'autre blanche et seulement fibrineuse. J'ai intercepté des portions d'artères entre deux ligatures, et toutes les fois que j'ai été assez heureux pour éviter les collatérales, j'ai trouvé que la coagulation s'effectuait avec deux couches disposées exactement comme en vases inertes.

En résumé, il peut se produire dans une artère des concrétions de deux formes :

1° L'une active et faite de couches successivement déposées par le fluide en circulation.

2° L'autre plus rapidement formée, moins régulière dans son accroissement et sa structure, toujours adhérente aux parois. Celle-ci, sans reconnaître pour cause directe l'altération du vaisseau, est néanmoins profondément influencée par elle, quelquefois au point de devenir tout à fait pathologique,

On peut, à la rigueur, et après une ligature, rencontrer tout seul le caillot actif; mais le caillot passif, dans le cas où la coagulation est spontanée, est toujours couronné à ses deux extrémités de couches fibrineuses.

§ II. QUEL EST LE SORT DES DEUX ESPÈCES DE CAILLOTS?

Il est très-différent pour les deux concrétions, et à cette question se rattachent des problèmes très-délicats de pathologie.

Le caillot actif peut rester très-petit, ou devenir assez volumineux; mais d'ordinaire il est arrêté par la première collatérale un peu notable qui se trouve près du lieu de son origine. Il peut encore passer à la seconde forme pour revenir à la première; j'ai vu ce fait se produire en présence d'une artériole qui débouchait. Sous l'influence de causes difficiles à analyser, il peut s'étrangler au point qu'une de ses parties ne tienne plus à l'autre que par un fil. Tant qu'il est encore à s'allonger, son extrémité est formée par une petite masse rougeâtre et tomenteuse ; lorsqu'il est terminé, il est lisse et poli sur toute sa surface. Quant à sa destinée dernière, il m'est impossible d'en rien dire, parce que je n'ai pas poussé mes expériences assez loin.

Je suis disposé à penser que ce caillot finit par se détruire en partie, qu'il est usé par la circulation qui l'a formé et que même il doit être émietté en débris qui vont s'arrêter au loin et obstruer de petits vaisseaux. Plus que tout autre, il formerait des embolies artérielles, qui ont sur les embolies veineuses l'avantage d'être poussées vers de petits canaux et de vivre très-bien dans le système circulatoire.

Le caillot de la seconde forme n'a pas du tout la même destinée; et, pour peu qu'il ne soit pas entraîné dès le début de sa formation, il finit par adhérer si solidement aux parois que rien ne peut plus le déplacer.

On a beaucoup discuté sur le mode de cette adhérence et plusieurs la regardent comme le résultat d'un épanchement plastique qui s'organise entre le coagulum et la surface artérielle. Pour moi, après avoir vainement cherché dans une foule de circonstances cette prétendue couche plastique, après avoir examiné au microscope caillot et parois, je suis demeuré convaincu que rien de pareil n'arrive, et que cette théorie a sa racine, non dans la véritable interprétation des faits, mais dans cette fausse assimilation des prétendues séreuses intra-vasculaires avec les autres séreuses de l'économie.

L'adhérence en question se fait par un mécanisme beaucoup plus simple et en vertu d'une propriété toute physique du caillot.

Celui-ci, ai-je dit, est visqueux et adhère à tout ce qu'il touche à la manière de la colle; si on le laisse un instant sur le doigt, on est sûr, en le séparant, de le voir se déchirer, car la cohésion de sa surface avec un corps étranger devient bien vite plus forte que celle de sa propre substance. Or, s'il en est ainsi, du moment où un coagulum de cette nature remplissant une artère se trouve en contact avec des surfaces dépolies, il y adhère d'abord faiblement, puis de plus en plus, à mesure qu'il se condense en exprimant les liquides qui l'ont primitivement gorgé.

Cette interprétation, qui me semble toute naturelle, est admise par M. Robin, dans une note dont il a bien voulu enrichir ma thèse inaugurale.

On objectera peut-être les cas d'organisation des caillots, car il répugne à certains esprits de concevoir quelque chose qui se passe mécaniquement sans intervention de l'action vitale ; on dira que le travail qui vascularise ces caillots n'est que la continuation de celui qui épanche la lymphe plastique. À tout cela, je répondrai, comme précédemment, que pour ce qui regarde les artères, rien n'est moins prouvé que les caillots organisés et pourvus de vaisseaux. Le fait de Hunter est mis en doute par Hunter lui-même, et celui de Blandin reste seul authentique, il est vrai, mais si seul qu'avant de se faire une conviction, il faudrait au moins le voir appuyé par d'autres. On pourrait encore citer celui de Kiernan, mais il est relatif à la veine porte, qui n'est pas en cause.

Ainsi, je ne crois pas plus à l'épanchement plastique qu'à l'organisation des caillots; et, d'après ce que j'ai vu, voici ce qui arrive une fois que le vaisseau artériel est obstrué par un coagulum adhérent de la seconde forme. Celui-ci s'allonge plus ou moins, suivant l'effet des parois, la plasticité du sang et l'état de la circulation. Les collatérales, à moins d'être d'un notable volume, ne paraissent pas influencer cet accroissement; j'ai pourtant remarqué que les accidents d'étranglement, de modification de formes, correspondent d'ordinaire avec l'embouchure de ces vaisseaux. Une fois le caillot fini, il se couronne, le plus généralement, d'une extrémité appartenant à la première forme, dont on s'explique facilement la production ; puis commence le travail de retrait.

Si le caillot remplit toute la lumière de l'artère, il se rétracte en exprimant ses liquides, et il entraîne dans son mouvement les parois du vaisseau; la chose peut aller si loin que celles-ci finissent par ne plus former qu'un cordon, au centre duquel figure, comme une moëlle, les débris du coagulum. Qu'arrive-t-il plus tard ? Cette moëlle disparaît-elle ? persiste-t-elle ? c'est ce que je ne me hasarderai même pas à conjecturer.

Mais, dans le cas où le caillot est trop petit pour remplir toute l'artère, il se fixe contre un point de la paroi, et, là, se resserre encore de façon à ne plus former qu'une petite plaque, qui se recouvre, j'en ai la preuve positive, d'une véritable couche de l'épithélium intra-vasculaire.

C'est là un fait analogue à celui que M. Prescot-Hewet a signalé dans un anévrysme, et à ce que dit M. Lancereaux à propos de la fixation de certaines embolies sur les parois de l'artère pulmonaire.

Mais les choses ne se passent souvent ni avec tant de simplicité, ni si heureusement. Le caillot, au lieu de subir les phases que lui permet la tolérance organique, s'altère au contact de parois altérées : au lieu de se durcir, il se liquéfie, le sérum coloré n'en est plus exprimé, mais se décompose, et le vaisseau malade ne contient bientôt plus qu'une bouillie noirâtre, au milieu de laquelle nagent encore çà et là quelques débris fibrineux.

Si une pareille substance, dont j'ai expliqué plus haut la véritable nature, se trouve au sein d'une artère lésée, celle-ci s'ouvrira nécessairement pour la vomir au dehors jusqu'à la dernière parcelle ; si c'est au sein d'un anévrisme, il en sera de même ; mais je ne saurais affirmer qu'il en soit encore ainsi dans les cas d'artérite, où se forment de semblables coagulations. A coup sûr, elles sont, par leur facile transport dans les capillaires, l'agent des obstructions et la cause de la gangrène, mais, finiraient-elles par provoquer l'ouverture du vaisseau, c'est ce que la marche des autres accidents n'a jamais, je crois, permis de vérifier.

Tel est le récit succinct de ce que j'ai observé sur les nombreuses concrétions intra-artérielles que j'ai produites ; il peut se résumer dans les propositions suivantes :

1° Il y a deux formes principales de caillots : l'une qui est le produit d'une circulation ralentie dans une certaine mesure, et qui occupe toujours des vaisseaux sains ; l'autre, qui résulte d'une circulation plus ralentie que précédemment, et qui est en contact avec des parois toujours un peu modifiées.

2° La première forme n'exerce aucune réaction sur l'artère, n'est susceptible d'aucune altération pathologique, et se détruit probablement par une véritable usure.

3° La seconde forme adhère fortement et directement à la paroi artérielle, et, par cette adhérence combinée à son retrait,

elle est l'agent de la transformation de certains de ces vaisseaux en cordons imperméables.

4° En face d'un état morbide prononcé des parois, cette
forme peut s'altérer pathologiquement et devenir en tout semblable à ce que M. Broca a nommé caillot passif.

V.

SUR LE MÉCANISME DE LA MORT

DANS LES CAS D'EMBOLIE PULMONAIRE

Par M. JACQUEMET

Professeur agrégé à la Faculté de médecine de Montpellier.

L'embolie pulmonaire explique un grand nombre de morts
subites ; ce qui est moins expliqué, ce sont ses manières différentes d'agir au moment même de l'événement fatal. Dans les
faits publiés que j'ai pu connaître et dans deux cas récents qui
se sont produits presque à portée de mon observation, j'ai
remarqué que la mort n'arrivait pas toujours de la même façon.
Comment meurt-on donc dans le cas d'embolie pulmonaire ?
De deux manières : instantanément, ou avec une rapidité relativement moins grande.

Dans le premier cas, la mort a lieu par *syncope*, par l'*arrêt
soudain* du jeu du cœur, soit que, dans la brusque surprise de
la fonction cardiaque, la suspension absolue du battement du
cœur provienne de l'obstruction complète, instantanée de l'artère pulmonaire qui ne permet plus à un des ventricules de se
vider, soit que la sidération nerveuse qui frappe subitement
les foyers innervateurs atteigne aussitôt, comme par contre-
coup, l'organe central de la circulation.

Dans le second cas, la mort arrive par *asphyxie*, par la
cessation progressive de l'hématose, l'obstacle embolique ne
fermant pas hermétiquement l'artère pulmonaire, mais laissant
encore, pendant quelques moments, une partie du courant veineux parvenir jusqu'aux poumons et y entretenir un reste
d'hématose qui peu à peu devient insuffisant à la vie.

La différence des phénomènes du dernier moment, dans l'un et l'autre cas, se rattache au mécanisme différent avec lequel agit le caillot obturateur, dans le mode d'interception du passage cardio-pulmonaire.

Ces deux ordres de symptômes ultimes correspondent ou peuvent être comparés aux phénomènes bien différents qui accompagnent la fermeture des voies aériennes, suivant que cette fermeture est *brusque* ou *graduée*. Or on sait que, lorsqu'on a adapté à la trachée d'un animal une canule munie d'un robinet, si l'on ferme brusquement le robinet de manière à intercepter totalement le passage de l'air atmosphérique, l'animal est aussitôt frappé d'une sidération nerveuse et d'une syncope fatale ; la mort est instantanée et sans mouvements réactifs, sans agitation convulsive. Mais si la clef du robinet est tournée lentement, de façon à n'opérer que d'une manière graduelle l'interception du passage aérien, c'est l'*asphyxie* qui se produit avec ses angoisses et ses mouvements convulsifs. On peut à son gré ralentir les allures de cette asphyxie mécanique, suivant la ration d'air respiratoire qu'on laisse plus ou moins libre.

Dans ces deux ordres de conditions, le mécanisme de la mort n'est donc pas identique. Eh bien, que les poumons soient privés du sang que leur envoie le cœur, ou bien qu'ils manquent d'air atmosphérique, les résultats sont tout-à-fait les mêmes : mort instantanée, syncope, foudroiement, si l'interception du sang ou de l'air a lieu brusquement : mort moins rapide, asphyxie, insuffisance progressive de l'oxygénation du sang, si l'obstruction cardio-pulmonaire ou trachéenne se produit graduellement.

Ces deux genres de mort dans l'embolie pulmonaire, peut-on les distinguer l'un de l'autre soit avant, soit pendant, soit après l'accident ? Certainement. Ainsi, quand l'embolie ne doit amener que graduellement la mort en 5, 10, 20 minutes, nous avons, comme symptômes avant-coureurs, un sentiment d'inquiétude profonde, des malaises indéfinissables, mais poignants, du côté du cœur et des poumons, des troubles généraux qui font naître des tremblements convulsifs, des mouvements désordonnés. Aucun de ces phénomènes ne précède la mort instantanée qui se fait par embolie soudainement complète.

Les phénomènes du dernier moment sont ceux de l'asphyxie, quand le caillot embolique gêne et finit par suspendre l'hématose ; ils sont ceux de la syncope et de la sidération, quand le caillot fait l'office d'une clef de robinet qui ferme brusquement et hermétiquement le calibre de l'artère pulmonaire.

Enfin, après la mort, on peut reconnaître avec assez d'exactitude, même par les signes extérieurs et sans consulter l'état du sang et des cavités cardiaques, si l'événement fatal a eu lieu par asphyxie ou par syncope : par syncope, la face est pâle, rétractée, une expression de surprise persiste sur les traits, les lèvres ne sont pas cyanosées, etc. Par asphyxie, la face est cyanosée, violacée, la congestion des capillaires de la peau paraît avoir grossi les traits et leur donne un aspect plus expansif ; en un mot, on a, dans ce dernier cas, tous les résultats d'une asphyxie qui a laissé aux réseaux capillaires le temps de s'engorger.

La courte communication que nous avons l'honneur de soumettre au Congrès nous a été inspirée par le désir d'éveiller, sur ce point, l'attention des observateurs qui aiment à se rendre compte des choses, et cherchent à expliquer la différence des effets par l'action différente des causes et des conditions qui président à leur production.

VI.

EMBOLIE DE L'ARTÈRE PULMONAIRE DROITE

OBSERVATION POUR SERVIR A L'HISTOIRE
DE LA FORMATION DES CONCRÉTIONS SANGUINES DANS LE COEUR ET LES
VAISSEAUX ET A L'HISTOIRE DES ACCIDENTS MORTELS DE
LA FIÈVRE TYPHOÏDE.

PAR M. COURTY (de Montpellier).

(Observation recueillie par M. le docteur Caisso.)

L... âgée de 18 ans, infirmière, douée d'un tempérament lymphatique et d'une bonne constitution, entre à l'infirmerie le 6 septembre avec tous les symptômes d'une fièvre typhoïde, qui s'est compliquée d'accidents adynamiques.

. . . .

Le 19 septembre, quatorzième jour. — Nuit agitée, délire. Le matin, décubitus sur le côté gauche, langue très-sèche, ballonnement notable du ventre, chaleur peu marquée, pouls à 88. Pas de selles cette nuit (continuation du sulfate de quinine.)

Quatre heures du soir. — Il y a eu dans la journée *moins d'agitation qu'hier et que cette nuit*; chaleur modérée; pouls à 92 et très-petit; décubitus dorsal; prostration grande; un peu de dysphagie. La malade répond encore assez bien à nos questions, *et rien ne faisait prévoir une fin prochaine.* En ce moment, on donne à boire à la malade (décoction de quinquina); *elle avale assez bien le liquide*; mais aussitôt *la respiration devient stertoreuse; elle fait cinq ou six inspirations avec expiration violente, comme si elle cherchait à rejeter un corps étranger obstruant les bronches; la respiration se suspend pendant une minute, la face se cyanose, le pouls devient imperceptible; une autre inspiration très-profonde a lieu, mais elle est la dernière : la malade était morte.*

Nécropsie faite dix-huit heures après la mort.

Etat extérieur — Peu de maigreur, ballonnement considérable du ventre ; plaie des vésicatoires.

Tête. — Les méninges offrent un peu d'injection, et la cavité de l'arachnoïde contient quelques cuillerées de sérosité; la substance cérébrale est ferme; l'incision n'y révèle pas de congestion. Les ventricules latéraux renferment une petite quantité de sérosité, et les vaisseaux qui rampent sur le plancher de ces cavités sont injectés.

Poitrine. — Les deux poumons présentent de l'emphysème sur leur bord antérieur; leur surface est blanche et bosselée en avant, un peu rouge à la partie postérieure ; le parenchyme est très-léger, il crépite partout. Il n'y a pas de congestion. Les bronches sont remplies d'une spume blanchâtre; la muqueuse est rouge jusque dans les petites ramifications. Le cœur n'offre rien de particulier à noter dans sa substance; les cavités sont vides ; il n'y a pas de caillots; le sang est noirâtre et diffluent.

4

*L'artère pulmonaire renferme un sang spumeux. Exami-
née avec soin, elle présente dans ses ramifications,* DU COTÉ
DROIT, *trois petits caillots emboliques, irréguliers, de volume
différent. Ces concrétions sanguines, dont la plus considérable mesure un centimètre et demi de long, sont en partie
décolorées et en partie d'un rouge foncé ; leur texture est
molle, mais ils paraissent avoir une consistance plus ferme à
l'extérieur. Ces fragments fibrineux n'adhéraient nullement
aux parois de l'artère.*

Abdomen. — Les intestins sont distendus par des gaz.
Dans toute l'étendue de l'intestin grêle, la muqueuse est rouge.
Les plaques de Peyer, saillantes, épaisses, mais molles et en
général petites, offrent aussi une injection très-prononcée ; aucune d'elles ne présente d'ulcérations. Les ganglions mésenté-
riques sont engorgés, tuméfiés, rouges ; les plus gros, qui ont
le volume d'une noisette, correspondent à l'extrémité inférieure
de l'iléon ; leur substance est ramollie. La rate est hypertro-
phiée ; elle a une longueur de quinze centimètres et une longueur de sept centimètres ; elle est très-ramollie, très-friable.
Le foie a une consistance normale ; il n'est pas augmenté de volume. Les reins sont hypérémiés et sont un peu plus développés
qu'à l'état normal. L'utérus, les ovaires et les trompes sont
congestionnés ; un petit kyste siége sur l'ovaire gauche.

Réflexions.

Ainsi, chez cette jeune fille, la mort est arrivée brusquement
le quatorzième jour ; elle a eu lieu par syncope. Ce jour là, la
malade paraissait aller mieux, et quelques minutes avant sa
mort, rien ne faisait prévoir une fin si prochaine.

Je fus d'autant plus frappé de ce fait, et je fis pratiquer l'autopsie sous mes yeux avec d'autant plus de soin, que j'avais vu
quelques mois auparavant, au mois de mai 1862, une de mes
malades, une dame d'environ quarante ans, atteinte de fièvre
typhoïde, mourir de la même manière, au moment où rien ne
pouvait faire prévoir une fin si prochaine. Je l'avais trouvée,
à ma visite de onze heures du soir, à peu près dans le même
état que le matin et la veille, c'est-à-dire assez bien ; elle fut
frappée au milieu de la nuit, au moment où la garde-malade
venait de lui donner à boire, et d'une manière si subite que,

non-seulement on n'eut pas le temps de m'envoyer prendre, mais qu'on n'eut pas seulement celui de faire accourir sa famille à son chevet avant qu'elle eût rendu le dernier soupir. Je ne puis m'empêcher de penser que la mort n'ait été due à la même cause dans les deux cas, c'est-à-dire à une embolie.

Du reste, l'embolie de l'artère pulmonaire a été observée par Magnus Huss et par Virchow, dans le cours de la fièvre typhoïde. Ce dernier cite deux observations où la mort eut lieu subitement.

VII.

DISCUSSION.

M. LEUDET fait remarquer, à l'occasion de la communication de M. Perrin, que l'autopsie de la duchesse de Nemours, faite très-minutieusement par M. H. Guéneau de Mussy, n'a fait découvrir aucun caillot dans les divisions de l'artère pulmonaire.

Sans contester la valeur du symptôme donné par M. Lavirotte, il regrette que les autopsies ne soient pas plus nombreuses.

Enfin, il aurait désiré qu'à côté des deux classes de caillots cardiaques signalées par M. Perroud, il y eût eu une place pour les caillots migrateurs qui s'arrêtent dans le cœur.

M. LAVIROTTE pense que l'observation de M. Courty vient à l'appui de son opinion.

M. PERROUD, sans nier l'existence de caillots emboliques arrêtés dans le cœur, déclare avoir voulu s'occuper seulement des caillots qui se développent primitivement dans cet organe.

M. LEUDET ne saurait accorder à l'observation de M. Courty l'importance qu'on lui attache. Les caillots signalés étaient très-petits, disséminés dans des branches secondaires, et rien ne démontre, d'ailleurs, qu'ils fussent emboliques.

Il rappelle, de plus, que souvent l'anatomie pathologique reste muette en présence de morts subites qui frappent des malades atteints de fièvre typhoïde.

DEUXIÈME QUESTION

Peut-on, dès aujourd'hui, admettre dans le cadre nosologique, à titre d'entités morbides, les diverses affections paralytiques récemment décrites sous les noms de *paralysie agitante*, *paralysie atrophique progressive, ataxie locomotrice, paralysie reflexe, etc.?* — Y en a-t-il, parmi elles, qui ne soient qu'un symptôme commun à différentes maladies des centres nerveux?

Mémoires lus et communications orales. — MM. Duménil — Teissier — Bouchard — Carre.

Mémoires présentés. — MM. Chabrier — Corne.

Discussion. — MM. Duménil — Teissier — Leudet — Bouchard.

I.

LA PARALYSIE ATROPHIQUE PROGRESSIVE

CONSTITUE-T-ELLE UNE ENTITÉ MORBIDE DISTINCTE?

PAR M. LE Dr DUMÉNIL (de Rouen).

Je n'ai pas l'intention de faire ici la description complète de la paralysie atrophique progressive. Cette maladie a été, tant en France qu'à l'étranger, l'objet de travaux importants qui ont fixé définitivement les points principaux de son histoire et qui sont connus de tous. J'envisagerai la question sous le point de vue le plus général possible, en cherchant à faire ressortir les traits qui permettent de décider si, dans l'état actuel de nos connaissances, cette maladie constitue une individualité morbide distincte.

Je ne discuterai pas la valeur de la dénomination *paralysie atrophique progressive*, à laquelle les rédacteurs du programme du Congrès ont donné la préférence. Comme nous le verrons dans le cours de ce travail, il y a une complexité de phénomènes qui rend très-difficile le choix d'une expression complètement satisfaisante; et les efforts qu'on a tentés pour mettre les mots en rapport avec la nature des choses ne me paraissent pas avoir complètement atteint leur but.

Les premiers observateurs qui ont étudié cette maladie avaient été frappés de certains caractères qu'ils ont retracés dans des tableaux remarquables, qui ne laissent dans l'esprit du lecteur aucun doute qu'on ne soit arrivé à la découverte d'une individualité morbide incontestable. Mais, comme il arrive toujours, quand un sujet nouveau paraît dans la science, à mesure que les faits se multiplièrent, le cercle des questions s'élargit; l'attention éveillée sur des états pathologiques peu connus jusque-là fit étudier plus complètement tout ce qui pouvait s'y rattacher, et fit naître des points de vue où les analogies et les différences furent discutées sur des bases nouvelles.

Au milieu de cette augmentation dans le nombre des questions soulevées par l'étude de la paralysie atrophique progressive, celle-ci a-t-elle conservé l'individualité qu'elle avait conquise d'abord d'une manière si incontestée?

Il y a dans la paralysie atrophique progressive une altération des muscles frappante, partout la même et de nature à rendre compte, sinon complètement, au moins en grande partie, des troubles fonctionnels. La disparition de la fibre musculaire et la substitution de la graisse à l'élément contractile constituent un fait bien acquis, une individualité anatomo-pathologique sur laquelle il n'y a plus à discuter. Mais l'atrophie musculaire est une altération ultime, un dernier terme qui peut très-bien être l'aboutissant commun d'un certain nombre de processus morbides différents. Si l'on pouvait prendre cette altération pour point de départ dans la solution de la question qui nous est posée, on arriverait à la négative et on se trouverait conduit à réunir dans un cadre commun un grand nombre de faits, entre lesquels la clinique trace des séparations bien nettes. C'est ce qu'a fait Friedberg dans son ouvrage, d'ailleurs fort remarquable et plein d'enseignents pratiques sur la paralysie musculaire (*Pathologie und therapie der muskellamung*).

L'expression de paralysie musculaire traduit le trouble fonctionnel résultant d'une altération dans la structure du muscle, et l'auteur désigne cette altération sous le nom général et un peu vague de myopathie. Il est vrai qu'il en précise davantage la signification, en cherchant à démontrer que ce travail pathologique est un travail inflammatoire portant directement sur la fibre musculaire, de telle sorte que, pour Friedberg, *paralysie musculaire* et *inflammation musculaire* sont deux expressions corrélatives, dont l'une indique le trouble fonctionnel et l'autre le processus morbide unique capable de produire ce trouble.

L'auteur admet ensuite, dans sa myopathie, des divisions constituant autant d'espèces distinctes basées sur les causes de l'inflammation du tissu musculaire; mais ces divisions sont tout artificielles, fondées sur des considérations secondaires ou tout-à-fait hypothétiques. En voulant trop classer, l'auteur est arrivé à placer dans des espèces différentes les faits qui présentent les plus fortes analogies. Pour ne nous en tenir qu'au sujet qui nous concerne, et démontrer combien Friedberg est loin d'envisager la paralysie atrophique progressive comme une individualité, il suffira de rappeler qu'il place dans la myopathie traumatique les cas où l'atrophie musculaire est due à des fatigues musculaires ; dans la myopathie rhumatismale, ceux où la maladie est due à l'action du froid ; dans la myopathie dyscrasique ceux où l'hérédité joue le principal rôle ; enfin dans la myopathie simple, ceux où il n'y a pas de cause appréciable ; de sorte que les mêmes faits qui avaient servi à ses prédécesseurs, pour faire le tableau de la maladie, se trouvent éparpillés dans quatre chapitres distincts.

Nous dirons du travail de Friedberg, qu'en voulant englober toutes les atrophies musculaires dans un cadre commun, dont la caractéristique est une altération ultime, il a créé une unité artificielle en sacrifiant des points de vue réels et importants, au profit d'un travail de physiologie pathologique qu'il est impossible de suivre dans toutes ses phases et qu'on n'établit que par des analogies. Si l'inflammation de la fibre musculaire peut être raisonnablement admise, pour les cas où l'atrophie succède à une contusion, à la propagation d'un travail inflammatoire d'une articulation aux muscles voisins, peut-on le faire pour ceux où la maladie se développe sous l'influence d'exercices forcés, de l'hérédité ou, même sans causes appréciables? L'inflammation ne sera pas un lien plus satisfaisant entre l'atrophie consécutive à l'intoxication saturnine et celle produite par l'hérédité, qu'elle ne pourrait l'être entre la transformation graisseuse d'une cellule hépatique enlevée à un foie cirrhotique et la même altération observée dans un foie gras de phthisique. Vouloir faire juger la nature d'une maladie par le dernier terme de son évolution, paraîtra à tout le monde une prétention sans fondement.

Il est vrai de dire que tous les auteurs qui ont considéré la paralysie atrophique comme étant essentiellement une altération du muscle ne sont pas arrivés aux exagérations de Friedberg, et qu'en s'en tenant au point de vue clinique, ils sont tous tombés d'accord pour reconnaître l'existence d'une individualité morbide bien caractérisée, qu'on a pu désigner par des noms variables, mais dont les traits sont les mêmes dans tous les tableaux. Ainsi, MM. Duchenne, Openheimer, Wachsmuth, William, Roberts, sont unanimes à cet égard; et les belles recherches de M. Duchenne (de Boulogne) viennent sanctionner cette création d'un type morbide, en montrant les différences qui existent entre lui et les états pathologiques plus ou moins voisins, au point de vue de la contractilité électro-musculaire. Wachsmuth, il est vrai, en admettant une forme rhumatismale, semble scinder la paralysie atrophique; mais ce n'est qu'une modification du type reposant sur des caractères tout-à-fait secondaires

C'est un hommage éclatant rendu à l'observation clinique, que cette entente parfaite entre des hommes qui se font sur la nature intime de la maladie une opinion différente. En quoi, en effet, diffère du tableau clinique des auteurs précédents, partisans de la localisation exclusive de l'atrophie dans le système musculaire, celui de M. Cruveilhier, qui place l'altération primordiale dans le système nerveux ? Mais peut-être les traits sont-ils trop fortement accentués dans ces tableaux; dans le désir de créer un type fortement accusé, ou parce que les formes moins frappantes avaient échappé à l'observation, on a peint la maladie sous des couleurs trop fortes. L'épithète de progressive qui implique l'idée d'une marche fatalement croissante, et qui semblait la meilleure caractéristique de la maladie, n'a pas conservé la valeur absolue qu'elle paraissait d'abord avoir. Il est bien certainement des atrophies musculaires qui s'arrêtent définitivement après avoir détruit un certain nombre de muscles, quelquefois très-limité, et qui permettent aux malades de vivre ainsi mutilés.

Mais ces faits ne font nullement perdre à la maladie ses caractères d'individualité; ils ne font qu'adoucir les peintures des premiers observateurs. N'en est-il pas de même dans un certain nombre d'autres types morbides, et la phthisie pulmonaire, le rachitisme, pour quelques cas où les progrès du mal se limitent, en conservent-ils moins leur physionomie propre?

On ne doit pas chercher à établir l'individualité d'une maladie exclusivement à un point de vue absolu ; on peut y arriver aussi par la comparaison avec les états pathologiques qui présentent une certaine analogie, et qu'on pourrait être tenté de confondre avec elle ; si l'on ne réussit pas toujours à pouvoir dire ce qu'elle est, on peut dire ce qu'elle n'est pas et établir la distinction par exclusion. Malgré l'opinion de Friedberg, il y a des différences trop frappantes entre la paralysie atrophique progressive et la paralysie saturnine, pour qu'on puisse confondre ces deux maladies dans un cadre commun. Sans doute, vous pourrez trouver dans la dernière des traits qui la rapprochent de l'autre ; vous pourrez voir effacées, dans certains cas, des différences dans la localisation des altérations auxquelles on avait attaché trop d'importance ; vous pourrez même trouver des cas où cette distinction soit très-difficile, sinon impossible : mais que sera un cas sur mille où la distinction saute aux yeux ? N'y eût-il d'ailleurs aucune différence à bien d'autres égards, l'étiologie serait encore là pour établir une limite infranchissable. Nous pourrions encore en dire autant de la paralysie atrophique de l'enfance, quoique la confusion ait été commise quelquefois par ceux mêmes qui ont le plus contribué à la détermination de ces différentes entités morbides. Ainsi, M. Duchenne (de Boulogne) pense que les faits rapportés par Meryon n'appartiennent pas à l'atrophie musculaire graisseuse progressive type, mais plutôt à la paralysie atrophique de l'enfance. Telle n'est pas notre opinion et nous fondons notre appréciation sur les raisons suivantes.

Tandis que la paralysie atrophique graisseuse de l'enfance se montre dans les premières années brusquement, et d'ordinaire sous forme d'une paralysie plus ou moins généralisée, pour se localiser ensuite dans un certain nombre de muscles qui finissent par passer à l'état graisseux sans avoir de tendance à l'envahissement, dans les cas de Meryon, la maladie a débuté insensiblement chez des enfants de 8 à 12 ans, elle a la même tendance à se généraliser que l'atrophie musculaire progressive de l'adulte, et elle finit souvent par la mort; enfin, dernier trait de ressemblance très-frappant, les deux maladies sont héréditaires.

Mais nous sommes convaincu que c'est faute d'avoir lu assez attentivement les observations du travail de l'auteur anglais, que M. Duchenne est arrivé à cette appréciation.

La distinction n'est pas moins frappante entre la paralysie atrophique progressive et la paralysie rhumatismale, si on l'entend comme le fait M. Duchenne (de Boulogne); car, si l'on veut donner le nom de paralysie rhumatismale à tous les cas où la paralysie est survenue sous l'influence du froid, on tombera dans une confusion inévitable; c'est en jugeant les faits à ce dernier point de vue, que Wachsmuth est arrivé à créer sa variété d'atrophie musculaire rhumatismale.

Depuis les travaux qui ont le plus marqué dans l'histoire de la paralysie atrophique progessive, des phénomènes paralytiques d'un autre ordre, en apparence, que ceux qui avaient servi de base à ces travaux se sont présentés, et par leur coexistence avec l'atrophie musculaire ont pu paraître un instant obscurcir la question. Je veux parler de la paralysie glosso-laryngée. M. Cruveilhier avait déjà signalé cette paralysie dans deux de ses observations, et, comme il avait trouvé la transformation graisseuse des muscles paralysés avec l'atrophie des nerfs crâniens correspondants, il était tout naturel qu'il vît simplement dans ces faits l'extension des altérations semblables rencontrées dans les muscles des autres parties et dans les racines nerveuses rachidiennes, qu'il y trouvât une confirmation des relations qu'il croyait avoir découvertes entre l'atrophie des filets nerveux moteurs et les altérations musculaires. Ces faits n'étaient pas plus difficiles à ramener à l'unité pour ceux qui considéraient la lésion musculaire comme primitive et la lésion nerveuse comme secondaire. Mais il fallut une autre interprétation lorsqu'on s'aperçut que cette paralysie glosso-laryngée pouvait exister sans atrophie musculaire; et M. Duchenne, qui s'était si fortement prononcé pour la nature exclusivement musculaire de la paralysie atrophique progessive, ne pouvait réunir dans le même cadre des faits si différents à son point de vue. Il en fit, avec toute l'habileté et le talent d'observation qu'on lui connaît, une individualité morbide distincte, fondée uniquement sur la symptomatologie, avec d'autant plus de raison, en apparence, qu'une autopsie négative était venue lui révéler l'absence de toute altération appréciable. Mais, on peut affirmer aujourd'hui que M. Duchenne avait laissé passer inaperçues des altérations qui sont constantes. J'ai été le premier à montrer que l'atrophie glosso-laryngée tenait à l'atrophie des nerfs crâniens, dans les cas comme ceux de M. Duchenne, où il n'existait aucune atrophie musculaire, et qu'elle ne faisait qu'une seule et même maladie avec la paralysie atrophique qu'elle accompagnait dans le fait que j'avais observé (*Gaz. hebdomadaire* 1859, p. 390). Les savantes leçons de M. le professeur Trousseau ont depuis lors mis ceci en évidence.

Loin de rejeter ces faits de maladies soi-disant concomitantes, comme propres à obscurcir la question, il me semble qu'on peut les utiliser avantageusement pour éclairer la nature de la paralysie atrophique progressive, et fixer ses caractères d'individualité morbide.

On n'a pas assez remarqué que dans presque tous les cas où la paralysie atrophique a coexisté avec la paralysie glosso-laryngée, il y avait atrophie des racines antérieures des nerfs rachidiens en même temps qu'atrophie des nerfs crâniens moteurs, et ces observations sont à ma connaissance au nombre de sept. Est-ce là un simple effet du hasard? Evidemment non. Peut-on, dans ces cas, considérer l'atrophie des racines rachidiennes comme consécutive à l'atrophie des muscles, ainsi que l'ont fait Wachsmuth, Friedberg, et tous ceux qui, comme eux, considèrent la maladie comme d'origine exclusivement musculaire? Mais, pour les nerfs crâniens, cette explication n'est pas admissible, puisque là il n'y a pas d'atrophie musculaire. Faudra-t-il dire que l'atrophie des deux ordres de nerfs est de nature différente? Personne n'admettra cette interprétation.

Dans ces cas, on a souvent rencontré ailleurs qu'à la tête

des phénomènes paralytiques qui n'étaient pas en rapport avec l'état de nutrition des muscles ; et il serait difficile aux partisans de la nature purement musculaire de la paralysie atrophique d'expliquer cette particularité, à moins qu'ils n'objectent que la dégénérescence des muscles peut exister sans que celui-ci ait perdu de son volume, ce qui peut induire l'observateur en erreur et faire croire à l'intégrité de la fibre musculaire lorsqu'elle est déjà complètement transformée en graisse. Ces faits sont exacts et j'en ai rencontré ; mais alors la sensation fournie par le toucher vient rectifier l'illusion de la vue, et l'erreur est facile à éviter. Cette paralysie des membres sans atrophie musculaire est signalée par M. Trousseau ; et on la trouve existant à un très-haut degré aux membres inférieurs dans un cas que je rapporterai plus loin. Je me suis fondé sur cette particularité pour diagnostiquer chez la malade de cette observation, une atrophie des racines antérieures rachidiennes concurremment avec l'atrophie des nerfs crâniens.

Mais on se demande alors pourquoi l'atrophie des nerfs crâniens ne se complique pas, comme celle des nerfs rachidiens, d'atrophie musculaire, ou pour mieux dire pourquoi cette complication n'existe pas toujours, car on la trouve dans les faits de M. Cruveilhier ? La question est difficile à résoudre.

Il est démontré que, dans la paralysie atrophique, ce n'est pas l'altération de l'élément nerveux moteur qui commande celle des muscles, puisqu'on rencontre celle-ci dans des cas où les filets moteurs sont intacts, et qu'on peut voir ceux-ci profondément altérés avec intégrité parfaite de la structure de la fibre musculaire. J'ai rapporté, dans la *Gaz. hebdomadaire* (1864, p. 203), un cas de paralysie des quatre extrémités, déterminée par l'atrophie de rameaux nerveux périphériques ; les muscles avaient conservé leur structure normale.

M. Cruveilhier a nié à tort l'existence de nerfs nutritifs par cette raison que le scapel ne les isole pas. Ce sont probablement les mêmes qui agissent sur le système artériel pour régulariser la circulation, et dont la physiologie a si nettement prouvé la réalité.

Pour le tronc et les membres, les expériences de Schiff ont

démontré que ces éléments émanent de la moelle épinière et accompagnent les racines des nerfs rachidiens. Ne doivent-ils pas, dès lors, subir presque nécessairement le même sort que l'élément moteur, quand les racines antérieures s'altèrent?

A la tête, les éléments nutritifs semblent plutôt accompagner les nerfs sensitifs, et tout le monde connait l'influence du trijumeau sur la nutrition de certaines parties.

Outre cette relation des nerfs nutritifs avec la partie périphérique du système nerveux, l'expérimentation physiologique et certains faits pathologiques montrent que les premiers pénètrent jusque dans les centres nerveux.

OBSERVATION Ire. — *Ulcérations de la pituitaire par destruction de l'origine de la portion sensitive du trijumeau dans le bulbe rachidien.*

Un vieillard, âgé de 73 ans, entra à l'infirmerie de l'hospice général de Rouen, en 1862, avec un ensemble de symptômes des plus curieux, parmi lesquels on constata une insensibilité complète exactement limitée à la sphère de distribution du nerf trijumeau droit; en même temps, il y eut des épistaxis fréquents et abondants par la narine de ce côté, et formation rapide d'une ulcération de la pituitaire droite; cette ulcération s'étendit à la lèvre supérieure à cinq ou six millimètres de la narine : elle était nettement arrêtée et formait sur son bord un arc de cercle. Cette ulcération ne paraissait pas dépasser les couches superficielles du derme. On observa aussi une légère injection de la conjonctive, mais sans altération de la cornée.

Cet homme succomba en 1861 à un cancer du pylore. L'insensibilité du côté droit de la face que nous avions constatée jusqu'à la fin trouva son explication dans la présence, au centre du corps restiforme droit, d'un noyau de ramollissement de la grosseur d'un pois. Il n'y avait, sur le trajet du trijumeau, aucune autre lésion qui pût rendre compte de l'ulcération de la pituitaire.

OBSERVAVION II. — *Atrophie des muscles frontal et sourcilier dans le cours d'une affection encéphalique.*

Nous observons en ce moment à l'hospice général de Rouen un homme âgé de 62 ans qui, à la suite de plusieurs attaques de congestion encéphalique, présenta un état de demi-paralysie des muscles frontal et sourcilier gauches. Cette paralysie incomplète augmenta progressivement: aujourd'hui elle est absolue et toujours limitée à ces deux muscles; les rides transversales du front sont complètement effacées. le sourcil est abaissé et fait peu de saillie. Quand on saisit entre les doigts les parties molles, on voit évidemment que le pli qu'elles forment est moins épais que de l'autre côté. L'électrisation éveille à peine quelques contractions obscures dans ces deux muscles, dont l'atrophie me paraît suffisamment démontrée par cet ensemble de symptômes.

OBSERVATION III. — *Atrophies musculaires limitées dans un cas de ramollissement de la protubérance.*

Un homme de 34 ans, buveur d'eau-de-vie, entra à l'hospice général de Rouen dans un état de contracture généralisée, d'abolition complète de la parole, avec conservation d'un certain degré d'intelligence ; il était d'une maigreur très-grande qui augmenta encore pendant le séjour d'un mois qu'il fit à l'infirmerie.

A l'autopsie, la protubérance annulaire, de conformation régulière à l'extérieur, présentait une sensation de fluctuation évidente ; la couche la plus superficielle des fibres transversales était saine ; mais immédiatement au-dessous de cette couche, il existait un ramollissement qui s'étendait à toute l'épaisseur de la protubérance, sauf la couche supérieure formant la paroi du quatrième ventricule. Il n'y avait rien d'anormal dans les autres parties du système nerveux central ; les racines des nerfs rachidiens étaient saines, ainsi que les nerfs crâniens.

Le grand pectoral droit avait presque complètement disparu ; il n'était plus représenté que par un plan très-mince de fibres pâles, où l'on reconnaissait à peine l'aspect du tissu musculaire ; on aurait dit des fibres musculaires de la vie organique. L'altération était moindre dans le faisceau claviculaire, quoiqu'il fût aussi réduit à fort peu de chose et décoloré. Les portions claviculaire et acromiale du deltoïde du même côté présentaient la même altération ; le reste du muscle conservait l'aspect normal, sauf peu de développement, comme chez les sujets amaigris ; la partie postérieure contrastait par sa coloration rouge avec la partie antérieure. Le grand dentelé droit avait subi la même transformation et au même degré que le grand pectoral. On y trouvait à peine quelques faisceaux très-pâles.

A gauche, la portion sternale du grand pectoral était aussi très-atrophiée, plus dans sa moitié interne que dans sa moitié externe. La portion claviculaire était intacte et contrastait fortement avec l'autre. Le grand dentelé gauche était aussi atrophié.

Rien dans les autres parties du système musculaire.

Peut-être est-ce par la relation des nerfs nutritifs avec les centres nerveux qu'il faut interpréter aussi les cas où l'atrophie musculaire était liée à une altération de la moelle épinière elle même, et le cas d'ataxie locomotrice où il existait une dégénérescence graisseuse des muscles des extrémités inférieures.

Ces faits pris isolément ont, j'en conviens, peu de valeur par eux-mêmes, mais ils constituent un ensemble dont on doit tenir compte ; il faut les regarder au moins comme susceptibles de recevoir ultérieurement une interprétation plus complète et de concourir à élucider la question si difficile qui nous occupe, au lieu de les reléguer dans la classe des faits exceptionnels et de ne voir, dans les phénomènes de différents ordres qu'ils présentent, qu'une coïncidence fortuite. Ils nous semblent plaider en faveur de l'opinion que la paralysie atrophique progressive appartient, sous le rapport de la pathogénie, à une classe d'altérations encore incomplètement étudiées, les atrophies nerveuses.

Ces atrophies peuvent porter sur les divers éléments du système nerveux, ceci est démontré; outre les cas nombreux d'atrophie des nerfs moteurs et sensitifs, on découvre tous les jours des atrophies dans le grand sympathique. L'altération peut atteindre chacun de ces éléments séparément ou dans diverses combinaisons. Dans la paralysie atrophique progressive, il est probable que, quelquefois, l'altération porte sur l'élément nutritif seul dans sa partie périphérique, mais souvent aussi on observe la combinaison de l'atrophie de l'élément moteur avec celle de l'élément nutritif, et c'est à cette catégorie qu'appartiennent les faits où la paralysie glossolaryngée est unie à l'atrophie musculaire du tronc et des extrémités.

Ceci nous semble ne compromettre en rien l'individualité de la maladie, qu'il faut apprécier bien plutôt au point de vue clinique qu'au point de vue de la pathogénie, qui présentera probablement longtemps encore des points obscurs. Ne voyons-nous pas dans la plupart des maladies du système nerveux un mélange de phénomènes de plusieurs ordres indiquant bien évidemment que divers élémens sont affectés? Et, quand, dans un ramollissement du cerveau, on observe des troubles de la motilité et de la sensibilité, en fait-on pour cela deux maladies différentes? L'association des troubles intellectuels à l'affaiblissement de la force musculaire enlève-t-elle à la paralysie générale progressive son individualité morbide? De même, les phénomènes paralytiques qui se montrent souvent dans la paralysie atrophique ne doivent pas être distraits pour constituer une maladie à part, qu'ils siégent aux membres, au tronc ou à la tête; ils indiquent seulement, dans ce dernier cas, plus de gravité en raison de l'importance des fonctions musculaires.

M. Trousseau, qui est porté à identifier la paralysie glosso-laryngée avec la paralysie atrophique progressive, au point de vue de la lésion primordiale, maintient la séparation au point de vue clinique, par la raison que, tandis que la paralysie atrophique s'arrête quelquefois dans sa marche, même d'une manière définitive, la paralysie glosso-laryngée au contraire est fatalement et rapidement envahissante.

Malgré l'autorité qui s'attache au nom de M. Trousseau, ce jugement ne me paraît pas devoir être sans appel; et comme pour la paralysie progressive, dont le pronostic avait d'abord été exagéré, il peut, pour la paralysie glosso-laryngée, surgir des faits qui ramènent les médecins à un peu moins de pessimisme. Voici la relation sommaire d'un cas qui vient contredire l'opinion de M. Trousseau et faire voir que, si la distinction qu'il établit ne tient qu'à la valeur de l'épithète progressive, la limite pourra bien un jour s'effacer.

OBSERVATION IV. — *Paralysie glosso-laryngée, avec paralysie atrophique durant depuis sept ans sans progrès, plutôt avec légère amélioration.*

La nommée Félicité Martin, âgée de 46 ans, entra à l'hospice général de Rouen en février 1860, avec une atrophie musculaire très-prononcée aux membres supérieurs et un état de faiblesse des membres inférieurs qui ne lui permettait de marcher qu'en se tenant aux lits et en se traînant, pour ainsi dire. Malgré cette faiblesse, les membres inférieurs n'offraient pas d'amaigrissement, et sous ce rapport, ils contrastaient fortement avec les membres supérieurs. La parole était mal articulée, à peine intelligible, nasonnée, la déglutition pénible; la bouche était légèrement déviée à droite, la langue agitée de tremblements fibrillaires, ratatinée, mais sans diminution de volume de sa masse; la face ne présentait pas non plus d'amaigrissement.

Le début de la maladie remontait à sept ans, lors de l'entrée de cette femme, et elle l'attribue à la frayeur. Elle ne pouvait préciser l'époque à laquelle avait commencé la gêne de la parole et de la déglutition.

Je n'entrerai pas dans les détails de cette observation; ce serait perdre pour le moment un temps précieux. Ce que je viens d'en dire me paraît suffisant pour montrer que nous avons bien là un exemple de paralysie glosso-laryngée avec paralysie atrophique progressive.

La malade fut soumise pendant quelque temps à l'électrisation localisée par les procédés de M. Duchenne, de Boulogne, sans résultat appréciable; puis tout traitement fut abandonné.

Aujourd'hui cette femme est absolument dans le même état que lors de son entrée; peut-être même sa position est-elle un peu améliorée, surtout au point de vue de la parole et de la déglutition. Il n'y a pas d'amaigrissement de la face, qui présente, au contraire, un certain embonpoint et une fraîcheur assez remarquable. La langue est toujours ridée, mais sans atrophie.

L'atrophie musculaire est très-prononcée aux membres supérieurs, surtout à l'avant-bras droit et à la main correspondante. Les mouvements que la malade peut faire exécuter aux pieds et aux orteils sont très-bornés ; elle se traîne à peine en s'appuyant sur les meubles, et souvent on est obligé de la soutenir. Malgré cette faiblesse des membres inférieurs, on n'y observe pas d'amaigrissement bien sensible, et la pression y donne la sensation que donnent les muscles sur un individu à l'état normal. La contractilité électro-musculaire est extrêmement faible dans les muscles des cuisses et des jambes.

CONCLUSIONS. — L'expression d'*atrophie musculaire progressive* ne convient pas mieux à la maladie qui nous occupe que celle de *paralysie atrophique progressive*, puisque, d'une part, l'atrophie ne rend pas compte des phénomènes réellement paralytiques qui peuvent s'y joindre, et que, d'autre part, l'atrophie n'est pas la conséquence de la paralysie. Les deux ordres de phénomènes ont leur raison d'être dans l'altération d'éléments distincts du système nerveux.

La paralysie glosso-laryngée, par sa fréquente coïncidence avec la paralysie atrophique, jette de la lumière sur la pathogénie de cette dernière, et concourt à démontrer qu'elle a son point de départ dans le système nerveux; elle prouve en même temps que ce n'est pas dans l'altération de l'élément moteur qu'il faut chercher la cause de l'atrophie musculaire, mais dans celle de l'élément nutritif, dont la physiologie et la pathologie démontrent l'existence.

La paralysie atrophique progressive doit être maintenue, au point de vue clinique, comme individualité pathologique, et l'on doit faire rentrer complètement dans son cadre la paralysie glosso-laryngée, dont la base anatomique est aujourd'hui parfaitement connue.

II.

DE L'ATAXIE LOCOMOTRICE
Par M. le professeur TEISSIER

Mon intention, dans ce travail, n'est pas de renouveler les discussions qui ont été soulevées sur l'identité ou la différence de la paralysie du sens d'activité musculaire et de l'ataxie locomotrice, que l'on rencontre si souvent combinées ensemble, ni de rechercher la part d'influence du premier de ces troubles fonctionnels sur le second. Mon intention n'est pas davantage d'étudier minutieusement les altérations anatomiques qu'on trouve dans le système nerveux des ataxiques; mon désir est de présenter surtout des considérations pratiques; de bien faire comprendre le sens qu'il faut attacher à la dénomination d'ataxie locomotrice; de montrer que cette ataxie est un symptôme et non une entité morbide, qu'elle ne doit pas être considérée comme l'équivalent de la maladie décrite par M. Duchenne sous le nom d'*ataxie locomotrice progressive*; que celle-ci constitue une maladie spéciale dont l'ataxie n'est qu'un phénomène important.

Nous n'avons pas besoin de retracer l'histoire de l'ataxie locomotrice et de rappeler à qui revient l'honneur de l'importance accordée aujourd'hui au manque de coordination des mouvements volontaires. Personne n'ignore que c'est depuis la publication du beau mémoire de M. Duchenne que ce sujet est à l'ordre du jour. C'est à lui, sans aucun doute, que revient la gloire d'avoir le premier distingué l'impotence des membres par troubles de coordination des actes musculaires, de la véritable impotence par paralysie, différence qui n'était pas connue en pratique; car il n'est pas un médecin qui, en voyant un malade marcher d'une manière irrégulière et projeter ses jambes en dehors, sans pouvoir les maîtriser, hésitât, il y a dix ans, à affirmer que ce malade était affecté d'une paraplégie incomplète.

M. Flourens et M. Bouillaud avaient eu le mérite de signaler la perte de station, d'équilibration et des mouvements harmoniques des membres, sous l'influence des lésions du cervelet.

Romberg, dans son mémoire sur le *tabes dorsalis*, avait aussi noté, dès l'année 1851, le désordre des mouvements et l'impossibilité de se tenir debout quand les yeux sont fermés, comme des symptômes caractéristiques de cette maladie.

M. Landry avait également signalé la désharmonie des mouvements volontaires comme une conséquence de l'altération du sens d'activité musculaire.

Mais c'est M. Duchenne qui, dans ses recherches sur l'électrisation des muscles, a mis en évidence le trait caractéristique de l'ataxie locomotrice, à savoir le contraste qui existe entre l'impuissance apparente des membres et la conservation de la vigueur musculaire, aussi bien que la persistance des mouvements simples de flexion, d'extension, d'adduction et d'abduction, alors que tous les mouvements complexes sont abolis.

En montrant cette distinction, M. Duchenne a rendu un service qu'on ne peut méconnaître. Il ne s'est pas arrêté là; il a prouvé encore que le manque de coordination des mouvements s'alliait souvent avec des troubles de la vision, tels que le strabisme, l'amblyopie ou la diplopie, des anesthésies cutanées ou musculaires, des douleurs fulgurantes dans les membres et en forme de ceinture autour de l'abdomen, la paralysie des organes génitaux, etc., et, réunissant tous les phénomènes dont la coïncidence l'avait frappé, il en a fait une espèce morbide dont il a tracé d'une manière saisissante la marche et les diverses périodes et à laquelle il a donné le nom d'*ataxie locomotrice progressive*. Les travaux de M. Duchenne ont eu le retentissement qu'ils méritaient. M. Trousseau leur a donné l'appui de sa parole éloquente, et l'ataxie locomotrice a conquis brillamment sa place dans le cadre nosologique.

Mais il faut bien comprendre la pensée de ces auteurs et ne pas la dépasser. L'ataxie locomotrice qu'ils ont décrite est une maladie spéciale qui n'absorbe pas toutes les autres ataxies musculaires; or la plupart des médecins commettent aujourd'hui cette méprise, malgré un excellent travail que M. Axenfeld a publié dans les Archives, en 1863, pour la faire éviter; on confond en général le symptôme ataxie musculaire et la maladie décrite par M. Duchenne, et l'on en fait une entité morbide. Il suffit qu'un malade présente des troubles de coordination des mouvements et la conservation de la force musculaire, pour qu'on le considère comme affecté de cette maladie.

Il y a là une source d'erreurs qu'il importe de signaler, et pour bien faire comprendre les développements dans lesquels je vais entrer, je dois dire à l'avance que je ne me servirai des mots ataxie musculaire, ataxie motrice ou locomotrice que pour désigner le trouble de coordination des mouvements volontaires, avec intégrité de la force musculaire pouvant survenir dans des cas variés, et appellerai Maladie de Duchenne l'affection spéciale décrite par ce dernier auteur sous le nom d'ataxie locomotrice progressive.

Dans un mémoire que j'ai publié en 1862, dans la *Gazette médicale de Lyon*, je cherchai à montrer que l'ataxie musculaire, prise en elle-même, n'est jamais une entité morbide, qu'elle est toujours une expression symptomatique pouvant dépendre de causes diverses, de lésions hétérogènes, et se combiner avec les phénomènes les plus variés, suivant le siége de ces lésions.

Depuis cette époque, bien d'autres travaux ont été publiés sur l'ataxie locomotrice; des faits nombreux ont été recueillis, des nécropsies ont été faites avec le plus grand soin et ont révélé des altérations importantes; en un mot, la science a marché. Eh bien! l'étude la plus consciencieuse des nouvelles observations acquises, loin de modifier ma manière de voir, n'a fait que me convaincre davantage que l'ataxie musculaire n'est qu'un symptôme. Mon opinion est seulement moins exclusive qu'en 1862 relativement à la maladie de Duchenne.

Il faut, avant tout, se rappeler que l'ataxie locomotrice consiste simplement dans l'incoordination des mouvements, contrastant avec la conservation de la vigueur musculaire et des mouvements simples de flexion et d'extension. Ce sont là les caractères pathognomoniques assignés par M. Duchenne lui-même. Partout où on les rencontre, on peut affirmer qu'il y a ataxie locomotrice.

Notons bien ce fait, qu'il n'est pas besoin de rencontrer le strabisme, l'amblyopie ou la diplopie, l'anesthésie et les douleurs fulgurantes, pour reconnaître cette ataxie. Cette combi-

naison de symptômes peut exister. On l'observe même souvent ;
mais elle appartient en propre à la maladie de M. Duchenne
ou à celle décrite par Romberg, sous le nom de *tabes dorsalis*,
affections qui n'en font qu'une, car la symptomatologie est identique, et toutes deux dépendent d'une même altération médullaire.

Insistons sur ce point qui est en général peu compris. La
plupart des médecins, après avoir lu le mémoire de M. Duchenne
et les belles leçons de M. Trousseau, pensent que l'ataxie locomotrice est toujours accompagnée de phénomènes de paralysie
oculaire ou génitale, d'anesthésie ou d'hyperesthésie. La faute
n'en est ni à M. Duchenne, ni à M. Trousseau qui n'avaient en
vue qu'une forme d'ataxie, la plus fréquente de toutes, et qui
ne s'étaient pas proposés d'en décrire toutes les autres variétés.
Mais il n'en est pas moins vrai que leurs travaux ont laissé une
lacune qui a été une cause d'erreur et qu'il est nécessaire de
combler.

C'est précisément le but que j'espère atteindre, en montrant
qu'on peut rencontrer l'ataxie, non-seulement dans la maladie
de M. Duchenne, mais encore dans un groupe assez nombreux,
d'autres affections des centres nerveux, dans toutes celles qui
sont capables d'occasionner une modification matérielle ou
dynamique des parties qui président à la coordination des
mouvements.

C'est ainsi qu'on peut la rencontrer dans l'hystérie, la chorée, l'intoxication alcoolique, l'affection saturnine, la pellagre,
les congestions cérébelleuses, les maladies cérébrales, la paralysie générale, la première période des myélites ordinaires, la
dégénérescence atrophique des cordons postérieurs de la moelle.

J'ai observé deux fois l'ataxie locomotrice chez de jeunes
filles hystériques qui avaient l'incoordination la plus prononcée
des mouvements des jambes et des bras, avec conservation de
la puissance de contractilité, sans douleurs fulgurantes ni
troubles visuels ; elles présentaient, comme les malades cités
par M. Landry, une anesthésie cutanée ou musculaire très-
étendue sur les membres et sur le dos, et ces phénomènes
coexistaient avec la sensation d'étranglement hystérique et
avaient été précédés par des spasmes convulsifs.

Il n'est pas douteux que la chorée ne soit une sorte d'ataxie musculaire, car elle présente au plus haut degré l'incoordination des mouvements avec l'intégrité de la puissance musculaire; seulement, en général, les choréiques ont des mouvements désordonnés même dans le repos, pendant la veille, tandis que les ataxiques véritables ne présentent ce symptôme que lorsqu'ils veulent faire un mouvement complexe, comme celui de marcher ou de se servir de leurs doigts; dans le repos, ils ressemblent complètement à des individus bien portants. Mais ces différences ne sont pas toujours aussi tranchées.

On peut voir actuellement dans mon service à l'Hôtel-Dieu une jeune fille de Morzine (petit bourg de Savoie où sévit depuis plusieurs années l'épidémie démonomaniaque dont tout le monde a entendu parler), qui offre une affection complexe, difficile à caractériser, et dans laquelle se retrouvent à la fois les symptômes de l'hystérie, de la chorée, de l'ataxie locomotrice et de la paralysie agitante. Quand elle veut se servir de ses mains, on dirait une choréique; quand elle essaye de marcher, elle jette les jambes comme une ataxique; quand elle est assise, elle a des oscillations de la tête, comme dans le tremblement nerveux ou la paralysie agitante; et quand elle est couchée, elle n'a aucun désordre des mouvements.

L'ataxie locomotrice peut être symptomatique d'une intoxication par l'alcool. Ce fait n'est pas douteux. Il a été démontré par le docteur Eisenmann; plusieurs autres observateurs sérieux en ont vu des exemples, et j'en ai moi-même cité un très-concluant dans mon premier mémoire. Il s'agissait d'un jeune homme de 26 ans, maréchal-ferrant, qui, après avoir fait un usage abusif de l'absinthe, pendant plusieurs années, en Afrique, et y avoir contracté une fièvre paludéenne rebelle, avait tout à coup perdu la faculté de mouvoir librement ses membres. Il avait conservé les attributs d'une vigoureuse constitution; sa puissance de contractilité musculaire était intacte; mais il ne pouvait diriger ni les mouvements de ses jambes, ni ceux des mains. De plus, quand il voulait parler, le masque facial s'agitait de mouvements convulsifs. Il n'avait ni anesthésie, ni troubles de la vision, ni douleurs fulgurantes; mais il présentait les signes de l'ataxie musculaire la plus accentuée. — Cette maladie a été notablement et rapidement amendée par des douches d'eau froide.

Il existe actuellement dans le service de la Clinique, à l'Hôtel-Dieu, salle Saint-Bruno, 21, un autre malade qui, après avoir fait pendant trois ans un usage abusif de l'absinthe, commença à ressentir, il y a deux ans, un tremblement dans les mains, qui devint bientôt assez vif pour le forcer à suspendre sa profession. Six mois après, il éprouvait des mouvements dans les pieds et avait de la peine à se tenir sur ses jambes. Puis la vue et l'audition s'affaiblirent, et des douleurs lancinantes se manifestèrent dans les régions lombaire, fessière et dans les cuisses. Depuis un an, il a perdu l'équilibre; sa marche est devenue saccadée; il projette les jambes en avant d'une manière irrégulière sans pouvoir les diriger. L'occlusion des paupières rend la station debout impossible; les mains présentent la même difficulté dans les mouvements des doigts et un tremblement presque continu. Elles ne saisissent qu'avec difficulté les objets d'un petit volume et les laissent facilement échapper. La sensibilité cutanée paraît moins vive dans le côté gauche du corps. Malgré tout cela, ce malade n'a rien perdu de sa vigueur musculaire.

Voilà un exemple tranché d'ataxie locomotrice due à l'intoxication alcoolique. On y retrouve le caractère habituel de l'alcoolisme, le tremblement nerveux, et de plus presque tous les phénomènes de l'ataxie locomotrice compliquée décrite par M. Duchenne. On pourrait encore rapprocher de ces faits les mouvements désordonnés qu'on observe souvent dans le délirium tremens.

Il ne m'est pas plus difficile de montrer que l'ataxie locomotrice peut être symptomatique de l'intoxication saturnine. L'analogie pouvait le faire prévoir, puisque les préparations de plomb déterminent souvent des paralysies du mouvement; mais l'observation clinique donne une sanction directe à cette assertion. J'ai publié, en 1862, l'histoire d'un nommé Labruyère, plombier, qui entra dans mon service d'hôpital pour une affection complexe, présentant tout à la fois les signes de la paralysie générale et de l'ataxie locomotrice la plus accentuée, qu'on ne pouvait rattacher qu'à une affection saturnine, dont il n'avait d'ailleurs encore que quelques signes pathognomoniques, tels que le liseré bleu des gencives, et qui a été notablement amendée par des bains sulfureux, la noix vomique et quelques douches d'eau froide.

Passons à un autre ordre de faits, aux lésions encéphaliques qui peuvent occasionner l'ataxie locomotrice.

Les maladies du cervelet peuvent déterminer le désordre des mouvements volontaires. Cela est si vrai, que c'est dans cet organe que M. Duchenne avait d'abord placé le siége anatomique de l'espèce d'ataxie qui porte son nom, et qu'il reconnaît dans ses derniers écrits (*Gazette hebd.*, février 1864) que ce sont les maladies cérébelleuses qui offrent le plus de ressemblance avec elle. Les expériences physiologiques de MM. Flourens, Bouillaud, Longet, dont nous avons déjà parlé, et celles plus récentes de MM. Leven et Ollivier prouvent que le cervelet sert à la coordination des mouvements, qu'il préside à la station et à l'équilibration ; et, d'une autre part, les faits pathologiques sont en parfaite conformité avec les résultats de ces expériences. MM. Bouillaud, Hillairet et Hérard ont relaté les autopsies d'un certain nombre de lésions cérébelleuses qui s'étaient révélées pendant la vie, non par des paralysies, mais par l'impossibilité de la station et de l'équilibration et par l'irrégularité de la marche, chez des sujets qui avaient conservé la puissance normale de contractilité musculaire. M. Voisin a cité encore récemment des observations de la même nature.

M. Duchenne, dans le mémoire de la *Gazette hebdomadaire* précité, assure que, dans les maladies cérébelleuses, la difficulté de la marche n'est pas semblable au désordre des mouvements qu'on observe chez les ataxiques ; que ces affections se traduisent par une titubation vertigineuse plutôt que par une marche saccadée et irrégulière, par une ivresse des mouvements plutôt que par leur incoordination. Cette remarque de l'éminent observateur a de l'importance et doit être prise en bonne note, car elle peut éclairer le diagnostic dans un certain nombre de cas. Mais on comprendra facilement qu'il ne puisse être toujours aisé de saisir de pareilles nuances. Disons cependant que, dans les lésions du cervelet, l'existence d'une céphalalgie persistante et des vomissements sont encore des signes précieux qui peuvent guider le praticien.

Les maladies du cerveau lui-même peuvent entraîner la production de l'ataxie locomotrice. Les exemples de ce genre sont loin d'être rares. M. Baillarger, dont l'autorité est si compétente, affirme que l'incoordination des mouvements s'observe assez fréquemment dans la paralysie générale.

M. Legrand a communiqué à l'Académie des sciences, en juillet 1862, l'observation d'une dame qui, pendant de longues années, présenta des troubles de l'intelligence et de l'incoordination des mouvements volontaires, et chez laquelle on trouva, à l'autopsie, une double lésion du cerveau et du cervelet sans aucune altération de la moelle.

M. Duménil (de Rouen) a observé un fait bien plus intéressant et bien plus concluant, qu'il se réserve de vous faire connaître, de lésion cérébrale sans maladie médullaire, qui s'était révélée pendant la vie surtout par l'asynergie musculaire (1).

J'ai observé, de mon côté, plusieurs cas de ramollissement cérébral (encéphalite diffuse), dans lesquels la locomotion présentait des troubles ayant la plus grande analogie avec ceux des véritables ataxiques.

D'ailleurs, voici un fait qu'on peut voir tous les jours dans mes salles et qui confirme d'une manière démonstrative l'assertion que je viens d'émettre relativement à l'influence des affections du cerveau sur l'incoordination des mouvements.

Un garçon d'hôtel, Spizzi, 32 ans, entre, le 22 avril 1864, dans le service de la Clinique médicale. Il est affecté depuis sept à huit jours d'une courbature générale avec fièvre et érythème papuleux. Tout à coup le malade, à ma grande surprise, tombe dans la prostration, ne peut plus répondre aux questions qu'on lui adresse, et l'éruption s'efface. Ces symptômes s'aggravent rapidement, l'adynamie et le coma durent plus d'une semaine, après laquelle une légère amélioration se manifeste ; l'intelligence reprend un peu de lucidité ; mais le malade éprouve des douleurs violentes dans la tête, surtout du côté droit ; la parole reste embarrassée. Quand la convalescence se manifeste, il se plaint d'une faiblesse extraordinaire ; il éprouve de la difficulté dans les mouvements, et il lui est impossible de marcher. Les mouvements simples, ceux qui consistent dans l'extension et la flexion des membres, sont exécutés avec facilité, et l'on constate que la faiblesse n'est qu'apparente et que, au contraire, le malade jouit d'une force très-grande. Mais lorsqu'il s'agit de mouvements complexes, ceux-ci offrent une incoordination très-accusée ; il ne peut saisir les objets qu'avec la plus grande difficulté, a la plus grande peine pour saisir un verre pour boire, ou une cuiller pour manger sa soupe ; quand il veut écrire, ses doigts ne parviennent à tracer que des ca-

_____

(1) Voir le procès-verbal de la deuxième séance.

ractères irréguliers et illisibles ; il ne peut marcher sans se tenir fortement à un point d'appui ou sans être aidé par deux personnes. Les jambes se meuvent précipitamment ; les pas sont irréguliers et saccadés, et si on ne l'aidait pas, il tomberait ; lorsqu'il est immobile et debout, si on lui dit de fermer les yeux, tous les muscles se contractent énergiquement ; il perd l'équilibre, chancelle et tomberait infailliblement, si on ne le retenait pas. Pendant le repos, il n'a pas de mouvements involontaires.

La sensibilité cutanée est intacte ; Spizzi apprécie très-bien les objets avec lesquels il est mis en contact ; la sensibilité musculaire semble conservée ; il paraît aussi avoir le sens de l'activité musculaire ; il n'éprouve ni douleurs fulgurantes, ni crampes, ni fourmillements. Les facultés intellectuelles sont intactes et la mémoire est bonne.

La vue est presque abolie dans l'œil droit ; mais ce trouble de la vision existe depuis l'âge de cinq à six ans, époque où le malade fit une chute grave.

La parole est saccadée ; certains mots ne sont pas prononcés ; cependant il y a conservation de la mémoire des mots ; ce phénomène paraît tenir à un trouble des mouvements respiratoires, que le malade ne sait plus coordonner dès qu'il fait le moindre effort.

Cet état a été notablement amendé par les pilules d'azotate d'argent, les bains sulfureux, et surtout par les douches froides ; mais depuis six mois que la maladie dure, la guérison n'a pu être encore obtenue.

La maladie que nous venons de décrire est évidemment une ataxie locomotrice survenue sous l'influence d'une congestion encéphalique, puisque l'incoordination des mouvements s'est manifestée à la suite du coma et de l'adynamie, et qu'elle a coexisté avec une céphalalgie presque constante, et jamais, au contraire, avec des douleurs le long de la colonne ou dans les membres. Il est évident que, dans ce cas, nous n'aurons pas eu affaire à une maladie de Duchenne, mais à une ataxie locomotrice dépendante d'une lésion du cerveau ou du cervelet.

On peut encore observer l'ataxie locomotrice, surtout celle des membres inférieurs, dans la myélite ordinaire, c'est-à-dire dans celle qui envahit à la fois les cordons antérieurs et postérieurs. Alors qu'il n'y a encore qu'une simple hyperémie de la moelle, les mouvements deviennent irréguliers et les jambes sont projetées en dehors, sans que les muscles aient rien perdu de leur énergie de contractilité. Ce n'est que plus tard, quand la pulpe médullaire est envahie plus profondément par le travail de désorganisation inflammatoire, que la véritable paraplégie se manifeste.

Je montre tous les matins aux étudiants de notre École et aux médecins qui m'honorent de leur visite, un malade qui prouve le fait que j'avance. C'est un homme de cinquante ans environ, qui, depuis six mois, à la suite d'un catarrhe intestinal, a perdu l'usage régulier de ses jambes. Il ne peut marcher qu'avec la plus grande difficulté, détache avec peine les pieds du sol, par petites secousses irrégulières. Il n'a ni crampes, ni tiraillements douloureux, ni anesthésies, ni gêne dans l'émission de l'urine et jouit même dans les jambes d'une résistance musculaire presque athlétique. Il est impossible de dire avec certitude aujourd'hui si cet homme est menacé de paraplégie ou d'ataxie locomotrice.

Mais, de toutes les maladies spinales, celle qui produit le plus souvent l'ataxie locomotrice, c'est incontestablement la dégénérescence atrophique des cordons postérieurs, celle qui a été révélée par les recherches anatomiques de MM. Bourdon, Vanderlick, Virchow, Romberg, Friedreich, etc., etc. Elle se traduit ordinairement par des troubles de la vue, l'anesthésie cutanée, les douleurs lancinantes dans les membres, une sensation constrictive autour de la ceinture. Elle présente ensuite l'incoordination des mouvements dans les membres inférieurs d'abord, puis dans les supérieurs plus tard la généralisation de tous ces symptômes et une marche habituellement lente et progressive vers une issue fatale, sans que cependant l'intelligence s'altère le plus ordinairement.

C'est cette forme d'ataxie qui a été décrite avec un admirable talent par M. Duchenne et par M. Trousseau sous le nom d'ataxie locomotrice progressive, et qui, aux yeux de beaucoup de médecins, absorbe toutes les autres variétés d'ataxies musculaires. Elle est certainement la plus importante de toutes ; mais elle ne constitue pas plus que les autres variétés une espèce morbide.

M. Trousseau en a fait une névrose. Cette opinion, que je n'ai jamais pu admettre, à cause des nombreux phénomènes de paralysie qui l'accompagnent, est aujourd'hui péremptoirement infirmée par l'anatomie pathologique. En effet, de nombreuses nécropsies ont déjà prouvé que l'ataxie locomotrice de M. Duchenne est liée, comme l'ont fait remarquer MM. Axenfeld, Hardy et Béhier, à une espèce de myélite caractérisée par le ramollissement et l'atrophie des racines et des cordons postérieurs de la moelle, par la congestion des méninges rachidiennes, pouvant se compliquer d'altération des nerfs crâniens et des ganglions cervicaux.

Cette myélite constitue certainement une maladie spéciale qui doit trouver sa place dans le cadre nosologique; mais le trouble de la coordination n'est pas, comme on l'a avancé, la cause de ces altérations anatomiques; elle en est, au contraire, la conséquence au même titre que les autres phénomènes de la maladie, les douleurs fulgurantes, l'anesthésie, la paralysie du rectum ou de la vessie, etc. La maladie est donc, en réalité, une affection de la moelle épinière, un véritable tabes dorsalis, comme l'a appelée Romberg; mais ce n'est pas une ataxie, car à la rigueur ce phénomène peut manquer, comme j'en ai dans ce moment sous les yeux un exemple chez un jeune homme de Bordeaux qui, depuis cinq ans déjà, a tous les symptômes de la maladie de Duchenne : troubles visuels, anesthésie, douleurs fulgurantes, paralysie de la vessie, etc., à l'exception de l'incoordination des mouvements. Ainsi, dans cette maladie, l'ataxie n'est qu'un symptôme au même degré que dans les maladies du cervelet et du cerveau, dans l'alcoolisme, l'affection saturnine ou la chorée; seulement, dans chacun de ces cas, elle peut présenter des caractères spéciaux et s'accompagner de phénomènes qui facilitent le diagnostic de la maladie principale.

M. Duchenne a remarqué que, dans l'alcoolisme et les maladies cérébelleuses, la difficulté des mouvements ressemble à une titubation vertigineuse. Les observations qu'il a publiées à cet égard auront, en se multipliant, une incontestable utilité. Il faudra étudier avec le même soin les autres formes d'ataxie, et l'on arrivera probablement à des résultats précieux de diagnostic différentiel.

Voici l'idée bien simple que je me fais de l'ataxie locomotrice et qui me paraît être l'expression de la vérité. Je la compare à la paralysie, et je voudrais qu'on l'étudiât comme elle dans toutes les circonstances où elle peut se produire. Comme la paralysie, l'ataxie est rarement essentielle; comme elle, l'ataxie peut être liée à des causes organiques variées, à des névroses, des altérations du sang, aux diathèses rhumatismale, goutteuse, syphilitique, à des lésions diverses du système nerveux cérébro-spinal. Et quant à l'ataxie progressive de M. Duchenne, elle a son analogue dans la paralysie générale. Celle-ci est habituellement symptomatique d'une altération spéciale du cerveau ou des méninges (méningo-encéphalite chronique); celle-là est liée à une dégénérescence, avec atrophie des cordons et des racines postérieures de la moelle, et, dans quelques circonstances, ces deux affections peuvent se combiner, parce qu'il y a entre elles une grande analogie de nature, même au point de vue anatomique; ce n'est qu'une affaire de plus ou moins d'étendue du mal.

L'insistance que je mets à distinguer les différentes ataxies musculaires, et à montrer qu'elles sont toujours symptomatiques, n'est pas sans utilité; elle conduit à éviter une confusion inévitable pour ceux qui considèrent l'ataxie locomotrice comme une entité morbide devant présenter toujours la même physionomie.

Alors, de deux choses l'une, ou il faut refuser le nom d'ataxie à des faits qui en présentent tous les caractères, et on ne sait plus dans quel ordre les ranger, ou bien il faut placer dans la même catégorie des faits essentiellement différents et qui n'ont qu'une seule ressemblance, celle de l'incoordination des mouvements.

Et puis surtout, en distinguant les espèces d'ataxie, on arrive à des idées bien plus justes sur leur pronostic et sur leur traitement, et c'est là ce qui importe principalement au praticien. Sans doute, c'est chose fort intéressante d'étudier les altérations histologiques qui correspondent à chaque maladie du système nerveux. Sans doute encore, au point de vue physiologique, il est très-intéressant de connaître l'influence du sens d'activité musculaire sur l'harmonie des mouvements; mais pour nous cliniciens, ce qui est essentiel avant tout, c'est de savoir les choses qui peuvent nous conduire à un résultat pratique.

Or, voyez combien diffèrent les conséquences auxquelles on arrive dans l'une et l'autre hypothèse. Si toutes les ataxies musculaires sont liées à une désorganisation plus ou moins complète des cordons postérieurs de la moelle, vous êtes conduit à porter un pronostic toujours fàcheux, et vous serez réduit à une thérapeutique bien limitée. Si, au contraire, l'ataxie locomotrice est un symptôme qui peut se rattacher tantôt à une affection diathésique, comme la goutte, le rhumatisme ou la syphilis, tantôt à une hystérie ; dans quelques cas, à une intoxication alcoolique ou saturnine ; dans d'autres, à une affection cérébelleuse, à une paralysie générale ; dans d'autres enfin à une véritable myélite, à un tabes dorsalis, le pronostic n'est plus uniformément fatal, puisqu'il varie suivant la gravité des cas, et avec des notions exactes de diagnostic, vous pouvez arriver à des indications utiles.

C'est précisément là ce qu'indique l'étude que nous venons de faire ; l'ataxie locomotrice n'est pas toujours le signe d'une maladie désespérée.

En dehors des ataxies qui tiennent à des altérations graves du cerveau, du cervelet ou de la moelle, il en est qui peuvent être notablement amendées.

Celles qui se rattachent à des congestions consécutives à d'anciennes syphilis peuvent être beaucoup améliorées par l'iodure de potassium uni ou non aux mercuriaux.

Celles qui sont liées à des congestions rhumatismales peuvent être heureusement influencées par les eaux minérales salines ou sulfureuses, comme celles de La Malou, de Néris, de Balaruc, de La Motte, de Luxeuil, de Plombières, de Saint-Gervais, d'Aix-en-Savoie, d'Aix-la-Chapelle, etc.

Celles qui dépendent d'un alcoolisme chronique peuvent être modifiées par l'emploi de l'hydrothérapie, des préparations ammoniacales, du quinquina, des opiacés et de rigoureuses prescriptions hygiéniques. Le savant directeur de l'école de médecine de Rouen, M. Leudet, m'a assuré avoir guéri plusieurs ataxies locomotrices se rattachant à l'ivrognerie par l'infusion de quinquina.

Dans un cas où l'ataxie semblait être survenue sous l'influence d'une intoxication saturnine, j'ai eu à m'applaudir de l'emploi des bains sulfureux, des douches froides et des préparations de noix vomique.

Dans la maladie de Duchenne et dans le tabes dorsalis, qui se confondent à mes yeux, l'art a beaucoup moins d'efficacité. Cependant, il n'est pas complètement impuissant, au moins comme palliatif. Si la guérison est difficile à obtenir, on peut au moins diminuer notablement les souffrances, et, dans bien des cas, il a été possible d'agir sur le désordre des mouvements et de donner à la marche plus de certitude et de régularité.

Dans ce but, on sait que le nitrate d'argent a été beaucoup vanté par le professeur Vanderlick, par MM. Vulpian et Charcot.

Je l'ai administré chez presque tous les malades que j'ai traités, et les résultats ont été variables. Chez les uns, il a diminué notablement le trouble de la coordination des mouvements sans soulager les douleurs ; chez d'autres, il a calmé les souffrances, sans améliorer la régularité de la marche ; jamais il n'a été nuisible.

Avec les eaux minérales que j'ai déjà citées, l'hydrothérapie, les toniques, les préparations arsénicales et les calmants, surtout la belladone et l'opium, on peut encore amener des résultats utiles.

Les conclusions de ce travail peuvent se résumer en quelques mots :

1º L'ataxie locomotrice est toujours un symptôme. — Elle peut dépendre d'affections ou de lésions hétérogènes du système nerveux.

2º L'ataxie locomotrice progressive de M. Duchenne est une maladie spéciale, dans laquelle on retrouve comme symptôme important l'ataxie musculaire dont nous venons de parler, et qui est caractérisée anatomiquement par une dégénérescence spéciale des cordons postérieurs et des racines postérieures de la moelle, pouvant se compliquer d'une altération des nerfs crâniens et même des ganglions cervicaux du grand sympathique.

3º La maladie de Duchenne et le tabes dorsalis de Romberg ne font pas deux espèces morbides distinctes.

4º Pour éviter à l'avenir toute confusion, il serait essentiel de ne plus donner à cette dernière maladie le nom d'ataxie locomotrice progressive, et de lui réserver définitivement le nom de maladie de Duchenne ou de tabes dorsalis.

En terminant, je me fais un plaisir de rendre encore hommage à M. Duchenne, qui a eu l'honneur de distinguer l'ataxie locomotrice de la véritable paralysie du mouvement, d'avoir mis

au grand jour la fréquence d'une maladie grave dont on soup-
çonnait à peine l'existence, et d'avoir fait de cette maladie une
peinture plus fidèle et plus complète qu'aucun autre auteur.

III.

DES LÉSIONS ANATOMIQUES
DANS L'ATAXIE LOCOMOTRICE PROGRESSIVE
ET DE SES RAPPORTS AVEC D'AUTRES MALADIES PEU CONNUES DE
LA MOELLE ÉPINIÈRE.

Par M. BOUCHARD (de Lyon)
Interne des Hôpitaux de Paris.

Quand on embrasse, dans un coup d'œil d'ensemble, l'étude
historique de l'anatomie pathologique de la moelle épinière, on
voit qu'après les lésions communes, inflammations, tumeurs,
tubercules, etc., des lésions nouvelles ont été constatées : et
d'abord les ramollissements médullaires, dont on ne peut pas
nier la réalité, mais dont la fréquence me paraît avoir été singulièrement exagérée. On trouve aussi notées sommairement,
dans quelques observations, des indurations, des atrophies de
la moelle épinière. Les études anatomiques attentives, en donnant plus de consistance et de précision à ces notions trop
vagues, devaient conduire à la découverte d'une nouvelle lésion
pathologique. Cette lésion, nettement constatée par M. Cruveilhier, observée aussi par Hutin, par Ollivier d'Angers, par
Carswel, est figurée d'une façon très-exacte dans l'Atlas d'anatomie pathologique de M. Cruveilhier, et décrite sous le nom
de *dégénération grise*. C'est à cette même altération qu'on a
donné depuis les noms d'*atrophie grise, induration grise, altération gélatineuse, sclérose*. Ce dernier mot, peut-être le plus
impropre, est celui qui semble prévaloir parmi nous ; c'est lui
que nous emploierons de préférence dans le cours de ce travail.

Nous nous réservons d'aborder, en terminant, l'étude de
cette lésion au point de vue de l'anatomie et de la physiologie

pathologiques; dès à présent, sans préjuger sa nature qui n'est pas une — la sclérose, nous le verrons, comprenant trois espèces distinctes — disons que, sous ce nom, nous entendons toute lésion de la substance blanche médullaire caractérisée par une teinte grisâtre, demi-transparente, comme gélatineuse; de consistance plus ferme que le tissu sain; se rétractant légèrement à la coupe, d'où il résulte que, sur les points altérés, la surface de section est généralement concave; présentant au microscope une altération avec raréfaction des tubes nerveux, une multiplication des noyaux du tissu conjonctif; offrant enfin en quantité plus ou moins grande des corps amyloïdes.

Ainsi caractérisée, la sclérose peut offrir une forme, une étendue, une profondeur, un siége très-variables ; et, sous ce rapport, on est conduit à admettre différentes variétés.

Une de ces variétés est ce que j'appellerai la sclérose *en plaque*. Dans ce cas, la lésion est généralement peu étendue et bien délimitée, pénétrant à une profondeur variable, pouvant même atteindre jusqu'aux limites de la substance grise, portant rarement sur un seul cordon, mais comprenant, en général, dans son épaisseur, une portion de faisceaux de substance blanche de différents ordres. Enfin, elle peut siéger sur la moelle à des hauteurs variables. Cette sclérose en plaque, examinée à l'état frais à travers les membranes, paraît comme une tache grise sur la surface blanche des cordons médullaires. On en trouve des exemples dans les Atlas de M. Cruveilhier et de Carswel ; M. L. Türk en a figuré un cas dans un mémoire communiqué en 1855 à l'Académie des sciences de Vienne, et relatif aux altérations primitives des cordons de la moelle. Enfin, je dois à l'obligeance de M. Charcot, la communication d'un nouveau cas, où une sclérose en plaque d'une pyramide antérieure avait produit une hémiplégie du côté opposé.

Au lieu de se limiter ainsi dans tous les sens, la sclérose peut perdre en profondeur et en largeur, mais gagner dans le sens longitudinal. On la voit alors limitée, en général, à des cordons isolés, les occuper dans une profondeur variable, mais s'étendre à toute ou presque toute leur longueur. C'est ce que, à défaut d'un nom qui rende mieux ma pensée, j'appellerai sclérose *rubanée*.

Cette sclérose rubanée envahit rarement un seul cordon; elle est presque toujours symétrique. On la rencontre dans les deux cordons postérieurs, dans les deux cordons latéraux, occupant des portions correspondantes de ces cordons : généralement la partie interne des cordons postérieurs, la partie externe et postérieure des cordons latéraux. Quand les cordons antérieurs sont pris de sclérose rubanée, ce qui coïncide toujours avec d'autres lésions de la moelle, c'est d'habitude vers le sillon antérieur que la lésion est le plus marquée.

M. Cruveilhier a vu et figuré les deux cordons postérieurs pris dans toute leur étendue de dégénération grise et seuls malades. Une lésion identique a été observée également par Hutin, Carswel, Ollivier d'Angers, Türk, etc., et récemment par de nombreux auteurs en France et en Allemagne. Cette sclérose rubanée limitée aux cordons postérieurs est celle qu'on a vue le plus souvent. Si elle n'est pas la plus fréquente, c'est au moins la mieux connue.

L. Türk a vu les deux cordons latéraux pris de la même altération dans toute leur longueur, à l'exclusion des autres cordons de substance blanche. M. Charcot a vu deux cas semblables, et j'ai pu étudier avec soin l'un de ces cas. L'histoire de la sclérose rubanée des cordons latéraux se borne à ces quatre faits.

Les cordons antérieurs n'ont jamais été vus seuls sclérosés; mais plusieurs fois ils ont présenté cette altération en même temps que les cordons latéraux.

En effet, cette sclérose rubanée, qui atteint tout un ordre de cordons, peut empiéter sur la partie contiguë des cordons voisins et envahir plus ou moins ces cordons.

L. Türk a vu dans cinq cas les cordons postérieurs et la partie postérieure des cordons latéraux pris de sclérose. Leyden, dans son récent travail sur l'ataxie, rapporte plusieurs exemples de cette coïncidence, qui a été également observée par M. Charcot. Enfin, j'ai pu faire, il y a peu de temps, l'examen histologique de la moelle d'une femme ataxique morte dans le service de M. Vulpian, moelle sur laquelle j'ai constaté très-nettement cette altération simultanée des cordons postérieurs et de la partie postérieure des cordons latéraux.

L. Türk a vu dans un cas la même lésion occuper à la fois

les cordons latéraux et les cordons antérieurs. M. Charcot a rencontré plusieurs faits analogues, et j'ai pu moi-même en étudier quelques-uns.

Indépendamment de cette sclérose en plaque et de cette sclérose rubanée envahissant un ou deux ordres de cordons de substance blanche, il existe une troisième variété que j'appellerai sclérose *diffuse* et qui participe des caractères de l'une et de l'autre.

Dans cette variété, la sclérose étant très-prononcée en un point où elle envahit presque toute l'épaisseur de la moelle, diminue insensiblement à mesure qu'on s'en éloigne au-dessus et au-dessous, abandonne peu à peu certains cordons pour se limiter dans d'autres, puis quitte ces derniers pour reparaître dans les précédents, se renforçant de distance en distance sans régularité, et cette fois sans aucune symétrie, tellement qu'on peut voir sur la même coupe le cordon postérieur droit complètement altéré et celui du côté gauche parfaitement sain,

Dans cette sclérose diffuse, la moelle est atteinte en général dans toute sa longueur ; mais elle est altérée inégalement suivant son épaisseur.

Je ne sache pas que cette variété ait jamais été signalée ; je l'ai observée avec M. Charcot, dans deux cas auxquels s'applique exactement la description précédente.

Voilà pour les variétés de siége et de disposition de la sclérose dans la moelle. Jetons, maintenant, un rapide coup d'œil sur l'historique de la symptomatologie des maladies de ce centre nerveux.

On peut dire que les maladies de la moelle épinière, comme celles des autres organes, mais plus tardivement, ont été isolées, démembrées des cadres trop vastes de l'ancienne nosologie, où des espèces différentes se trouvaient confondues. Pour ne parler que des troubles chroniques du mouvement dans les deux membres inférieurs, l'analyse clinique aidée, il faut le dire, de l'anatomie pathologique, est arrivée à montrer que, dans ce groupe des *paraplégies,* il y avait lieu de distinguer des éléments dissemblables. On fit ce qui avait été fait longtemps auparavant pour les maladies de poitrine , plus récemment pour les amauroses, etc. Pour me limiter à un exemple qui, dans ces dernières années, a éclairé d'un jour nouveau l'histoire des maladies de la moelle, je rappellerai qu'on est arrivé à reconnaître que certains symptômes se trouvaient plus fréquemment réunis, qu'ils se groupaient à l'exclusion d'autres symptômes; et cet ensemble symptomatologique a pu apparaître comme constituant une maladie distincte qu'il fallait démembrer des paraplégies. Romberg l'a appelée *tabes dorsalis*, et M. Duchenne a préféré lui donner le nom d'*ataxie locomotrice progressive.*

Or, les autopsies faites simultanément, à Lyon par M. Carre, à Paris par M. Bourdon, ont fait voir que cet ensemble symptomatologique correspondait à la sclérose des cordons postérieurs. Cette relation a été confirmée depuis par de nombreuses ouvertures cadavériques, et l'on a trouvé bon nombre d'observations antérieures aux travaux de M. Duchenne, dans lesquelles des symptômes identiques correspondaient aux mêmes lésions. Ce sont les faits d'Ollivier, de Hutin, de Cruveilhier, de Stanley, de Romberg, de Tüngel, de Friedreich et de Gull.

Ainsi se trouve constituée une maladie caractérisée par une lésion définie — la sclérose — d'un organe spécial, les cordons postérieurs de la moelle — déterminant un ensemble de symptômes variés au-dessus desquels domine l'incoordination des mouvements.

Resterait à chercher si cette maladie est toujours primitive, ou si elle n'est pas quelquefois sous la dépendance d'autres maladies (1). En tout cas, primitive ou secondaire, l'ataxie locomotrice progressive, telle que nous venons de la définir, est, sans faire plus de métaphysique, une maladie au même titre que la pneumonie.

Mais le symptôme, incoordination des mouvements, qui domine dans cette maladie ne suffit pas à la caractériser; et il peut bien s'observer en dehors d'elle. Ne se pourrait-il pas, en effet, que le désordre dans la locomotion existât dans des cas de compression ou de ramollissement des cordons postérieurs, qu'il se rencontrât même en dehors de toute lésion appréciable de la moelle. Un bon nombre de faits dans le détail desquels je ne puis pas entrer ici sembleraient donner raison à cette hypothèse.

L'anatomie pathologique a fait voir que les cordons latéraux peuvent, comme les postérieurs, être pris de sclérose rubanée.

Peut-on rattacher à cette lésion des symptômes spéciaux ? Peut-on, comme pour l'ataxie, distraire du groupe des paraplégies, un ensemble symptomatologique qui soit propre à cette sclérose des cordons latéraux ?

J'ai dit que nous ne possédions encore que quatre cas de sclérose rubanée limitée aux cordons latéraux. Les deux qui appartiennent à L. Türk, ne peuvent nous être d'aucune utilité ; ils ne sont pas accompagnés de l'observation des malades ; ce sont de simples renseignements nécroscopiques. Restent les deux faits de M. Charcot. Dans ces deux faits, et notamment dans celui que j'ai pu observer, les symptômes dominants étaient : paralysie vraie avec contracture et conservation de la sensibilité. C'est ce qu'on pourrait appeler *paraplégie spasmodique*. Assurément deux faits ne suffisent pas pour créer une entité morbide ; mais, bien qu'elle n'existe encore qu'à l'état d'ébauche, il y a là une maladie qui doit prendre sa place à côté de l'ataxie.

On pourrait se demander aussi quels symptômes répondent à la sclérose des cordons antérieurs ? La réponse à cette question est impossible dans l'état actuel de nos connaissances ; cette sclérose, comme je l'ai dit, n'ayant jamais été observée isolément.

Si nous nous reportons maintenant à la symptomatologie de l'ataxie, à sa marche, à ses terminaisons, si nous nous renfermons dans l'étude clinique de la maladie, nous voyons que le désordre dans les mouvements volontaires avec intégrité de la puissance motrice, ce symptôme capital pour M. Duchenne et presque pathognomonique, souffre de nombreuses exceptions. Souvent, en effet, chez les ataxiques — et je parle de ceux qui ont eu tout le cortége des symptômes propres à cette maladie — les mouvements sont plus faibles qu'à l'état normal ; souvent le dynamomètre démontre que la puissance motrice est moindre à un moment donné qu'elle ne l'était quelques mois auparavant. A la Salpêtrière, où ces malades se donnent rendez-vous après avoir épuisé les ressources qu'ils espéraient trouver dans les autres hôpitaux, il n'est pas rare que l'on ait à inscrire le diagnostic paraplégie pour des femmes qui, dans divers services, avaient été traitées comme ataxiques. Or, dans ces cas, il n'y a erreur ni d'un côté ni de l'autre, il y a transformation dans les symptômes morbides. D'ailleurs, cette transformation s'opère sous l'œil de l'observateur dans ce même hôpital de la Salpêtrière, où l'on peut suivre les malades depuis leur entrée jusqu'à leur mort. Des malades, franchement ataxiques au début, finissent par ne plus pouvoir marcher ni se tenir debout. Obligés de rester constamment couchés, ils en arrivent à ne pouvoir qu'à grand peine soulever leurs membres au-dessus du lit. Les ataxiques qui succombent aux progrès de leur mal meurent comme les paraplégiques, avec l'impotence absolue, avec la rétention ou l'incontinence des urines et des matières fécales, avec les escarres au sacrum, avec les cystites ulcéreuses.

Or, que rencontre-t-on à l'autopsie chez ces malades ? On trouve, indépendamment de la lésion des cordons postérieurs, une altération plus ou moins marquée des cordons latéraux. Quelques faits de ce genre sont consignés par Leyden dans ses recherches cliniques sur la dégénération grise des cordons postérieurs; M. Charcot a bien voulu me communiquer une observation analogue; et j'ai pu aussi en recueillir une nouvelle. C'est sur l'ensemble de ces faits qu'est basée l'interprétation que j'ai donnée plus haut.

D'autre part, des individus paraplégiques, chez lesquels les mouvements volontaires, bien qu'affaiblis, sont encore possibles, présentent assez souvent des troubles de la coordination; ils ont perdu la notion de la position de leurs membres. Chez eux, indépendamment des altérations des cordons antéro-latéraux, on trouve des lésions plus ou moins avancées dans les cordons postérieurs.

Il résulte de tout ce qui précède qu'entre l'ataxie pure et la paraplégie vraie, il y a des cas intermédiaires qui participent aux symptômes de l'une et de l'autre maladie, qui établissent entre elles des transitions insensibles, et qui sont en rapport avec ces faits démontrés par l'anatomie de scléroses de cordons de différents ordres.

C'est surtout dans les scléroses diffuses qu'on observe de pareilles associations de symptômes. Si la lésion est marquée surtout dans les cordons antéro-latéraux, la paraplégie domine. Si c'est dans les cordons postérieurs, l'ataxie semble l'emporter. Si les cordons postérieurs seuls sont malades, on a l'ataxie pure.

Tellement que je puis résumer ma pensée en disant que l'ataxie locomotrice est un accident géographique de la sclérose de la moelle — disons le mot — de la myélite chronique.

Ce n'est pas à la sclérose des cordons postérieurs que se borne l'anatomie pathologique de l'ataxie; beaucoup d'autres lésions accessoires ont été notées : je veux m'arrêter sur quelques-unes. Je ne dirai rien de ces méningites rachidiennes chroniques qu'on a observées quelquefois, ni de l'atrophie si connue des racines postérieures. Mais je signalerai un fait que je crois nouveau, c'est l'hypertrophie des ganglions des racines postérieures. Cette hypertrophie, qui porte exclusivement sur le tissu conjonctif, est surtout marquée dans les ganglions inférieurs. On sait, par l'expérience de Waller, que ces ganglions président à la nutrition des racines postérieures; et l'on pourrait supposer que l'altération des ganglions est primitive, qu'elle produit l'atrophie des racines et secondairement celle des cordons postérieurs. Indépendamment d'autres objections très-sérieuses qu'on pourrait faire à cette hypothèse, je dirai que, dans un cas, j'ai vu une pareille hypertrophie des ganglions des racines postérieures, compliquer, comme lésion secondaire, une atrophie des cordons postérieurs autre que celle de l'ataxie. C'est dans un cas de compression de la moelle par une tumeur. Les cordons postérieurs avaient été pris secondairement d'atrophie ascendante dans le tronçon de la moelle situé au-dessus de la tumeur, et les ganglions annexés aux racines qui naissaient du tronçon inférieur étaient tous notablement hypertrophiés. Existe-t-il réellement une relation entre les altérations chroniques des cordons postérieurs et l'hypertrophie des ganglions des racines postérieures? Je me borne à signaler cette coïncidence sans chercher à l'interpréter. Je la crois même inexplicable dans l'état actuel de nos connaissances. En effet, contrairement à une opinion assez répandue, les cellules nerveuses de ces ganglions n'ont aucune connexion avec les tubes nerveux des racines postérieures. Cette opinion, que soutient Kölliker, me semble mise hors de doute par les recherches de M. Vulpian, sur le ganglion de la racine postérieure de l'hypoglosse chez le chat.

Un certain nombre de lésions peuvent aussi se rencontrer dans l'encéphale chez les ataxiques. On peut les considérer comme des complications ; mais elles se montrent avec une certaine fréquence. Ainsi, indépendamment de ces scléroses des nerfs optiques, des bandelettes optiques et des divers nerfs moteurs de l'œil, qu'on a constatées plusieurs fois et qui peuvent tenir sous leur dépendance l'amaurose, le strabisme, l'inégalité des pupilles, on a noté, dans un certain nombre d'observations, la méningo-encéphalite diffuse d'où peut résulter l'association de la paralysie générale avec l'ataxie. Je dois dire toutefois que ce point exige de nouveaux éclaircissements ; en effet, les faits dans lesquels M. Baillarger a noté cette coïncidence sont rapportés sans autopsie ; Leyden, dans un cas, Westphal, dans trois cas, ont trouvé l'encéphale parfaitement normal, et cependant les malades avaient présenté tous les signes de la démence paralytique. J'en dirai autant d'une observation publiée en 1856, par H. Hoffmann. Enfin, on a noté, dans quelques observations, l'encéphalite, le ramollissement cérébral et même le cancer du cerveau. Dans une autopsie d'ataxique faite récemment à la Salpêtrière, j'ai pu voir, indépendamment des lésions caractéristiques de la moelle, des masses cancéreuses disséminées dans la substance cérébrale.

Sans parler du cancer, on peut dire que ces diverses lésions cérébrales ne sont pas primitives ; on n'a jamais vu, en effet, une maladie du cerveau, quelle qu'elle soit, tenir sous sa dépendance une atrophie des cordons postérieurs. Dans les cas de lésion primitive du cerveau, les altérations secondaires de la moelle portent exclusivement sur la partie interne des cordons antérieurs et sur la partie externe et postérieure des cordons latéraux.

D'autre part, ces mêmes maladies cérébrales ne sont pas secondaires, car les lésions ascendantes des cordons postérieurs s'arrêtent toujours au plancher du quatrième ventricule.

Les diverses lésions du cerveau qui compliquent l'ataxie doivent donc être considérées comme concomitantes ; et, sans doute, les causes variées qui impressionnent d'une manière fâcheuse le système nerveux et amènent, chez l'un, la paralysie, chez l'autre, l'ataxie, chez un autre, le ramollissement cérébral ou la paralysie générale , etc., ces causes, dis-je, peuvent bien réaliser chez le même individu ces diverses maladies à la fois.

Je ne veux pas exagérer l'importance de cette interprétation ;

mais je dirai que, chez les ataxiques, le cerveau peut être en souffrance, peut présenter des troubles fonctionnels graves, même sans lésion appréciable. Les faits que je citais plus haut de Leyden, de Westphal, de Hoffmann, où l'aliénation compliquait l'ataxie sans que l'anatomie ait pu découvrir aucune lésion dans le cerveau, viennent à l'appui de cette assertion. M. Charcot m'a communiqué un nouvel exemple de folie observée chez un ataxique dont la maladie avait été considérablement amendée à la suite d'un traitement par le nitrate d'argent. Dans ce cas, il s'agissait d'une manie aiguë avec délire ambitieux, qui a d'ailleurs guéri complètement au bout de peu de temps.

L'histoire de l'ataxie locomotrice est encore récente, les observations qui s'y rapportent peuvent encore se compter, et déjà, dans un bon nombre de faits, on trouve notés des accidents cérébraux, des troubles intellectuels idiopathiques ou symptomatiques. Le médecin doit donc se tenir en garde contre ces complications, et, lorsqu'elles surviennent, les considérer comme un accident prévu, au lieu d'en accuser, comme on l'a fait, telle ou telle méthode thérapeutique.

Dans tout le cours de cette communication, j'ai fréquemment parlé de sclérose, de dégénération, d'induration grises, d'altération gélatineuse. Je dois maintenant appeler l'attention sur quelques caractères anatomiques de cette lésion, me bornant de préférence à l'étude de certaines particularités qui peuvent la faire reconnaître. Je l'ai définie au commencement de ce travail, et j'en ai indiqué les caractères que l'œil et le toucher peuvent apprécier immédiatement. Mais l'altération peut être assez peu avancée pour que cet examen ne fournisse que des renseignements insuffisants. Aussi est-il toujours utile, quand on soupçonne la sclérose, d'examiner à l'état frais une parcelle du tissu présumé malade. Le microscope y fait découvrir des tubes nerveux dont la substance médullaire est segmentée, quelquefois granuleuse, manque même parfois de distance en distance et laisse à nu le cylindre d'axe. Dans quelques cas, l'altération étant plus avancée, on voit ces filaments axiles mis à nu simuler des faisceaux de fibres du tissu conjonctif. Entre ces éléments nerveux plus ou moins altérés, on découvre une matière amorphe finement granuleuse, des noyaux du tissu conjonctif de la moelle, tels que ceux que M. Robin décrit sous le nom de myélocytes, enfin des corps amyloïdes.

Mais il est un procédé d'investigation qui n'exclut pas le précédent, qui est plus facile et plus précis au point de vue de la délimitation de la lésion, et qui, je crois, pourra rendre quelques services ; ce n'est plus un examen microscopique, c'est, à proprement parler, un réactif de la sclérose.

Après avoir fait macérer la moelle malade pendant quelques semaines dans une solution très-étendue d'acide chromique, on pratique des coupes perpendiculaires à son axe, et, versant sur les surfaces de section quelques gouttes d'une solution ammoniacale de carmin, on voit presque immédiatement les parties sclérosées se teindre d'une belle couleur violette, tandis que les cordons de substance blanche saine gardent leur coloration ordinaire.

Enfin, sur cette moelle durcie dans l'acide chromique, on peut enlever de minces lamelles qui, examinées dans la glycérine à un faible grossissement montrent en clair les parties malades, le tissu qui s'est substitué aux tubes étant ainsi rendu transparent. Mais, dans ces espaces clairs, on voit, de distance en distance, des points opaques produits par la section des tubes qui n'ont pas encore été détruits.

Ces procédés suffisent en général ; mais c'est sur les préparations faites dans le baume de Canada qu'on peut arriver aux résultats les plus satisfaisants.

Si nous abordons maintenant la physiologie pathologique de la sclérose, et que nous cherchions à quoi tient la disparition des tubes et l'hypergénèse des éléments du tissu conjonctif, nous nous trouverons en présence de deux opinions : la disparition des tubes tient à une maladie primitive du tissu dans lequel ils sont placés ; ou bien, ce tissu étant primitivement sain, les tubes s'altèrent par suite d'une lésion de leurs cellules nerveuses d'origine, qui, en dehors de leurs propriétés d'innervation, ont aussi celle de présider à la nutrition des tubes auxquels elles donnent naissance. Ces deux hypothèses sont chacune justifiées par des faits.

Il est hors de doute que les cordons médullaires peuvent s'altérer secondairement par suite d'une lésion des cellules originelles ou trophiques, ou par perte de connexion des tubes de ces cordons avec leurs cellules d'émergence. Toute maladie du cerveau, qui a détruit une certaine portion du tissu de ce centre nerveux, amène une altération descendante qu'on suit dans le pédoncule cérébral du même côté, dans la moitié correspondante de la protubérance, dans la pyramide antérieure située aussi du même côté. Cette altération se poursuit dans toute la longueur de la moelle, mais du côté opposé ; et, comme l'a montré L. Turk, comme j'ai pu l'observer moi-même dans un grand nombre de cas, cette lésion secondaire de la moelle se limite à la partie interne du cordon antérieur, à la partie postérieure et externe du cordon latéral.

Si, d'autre part, la lésion porte primitivement sur le tissu de la moelle, comme peut le faire une tumeur, on observe à la fois l'altération descendante des cordons latéraux au-dessous de la lésion, l'altération ascendante des cordons postérieurs au-dessus.

Toutes ces altérations secondaires des cordons de la moelle sont caractérisées par une altération avec raréfaction des tubes et par une hypergénèse des éléments du tissu conjonctif. Le processus pathologique est le suivant. Peu de jours après le début de la maladie primitive, les tubes, séparés de leur cellule d'origine, altérés dans leur nutrition, présentent le phénomène dit de segmentation de la matière médullaire. Cette matière se réduit peu à peu en fragments qui subissent la régression graisseuse, si bien qu'au bout de deux mois environ elle est remplacée presque partout par des corps granuleux. A cette époque aussi, on voit se multiplier, entre les tubes malades, les noyaux de la névroglie, et peu à peu l'absorption s'empare des granulations graisseuses, seuls vestiges des tubes qui ont disparu.

Les cordons médullaires pris d'altération secondaire présentent donc d'abord une lésion des tubes, puis, plus tard, une hypergénèse du tissu conjonctif.

Dans d'autres cas de lésion des cordons de la moelle, sans altération des cellules nerveuses, une marche inverse conduit à un même résultat. Le tissu blanc primitivement malade est le siége d'une congestion vasculaire, avec production anormale de tissu conjonctif, puis les tubes nerveux autour desquels s'opère ce travail, altérés dans leur nutrition, s'atrophient secondairement. J'ai communiqué à la Société de biologie un fait qui me paraît justifier cette manière de voir.

Il existe donc deux maladies des cordons de substance blanche qui, bien que reliées par une lésion commune, la disparition des tubes et l'augmentation du tissu conjonctif, sont cependant essentiellement différentes au point de vue de la nature. L'une de ces maladies est toujours secondaire; les tubes s'altèrent d'abord et le tissu conjonctif semble venir combler les vides: on pourrait l'appeler *sclérose secondaire* ou *fausse sclérose.* L'autre est une maladie primitive; le tissu conjonctif est d'abord pris d'hypergénèse en même temps que la partie se vascularise, puis les tubes disparaissent : c'est une sorte d'inflammation lente : on peut la nommer *sclérose primitive* ou *sclérose vraie.* Je la nommerais plus simplement *myélite chronique*, si ce nom n'avait été assigné à d'autres lésions de la moelle dont la nature inflammatoire est cependant loin d'être démontrée.

La sclérose vraie et la fausse sclérose se différencient par plusieurs caractères. J'en indiquerai quelques-uns.

La sclérose vraie a un tissu plus ferme ; sa coloration est généralement grisâtre, tandis que celle de la sclérose secondaire est plutôt jaunâtre; elle est plus riche en noyaux que cette dernière; enfin, les corps amyloïdes, très-abondants dans la sclérose vraie, sont très-rares ou manquent complètement dans la fausse sclérose. Par contre, les corps granuleux ou leurs débris, les granulations graisseuses, très-abondants dans la sclérose secondaire, sont relativement rares et peuvent même manquer dans la sclérose vraie.

C'est à la sclérose vraie que se rapporte tout ce qui a été dit dans la première partie de ce travail.

On confond encore avec la sclérose une autre altération qu'on n'en peut pas distinguer à l'œil nu et qui au microscope paraît produite par une diminution générale et graduelle du volume des tubes, lesquels peuvent même disparaître entièrement. Il en résulte une atrophie, souvent considérable, des cordons où s'opère ce travail. Le tissu conjonctif ne s'y développe qu'en petite quantité, et les corps amyloïdes manquent presque complètement. On doit réserver à cette lésion, qui est encore peu connue, le nom d'*atrophie grise.*

IV.

DE L'ATAXIE LOCOMOTRICE PROGRESSIVE

ENVISAGÉE COMME ENTITÉ MORBIDE DISTINCTE.

Par M. le Dr CARRE (d'Avignon).

J'aurais voulu répondre d'une manière générale à l'importante question qui va se débattre ici ; vous retracer le mouvement scientifique qui, depuis le début de ce siècle, entraîne l'esprit médical vers l'étude de l'anatomie pathologique et de la physiologie expérimentale ; vous rappeler quelle impulsion féconde les travaux de Bichat, Charles Bell, Flourens, Bouillaud, Magendie, Longet, Cl. Bernard, Brown-Séquard ont communiquée à l'étude des affections nerveuses, alors si obscures. J'aurais voulu vous faire assister au démembrement des affections du cerveau et de la moelle épinière, à la génération graduelle de ces entités qui, peu à peu, se sont élevées sur les débris d'anciens groupes morbides mal définis ; en un mot, vous exposer l'historique de l'ataxie locomotrice progressive, de la paralysie agitante, de l'atrophie musculaire progressive, des paralysies réflexes. Mais j'ai dû laisser à des plumes plus autorisées et plus habiles le soin de vous faire ce brillant tableau, et je vais me borner à vous donner mes impressions sur une seule de ces maladies, l'ataxie locomotrice progressive.

Mais, dès le principe, Messieurs, je dois m'élever contre cette locution aussi fautive, au point de vue grammatical, que mal appropriée à la maladie qu'elle prétend définir. Je n'hésite pas à lui imputer ces divergences d'opinions déjà anciennes et que le temps et de nombreux travaux n'ont pu encore faire cesser. C'est en présence de ce mot *ataxie* que l'esprit de synthèse a voulu réunir sous le même drapeau la maladie nouvelle, et d'autres maladies du cerveau, du cervelet, certaines intoxications, des névroses, qui n'avaient entre elles de commun qu'un symptôme. D'un autre côté, l'école analytique, à laquelle je me rallie volontiers, se basant sur l'examen raisonné des symptômes et les lésions cadavériques, a cru pouvoir détacher l'ataxie locomotrice progressive de la classe nombreuse des ataxies et en faire une maladie à part. Je crois, Messieurs, que cet antagonisme d'opinions n'aurait pas pris naissance sans cette expression vicieuse que je combats et que je propose de retrancher à tout jamais du langage médical. Déjà M. Trousseau a senti le besoin de la remplacer par celle de *maladie de Duchenne*. Je propose de lui substituer l'expression de *myélophthisie ataxique*, qui rappelle à la fois à l'esprit les symptômes et les lésions.

C'est vous dire, Messieurs, que cette expression désigne pour moi une maladie particulière. Cette croyance est fondée sur la symptomatologie et l'anatomie pathologique. — Parmi les symptômes, si j'examine le plus saillant, l'ataxie, je vois qu'elle a des caractères à part, que M. Duchenne a récemment désignés sous le nom de *titubation asynergique*. En effet, l'incoordination dans la maladie qui nous occupe débute d'une manière latente, si je puis dire. Limitée dans le principe à quelques muscles du pied, on la voit peu à peu envahir ceux de la jambe, puis de la cuisse, d'abord d'un seul côté, puis se développer, au bout d'un temps variable et en suivant le même ordre, dans le côté opposé. Ce n'est que plus tard qu'elle se propage aux membres supérieurs, fidèle à une progression analogue, et plus tard encore qu'elle s'étend quelquefois aux muscles de la nuque, du cou, de la langue, du pharynx, du voile du palais, des lèvres, du globe oculaire. L'ataxie tend à se propager de proche en proche d'une manière assez régulière, en interrompant de temps en temps son cours. Elle ne fait pas explosion, à moins qu'on n'ait affaire à la forme aiguë de la maladie, dont je ne connais que de rares exemples. — Telle est la marche ordinaire de la maladie : elle n'est pas constante. Il existe, en effet, des observations où des symptômes céphaliques, vertiges, céphalalgie, etc., ont ouvert la marche des accidents. J'admets ces faits; mais quand je veux les expliquer, je ne vois là que pure coïncidence. Dans d'autres cas rares, le désordre des mouvements commence par les membres supérieurs ; plus rarement encore, la maladie a une forme hémiplégique. Quelle que soit la valeur de ces différences, l'ataxie locomotrice progressive présente toujours dans son développement les quatre caractères suivants : elle est lente, progressive, rémittente et généralement ascendante. A côté de ces caractères intrinsèques, elle en présente d'autres qui augmentent leur valeur. Elle est précédée souvent, elle est accompagnée presque toujours de douleurs particulières, qui occupent de préférence les parois de l'abdomen et du thorax, la racine des membres, et qui éveillent immédiatement l'idée d'une myélite. Ces douleurs coïncident avec des altérations variables des divers modes de la sensibilité de la peau, des muscles, des parties profondes, de telle sorte qu'en tenant compte des douleurs, on peut affirmer que, parmi les observations d'ataxie locomotrice progressive publiées jusqu'à ce jour, il n'en est pas une seule où l'on ne rencontre une altération quelconque de la sensibilité. — Du côté des mouvements, on observera une faiblesse qui contraste avec l'intégrité plus ou moins complète de la force musculaire ; car, jusqu'à présent, on n'a signalé que quelques paralysies partielles qui ne surviennent qu'à un degré avancé du mal, et qui trouvent alors une explication dans l'état des parties malades. — Jusqu'à présent on a beaucoup trop négligé l'étude des mouvements réflexes, dont l'état ne se trouve indiqué que dans une huitaine d'observations. Depuis que j'étudie les faits, j'ai acquis la certitude que ces mouvements sont généralement exaltés, diminués ou pervertis. La sensibilité inconsciente, fréquemment compromise, peut nous expliquer ainsi le mécanisme de l'incoordination, par la désharmonie qui éclate entre les mouvements inconscients et les mouvements volontaires, dont l'accord mutuel est nécessaire pour la régularité de tout acte locomoteur. — J'ajouterai à ces symptômes cardinaux les troubles oculaires qui, dans la moitié des cas, ne figurent que dans une période avancée de l'affection. Rares en général dans les maladies de la moëlle, ces perturbations de l'appareil oculaire acquièrent par là une valeur réelle. Mais elles sont loin de se présenter aussi régulièrement que le veut M. Duchenne dans la période prodromique. On ne doit les considérer ni comme une propagation du mal, ni comme le résultat constant d'une action du filet cervical du grand sympathique, mais comme une coïncidence dont la cause nous échappe encore. La même réflexion s'applique aux phénomènes génitaux, à l'impuissance qui annihile les organes de la virilité, en ne conservant que des désirs stériles et des pertes que l'on ne peut éviter, à l'excrétion urinaire qui échappe à la volonté ou la brave. Faut-il attribuer ces faits au grand sympathique qui, en troublant les sécrétions, troublerait aussi les fonctions ? Rien jusqu'ici ne justifie une telle conclusion. Les sécrétions du sperme, pas plus que celles de la salive, de la sueur, de l'urine, ne sont modifiées, du moins en règle. Quant aux phénomènes de nutrition, de vascularisation, ils sont encore trop peu connus, pour faire penser à un état morbide du grand sympathique.

Il était nécessaire, Messieurs, de retracer la physionomie de l'ataxie dans la maladie de Duchenne, pour mieux saisir les différences qui la séparent de l'ataxie locomotrice qu'on observe dans tout autre état morbide. En effet, dans les maladies du cerveau, et surtout dans celles du cervelet où l'ataxie locomotrice existe fréquemment, elle coïncide avec des symptômes paralytiques, avec des troubles intellectuels, des vomissements, qui ne peuvent laisser longtemps de doute sur l'existence d'une origine céphalique. De plus, l'incoordination n'a plus cette marche ascendante que nous avons indiquée. Elle ne se montre pas dans les mouvements complexes de détail, mais au début d'un acte volontaire. La volonté hésitante, ataxique, si je puis dire, ne transmet aux membres que des ordres hésitants ; de là vient l'incoordination que la volonté, impuissante, nuisible même dans la maladie de Duchenne, peut ici en partie corriger. Eh bien ! Messieurs, peut-on confondre ces états morbides du cerveau et du cervelet, même lorsqu'ils revêtent le cachet le plus accentué de chronicité, avec une maladie où l'intelligence reste toujours intacte, et où tout, au contraire, révèle une souffrance de la moëlle ?

Il est une maladie, Messieurs, la paralysie générale des aliénés, bien voisine de l'ataxie locomotrice progressive par la nature des lésions qui viennent quelquefois se confondre avec cette dernière et en obscurcir la physionomie. Mais, en dehors de cette complication, le tremblement qui de bonne heure se trahit sur les lèvres, les divagations de l'intelligence et la paralysie feront reconnaître cette longue et cruelle maladie.

Certaines névroses, la chorée, l'hystérie. les diverses variétés de tremblement, présentent aussi des symptômes d'ataxie. Mais, à part l'allure particulière à ces maladies, la cause de cette ataxie n'est pas un ordre de la volonté, comme dans la myélophthisie ataxique ; elle est complètement étrangère à la volonté ; elle se manifeste aussi bien dans le repos que dans les mouvements, et dans toutes les attitudes du corps, et paraît exister aux dépens des mouvements réflexes. — Dans les crampes des écrivains, nous voyons l'ataxie localisée dans quelques muscles et ne se manifestant que dans certaines conditions données et toujours les mêmes.

En résumé, de ce court parallèle il résulte qu'il y a des ataxies *cérébrales*, qui s'accompagnent d'altérations intellectuelles et de paralysies ;

Des *ataxies cérébelleuses*, qui, aux symptômes précédents, joignent les vomissements ;

Des ataxies qui semblent dépendre du bulbe et de la protubérance annulaire : telles sont la paralysie agitante et l'épilepsie ;

Des ataxies par lésion dynamique de la moelle, comme la chorée, l'hystérie et autres névroses spasmodiques, dont la nature est encore douteuse, mais qu'on peut rattacher cependant à un trouble dans les mouvements réflexes ;

Une ataxie par lésion organique de la moelle, c'est l'ataxie locomotrice progressive ou myélophthisie ataxique ;

Enfin, la crampe des écrivains nous porte à admettre une autre variété d'ataxie par lésion des nerfs périphériques.

Nous signalerons, en terminant et pour mémoire seulement, l'ataxie qui survient dans les fièvres graves et dans les maladies aiguës.

Parmi tous ces groupes, l'ataxie locomotrice progressive se détache nettement par sa physionomie particulière. C'est la première raison que j'avais à faire valoir pour lui conférer le titre d'entité morbide.

Les lésions qui l'accompagnent, par leur constance, par la spécialité de leur siége, me fourniront un second argument.

En effet, Messieurs, nous ne sommes plus, comme au moment où parut le mémoire de M. Bourdon, à attendre des autopsies.

Depuis cette époque, onze observations concluantes et identiques ont été publiées en France. En Allemagne, nous arrivons au même chiffre, en ajoutant les observations rassemblées par Leyden à celles de Freidreich. Ces vingt-deux observations,

toutes postérieures au mémoire de M. Duchenne, nous montrent,
à côté des mêmes symptômes, les mêmes lésions anatomiques.
On ne peut voir dans ces faits, œuvre collective de nombreux
auteurs, le plus souvent étrangers les uns aux autres, ni une
simple coïncidence, ni le résultat d'une idée préconçue. Si nous
réunissons à ce premier faisceau les observations antérieures,
dues à Ollivier d'Angers, Hutin, Cruveilhier, Stanley, Gull,
Topham, Schutzemberger, Sandras, Brown-Séquard, Türk, etc.,
nous arrivons à un total de plus de cinquante observations. Ce
chiffre, Messieurs, ne suffit-il pas à toutes les exigences ? N'y
a-t-il pas beaucoup de maladies dont le bagage anatomique est
moins complet et surtout moins homogène ? Pour infirmer la
valeur de ces faits, nous ne connaissons que deux autopsies négatives, où l'examen microscopique a été négligé. On comprend
que la preuve que l'on peut tirer des lésions anatomiques fût
ébranlée, si l'on trouvait ces mêmes lésions comme expression
d'un ensemble de symptômes différents de ceux de la myélophthisie ataxique ; mais les contradictions de ce genre sont
encore à venir. Ou bien, il faudrait que le cortége symptomatique de l'ataxie progressive coïncidât avec des altérations de
natures diverses du côté des faisceaux postérieurs. Je sais bien,
Messieurs, que cette opinion a été hasardée, que l'inflammation, les tubercules et autres manifestations morbides de ces
parties ont été considérés comme donnant lieu à l'ataxie locomotrice progressive. Mais, je le répète, et cela résulte clairement de l'examen de ces faits, l'incoordination est ici bien différente. Si, pendant un certain temps, elle emprunte les traits
de la maladie de Duchenne, bientôt d'autres manifestations,
telles que les paralysies, les douleurs locales, la marche des
symptômes, etc., viendront évidemment tirer l'esprit d'une
confusion qui ne peut être que momentanée.

On me dira peut-être aussi que l'atrophie des éléments nerveux n'a rien de spécial, qu'on la retrouve avec les mêmes caractères dans les centres cérébraux. Il est vrai, Messieurs, que
l'atrophie des tubes nerveux, s'accompagnant de prolifération
du tissu conjonctif, de production abondante de cellules et de
noyaux, d'altération graisseuse des vaisseaux et d'hémorrhagies interstitielles, a été notée par de nombreux et savants auteurs, dans diverses maladies chroniques du cerveau, du cervelet

et de parties bien différentes de la moëlle ; mais de ce que le cancer, par exemple, se rencontre avec ses mêmes caractères dans divers organes, s'ensuivra-t-il qu'il ne donnera pas lieu à des maladies distinctes et qui doivent être parfaitement séparées ? Ce qui me permet de dire que l'ataxie locomotrice progressive a des lésions anatomiques distinctes, c'est que l'atrophie dont nous parlons se rencontre toujours avec les mêmes caractères dans les mêmes parties de la moëlle. Ces parties, il n'est pas besoin de le rappeler, Messieurs, sont, par ordre de fréquence, les faisceaux postérieurs, les racines postérieures et la substance grise.

Maintenant, Messieurs, que nous avons établi que la maladie de Duchenne, la myélophthisie ataxique, n'est pas une fiction ; nous avons à nous demander quelle en est la nature. Problème difficile et qui a donné lieu déjà à plus d'une interprétation ! Pour ceux, Messieurs, qui se refusent à voir autre chose dans cette maladie qu'un symptôme, ma réponse se trouve contenue dans ce mémoire, qui n'est en définitive qu'une réfutation de cette idée. Mais une autre opinion s'est élevée depuis longtemps, protégée par un grand nom, adoptée par plusieurs adeptes. Suivant M. Trousseau, l'ataxie locomotrice progressive est une névrose convertie. Cette manière de voir est basée sur trois raisons : 1° sur une certaine analogie entre la symptomatologie mobile de l'ataxie et celle des névroses ; 2° sur la présence de l'hérédité au milieu des données étiologiques ; 3° enfin, sur l'anatomie pathologique. Examinons ces trois motifs. La physionomie de l'ataxie progressive n'est pas aussi bizarre, aussi irrégulière, aussi protéiforme qu'on a pu le penser. Privée de ces caprices qui, au moindre prétexte, font éclater les crises de certaines névroses, l'ataxie progressive n'apparaît, au contraire, que dans une seule circonstance, quand un mouvement va s'accomplir ; que sous un seul excitant — la volonté. Elle se développe en aveugle, suit sa marche irrésistible, fatale, tandis que les névroses, modifiées par les milieux physiques et moraux où elles s'agitent, sont compatibles avec une longue existence.

Si, en second lieu, l'hérédité figure parmi les causes de l'ataxie, c'est rarement, presque exceptionnellement, puisque je ne l'ai trouvée mentionnée que dans sept ou huit observations.

De plus, c'est une cause qui est loin d'être l'apanage exclusif des névroses, qui est, au contraire, commune à une foule de maladies, de telle sorte que ce second point de rapprochement me paraît aussi peu fondé que le précédent.

On ne soutient plus aujourd'hui que l'ataxie locomotrice progressive n'a pas de lésions, et l'argument, basé sur deux autopsies négatives, s'est bientôt évanoui devant des faits nombreux et bien observés. Mais si l'on est d'accord pour admettre ces faits, les opinions divergent quand il s'agit de les expliquer. Pour les partisans de la nature névrosique de l'ataxie, ces altérations cadavériques sont secondaires, elles sont consécutives aux troubles des fonctions, elles n'en sont pas l'origine. Nous ne sommes pas étonnés de voir revivre ici cette question, qui a passionné, à plusieurs reprises, l'école vitaliste et les partisans du positivisme anatomique. Mais, malgré l'énergique résistance de la première, l'anatomie pathologique a laissé après elle des traces profondes et des résultats sérieux, et nous croyons que l'ataxie locomotrice progressive lui a fourni l'occasion d'un nouveau triomphe. En effet, Messieurs, peut-on regarder comme secondaires des lésions qui précèdent souvent toute manifestation morbide appréciable? Tel a été cependant le résultat constaté dans certaines portions de la moelle, à la région cervicale, par exemple, alors que les membres supérieurs n'étaient le siége d'aucun symptôme morbide apparent. — Peut-on, d'un autre côté, mettre en parallèle ces grosses lésions de l'ataxie avec les altérations secondaires des névroses? Si l'on compare l'anatomie pathologique de l'hystérie, de la chorée, de l'épilepsie, déjà si vieilles dans la science, avec celle de l'ataxie locomotrice progressive encore dans l'enfance, on voit d'un côté, quoi? Souvent rien, ou bien les lésions les plus disparates, ou bien encore, résultat plus récent et plus positif, quelques changements dans les vaisseaux capillaires du bulbe rachidien. Ces lésions de l'épilepsie, qui sont loin d'être encore généralement reconnues et qui se ressentent peut-être un peu trop des encouragements de la physiologie expérimentale, ne vous paraissent-elles pas, Messieurs, bien mesquines et surtout bien différentes de celles de l'ataxie? Cette différence n'est-elle pas un abîme, quand on pense que ces lésions, qu'on a peine à retrouver, sont tout ce qu'on rencontre dans les plus vieilles

épilepsies, tandis qu'on rencontre des altérations déjà si profondes dans des ataxies datant d'un an ou deux et même de six
mois ?

En admettant pour un instant que les lésions de cette seconde
maladie soient secondaires, quel en est le point de départ ? Les
uns, avec M. Jaccoud, leur reconnaissent une origine périphérique. Dans cette hypothèse (car ce n'est encore qu'une hypothèse), les extrémités terminales des nerfs sensitifs seraient
primitivement affectées et réagiraient par action réflexe sur
les parties sensibles de la moelle, qui s'atrophieraient consécutivement. Cette opinion repose sans doute sur ce que les premiers symptômes se manifestent à la périphérie, à la peau,
aux extrémités. Mais ce fait ne doit pas être uniquement expliqué par une souffrance des extrémités nerveuses. Qui ne sait,
en effet, que certaines altérations profondes du cerveau s'annoncent par des fourmillements, des douleurs dans les parties
les plus éloignées de cet organe ? Les phénomènes excentriques
de l'ataxie s'expliquent par une souffrance primitive de la moelle,
comme les douleurs par le retrait du tissu conjonctif qui emprisonne et pince les tubes nerveux. D'ailleurs, s'il en était
ainsi, les lésions devraient marcher de la périphérie au centre,
il serait possible de les retrouver dans les extrémités nerveuses
et de les voir se propager vers la moëlle épinière. Loin de là,
leur marche est centrifuge ; dans les rares autopsies, où les
nerfs ont été trouvés malades, la dégénérescence siégeait près
de leur origine médullaire et allait ensuite en s'amoindrissant.
— Je ferai remarquer, enfin, que l'ataxie est loin de se comporter comme les paralysies périphériques ; celles-ci sont généralement bénignes, disparaissent avec la cause qui les a engendrées, et guérissent.

M. Duchenne a de la tendance à placer dans une altération
primitive du grand sympathique la cause de l'atrophie de la
moelle. Quelques symptômes vasculo-calorifiques, observés du
côté du globe oculaire, ont été le point de départ de cette
théorie. Nous ferons observer que l'existence de ce phénomène
est loin d'être constante, qu'il est rare, et qu'il est très-difficile de l'expliquer dans une maladie où les racines antérieures
sont saines et où les altérations du filet cervical du grand sympathique demandent une preuve et surtout un contrôle. Du

reste, les autres portions du système ganglionnaire devraient aussi être troublées dans leurs fonctions, et nous verrions la température, la circulation, les sécrétions être profondément modifiées dès le principe dans les extrémités. Or, Messieurs, nous pouvons affirmer, d'après l'examen de faits nombreux, que ces grandes fonctions sont exceptionnellement troublées dans leur jeu, et ce n'est pas au début, mais bien à une période avancée du mal, alors que l'atrophie a pu, en se propageant, envahir la substance grise de la moelle et les cellules sympathiques. C'est donc dans ces parties centrales que le système ganglionnaire est modifié ; c'est par une altération du centre cérébro-spinal que nous expliquons les phénomènes oculaires auxquels M. Duchenne a accordé une importance exagérée; c'est par les altérations des autres centres nerveux, qui sont échelonnés le long de la moelle épinière, que nous expliquons ces altérations dans les sécrétions de l'urine, du sperme, ces infiltrations séreuses des extrémités, ces lésions de nutrition, atrophie musculaire, etc., qu'on retrouve dans une période ultime de la maladie ; quant aux ganglions sympathiques et aux filets qui en émanent, rien, ni la filiation des symptômes, ni l'examen cadavérique ne nous permettent jusqu'à présent d'admettre qu'ils sont le siége de quelque altération primitive.

Il est un petit appareil, annexe de la moelle épinière, dont l'état n'a pas été suffisamment étudié ; je veux parler des ganglions spinaux. Il y a déjà longtemps que j'ai fait observer qu'ils pouvaient être le point de départ des altérations médullaires. Placés sur le trajet des racines sensitives, on sait, depuis les remarquables expériences de Waller, qu'ils président à leur nutrition, et que leur destruction entraîne la mort de ces parties. Faut-il voir dans une altération dynamique ou matérielle de ces organes l'origine de tous les désordres ? Les faits anatomiques sont trop peu nombreux pour répondre par l'affirmative. Mais au point de vue clinique, en s'en tenant aux saines notions de la physiologie, je crois que ceux qui veulent attribuer aux lésions de la moelle une origine excentrique doivent regarder de ce côté pour en trouver la cause. En l'absence de preuves, quelque intérêt que j'attache à cette manière de voir, il faut se contenter, pour le moment, de ces explications.

D'après l'opinion la plus généralement reçue, l'ataxie loco-motrice progressive est une maladie chronique de la moelle épinière. — Pour les uns, c'est une myélite, pour les autres une méningite. Pour moi, c'est une méningo-myélite chronique. — En effet, Messieurs, les changements nombreux qui surviennent toujours dans les méninges, l'épaississement et l'excès de vascularisation dont elles sont le siége, les adhérences généralement anciennes qui les unissent entre elles, et avec les faisceaux postérieurs, les fausses membranes, le pus, la sérosité excessive qu'elles contiennent dans certains cas; d'un autre côté, les modifications profondes et bien connues que présentent les faisceaux postérieurs, toutes ces circonstances n'imposent-elles pas l'opinion mixte que je professe? On se demandera sans doute pourquoi l'inflammation reste limitée à la partie postérieure de la moelle. — C'est se demander pourquoi telles couches des reins, pourquoi tels points du cerveau sont altérés isolément dans telle ou telle maladie. Ces localisations qui sont fréquentes ne tiendraient-elles pas aux fonctions distinctes siégeant dans des parties distinctes aussi de ces organes; pour le rein par exemple, l'altération de certaines couches ne se-raient-elles pas dues à ce que ces régions sont exclusivement chargées de l'élimination de certains principes, pour le cerveau à ce que les parties isolément malades président à certaines fonctions qui ont été troublées? De même pour la moelle, on comprend que les parties auxquelles la sensibilité est dévolue puissent être séparément altérées, pendant que celles qui président aux mouvements demeurent intactes. L'isolement des altérations anatomiques est une conséquence de l'indépendance des fonctions. D'ailleurs, Messieurs, cette délimitation n'est pas mathématique, car on sait que les appareils exercent les uns sur les autres une influence réciproque. Les parties sensibles et motrices de la moelle ont des échanges mutuels, autant au point de vue anatomique que physiologique. De là vient, en ajoutant le fait du voisinage, que les lésions s'étendent souvent de proche en proche aux faisceaux latéraux, et même aux faisceaux antérieurs. — Cette circonstance explique les nombreux points de contact qui existent entre la myélophthisie ataxique et la myélite chronique. Seulement il convenait de démembrer ce vieux groupe morbide, et de montrer qu'à côté de ces cas où l'inflammation chronique envahit la totalité de la moelle, il en est d'autres, peut-être au fond semblables par leur nature, mais variables par les manifestations, où le mal se limite aux faisceaux antérieurs ou aux racines antérieures, donnant aussi naissance à des maladies distinctes.

La myélophthisie ataxique est une de ces inflammations sub-aiguës qui se manifestent d'une manière subreptice, comme la maladie de Bright, la cirrhose. Elle se termine rarement par suppuration, le plus souvent par induration. Elle débute par une période qu'on peut appeler *congestive* — mais qui peut être, par exception, franchement inflammatoire ; — les parties malades sont le siége d'une vascularisation insolite dont on retrouve encore les traces dans les périodes les plus ultimes de l'affection. Cette irritation inflammatoire donne plus tard naissance à des exsudations qui s'épanchent dans le tissu connectif qui se gonfle, dont les cellules se multiplient. C'est la deuxième période ou de *déformation*, dans laquelle par le fait de la prolifération du tissu connectif, les éléments nerveux se déforment, se vident de leur contenu, mais conservent cependant encore leur continuité. Dans le troisième degré ou période de régression, les vaisseaux s'infiltrent de graisse, les éléments nerveux sont réduits en détritus informe, et sont incapables de se réparer. La graisse les pénètre, se répand au milieu du tissu connectif, et l'on voit apparaître de nombreux corps amyloïdes, que l'on a considérés comme une transformation régressive des cellules du tissu conjonctif. Telle est, en deux mots, ma manière d'envisager les phases diverses par où passent les parties malades dans l'évolution de leur dégénérescence. Elle est assez conforme aux idées allemandes sur la pathologie cellulaire ; elle se rapproche par certains côtés de la division établie, il y a peu de temps, par Freidreich, qui admet les trois stades suivants : 1° changements des vaisseaux ; 2° atrophie des éléments nerveux ; 3° métamorphose du tissu connectif.

Messieurs, ces idées ne sont pas spéculatives ; elles ont un grand intérêt au point de vue clinique. Le pronostic et le traitement peuvent y puiser d'utiles applications. En effet, les deux premières périodes sont guérissables. Tant que les éléments nerveux ont conservé leur charpente, on peut espérer de les voir recouvrer leurs fonctions. C'est alors, Messieurs, que les moyens locaux, — émissions sanguines pour combattre l'hypérémie, révulsifs pour lutter contre les exsudations plastiques ou séreuses, et plus tard toutes les manœuvres de l'hydrothérapie et de l'électricité pour reconstituer les éléments déformés, peuvent, aidés d'une médication interne appropriée, rendre d'utiles services. — Enfin quand la dégénérescence fatale a commencé, qu'elle a progressé, que les parties malades sont détruites dans leur intimité, faut-il complétement désespérer, et déposer les armes? J'avoue, Messieurs, que les moyens jusqu'ici vantés : l'arsenic, l'iode, le fer, l'huile de foie de morue, le seigle ergoté, la strychnine, etc., et même le nitrate d'argent ne m'inspirent qu'une confiance restreinte : non pas, Messieurs, que je sois trop sceptique déjà en thérapeutique, mais parce que les indications de ces divers agents sont tellement obscures aujourd'hui, qu'on manque de point de repère pour se conduire dans ce dédale. L'observation comblera sans doute cette lacune. Il faut tendre vers ce but avec espoir, car la moelle peut cicatriser ses plaies, et une circulation nerveuse collatérale s'établir, comme la physiologie récente tend à le prouver.

V.

ÉTUDE SUR LES PARALYSIES

Par M. le Dr CHABRIER (de Montpellier)

Chef interne à l'hospice d'Aix (Provence).

(RÉSUMÉ.)

PEUT-ON ADMETTRE A TITRE D'ENTITÉS MORBIDES LES DIVERSES AFFECTIONS PARALYTIQUES RÉCEMMENT DÉCRITES?

Il existe deux manières de comprendre une entité morbide ou une espèce médicale. Pour les uns, il y a lieu de créer une entité nouvelle, dès qu'un organe, en vertu de sa spécialité d'action, traduit l'atteinte morbide qui le frappe par un groupe de symptômes propres et particuliers. Pour les autres, et nous

nous rangeons de leur côté, l'entité morbide ressort bien moins de l'organe atteint ou du mode physiologique qui se manifeste, que de l'étude attentive des causes et du traitement.

Dans la première manière de voir, on ne fait pas de la médecine; on se borne à faire de la physiologie pathologique, comme on fait de l'anatomie pathologique. A Dieu ne plaise que nous ne soyons fiers des progrès rapides que la science moderne a faits dans cette voie; mais quand on se prend à regarder combien la thérapeutique et la clinique sont pauvres en présence de cette richesse de la symptomatologie et du diagnostic, on devient plus modeste, et l'on se demande s'il ne serait pas temps d'entrer dans une voie meilleure, de moins diviser et subdiviser les espèces, sous le prétexte de localisations de plus en plus spéciales, d'étudier un peu moins les formes et un peu plus le fond.

En médecine, il faut voir les choses de plus haut ; l'étude des épidémies, des constitutions, de la spécificité et de la contagion, des diathèses, domine toute la médecine, et, bon gré malgré, il faut toujours arriver à cette grande manière de comprendre les espèces médicales.

Il n'y a de véritables espèces que les affections élémentaires et les affections spécifiques, et il ne faut pas les confondre avec les espèces anatomiques ou physiologiques, qui ne représentent que des groupements artificiels, utiles cependant pour simplifier l'étude et la présenter avec netteté dans un cadre parfaitement défini.

A ce point de vue, nous dirons, sur la question qui nous occupe, que les maladies récemment décrites et observées avec une sagacité remarquable représentent des groupes parfaitement nets et distincts; qu'au point de vue anatomique et physiologique, comme siége et comme mécanisme, leur indépendance est à peu près justifiée. Mais ces différences ne les empêchent pas de dépendre d'un même processus pathologique ou d'une affection générale, et celle-ci domine alors d'une manière si grande, que toutes les distinctions précédentes disparaissent devant la connaissance de la véritable espèce pathologique.

C'est ce que nous allons essayer de démontrer en prenant à part chacune des maladies récemment créées dans la classe des paralysies.

ATAXIE LOCOMOTRICE.

L'observation attentive de certains paralytiques a conduit M. Duchenne, de Boulogne, à différencier certains cas qui constituaient pour lui une maladie nouvelle , qu'il a appelée *ataxie locomotrice*.

Le trait caractéristique de cette maladie n'est pas l'impuissance musculaire, mais seulement un défaut de coordination dans les mouvements, qui dépassent ou n'atteignent pas le but qu'on voulait leur donner ; il est important aussi de noter que la sensibilité cutanée et la sensibilité musculaire sont intactes, et qu'à ce point de vue l'ataxie locomotrice diffère de la maladie décrite par M. Landry sous le nom de *paralysie de la sensibilité musculaire*.

Dans cette dernière affection, les muscles perdent la sensation de la résistance et de la pesanteur, et ce trouble peut devenir l'origine d'hallucinations très-remarquables, dans l'extase par exemple, mais l'intégrité de la coordination volontaire est complète

Seulement si la vue fait défaut et qu'un *mouvement passif* soit imprimé au membre insensible, le défaut de résistance du sol, l'inconscience de l'étendue du mouvement effectué doivent forcément amener une hésitation très-grande dans les fonctions locomotrices.

Dans les faits de M. Duchenne, il s'agit de la lésion d'un pouvoir coordonateur constituant un ordre de fonctions cérébrales distinct de la mobilité et de la sensibilité, et, à ce titre, l'auteur précité se croit autorisé à créer une maladie nouvelle.

Une différence immense sépare physiologiquement l'ataxie de la chorée, car dans cette dernière maladie les mouvements désordonnés se produisent en dehors de toute action volontaire.

Les recherches nécroscopiques de Bouillaud, Flourens, Longet, etc., s'accordant pour donner au cervelet la fonction de la coordination des mouvements, semblaient indiquer que c'est dans cet organe qu'on trouverait la raison anatomique de l'ataxie locomotrice.

Les autopsies n'ont pas confirmé cet *à priori* ; elles ont fait voir au contraire une atrophie remarquable des cordons postérieurs de la moelle. Ce fait inattendu est venu modifier un peu l'opinion qu'on se faisait du rôle des racines postérieures, en prouvant que la transmission de la sensibilité continuait à se faire par la substance grise ; il a démontré surtout ce fait majeur, que les racines postérieures étaient les organes de transmission du pouvoir régulateur du cervelet, au moins en ce qui constitue la coordination des mouvements musculaires placés sous l'influence des paires rachidiennes.

Arrivés à ce point de notre exposé, nous croyons utile de faire connaître nos idées sur un groupe de phénomènes que nous désignerons sous le nom général d'*ataxies*, et dont l'ataxie locomotrice n'est qu'une forme.

Il existe dans les centres nerveux un appareil organique intermédiaire entre le centre intellectuel, volontaire, et le système périphérique du mouvement et de la sensibilité. Ces deux termes extrêmes peuvent jouir de leur intégrité fonctionnelle propre, sans que pour cela leurs rapports mutuels s'exercent normalement.

Dans l'ataxie locomotrice, nous trouvons une volonté ferme, une activité musculaire intense, et cependant il existe un désordre dans les mouvements, qui n'obéissent plus à la volonté ; l'appareil organique de cette fonction intermédiaire comprend à la fois le cervelet et les cordons postérieurs de la moelle épinière.

Dans le cerveau lui-même, et pour une autre fonction, nous allons trouver des faits du même ordre, et l'aphasie n'est pas autre chose qu'une ataxie du langage. Nous trouvons, en effet, dans le travail de M. Jules Falret (*Archives*, 1864), des faits relatifs à des malades dont l'intelligence était intacte au point d'écrire leur volonté, dont les mouvements de l'appareil lingual étaient intacts au point de répéter des mots prononcés tout haut, et chez lesquels pourtant, entre cette intelligence qui sait et cet organe qui peut, il n'y a plus cette liaison ordinaire qui fait le langage. On voit alors quelquefois le phénomène étrange de l'esprit qui dicte un mot, et de la langue qui en rapporte un autre.

Revenons à l'ataxie locomotrice, et constatons que, dans

quelques cas signalés par des observateurs émérites, tels que
MM. Demay Victor et Bourdon, on n'a pas pu trouver la moindre lésion anatomique. Ces auteurs ont retrouvé l'ataxie locomotrice comme symptôme isolé dans l'hystérie, la chlorose et
diverses intoxications métalliques, ce qui permet de distinguer une ataxie nerveuse essentielle ou sans lésions et une
ataxie avec des lésions permanentes.

Quand les lésions existent, il ne faut pas croire que celles-ci
soient toujours identiques; des faits produits par MM. Bourdon
et Trousseau prouvent que le tubercule, le ramollissement, le
squirrhe, l'induration des cordons postérieurs ont successivement donné naissance à l'ataxie locomotrice.

Quel argument pourront tirer les partisans de l'entité médicale de l'ataxie d'une lésion qui n'est ni constante comme existence, ni constante comme caractère. L'ataxie, comme tout
autre groupe anatomo-physiologique des maladies nerveuses,
peut être idiopathique; liée aux fatigues, aux veilles, aux chagrins, aux excès, au tempérament ou à l'hérédité, elle peut
être symptomatique de lésions diverses, produit de diathèses
variables, et à ce titre les traitements les plus variés, les
méthodes thérapeutiques les plus contradictoires peuvent suivant le cas lui convenir.

Le médecin physiologiste adopte ces distinctions, le praticien n'y gagne rien ou n'y gagne que peu de chose; l'étiologie
est, en effet, le plus souvent obscure. Barré a constaté l'hérédité
comme cause certaine dans une série de cas. Lecoq a vu cette
maladie paraître à la suite d'un traumatisme. Le traitement par
l'électricité qui a réussi à Duchenne, celui par l'hydrothérapie
qui a réussi à M. Bourguignon, celui de M. Teissier par l'iodure
de potassium, celui de MM. Vulpian et Charcot par le nitrate
d'argent, tout cela ne prouve-t-il pas qu'on n'a pas affaire à une
entité pathologique, mais à un groupe physiologiquement distinct, et rien de plus?

PARALYSIE AGITANTE.

La paralysie agitante a été décrite comme espèce nouvelle
par Parkinson, en 1817 ; mais nous allons voir qu'en 1850
et en 1857, MM. Roth et Trousseau n'ont pas voulu reconnaître cette nouvelle parvenue, et l'ont laissée dans la classe

des chorées, d'où elle n'aurait jamais dû sortir.

Un tremblement involontaire et irrésistible, une propulsion en avant, l'intégrité de la sensibilité, la marche progressive de la maladie, voilà les caractères que lui donne son inventeur.

Si nous disons ici que le tremblement, qui n'a rien de particulier, que la propulsion en avant, qui manque souvent et pourrait bien n'être ici que le résultat de l'instabilité du centre de gravité, se trouvent aussi dans les lésions du cervelet, — que l'intégrité de la sensibilité et de l'irritabilité musculaire ne prouve qu'une chose, la mauvaise appellation de paralysie agitante, — il ne restera pour justifier cette nouvelle entité que le seul fait de la marche progressive.

La progression dans le mal, serait-elle constante, ne saurait être considérée comme un élément pathognomonique, mais il n'en est pas même ainsi; la science possède aujourd'hui quelques cas avérés de guérison, et nous devons espérer que les progrès de la thérapeutique enlèveront un jour à cette affection ce caractère fatal qui pèse sur elle et n'est peut-être que le fait de notre ignorance.

Les causes qui produisent la paralysie agitante n'ont rien de bien caractéristique. Tantôt on signale des émotions vives et la peur en particulier; tantôt ce sont des chagrins prolongés; ailleurs on signale le froid ; en un mot, ce sont toujours les mille causes de toutes les maladies nerveuses en général.

L'anatomie pathologique a-t-elle du moins révélé quelque particularité. Canstatt a pratiqué plusieurs autopsies sans trouver aucune lésion, tandis que Parkinson, Lebert, Oppolzer ont trouvé en général une lésion du bulbe ou du pont de Varole. Dans les diverses autopsies, la lésion constatée était loin d'être de même nature. Elle leur a paru tour à tour consister en une induration, en une simple congestion et même liée à la présence de produits hétéromorphes.

Il ne resterait donc des données anatomo-pathologiques qu'une question de siége, question physiologique pure et simple, mais qui trouve un appui certain dans les expériences de M. Claude Bernard, sur la nicotine. Ce physiologiste a vu qu'il suffisait de laisser le bulbe intact, pour que, sous l'influence de ce poison, on vît se déclarer un tremblement analogue à celui de la paralysie agitante. Blasius a aussi démontré que la tonicité fixe des muscles, nécessaire pour la station debout, disparaît dans les lésions du bulbe et fait place à un tremblement caractéristique.

La physiologie et la pathologie tendent donc à faire admettre que la paralysie agitante se rattache à un trouble des fonctions du bulbe, et nous ne sommes pas éloignés d'accepter cette manière de voir; toutefois, la chorée pure et simple est quelquefois produite par des lésions analogues et de même siége, et, par suite, nous ne voyons là rien de propre à la paralysie agitante, qui est et doit rester définitivement confondue avec la chorée dont elle n'est qu'une variété.

Le traitement ne justifiera pas davantage la distinction qu'on a voulu établir.

Eliotson a signalé une guérison par le sous carbonate de fer.

Basedow a réussi avec les eaux alcalines de Tœplitz.

Canstatt a employé avec succès les bains sulfureux.

Axenfeld a traité heureusement un cas par l'iodure de potassium.

Tout cela ne nous amène-t-il pas à conclure : 1° que la paralysie agitante n'a pas de nature propre, qu'elle n'est que le symptôme d'une foule d'états différents, relevant ici de l'iodure de fer, là des toniques, ici des antiphlogistiques, ailleurs du soufre ou de l'iodure de potassium ; 2° qu'elle n'est qu'une variété de la chorée, comme la chorée sénile, le tic non douloureux, la chorée sauteuse, celle des écrivains et les dix ou douze variétés décrites par le professeur Trousseau, dans ses leçons cliniques sur la chorée.

DES PARALYSIES RÉFLEXES ET DES PARALYSIES DANS LES MALADIES AIGUES.

C'est encore aux découvertes modernes que nous devons la connaissance parfaite des actions réflexes. L'étude des paralysies ne devait pas tarder à profiter de ces travaux, et nous avons déjà sur ce sujet l'ouvrage remarquable de Brown-Séquard, traduit par M. Gordon, et précédé d'une introduction savante de M. le professeur Rouget. Ajoutons toutefois que les médecins n'avaient pas attendu ce moment pour connaître ce groupe de paralysies et les traiter en conséquence. Les paralisies réflexes ne sont pas, en effet, autre chose que les paralysies sympathiques. Nous voulons bien que ce mot sympathie ait quelque chose de mystérieux et de vague, qui n'allait que médiocrement aux allures positives de l'école moderne; mais si l'explication de ces phénomènes laissait à désirer, il faut, pour être juste, convenir que le fait était d'une exactitude irréprochable.

La classe des paralysies réflexes mérite d'être conservée, car elle est fondée sur une donnée vraiment médicale : elles ne constituent pas une seule et même entité, car elles renferment une série d'espèces très-différentes, mais du moins elles ont toutes ce cachet particulier, que le point de départ du mal est ailleurs que dans les centres nerveux eux-mêmes, caractère important qui ouvre carrière à des données thérapeutiques de la première valeur.

Répétons pourtant encore une fois que la véritable entité n'est constituée que du moment où le médecin a découvert, si je puis ainsi dire, le *pars mandans* de l'action réflexe.

Nous n'avons pas ici à passer en revue les diverses espèces, en rapport avec les troubles de la motilité, de la sensibilité ou du pouvoir vaso-moteur. Nous nous bornerons à signaler les travaux remarquables de M. Jules Cohen, récemment couronnés par l'Académie, et ceux que M. Leudet, professeur à Rouen, a récemment publiés dans les *Archives de médecine*.

La paralysie réflexe n'a de valeur médicale que celle de l'affection primitive qui la produit en général, dit Brown-Séquard; la paralysie réflexe croît, décroît et disparaît avec l'affection primitive elle-même. Dans quelques cas cependant, la paralysie réflexe persiste longtemps après la guérison complète de la cause qui lui a donné naissance : c'est que, dans ces cas, la paralysie a pu s'émanciper de la cause elle-même, l'action vaso-motrice réflexe qui a amené une diminution prolongée dans l'abord du sang; ou bien une congestion de longue durée finit par amener un état des vaisseaux qui persiste et suffit pour entretenir la paralysie. L'étude de l'action de la strychnine et du seigle ergoté sur la moelle épinière a fourni de très-belles considérations thérapeutiques à M. Brown-Séquard.

Il importe de rapprocher des paralysies réflexes les nombreuses paralysies qu'on a d'abord observées à la suite de la diphthérite, et dont les premiers observateurs avaient fait une espèce à part l'attribuant à une intoxication virulente spéciale; mais le travail de M. Gubler est venu démontrer que toutes les maladies aiguës pouvaient produire des paralysies de cet ordre, et que l'état anémique était probablement la source de tous ces désordres nerveux. Les paralysies de ce groupe ont en général un caractère de bénignité des plus marqués, et l'on voit presque toujours les accidents disparaître à mesure que la nutrition progresse et que les forces se rétablissent.

Il est pourtant des circonstances où l'action réflexe imprime aux centres nerveux une sidération rapide, et M. Landry, dans un travail sur la paralysie ascendante aiguë, dont il établit au reste les affinités avec les paralysies précédentes, nous montre le tableau d'une paralysie à marche rapide, durant à peine de deux à quinze jours, foudroyante quelquefois, qui s'étend de proche en proche à tous les muscles du corps, et éteint la vie sans que la sensibilité s'émousse et sans que l'irritabilité musculaire disparaisse.

DE LA PARALYSIE GÉNÉRALE PROGRESSIVE AVEC OU SANS
ALIÉNATION.

Nous arrivons maintenant à l'étude des paralysies générales progressives, sur lesquelles les médecins aliénistes ont les premiers fixé l'attention.

Les premiers observateurs, Bayle et Calmeil, ne virent dans la paralysie qui amenait la mort de beaucoup d'aliénés, qu'une complication se rattachant à l'évolution d'une forme particulière d'aliénation mentale. Aujourd'hui l'opinion inverse tend à prédominer, et presque tous les médecins s'accordent, avec M. Baillarger, à donner à la paralysie la première place et à la considérer comme précédant toujours la folie. Nous avons été assez heureux pour assister aux premiers débuts et même aux prodromes de cette terrible affection, et dans ce cas nous avons incontestablement observé la priorité des accidents paralytiques.

A côté de ces faits de paralysie avec aliénation sont venus se placer des faits nouveaux dans lesquels la paralysie progressive ne s'accompagne, à aucun moment de son évolution, de troubles intellectuels. Ces faits, observés par MM. Requin, Sandras, Duchenne, etc., ont amené ces auteurs à décrire une nouvelle espèce de paralysie générale, celle-ci sans aliénation.

Enfin, M. Falret, étudiant les paralysies générales d'origine saturnine, a voulu en faire une espèce particulière, non-seulement en vertu de la cause spéciale qui la produit (et en cela il a raison), mais encore à raison de sa symptomatologie, et en cela il nous paraît avoir tort. Un travail publié par M. Devouges a démontré que cette paralysie pouvait, comme les précédentes, se produire avec ou sans aliénation, avec ou sans lésions anatomiques, et qu'elle ne pouvait, si ce n'est pas la cause, se distinguer en rien des précédentes.

Au surplus, les recherches nouvelles tendent à ne former qu'un seul groupe de toutes les paralysies générales : 1° Les faits rapportés par Sandras, ne sont pas aussi exempts de troubles intellectuels qu'il peut le penser, et ce n'est très-souvent qu'une question de degré ; 2° L'absence de lésion cérébrale propre à la paralysie sans aliénation est infirmée par des autopsies complètes et minutieuses (Jauze. — *Étude sur la paralysie générale*) ; 3° Les guérisons qu'on a cru observer dans la paralysie sans aliénation ne sont que trop souvent des rémissions, si communes dans la paralysie des aliénés.

Si à cela on ajoute que, chez les déments paralytiques, on n'a pas trouvé de lésions cérébrales manifestes dans tous les cas, tandis que d'autres fois cette lésion existait, bien qu'il n'y eût jamais eu d'aliénation, on sera obligé de conclure à l'unification de toutes ces espèces.

Physiologiquement elles se différentient par leur siége cérébral, par leur généralisation et par la participation fréquente et morbide des organes de la pensée.

Mais elles n'ont ni causes particulières, ni traitement spécial, et, bien qu'elles aient un pronostic d'une gravité qui tient au point des centres nerveux qui est lésé, il n'y a pas lieu non plus d'en faire des entités.

PARALYSIE PROGRESSIVE ATROPHIQUE.

En faisant des études avec M. Brierre de Boismont, sur les paralysies générales, M. Duchenne fut frappé d'un fait curieux :

c'est que, dans un certain nombre de cas, les muscles répondaient à l'excitation faradique, tandis que, dans d'autres cas, cette irritabilité avait complètement disparu; l'examen des muscles lui montra qu'il n'y avait pas simple atrophie, mais encore une dégénérescence graisseuse très-remarquable.

D'abord rangée dans les lésions musculaires, cette maladie ne fut rangée dans la classe des paralysies qu'à la suite de la découverte d'une lésion des racines antérieures, trouvée par M. Cruveilher, à l'autopsie du nommé Lecomte; mais on était loin de comprendre en quoi cette lésion pouvait amener l'atrophie graisseuse.

Depuis lors, les recherches de Claude Bernard ont éclairé le problème, en prouvant que la paralysie graisseuse était liée à un trouble ou une lésion des filets vaso-moteurs qui président à la nutrition; quant à la lésion trouvée par M. Cruveilher, elle pourrait bien n'être que secondaire.

M. Clément Bonnefin nous a transmis (Thèses-Paris) l'histoire d'une atrophie graisseuse occasionnée par une névralgie, action réflexe pure et simple et qui nous prouve le mécanisme de ces lésions.

Cette paralysie se caractérise symptomatiquement par l'atrophie graisseuse, physiologiquement par le trouble du grand sympathique, mais, comme toujours, les traitements les plus divers peuvent réussir suivant la nature de la cause du mal.

Résumons donc notre travail, en disant que toutes les espèces décrites constituent à peu près des groupes distincts physiologiquement. Constatons ce que la symptomatologie et le diagnostic local ont gagné à ces études; mais avouons aussi que la science des causes et celle du traitement n'ont pas fait un pas, qu'alternativement chacun de ces groupes peut réclamer la même médication, et que dès lors on ne peut les considérer comme de véritables espèces médicales.

VI.

SUR LES RAPPORTS QUI EXISTENT ENTRE

LA PARALYSIE RÉFLEXE, LA PARALYSIE AGITANTE

ET L'ATAXIE LOCOMOTRICE

Par M. le Dr CORNE

Médecin-major de 1re classe et chef à l'hôpital militaire de Givet.

(RÉSUMÉ.)

---

§ I. PARALYSIE RÉFLEXE.

On doit entendre par paralysie réflexe une névrose essentielle, *absoluta per se*, sans lésion somatique appréciable du
système nerveux, caractérisée par la résolution musculaire et
l'absence de mouvement volontaire dans un ou plusieurs muscles, dans un ou plusieurs membres.

Ces paralysies sont toujours secondaires et consécutives à
quelque névropathie, proche ou souvent éloignée, qui a débuté
soit dans un nerf spécial, comme le trijumeau, soit dans un
nerf mixte. C'est la recherche et la constatation de cet élément
initial, de cet *antécédent*, qui doit attirer l'attention et fixer le
caractère qui éloigne et sépare une paralysie réflexe de telle
autre paralysie.

En 1846, M. Marchal (de Calvi) a publié dans les Archives
générales de médecine plusieurs observations de paralysie de
la troisième paire consécutive à la névralgie de la cinquième, et
a posé et développé la théorie de l'action morbide réflexe. Le
rapport pathogénique de la névralgie à la paralysie est évident ;
leurs modes de succession et de filiation s'établissent toujours
comme à l'état normal, c'est-à-dire que *le processus morbide
marche dans le même sens que la propriété excito-motrice.*

Ce principe acquis à la science devait bientôt porter des
fruits en s'étendant à d'autres névroses réflexes non paralytiques, caractérisées tantôt par de l'anesthésie, ici par des téta-
nies, là par des vertiges et des sensations bizarres, et ailleurs
par des flux et des congestions qui n'ont rien de l'inflammation.

C'est dire que les nerfs de la vie organique, surtout les vaso-
moteurs n'en sont pas exempts. Telle est la proportion à laquelle
s'élève déjà l'action morbide réflexe dans les névroses.

On conçoit qu'une action morbide, toute dynamique, se propage sans action réflexe, par simple transmission de contact,
ou de proche en proche, ou d'un nerf à un autre au moyen des
anastomoses. Cette propagation reste encore toute physiologique, car en passant d'un nerf de sensibilité affecté en plus ou
en moins, — hyperesthésie ou anesthésie, — sur un nerf de
mouvement, le trouble fonctionnel s'y exprime par de la contracture, de l'ataxie ou de la paralysie. Le phénomène inverse
n'a pas lieu ; on ne voit pas une affection idiopathique des nerfs
moteurs se propager à des nerfs de sensibilité, par un mouvement rétrograde, ni directement par les anastomoses. Le mal
semble s'épuiser sur place dès qu'il affecte primitivement un
nerf moteur. Exemples à l'appui :

Obs. I. — Deux observations de paralysie idiopathique, de
nature rhumatismale, du nerf facial (septième paire), paralysie
subite et primitive sous l'influence d'un refroidissement, fixe,
sans transmission ni changement de mode.

Obs. II. — Une observation d'hémiplégie suite de convulsions.
L'action morbide se déplace en partie et change de mode ; de
l'exaltation convulsive, elle passe à la résolution paralytique.

Obs. III. — Deux observations de névralgie sciatique, suivie
d'anesthésie cutanée et d'analgésie, puis d'atrophie musculaire.

Dans ces deux cas, la névrose reste fixe, mais elle se diversifie
sur place en changeant de mode, par simple succession et sans
migration. Dans les mêmes branches nerveuses, l'hyperesthésie
est suivie d'anesthésie, et l'on pourrait dire que, dans cette
double expression morbide, il y a une action réflexe forcée, en
ce sens que physiologiquement la névralgie s'est imposée par
les extrémités, — action centripète, — et l'anesthésie par les
troncs, — action de retour ou centrifuge. L'insensibilité succède ici à la douleur, comme la paralysie succède à la convulsion
et à la contracture dans les organes animés par des nerfs moteurs.

Obs. IV. — Névralgie successive dans les trois branches de
la cinquième paire. — Dans un cas publié par M. Marchal (de
Calvi), une névralgie sus-orbitaire traumatique parcourut

exactement les divisions sus-orbitaires et frontales de l'ophthalmique, passa successivement à la partie latérale du nez, et envahit le tronc et les divisions du nerf sous-orbitaire. Enfin, le
nerf mentonnier devint aussi, un mois après l'accident, le siége
de la douleur qui s'étendit également au col et jusque vers le
moignon de l'épaule.

« Comment se fit cette propagation ? Si ce n'est point en
« vertu de la rétrocession de l'action morbide du point contus
« au tronc ophthalmique et par l'irradiation ultérieure de ce
« tronc à ses trois rameaux, ce serait par l'intermédiaire des
« anastomoses terminales. »

La même explication convient à la propagation de la névralgie aux deux autres branches de la cinquième paire par l'intermédiaire du ganglion de Gassser. Il est de toute nécessité de
faire intervenir une action réflexe à travers un *ganglion* ou un
centre nerveux, quand le trouble morbide change de nerf ou
de paire. C'est ce qui doit arriver pour l'amaurose, la paralysie
de l'iris, la paralysie de la troisième et de la sixième paires de
nerfs crâniens, consécutives à une lésion de la cinquième paire.
Tel est l'exemple suivant.

Obs. V. — Névralgie sus-orbitaire suivie de paralysie de la
sixième paire.

Il s'agit d'un officier sujet à des migraines périodiques qui,
après une crise, se trouve atteint de diplopie, avec dilatation
de la pupille et strabisme interne ; paralysie de la sixième paire
du côté correspondant à la névralgie. La strychnine par la
méthode endermique et les bains de vapeur amenèrent la guérison de cette névrose consécutive qui datait de cinq mois.

Dans cette observation, le processus morbide change de mode
par son déplacement, en passant d'un nerf de sensibilité sur
un nerf de motilité. Il faut admettre qu'il s'opère alors une
action réflexe dans le ganglion ophthalmique, par suite de laquelle l'affection peut s'exprimer par la convulsion ou la paralysie des organes animés par un nerf moteur anastomosé. Les
relations de la sixième paire avec le ganglion ophthalmique sont
rares mais bien constatées. On observe le plus souvent la paralysie de la troisième paire caractérisée par un strabisme divergent. Toutefois il ne faut pas oublier que la convulsion peut
précéder la paralysie.

Obs. VI. — Paralysie motrice du membre thoracique droit précédée d'anesthésie.

A la suite d'un bain froid, la sensibilité s'émousse progressivement dans la main, l'avant-bras et le bras du côté droit ; trois mois après, la névrose a envahi la motilité et on constate une paralysie complète du membre.

Remarque. — L'élément morbide initial tout en résidant dans les filets nerveux de la sensibilité, peut y apparaître sous un autre mode que la douleur. Il arrive même qu'après avoir débuté par la douleur, l'affection passe par l'anesthésie avant d'arriver à la paralysie motrice. Tel est l'exemple suivant.

Obs. VII. — Névralgie progressive suivie d'anesthésie, puis d'hémiplégie du côté gauche, avec atrophie du bras.

Une névralgie débute par la tête, envahit le côté droit du col, puis le membre supérieur et le membre inférieur du côté opposé. Des fourmillements se manifestent, puis une anesthésie et une paralysie motrice s'établissent dans tout ce côté.

Obs. VIII, IX et X. — Trois observations d'hémiplégie précédée de névralgie progressive.

Dans l'un et l'autre cas, il s'agit de névralgie rhumatismale, sous l'influence du froid humide, à marche envahissante, qui aboutit à une hémiplégie motrice.

Réflexions. — Dans les observations n°s 6, 7, 8, 9 et 10, il est impossible de faire intervenir la simultanéité d'action de la cause morbide sur les nerfs moteurs et sur les nerfs sensibles : il y a sur les nerfs moteurs une action secondaire et rétrograde, vrai phénomène morbide réflexe.

Obs. XI et XII. — Dans deux cas de rhumatisme articulaire, suivis l'un de paraplégie et l'autre d'hémiplégie, on observe la même filiation morbide et la même pathogénie. L'élément initial est la douleur ; l'élément final, à longue échéance, est la paralysie.

Conclusion. — La paralysie réflexe est donc une *névrose secondaire* dont la pathogénie est définie. Son diagnostic est précis et sa guérison est le plus souvent probable.

§ II. — PARALYSIE AGITANTE.

Il m'a été donné d'observer un cas de paralysie agitante qui avait débuté par des maux de tête violents et irréguliers, suivis deux ans après de diplopie, de faiblesse et d'engourdissement hémiplégique. La paralysie est incomplète avec tremblement des membres du côté gauche et notable atrophie des extenseurs ; bégaiement, embarras de la parole, clignotement involontaire des paupières, même pendant le sommeil, et dilatation de la pupille ; intelligence nette, sensibilité générale à l'état normal. Dès que le malade veut les mouvoir, les membres du côté gauche sont agités de mouvements saccadés qui se précipitent à la moindre émotion.

Il s'agissait d'un chaudronnier de la marine impériale, chargé depuis douze ans de faire fonctionner et de réparer une machine à vapeur. Je n'ai pu voir dans cette affection qu'une intoxication saturnine et, au point de vue des symptômes, une *névrose secondaire* et progressive ayant préludé par deux années de névralgies.

§ III. — ATAXIE LOCOMOTRICE PROGRESSIVE.

L'ataxie locomotrice est un trouble fonctionnel à marche lente et envahissante qui a été souvent confondu avec la paralysie réelle. Mais sa marche et ses caractères en sont bien distincts : au point de vue de la pathogénie, elle rentre dans la classe des névroses réflexes.

Deux observations à l'appui montrent que, dans une première période de longue durée, les troubles nerveux résident dans la sensibilité. Tantôt fixe, tantôt mobile, la névralgie initiale engendre dans sa marche des phénomènes morbides de la motilité dans des appareils spéciaux, tels que la vue et la parole ; ailleurs des sensations fausses et bizarres, des hallucinations et des vertiges. La sensibilité tactile se modifie ou s'éteint par place ; la notion des rapports, de la température et des surfaces devient confuse et s'abolit : finalement les organes de la locomotion perdent leur précision et leur obéissance pour faire place à des tremblements, à de l'ataxie et quelquefois à une paralysie réelle.

Réflexions. — Dans ces deux observations, il est facile de suivre la succession et l'enchaînement de ces états morbides et de fixer leurs rapports pathogéniques. L'élément douleur ouvre la scène, son caractère est aigu, sa marche lente et progressive. Enfin l'action morbide s'étend aux nerfs de la motilité et s'y épuise par des troubles ataxiques et paralytiques.

Le désordre progressif et plus ou moins général de la motilité qu'on nomme ataxie locomotrice, n'est donc qu'un mode ou un temps d'une affection de longue durée et à marche envahissante. C'est un accident de cette affection, *c'est une maladie secondaire*. Ce ne peut être absolument une entité morbide, *c'est plutôt un élément morbide réflexe*.

Loin de moi l'idée de faire descendre l'ataxie locomotrice progressive au rôle de symptôme, et de la mettre sur le même niveau que l'ataxie qu'on remarque dans quelques lésions organiques limitées du cervelet et de la moelle épinière ; ce serait rétablir la confusion.

Mais il m'est difficile de croire que le *tabes dorsalis* de Rumberg, de Berlin, qui est la période ultime de l'ataxie de M. Duchenne, de Boulogne, soit toujours la conséquence de l'atrophie ou d'une modification de structure des faisceaux postérieurs de la moelle et des racines postérieures. Ce serait une singulière organopathie, qui marcherait bien lentement et qui aurait une expression symptomatique bien errante et bien variable. L'anatomie pathologique nous donne un faible tableau des organes après leur désastre, sans nous expliquer leur mode d'action ni leur rôle dans la lutte ; ce n'est pas elle qui nous donne la raison de leurs souffrances.

J'aime mieux voir dans le tabes dorsalis une névrose progressive dont le point de départ, l'élément douleur, a été si bien étudié par M. Duchenne, de Boulogne, sous le nom de période céphalique. Ce n'est pas nier les lésions anatomiques ; c'est simplement mettre en doute leur priorité, et partant leur importance.

VII.

DISCUSSION.

M. DUMÉNIL, à l'appui des idées de M. Teissier, rapporte une observation qu'il a recueillie, et dans laquelle on voit un sujet présenter d'abord tous les signes de l'ataxie musculaire progressive, puis plus tard la paralysie des membres du côté gauche, de la vessie et du rectum; à l'autopsie, les cordons postérieurs de la moelle étaient sains, et l'on ne trouva que des lésions des hémisphères cérébraux, des ramollissements multiples.

Dans la maladie de Duchenne, on a vu, continue M. Duménil, manquer un grand nombre de symptômes, troubles de la vue, douleurs fulgurantes, etc. ; il n'y a que l'ataxie de constante, et comme ce symptôme se retrouve ailleurs, on peut refuser à cette maladie une individualité propre.

M. Duménil, d'après l'expérience de M. Andrieux, de Brioude, préfère comme traitement l'hydrothérapie prolongée au nitrate d'argent dont il n'a jamais obtenu de bons effets.

M. Teissier a vu avec plaisir que ses opinions sont à peu près partagées par ses honorables confrères, même par M. Bouchard, qui admet d'autres ataxies que celle de la maladie de Duchenne produite par la sclérose des cordons postérieurs ; donc, il y a des ataxies qui présentent d'autres lésions, ou du cervelet, ou même des cordons antérieurs, comme l'a vu M. Duchenne, ou l'hypertrophie du ganglion cervical supérieur. M. Teissier remercie M. Duménil de l'appui qu'il lui a prêté. mais il regrette qu'il aille aussi loin, en refusant toute individualité à la maladie de Duchenne.

M. Leudet cite des faits de zona observés à Berlin, dans lesquels on a trouvé l'hypertrophie des ganglions des racines postérieures.

M. Bouchard répond à M. Teissier que c'est le tabes dorsalis, et non l'ataxie locomotrice, qui s'accompagne toujours de sclérose postérieure. Le désordre des mouvements volontaires peut dépendre de causes diverses. Mais l'ataxie musculaire proprement dite (*maladie de Duchenne, tabes dorsalis*) n'a pas d'autres lésions essentielles que la sclérose des cordons postérieurs de la moelle épinière. M. Bouchard n'a jamais vu dans ses autopsies l'altération du grand sympathique.

TROISIÈME QUESTION

Etablir par des faits rigoureux la curabilité de la phthisie pulmonaire ; distinguer, parmi les variétés de phthisie, celles qui sont susceptibles de guérison et celles qui ne le sont pas.

Mémoires lus et communications orales. — MM. Gourdin — Leudet — Hugues — Monin — Rambaud — Chatin — Bondet — Boucaud — Boudant
Mémoires présentés. — MM. Martinencq — Dumoulin.
Discussion. — MM. Türck — Gourdin — Leudet — Verneuil — Duménil.

I.

SUR LA CURABILITÉ

DE LA PHTHISIE PULMONAIRE

PAR M. LE Dr GOURDIN (de Paris).

(RÉSUMÉ.)

ÉTABLIR PAR DES FAITS RIGOUREUX LA CURABILITÉ DE LA PHTHISIE PULMONAIRE.

Qu'est-ce qu'un fait rigoureux de curabilité de phthisie pulmonaire ?

C'est un cas de cette maladie guéri par l'emploi de tel ou tel remède.

Mais considèrerons-nous comme phthisie pulmonaire l'avant premier degré de cette affection, celui dans lequel nous n'avons à constater que des symptômes généraux, sans que l'élément tubercule puisse être démontré dans le poumon ; élément que nous y pressentons et qui va devenir palpable pour nos sens si nous demeurons quelque temps inactifs ?

Devons-nous renfermer dans l'appellation phthisie pulmonaire la maladie générale à laquelle on a donné le nom de tuberculose ?

D'après la question, non.

Nous aurons donc l'air de considérer la phthisie pulmonaire comme une maladie spéciale du poumon.

Mais nous ne le pouvons pas non plus. Je crois qu'en regardant la phthisie pulmonaire comme une des formes les plus fréquentes de la tuberculose, je rentrerai dans l'esprit de la question.

Je ne puis pas venir vous dire ici toutes les observations de curabilité répandues dans la science; permettez-moi seulement de vous citer les noms illustres qui ont publié la curabilité de la phthisie pulmonaire à différents degrés.

Parmi les maîtres anciens, nous trouvons Euriphon, Orchigène, Celse, F. Hoffmann, Van-Swieten, Cullen , Hufeland, Sydenham, puis Baglivi, qui cite le cas d'un tuberculeux qui eut une caverne ouverte par un coup d'épée qui amena sa guérison.

Magendie en a guéri plusieurs avec l'acide cyanhydrique.

Fantonetti, qui eut d'abord des succès, avec l'acide de Magendie, puis n'obtint plus rien.

Bayle, Magennis, Darwin, Thomas, Drake, Fowler, Mouton (d'Adge) et surtout Beddoës détruisaient la phthisie avec la digitale, et ce dernier auteur affirme avoir réussi au moins trois fois sur cinq.

M. le docteur Lediberder a guéri plusieurs cas en employant le sel marin suivant la méthode de M. A. Latour.

Le docteur Becker, de Moscou, cite deux cas de guérison au moyen d'une respiration permanente dans un milieu de vapeurs d'eau chargées de sel marin et de sel ammoniac.

Brieude nous rapporte que Bertrand (médecin de Marseille), guérissait les phthisiques en leur faisant faire des voyages sur mer.

Le sulfure de calcium, entre les mains de M. Harel de Tancrel, produit plusieurs guérisons.

Ferro prétend que l'oxigène remédie à la phthisie.

MM. Gannal et Cottereau auraient guéri leurs malades avec des fumigations de chlore.

Le docteur William a obtenu, sur deux cent trente-quatre

observations complètes de phthisie, cent cas de guérison avec l'huile de foie de morue.

Hufeland cite un cas terminé par la cure radicale sous l'influence de l'extrait de ciguë, et Viventi en rapporte un autre.

Le docteur Hirsog, de Posen, aurait, à l'aide de l'hydrochlorate de chaux, obtenu un succès.

Baron à l'aide de l'iode et Gardner, Cowper, Sendamore, avec lui, enregistrèrent des cas de guérison. Morton, de Philadelphie, accusait aussi de beaux résultats.

Puis M. Dupasquier, avec son sirop d'iodure de fer; M. Gola, avec l'iode uni à l'amidon; Morton avec les vomitifs; Huxam, avec l'émétique; Wanthers et Rivière, avec les cautères, guérissaient également.

Tous ces auteurs ont enregistré des succès, comme je viens de le dire, mais tous n'ont pas fourni les observations détaillées, et les eussent-ils fournies qu'il serait toujours loisible aux sceptiques de dire que l'on a mal observé. Mais est-ce une raison pour croire que l'on n'a jamais guéri de phthisiques ? Evidemment non. Du reste, quand, à la série d'auteurs que je viens de vous citer, j'aurai ajouté M. Andrieux, et avec lui les praticiens qu'il note : Autenrieth, Gilehristh, Southey, Clarck, Jenner, Carswel, Richter, Behrend et l'illustre Laennec, vous aurez déjà une liste sérieuse de fervents croyants à la curabilité de la phthisie pulmonaire.

Mais cette liste ne suffit pas. Le congrès veut des faits rigoureux, et quand nous dirions que, parmi nos maîtres, MM. Bricheteau, Guéneau de Mussy, Andral, Cruveilhier, Tardieu, Grisolle, Beau, Barthez, Rilliet, que, parmi nos contemporains MM. Walsh, Williams, de Londres, Sales-Girons, Mascarel croient tous à la curabilité de la phthisie, cela ne suffirait pas, parce qu'il n'y a pas d'observations rigoureuses. Cela ne suffit pas, il est vrai, pour le point mathématique de la question, mais cela suffit pour le point intellectuel, pour les preuves que réclament l'intelligence et le raisonnement. Et, quand nous entendons nos maîtres, les princes de la science, nous affirmer que la phthisie pulmonaire est guérissable, nous n'avons plus besoin de fouiller la poussière des vieux livres pour chercher des faits rigoureux, qui, si rigoureux qu'on les trouve, pourront toujours être critiqués et voir le doute planer sur eux.

Du reste, les faits rigoureux de guérison de la phthisie pulmonaire existent comme l'entend le programme du Congrès, ce sont les cas où l'anatomie pathologique a démontré la transformation de la caverne en cicatrice, — les seuls, à notre avis, qui aient atteint la rigueur demandée par la question posée.

DISTINGUER, PARMI LES VARIÉTÉS DE PHTHISIES, CELLES QUI SONT SUSCEPTIBLES DE GUÉRISON ET CELLES QUI NE LE SONT PAS.

J'espère que, par *variétés*, il faut entendre les différents degrés de la phthisie pulmonaire avec les formes aiguë et galopante, et non pas les formes nerveuse, bilieuse, cancéreuse, etc., que nos anciens avaient admises.

Je vais donc examiner les différents degrés de la tuberculose pulmonaire et leur curabilité.

Etablissons d'abord les divers degrés de la maladie.

Certains auteurs admettent pour la phthisie pulmonaire deux degrés, d'autres divisent ces deux degrés en trois, et d'autres, enfin, n'ont voulu voir dans la marche de l'évolution tuberculeuse qu'une suite non interrompue d'accidents nosologiques qui mènent directement à la mort, sauf de rares exceptions.

Or, je crois que les premiers, en n'admettant que deux périodes, que les seconds, en divisant ces deux périodes en trois, que ces auteurs, dis-je, omettent un autre degré, qui est celui du début intime de la maladie, celui que l'on ne veut pas toujours, il est vrai, reconnaître aujourd'hui, mais que nous essaierons de caractériser quand nous aurons dit quelques mots sur la manière de voir de ceux qui regardent la pneumonite tuberculeuse comme ayant une marche continue.

Il est certain que les degrés que l'on veut établir n'ont pas de démarcation exacte ; il est certain qu'alors qu'il y a dans les poumons des tubercules ramollis en voie d'élimination, il y en a encore d'autres à l'état cru, à l'état de granulations, et même, malgré ce que cette idée peut avoir de hasardé pour certains, et même à l'état latent dans le torrent circulatoire. Mais il n'en est pas moins vrai que, le jour où une caverne est ouverte, la maladie est devenue plus redoutable. C'est là le signe certain que la maladie va devenir mortelle dans un bref délai si la science ne peut lutter efficacement.

En est-il ainsi lorsque la phthisie n'est encore qu'à ce que l'on appelle le premier degré? Sûrement non. Nous avons assez d'observations qui nous prouvent que la tuberculisation peut alors rester stationnaire des mois et des années.

Pour moi, j'admets volontiers les trois degrés signalés par nos maîtres, mais j'en trouve un autre qui me semble le plus important à diagnostiquer, parce que c'est pendant son existence qu'il est surtout permis d'enrayer la marche de la tuberculisation pulmonaire et d'obtenir la guérison.

Ce degré que j'appellerai le premier pour ce qui est de la pneumonie tuberculeuse, remonte haut le courant de la vie. Il est lié aux causes hérédité, syphilis, cancer, scrofule, mauvaise hygiène. Et je crois que l'on est en droit de porter le diagnostic phthisie pulmonaire, ou mieux pneumonite tuberculeuse au premier degré, lorsque l'on a devant soi un sujet présentant les signes suivants : né de parents tuberculeux, ou scrofuleux, ou cancéreux, — ayant souvent des bronchites, — possédant un peu d'essoufflement dans les marches ascensionnelles, — ayant de la décoloration des muqueuses, — de l'amaigrissement, — des ongles plus ou moins hippocratiques, — des mouvements fébriles fréquents et sans causes apparentes, — de la pituite le matin, — et, à l'auscultation, ne présentant qu'un peu de prolongement de l'expiration.

Pour beaucoup, ces signes de la phthisie ne sont pas suffisants, je le sais; quoique pour un de nos anciens un seul suffirait : tous ceux, disait-il, qui ont la pituite le matin meurent tuberculeux. Ceci est un fait brut, mais c'est le fait de l'observation. Je pense que l'on n'est pas en droit de rejeter comme signes certains de la phthisie au premier degré ceux que je viens de vous exposer. J'admets bien que, si un ou deux de ces signes existent seuls, ils ne suffiront pas pour poser le diagnostic, mais je crois pouvoir affirmer que leur réunion est le signe certain de la tuberculisation pulmonaire au début.

Pour moi, la phthisie est une des formes de la tuberculose; car je crois que le sujet atteint de cette maladie générale roule dans son torrent circulatoire des éléments tuberculeux, qui n'attendent qu'un terrain bien fumé pour se développer, et le fumier, c'est l'inflammation : c'est à sa suite que le tubercule se dépose. Ce n'est pas seulement dans le poumon que cela se passe ainsi, c'est dans toute l'économie ; la rougeole, en congestionnant les méninges, y fait développer les tubercules ; une péritonite simple se voit suivie d'une péritonite tuberculeuse ; une entorse ouvre la porte à la tumeur blanche, et la bronchite est l'entorse du poumon.

Je ne dirai pas, comme Laennec, que le troisième degré des auteurs est le seul degré curable de la phthisie. — Mes espérances vont plus loin. — Je pense que le degré le plus guérissable est celui que j'établis comme le premier, puis le premier degré des auteurs et une partie de leur second le suit, et enfin lorsque le tubercule a atteint un développement tel que les désordres qu'il cause dans le poumon ne sont pas maîtrisés par nos moyens médicaux, il faut nécessairement que l'élimination s'établisse pour nous faire espérer une bonne terminaison.

Je conclus donc que : la phthisie pulmonaire à marche lente (je ne dis pas chronique, parce que ce mot pourrait faire croire que je n'admets pas l'inflammation du tissu pulmonaire circumtuberculeux pendant toute la durée de la maladie) est une affection guérissable à tous les degrés, mais surtout dans ceux les plus rapprochés du début.

Au début, la phthisie se guérira par un traitement général qui s'attachera à rendre à l'élément sanguin toute sa pureté ; puis par un traitement local qui combattra l'inflammation du poumon.

Dans le traitement général, nous aurons le tartre stibié à haute dose, qui rendra le sang plus fluide, tout en attaquant l'inflammation, puis le vésicatoire volant. — Comme reconstituants on aura : l'arséniate de soude, l'huile de foie de morue, le vin, la viande et surtout les engraissants, c'est-à-dire les féculents, et toujours le tartre stibié qui devra être continué longtemps à petites doses.

Plus tard, c'est par l'absorption ou la transformation crétacée des tubercules que la guérison pourra s'obtenir. Mais je ne partage pas l'avis de Virchow et de MM. Mandl et Luys qui refusent au tubercule son originalité, pour n'en faire que des dépôts plasmatiques dégradés, dont on peut, il est vrai, expliquer plus facilement l'absorption par suite de leur dégénérescence graisseuse.

Que devient le tubercule absorbé? Personne ne le sait encore.

Quant aux cavernes, la cicatrisation est la seule terminaison heureuse que l'on puisse espérer.

Nous avons des moyens énergiques, je dirai même violents, qui nous permettent de tenter l'obtention de cette cicatrisation, mais que l'on n'ose pas toujours employer. Dans certains cas, l'ouverture des cavernes au dehors par les cautères est indiquée. Des guérisons ont été obtenues ainsi.

M. Green, de New-York, M. Bennet, d'Edimbourg, ont poussé dans les bronches des phthisiques des injections de nitrate d'argent avec des succès variables, mais en général, favorables aux malades. Moi-même, depuis deux ans bientôt, je mets en pratique ce moyen, et jusqu'à ce jour les quelques malades que j'ai injectés ont eu de l'amélioration.

Nous venons de voir, messieurs, une forme de la phthisie pulmonaire dont les différents degrés peuvent nous laisser espérer une guérison, mais il faut noter à côté la phthisie aiguë et la phthisie galopante devant lesquelles nous sommes désarmés jusqu'à ce jour.

Espérons mieux pour l'avenir.

II.

DE L'INFLUENCE DES BOISSONS ALCOOLIQUES

DANS LA PHTHISIE PULMONAIRE

Par le Dr E. LEUDET

Directeur et professeur de clinique médicale à l'Ecole de médecine de Rouen.

Pour arriver à distinguer, parmi les variétés de phthisie, celles qui sont susceptibles de guérison et celles qui ne le sont pas, il importe de connaître l'influence exercée par les diverses conditions de régime, etc., sur la marche et la terminaison de la tuberculisation pulmonaire.

C'est dans ce but que j'ai tenté, dans cette note, de déterminer l'influence de l'abus des boissons alcooliques sur l'issue de la maladie qui nous occupe ici.

La phthisie est-elle commune chez les individus adonnés aux boissons alcooliques, ou bien l'alcoolisme est-il un prophylactique de la phthisie ? C'est ce que je veux d'abord examiner. Deux médecins américains, Jackson et Peters, ont l'un et l'autre proclamé la rareté extrême de la phthisie chez les ivrognes d'habitude.

Ainsi, sur 35 ivrognes, Jackson n'a trouvé que 5 tuberculeux. Sur 70 personnes environ trouvées mortes sur la voie publique ou décédées subitement, par suite d'excès énormes de boissons fermentées, Peters n'a trouvé chez aucun de tubercules ramollis, mais seulement quelques-uns crétacés. M. Malshe, dont on connaît l'exactitude scientifique, croit que les débitants d'eau-de-vie ne deviennent pas en général phthisiques. En France, M. Tripier s'exprime ainsi : « En interrogeant mes souvenirs et ceux de quelques amis, je n'ai pas trouvé d'ivrognes phthisiques, tandis que je vois des phthisiques ivrognes, ou simplement buveurs d'alcool, parcourir les phases de leur maladie avec une lenteur extrême. »

La même unanimité ne règne pas néanmoins entre tous les médecins. John Bull, médecin américain, croit, au contraire, que les abus alcooliques, loin de prémunir contre la phthisie, changent la prédisposition en une maladie active. Quelle est la vraie de ces deux opinions ? La première est conforme à mes résultats cliniques. Sur 121 sujets adultes décédés et ayant abusé d'une manière énorme de boissons alcooliques, 20 seulement étaient tuberculeux. J'ajouterai, en outre, que je n'ai trouvé que ces 20 ivrognes tuberculeux sur près de 600 phthisiques dont j'ai recueilli l'histoire clinique. La proportion des ivrognes devenant phthisiques ne serait donc que de 5 0/0 environ dans notre localité, en ne tenant compte que des cas terminés par la mort, tandis que, dans les mêmes conditions d'âge et de sexe, la mortalité est de près de 4 0/0 ; aussi la proposition suivante : « La phthisie pulmonaire est moins fréquente chez les ivrognes de profession que chez les sujets sobres », me parait-elle justifiée.

Est-ce seulement l'usage habituel des alcooliques sans détérioration de santé, ou bien est-ce l'état cachectique, connu sous le nom d'alcoolisme chronique, qui prémunit contre le développement de la tuberculisation pulmonaire ? J'ai pu suivre chez six malades toute l'évolution morbide, depuis l'invasion des accidents d'alcoolisme chronique, tremblement, paralysie, hyperesthésie, etc., jusqu'au développement et à la terminaison de la phthisie. Chez aucun de ces malades, la durée de l'affection ne fut anormalement prolongée ou abrégée; chez aucun, elle ne fut moindre d'un an, étant chez un sujet de 2 ans et chez un second de 4. J'ai préféré n'user pour mon analyse que d'un petit nombre de faits ; ils ont l'avantage d'avoir été suivis plusieurs années consécutives, l'un des malades étant rentré jusqu'à dix fois dans ma division d'hôpital.

L'usage habituel des boissons fermentées, quand il n'a pas été poussé à un degré tel qu'il en soit résulté pour le malade des accidents cachectiques, paraît exercer une action favorable sur l'issue de la maladie; ainsi, sur 12 individus placés dans ces conditions, 6, qui succombèrent à des affections étrangères au poumon, présentèrent dans cet organe les traces manifestes d'un arrêt de phthisie, comme des petites cavernes entourées de tubercules crétacés et d'une induration pulmonaire localisée, ou des tubercules caséeux et crétacés.

Ce n'est donc point l'état cachectique, la dyscrasie, qui empêche le développement de la phthisie.

On pourrait objecter que l'âge des ivrognes est en général assez avancé, de 40 à 50 ans, et qu'à cet âge la tuberculisation pulmonaire marche plus lentement et se termine plus souvent d'une manière favorable que dans l'adolescence et dans la première moitié de l'âge adulte. Cette proposition n'est peut-être pas aussi démontrée qu'on le croit; mais pour ne pas m'écarter de la discussion actuelle, je dirai qu'à Rouen et parmi les malades que j'ai étudiés, 8 sur 20 avaient de 24 à 40 ans, 10 de 40 à 60, et 2 au-dessus.

La marche de la phthisie pulmonaire éprouve-t-elle une modification quelconque par suite de l'abus antérieur des boissons alcooliques ?

Il est possible, dit Malshe, que cette circonstance, que l'eau-de-vie fournit un aliment à la respiration, explique ce fait que les buveurs d'habitude, placés du reste dans des circonstances hygiéniques favorables, souffrent quelquefois moins et vivent plus longtemps avec des cavernes dans les poumons, que les gens sobres. Dans un travail récent sur l'influence des alcooliques sur la nutrition, Maurice Perrin insiste aussi sur ce fait que l'usage modéré des alcooliques exerce une action active sur la nutrition : prises à dose modérée et dans les conditions usuelles, ces boissons, dit-il, ont pour effet constant de diminuer la quantité d'acide carbonique exhalée par les poumons. Si, en buvant du vin, on brûle moins de carbone, on consomme nécessairement moins de matières alimentaires qu'ils fournissent. C'est ainsi que les boissons alcooliques exercent une action très-active, quoique indirecte, sur la nutrition, non en nourrissant, mais en empêchant de se *dénourrir*. Lionnel Beale est arrivé aux mêmes résultats.

Ces données physiologiques font déjà prévoir que la tuberculisation pulmonaire chez l'ivrogne doit présenter certaines particularités. Il est vrai que le docteur Krans, de Liége, a décrit une forme particulière de phthisie galoppante chez les ivrognes. Le docteur Launay, du Hàvre, cite deux faits du même genre, mais il ajoute que d'autres fois la marche est moins rapide. Je n'ai pas observé cette forme aiguë de la phthisie; la durée la plus courte a été de dix mois, et la plus longue de cinq ans.

La forme latente s'observe fréquemment chez certains malades, comme l'ont indiqué les auteurs; une adynamie progressive presque sans toux et sans expectoration, abstraction faite des signes stéthoscopiques, constitue le seul phénomène apparent. J'ai rencontré cette forme dans des cas d'alcoolisme chronique, plus souvent chez les ivrognes n'ayant aucun signe de cachexie.

L'hémoptysie n'a guère été observée que dans le quart des cas; au contraire, la diarrhée existait dans les trois quarts des sujets, et chez l'un d'eux s'est accompagnée d'hémorrhagie intestinale.

On sait que le délire n'est pas rare vers la fin de la phthisie; il revêt chez les ivrognes une forme particulière qui rappelle le délire alcoolique, loquacité, hallucinations de la vue et de l'ouïe, et cela quelquefois plusieurs mois avant la terminaison fatale. Chez un seul, le délire fut assez violent pour nécessiter l'emploi de moyens contentifs.

Il ressort de ces études que l'abus des boissons alcooliques n'exerce pas une influence à beaucoup près funeste sur la marche et l'issue de la phthisie, puisque chez les uns la tuberculisation peut s'arrêter, chez d'autres progresser lentement.

Quelques auteurs ont même déduit de ce genre de considérations des applications thérapeutiques.

On connaît l'histoire de ce malade de Stokes qui, se sachant atteint d'une maladie incurable, voulut jouir de la fin de la vie de la façon la plus agréable pour lui. C'était en buvant rarement moins de 7 grands verres de punch ou whisky par jour ; il trouva dans ce régime la guérison inattendue de sa maladie. Dans des cas de phthisie marquée par un refroidissement habituel, une tendance à la cyanose et une langueur générale, Malshe prescrit à l'intérieur l'eau-de-vie, à dose journalière de une demie à deux onces par jour, et obtient ainsi l'avantage de diminuer la cyanose et la dyspnée.

Je n'ai moi-même jamais mis en usage l'alcool comme agent thérapeutique dans la phthisie, mais les faits observés autorisent au moins à supposer que l'eau-de-vie est susceptible de rendre des services dans certaines formes et contre certains accidents de la tuberculisation pulmonaire et qu'elle mérite d'être essayée par les cliniciens.

Conclusions. — La tuberculisation pulmonaire est relativement moins commune chez les buveurs d'alcool que chez les gens sobres.

L'affection une fois développée, la marche en est *habituellement plus lente*. Sa forme est souvent latente ; la toux peu incommode ; les symptômes généraux apparents étant l'amaigrissement et les troubles intestinaux.

Cette action sur la tuberculisation est surtout manifeste chez les individus chez lesquels l'abus des boissons fermentées n'a pas encore déterminé les symptômes cachectiques.

III.

OBSERVATIONS
DE GUÉRISON DE PHTHISIE PULMONAIRE

Par M. le Dr HUGUES (de Nice).

1. — La Commission du Congrès médical de Lyon a justement répondu à un besoin de plus en plus pressant pour les esprits, en mettant au nombre des questions qui doivent se débattre devant un Aréopage scientifique la question de la curabilité de la phthisie pulmonaire.

La manière dont elle s'est exprimée : « *Etablir par des faits rigoureux la curabilité de la phthisie pulmonaire ; distinguer parmi les variétés de phthisie, celles qui sont susceptibles de guérison et celles qui ne le sont pas,* » indique assez clairement le but invariable qu'elle s'est proposé : faire reposer l'étude, si complexe, de cette question sur une base solide, l'observation.

L'appel de la Commission aura rencontré de l'écho, nous l'espérons, partout où se trouvent des observations de ce genre, isolées ou inédites, observations qui, réunies entre elles, composeront un nombre puissant, dont l'autorité triomphera du scepticisme, fera loi en médecine et aura une influence salutaire sur l'esprit des malades.

2. — Depuis bientôt quatre mois que nous visitons les principales stations du midi de la France fréquentées par les phthisiques, nous n'avons rien négligé pour réunir le plus de preuves possibles à l'appui de la curabilité de la phthisie pulmonaire. Certes, si nous eussions voulu, sur la foi de tel ou tel médecin, nous emparer de ses observations, et les faire entrer dans notre statistique, nous nous fussions présenté au Congrès avec un nombre tout à fait imposant.

3. — Nous avons dû éliminer tous les faits dont l'histoire, plus ou moins ancienne, n'avait pas été fidèlement retracée

sur le papier ; tous ceux dont le diagnostic n'était pas basé sur l'auscultation ; ceux sur lesquels un temps, à notre avis suffisant, n'avait pas porté sa sanction ; enfin les observations des malades qui, réputés guéris, n'avaient pas été auscultés à l'époque de la guérison, et dont on n'avait plus entendu parler.

4. — Malgré la sévérité que nous avons apportée dans le choix de nos observations, nous avons pu en réunir encore dix de guérison incontestable de phthisie pulmonaire. Trois d'entre elles nous sont propres ; une appartient au docteur Doussan de Grasse, les six autres sont tirées de la pratique d'un modeste et savant confrère, le docteur de Bottini de Menton, qui a mis vingt ans de patience à les rassembler dans le poste hivernal d'observation qu'il habite.

Nous n'avons pas l'intention de vous donner une histoire détaillée de tous les faits que nous avons en notre possession ; le récit succinct que nous ferons de plusieurs d'entre eux sera suffisamment motivé par cette considération : que la lecture minutieuse de plusieurs observations qui se ressemblent devient vite monotone devant un auditoire nombreux.

Observation 1re. — Le 5 octobre 1862, le docteur A..... fut consulté par le nommé B....., âgé de 42 ans. Ce malade a été atteint, l'année précédente, d'une pneumonie dont il a parfaitement guéri. Son père est mort à 70 ans de catarrhe bronchique, sa mère vit encore, ses frères sont tous bien portants. Il rapporte que depuis quelque temps il tousse beaucoup, la nuit surtout. Mais ce qui l'a engagé à consulter un médecin, c'est qu'il crache du sang. Cependant son appétit est conservé, ses forces ne sont pas sensiblement affaiblies ; il continue à travailler à la campagne, traitant son mal de simple rhume. La seule chose qu'on remarque chez lui est une altération particulière de la voix.

La percussion relève une submatité très-appréciable sous les deux clavicules, plus prononcée à droite qu'à gauche. Sur tous les autres points de la poitrine, résonnance et élasticité normales.

A l'auscultation, expiration rude et prolongée aux deux sommets, à droite craquements caractéristiques, retentissement exagéré de la voix. Partout ailleurs, respiration et voix ordinaires.

Le docteur A..... conseille l'huile de foie de morue, pâte de lichen, repos, bonne nourriture, boissons tièdes.

Cette prescription, surtout la partie hygiénique, ne fut pas très-bien suivie, et « je perdis de vue ce malade, ajoute le docteur A..... jusqu'au mois de mars 1863. »

Quelque temps après cette époque, B..... venait me consulter à Nice. C'est que depuis la visite de M. A..... son prétendu rhume avait bien augmenté. Le mois d'octobre et une partie du mois de novembre avaient passé, et pas d'amélioration. Au contraire, la toux et les crachements persistaient, pas d'appétit, pas de sommeil, les chairs s'en allaient, il était réduit à peu de chose, lui si fort auparavant. Il avait des sueurs nocturnes qui le fatiguaient, il comprenait à la fin qu'il était sérieusement malade.

L'examen attentif que je fis de sa poitrine me démontra de la matité aux deux sommets, mais plus prononcée à droite; expiration rude prolongée, râles sous-crépitants humides, bronchophonie légère. Je lui prescrivis l'huile de foie de morue, des potions calmantes, un cautère sous chaque clavicule, qu'il se garda bien de mettre, de la flanelle, une bonne nourriture et diverses précautions contre la saison d'hiver.

En janvier il revint à moi ; mais cette fois, il pouvait à peine marcher ; dyspnée excessive, surtout en montant l'escalier. Les hémoptysies avaient cessé, mais il crachait plus épais, le matin surtout en se levant. Fièvre, matité aux deux sommets, râles humides à bulles moyennes, quelques râles cavernuleux, bronchophonie ; tous ces signes se passent à droite. A gauche, retentissement de la voix, quelques craquements (sirop de codéine, lait chaud, cautères).

A la fin de janvier, le docteur C... fut appelé par le malade. Il constata les mêmes signes, le même état général, et lui donna des soins jusqu'au 13 mars 1863, époque à laquelle le docteur A..... fut de nouveau appelé.

Voici quel fut le résultat de la consultation entre les deux médecins: toux quinteuse, crachats très-abondants de matières purulentes et parfois sanguinolentes ; affaiblissement considérable, sueurs nocturnes, un peu d'appétit, sommeil assez bon. Matité sous les deux clavicules, et les fosses sus et sous-épineuses. A gauche, râles sous-crépitants, retentissement de la voix. A droite, caverne, pectoriloquie, souffle caverneux (Frictions à l'huile de croton, pilules de tannin, etc...). Ce traitement, continué pendant 15 jours, n'aboutit à rien, l'appétit se perd, l'affaiblissement augmente, sommeil souvent interrompu ; on trouve quelquefois au milieu des masses purulentes de petits noyaux durs qu'on pense être des tubercules (Sirop de codéine, pilules d'essence de térébenthine de Venise, baume de Tolu, bouillon, œufs frais, lait).

12 jours après, pas de résultat, l'état du malade s'aggrave, quand tout-à-coup, au commencement de mai 1863, le malade se met à rejeter une grande quantité de pus, et la valeur d'un demi-verre de sang rouge spumeux (Sirop de Tolu et de codéine par cuill.).

A partir de ce jour, il n'y eut presque plus de toux, l'appétit et les forces revinrent, le malade dit lui-même qu'il se sentait guéri.

L'auscultation, quelques jours après cet accident, ne démontra plus de râles humides, ni à droite ni à gauche. Le docteur A..... prétendit qu'il existait à cette époque un souffle particulier sous la clavicule droite : toujours est-il, qu'au mois de juillet suivant, nous fîmes venir le malade à nous, et l'examinâmes avec la plus grande attention.

L'état général est des meilleurs ; le malade mange et dort bien, il a repris une grande partie de ses forces et peut s'occuper à certains travaux.

A gauche, *la submatité a disparu,* le son est normal.

A droite, sous la clavicule, il existe un creux très-appréciable, la percussion y démontre un son clair, mais le doigt trouve une différence dans l'élasticité comparée des deux côtés.

A l'auscultation, à gauche, rien ; à droite, au niveau du creux sous-claviculaire, le murmure vésiculaire est très-faible, et dans les points environnants, la respiration est plus bruyante et plus rude.

Depuis le mois de mai 1863, le malade n'a plus toussé ni expectoré : nous sommes convaincu qu'il est complètement guéri.

Actuellement, c'est-à-dire un an et demi depuis la guérison, B....., que j'ai revu il n'y a pas 15 jours, a repris sa vigueur passée ; il travaille comme autrefois, et ne se ressent plus de rien. J'ajoute que, de tout l'hiver dernier, il n'a pas été une seule fois malade.

OBS. II. — Il y a environ quatre ans, après un deuxième accouchement, très-heureux du reste, madame A....., 24 ans, qui s'était toujours très-bien portée jusque-là, et qui n'a jamais eu de phthisiques dans sa famille, ressentit des douleurs assez marquées au niveau du sommet du poumon droit, tant en avant qu'en arrière. En même temps, une petite toux sèche se montra mais; comme elle ne fatiguait pas beaucoup la malade, elle ne fut pas traitée. Cependant c'est à partir de cette époque qu'on a pu constater une diminution sensible dans l'embonpoint et dans les forces physiques. L'appétit, jusque-là des meilleurs, commença à devenir capricieux, les digestions plus laborieuses. La malade, qui allaitait alors, attribuait en partie à son allaitement ce qu'elle éprouvait, et, à l'exception d'une bonne nourriture et de quelques amers, elle ne fut soumise à aucun traitement, se contentant de sevrer de bonne heure son nourrisson.

Cet état persista jusqu'au mois de janvier 1862 ; à cette époque, les règles devinrent plus fréquentes (toutes les trois semaines) et très-abondantes ; hémoptysies légères, mais revenant souvent. Les douleurs du sommet du poumon, quelque temps assoupies, reparurent avec la toux sèche ; une fièvre accompagnée de fréquents frissons se déclara, on appela de nouveau le docteur B..... et voici ce qu'il constata :

La maigreur avait fait des progrès depuis quelques semaines ; appétit nul, forces diminuées.

Au sommet du poumon droit, en avant et en arrière, les douleurs sont tellement fortes que la percussion est à peine possible. Matité très-manifeste sur toute la région du sommet du poumon droit en avant et en arrière, mais ayant son maximum d'intensité au niveau du deuxième espace intercostal, à deux ou trois centimètres du sternum, sur une surface très-marquée de trois centimètres. A ce niveau la plus petite pression du doigt détermine une douleur intense et presque de la suffocation.

La respiration, obscure dans tout le sommet du poumon, a complétement disparu au niveau du point ci-dessus désigné.

On y rencontre un peu de râle crépitant, la voix est retentissante dans tout le sommet. Crachats peu abondants, rouillés parfois de sang pur. Le docteur B..... conseille une application de dix-huit sangsues, le tartre stibié, uni à la digitale et à l'opium.

L'état fébrile, la gêne de la respiration, la toux et les crachats diminuèrent dès le deuxième jour. Les douleurs prirent aussi un caractère plus bénin, mais la faiblesse n'avait fait qu'augmenter, les antimoniaux furent continués pendant cinq ou six jours, ce qui amena un mieux sensible : la matité est moins grande, la respiration s'entend mieux, il y a encore en avant des bulles de râle sous-crépitant. « Je crus alors avoir affaire, ajoute le docteur B....., à une pneumonie partielle du sommet, mais l'état général de la malade, ce qu'elle me raconta des douleurs antérieures me fit diagnostiquer pneumonie partielle symptomatique de tubercules pulmonaires. Les symptômes de cette pneumonie aiguë furent longs à disparaître complètement et, depuis, la toux sèche, les douleurs du sommet, la matité avec son espèce de noyau, ont persisté. »

Actuellement, c'est-à-dire sept mois après ce qui vient d'être rapporté, matité et douleur au sommet du poumon droit, diminution très-marquée du murmure vésiculaire, expiration rude et très-prolongée, bronchophonie, râles sous-crépitants humides sous la clavicule. En arrière, respiration rude et craquements, toux, expectoration muqueuse avec stries sanguinolentes, amaigrissement considérable, perte de forces, affaissement profond, sueurs nocturnes abondantes. Les fonctions digestives sont tellement troublées que la malade ne peut prendre et supporter qu'une demi-tasse de chocolat pendant toute la journée.

Madame A... arriva dans cet état à Nice, en septembre 1862; de temps en temps elle crachait un peu de sang : les choses allèrent ainsi jusqu'au mois de novembre, époque à laquelle survint une amélioration si grande du côté des voies digestives que ma malade put se mettre à un régime plus corroborant. Cependant les signes stéthoscopiques restèrent les mêmes. J'établis alors, sous la clavicule droite, un premier cautère, à la suite duquel il survint de l'amélioration dans la toux, les crachats et la douleur intense sous-claviculaire; mais ce qui était le plus incontestable, c'était l'appétit considérable acquis et la facilité des digestions. (Bœuf, mouton), deux cuillerées à bouche de vin de quinquina tous les matins, une à trois cuill. d'huile de foie de morue avant le repas.

Nous atteignîmes de cette manière le 25 novembre; les crachements de sang disparurent complètement, la toux se calma, le facies changea, il survint un degré d'embonpoint relatif, râles sous-crépitants moins nombreux, craquements dans la fosse sous-épineuse.

1er décembre. Les règles n'apparaissent pas. Nouveaux signes de pneumonie au sommet du poumon, douleurs, râle crépitant, quelques crachats sanglants. (Ventouses. vésicatoire, potion digitale, extr. thébaïque, lait chaud.)

10 décembre. Tous les accidents ont disparu; nouvelle pastille de potasse, teinture de gentiane; l'estomac se remet en appétit, et successivement madame A... reprit son régime antérieur. (Huile de foie de morue, quinquina.) Les forces revinrent, la malade put sortir et faire des promenades assez longues, la toux se calma, les crachements de sang ne se répétèrent plus, la douleur sous-claviculaire s'amenda.

Dans la dernière partie de décembre, la malade n'était plus reconnaissable; il y avait toujours un peu de toux, mais les forces étaient à leur état normal; la physionomie exprimait la tranquillité et la confiance; l'estomac, et je reviens souvent là-dessus, pouvait tout digérer.

En janvier, les règles revinrent, et il n'y eut aucun phénomène particulier du côté de la poitrine (nouveau cautère).

A la fin de janvier, l'état général n'était plus en rapport avec la lésion pulmonaire et ne laissait plus deviner aucune affection. Dès lors, mon attention se porta tout entière sur le sommet pulmonaire, et je fus témoin d'un fait auquel j'avais été jusque-là peu habitué.

La matité diminua petit à petit; tout râle sous-crépitant sec ou humide disparut; la respiration resta un peu rude et prolongée, et la voix plus retentissante qu'à gauche.

Au milieu de février, on pouvait entendre en avant, au niveau de la douleur ancienne, une expansion vésiculaire dont le rhythme n'était peut-être pas tout à fait irréprochable; mais le retentissement de la voix et l'expiration prolongée étaient tellement faibles, qu'en tenant compte de la respiration plus bruyante et de la résonnance plus prononcée qui existent à droite à l'état normal, il eût été impossible à un observateur étranger d'admettre une lésion pulmonaire quelconque.

Madame A... est restée jusqu'à la fin d'avril 1863 à Nice. Pendant tout ce temps, les signes stéthoscopiques n'ont plus varié, l'état général est excellent. Plus rien, en un mot, n'indique chez elle l'existence d'une lésion organique. Elle retourna plus tard dans son pays, d'où je ne l'ai jamais perdue de vue.

M. le docteur B... a pu constater cette guérison, à laquelle il était loin de s'attendre lorsqu'il envoya, en dernier appel, sa malade à Nice.

Voilà bientôt deux ans que cette guérison dure, je suis en mesure de l'affirmer, car le docteur B... et madame A... m'écrivent souvent. Madame A... n'est plus revenue à Nice, elle a passé l'hiver dans un pays très-froid, elle ne s'est pas enrhumée une seule fois, elle est toujours bien portante et a repris les occupations et les habitudes qu'elle avait avant sa maladie.

OBS. III. — H... est une jeune fille d'une constitution assez bonne. Ses père et mère se portent bien, deux sœurs qu'elle a, plus âgées qu'elle, jouissent d'une excellente santé. Elle n'a eu d'autre maladie dans sa vie que la rougeole, en 1861.

Au mois de mai 1862, je fus appelé en consultation par le confrère qui l'avait soignée jusque-là, et voici ce que j'appris des antécédents.

H... s'était enrhumée au mois de novembre 1861 ; depuis cette époque, elle eut toujours une petite toux, elle pâlit, devint plus maigre, et sa mère s'aperçut plusieurs fois que, dans les crachats, il y avait des filets de sang. Ce rhume dura tout l'hiver. Les parents voyant leur fille dans un malheureux état, consultèrent plusieurs médecins qui, tous, condamnèrent la malade. En effet, le médecin traitant s'était aperçu un jour qu'il existait une matité très-bien circonscrite sous la clavicule gauche, en même temps que l'auscultation lui démontrait des râles humides à ce niveau. Tous les traitements qu'il employa n'amenèrent aucune amélioration ; la malade prit de la diarrhée et des sueurs la nuit.

C'est sur ces entrefaites que je fus mandé pour donner mon avis, en mai 1862. La matité était très-prononcée sous la clavicule gauche, l'oreille percevait plusieurs râles sous-crépitants, et l'expiration, plus rude, était prolongée dans la fosse sus-épineuse du même côté. La voix était très-retentissante. Je portai un prononstic fâcheux. Néanmoins voici ce qui fut prescrit : (sirop de Tolu, écorce d'orange, quinquina, huile de foie de morue, lait, vésicatoire et cautère sous la clavicule).

Trois mois plus tard, je reçus une lettre du père, dans laquelle il m'apprenait que sa fille allait beaucoup mieux. Je conseillai à ce moment les Eaux-Bonnes coupées avec du lait chaud. Après un traitement assez long, H... revint complètement à la santé.

Six mois plus tard, j'ai revu la malade avec son médecin habituel, et nous avons constaté ensemble que les râles sous-crépitants, le retentissement de la voix, l'expiration prolongée avaient disparu, ainsi que la matité.

J'ajoute que la bonne santé de H... ne s'est plus démentie jusqu'à présent, et qu'avant de produire son observation, j'ai percuté et ausculté sans trouver le moindre signe de lésion pulmonaire.

Obs. IV, communiquée par M. Bottini. — Madame X... est une jeune dame venant de Paris, envoyée à Menton par le docteur Guéneau de Mussy.

Elle a une toux sèche et assez fréquente, de la dyspnée lorsqu'elle marche trop vite ou lorsqu'elle monte. L'auscultation et la percussion ne dénotent rien au poumon droit; mais à gauche, dans la région sous-claviculaire, le son est mat, et le murmure vésiculaire très-affaibli, avec rudesse. Je diagnostique la présence de tubercules au 1er degré. J'ai prescrit le lait de chèvre chloruré selon la méthode d'Amédée Latour; elle en éprouve un grand bien. La toux devient moins forte et moins pénible et la respiration plus facile.

J'ai conseillé à cette dame d'aller l'été aux Eaux-Bonnes, où elle a séjourné un mois. Revenue à Menton, l'hiver suivant, elle ne présente plus de signes pathologiques au sommet du poumon droit, et, depuis, la guérison se maintient.

Obs. V, communiquée par M. Bottini. — M. B..., d'une bonne santé, ne compte pas de phthisiques dans sa famille. Au mois de septembre 1862, il fut atteint d'hémoptysie. Le médecin qui le soignait déclara à la famille qu'il fallait l'envoyer dans un pays méridional, pour qu'il y passât l'hiver. Venu à Menton, et confié à mes soins, j'ai constaté avec la percussion une matité très-sensible dans la région sous-claviculaire droite et dans la fosse sous-épineuse. L'auscultation faisait entendre du râle sous-crépitant dans les mêmes points. La voix y était retentissante. La respiration était gênée quand il marchait, et la toux fatigante. Il n'y avait pas d'expectoration, ni de fièvre. Pendant l'hiver, la maladie est restée on peut dire stationnaire, mais au printemps, la fièvre se déclara, et après plusieurs jours de toux très-intense, le malade crache avec du pus des tubercules. Dès ce moment, le mal diminue, la toux cesse tout à fait pendant l'été. L'hiver suivant, à son retour, tous les signes morbides ont disparu ; reste seulement un peu de matité dans le point qui a été le siége du mal. Voilà un an et demi que cet état reste le même.

L'huile de foie de morue et les frictions sur le thorax avec la teinture d'iode, ont été les remèdes auxquels je l'ai soumis.

OBS. VI, communiquée par M. BOTTINI. — M. R.., 30 ans ; ses parents se portent bien ; il n'a jamais été sérieusement malade avant sa maladie actuelle qui remonte à six ans.

Il tousse, il crache ; et comme son mal ne guérit pas, il lui est conseillé de venir à Menton. Les râles humides et la pectoriloquie me firent diagnostiquer une large caverne à gauche. Avec l'usage de l'extrait aqueux de seigle ergoté, la toux diminue peu à peu, l'expectoration cessa, les râles humides disparurent, les signes de la caverne restèrent longtemps appréciables. Mais l'état général était excellent. Il y avait peu de toux, même pendant l'hiver ; au bout de trois ou quatre ans que le malade eut habité le midi, il fut complètement guéri. A la place de la pectoriloquie et du souffle caverneux, il survint une absence de murmure vésiculaire avec affaissement du thorax de ce côté. Ce malade vit encore aujourd'hui.

OBS. VII, communiquée par M. BOTTINI. — M. H..., officier de marine, était depuis deux ou trois ans sujet à des hémoptysies. Il arrive à Menton au mois de novembre 1857, et je constate de la pectoriloquie entre la seconde et la quatrième côte à gauche, avec absence de bruit respiratoire, matité très sensible dans la même région et râle bronchique dans toute l'étendue du poumon gauche.

Je lui ai prescrit de boire matin et soir une tisane de lichen d'Islande, avec du sirop de phellandrium ; de prendre avant les repas, l'huile de foie de morue. Dans l'été, il va aux Eaux-Bonnes. L'hiver suivant, j'ai fait l'examen méthodique de la poitrine et j'ai trouvé que le mal diminuait.

Au printemps, M. H... a repris de la vigueur et un facies qui ne laisse rien à désirer; les signes du côté de la poitrine ont disparu.

M. H... revient les années 1859, 1860, à Menton. Sa santé est restée toujours très-bonne; et les seuls signes stéthoscopiques qu'on trouve au niveau de l'ancienne lésion, sont une submatité et une diminution de la respiration en ce point. Quoi qu'il en soit, M. H... ne tousse plus et vit encore, en 1864, dans les mêmes conditions de santé.

Obs. VIII, communiquée par M. BOTTINI. — Madame X..., 40 ans, a commencé à tousser l'année 1860. Pendant l'année 1861, la toux augmenta. En 1862, l'expectoration, qui jusqu'alors avait été muqueuse, devint purulente. Avec l'examen de la poitrine, je relève que la région sous-claviculaire gauche est déprimée. Les régions claviculaire et scapulaire donnent un son mat à la percussion. Au sommet gauche, on rencontre la respiration bronchique, la bronchophonie, la pectoriloquie, ainsi que le râle caverneux. Avec l'usage de l'extrait aqueux de seigle ergoté et de l'huile de foie de morue, la malade est revenue à la santé.

Voilà trois ans que madame X... vient à Menton pendant l'hiver. Les signes que je rencontre au sommet du poumon me permettent de la considérer comme guérie.

Obs. IX, communiquée par M. BOTTINI — M. Z..., Russe, âgé de 34 ans, tempérament lymphatique. L'année 1861, il eut une abondante hémoptysie, à laquelle succéda bientôt une toux sèche, suivie, quelques semaines après, de matières jaunes et puriformes. Quand il est arrivé à Menton, le mois d'octobre, à ces symptômes se joignaient la fièvre hectique, une dyspnée et des sueurs nocturnes très-abondantes. L'émaciation faisait des progrès très-rapides et les forces tombaient.

À la percussion, je trouve que la poitrine conserve un son clair, mais avec une sonorité plus grande à la région sous-claviculaire. L'auscultation me démontre dans cette région que la respiration caverneuse y est très-appréciable, qu'il existe du râle crépitant et du ronchus. Dans le mois de janvier 1862, l'hémoptysie revient, mais peu abondante, suivie d'une diarrhée que j'ai dû combattre avec l'opium.

En février, le malade était arrivé à un tel point de faiblesse et de marasme, que je m'attendais à le voir bientôt succomber.

Le mois de mars, il fut atteint d'une toux beaucoup plus forte qu'à l'ordinaire, et après plusieurs crachats de sang pur, il expectora une masse consistante et grosse comme une noisette. J'ai reconnu facilement que cette matière était du tubercule qui avait déjà subi un certain ramollissement. A la suite de cet accident, et malgré l'état grave du malade dont j'avais annoncé la mort prochaine, la diarrhée et les sueurs cessèrent au mois d'avril. Le pouls qui était à 120 pulsations tomba à 90. L'appétit qui était nul est revenu, la toux diminue, et dans le mois de juin, le malade fut en état de faire des promenades, et puis, petit à petit il a repris une bonne santé.

Depuis deux ans et demi cette bonne santé se maintient ; et si le malade tousse parfois l'hiver, jamais il n'expectore de matières purulentes. D'ailleurs la percussion démontre que la lésion pulmonaire est bien guérie, puisque la respiration caverneuse et les râles divers ont disparu pour faire place à une respiration plus obscure et plus rude en certains points, sans retentissement de la voix du même côté ; et à droite, à de la respiration supplémentaire au sommet du poumon.

L'huile de foie de morue et l'extrait aqueux de seigle ergoté ont été les remèdes auxquels je l'ai soumis.

Obs. X communiquée par M. Doussan. — Le 17 août 1860, je fus appelé auprès de Mme M..., âgée de 66 ans, pour lui donner mes soins, en l'absence de mon confrère Isnard, tombé malade, qui la voyait depuis quelque temps. Voici quel fut le résultat de mon examen lors de ma première visite.

Fièvre assez intense, 110 pulsations à la minute, dépérissement, douleur au côté gauche de la poitrine vers le tiers supérieur, matité sur ce point. Râle cavernuleux, bronchophonie ; le reste du poumon fonctionne bien. A droite tout se passe normalement. L'expectoration est caractéristique. Les crachats sont très-abondants, très-consistants, de forme nummulaire et grisâtres. Sueurs copieuses la nuit et le jour, mais principalement la nuit.

Avec cet ensemble de symptômes, le diagnostic n'était pas difficile. Nous étions en présence de tubercules en suppuration depuis assez longtemps. Je fis part de ma manière de voir au docteur Isnard, qui m'avait précédé, et nous fûmes parfaitement d'accord sur la nature et la gravité du mal. Le docteur Maure, qui avait été consulté, fut du même avis.

Jusqu'à ce jour, le traitement avait été nul, la malade étant très-difficile. Je lui fis comprendre que son catarrhe, comme elle l'appelait et comme je continuai à l'appeler, était des plus graves, et qu'il pourrait avoir des suites fâcheuses si elle ne faisait pas les remèdes nécessaires. Je fus assez heureux pour lui faire accepter le sirop de proto-iodure de fer de Gilles, à la dose de deux cuillerées par jour. Comme il était bien supporté, j'ordonnai, quelques jours après, une troisième cuillerée que je fus obligé de supprimer, parce qu'elle fatiguait la malade. La tisane de lichen préparé est prise pendant quelques jours seulement, Mme M... se refusant à la prendre plus longtemps. Heureusement qu'elle est plus fidèle au sirop de proto-iodure de fer.

Les fonctions de l'estomac se faisant bien, je remplaçai le régime suivi jusqu'à ce jour par un régime analeptique; consommés, côtelettes de mouton, beefsteak, vin de Bordeaux, deux verrées de lait d'ânesse par jour.

Ce traitement est continué pendant longtemps, et nous sommes heureux de constater une amélioration progressive. Tous les symptômes s'amendent, les sueurs et les crachats diminuent jusqu'à devenir nuls; il en est de même de la fièvre, les forces sont revenues, et le 2 décembre, c'est-à-dire après trois mois et demi de traitement, après avoir usé 500 grammes de sirop de proto-iodure de fer, je cessai de voir Mme M...; elle était guérie.

Aujourd'hui, 12 septembre 1864, quatre ans après, j'ai revu Mme M..., qui continue d'aller aussi bien que possible. La guérison s'est maintenue. Nous l'avons auscultée de nouveau avec soin, et nous avons constaté que les fonctions du poumon se font parfaitement bien et que l'état de santé est des plus satisfaisants.

10

Les observations que j'ai réunies dans ce mémoire ont-elles bien toutes rapport à la phthisie pulmonaire ? Pour ma part, j'en suis convaincu. Tout le monde ne sera pas de mon avis, j'en suis certain, les médecins surtout qui ne croient pas à la guérison de cette maladie.

Pour eux, toute phthisie à tubercule cru et qui guérit n'est pas autre chose qu'une simple congestion chronique du sommet pulmonaire ; toute phthisie à tubercule suppuré et qui guérit est une pneumonie chronique.

Le diagnostic différentiel de ces trois états pathologiques, si tant est qu'ils existent séparément, est très-difficile, sinon impossible dans l'état actuel de la science. Mais en tenant compte de ce fait incontestable, à savoir : que les congestions chroniques essentielles sont si rares, en comparaison de la phthisie pulmonaire, que leur lieu de prédilection ne serait pas le sommet du poumon, mais plutôt la base de cet organe, nous sommes en droit, jusqu'à ce que des caractères différentiels soient donnés, de considérer cliniquement comme phthisie pulmonaire, toute affection du sommet du poumon qui se présentera avec de l'expiration prolongée et rude, du souffle bronchique et caverneux, des râles secs ou humides, du retentissement de la voix, de la pectoriloquie et de la matité.

Mais j'ai hâte de revenir au point capital de ce travail, j'ai hâte de m'expliquer sur la portée que j'attribue aux faits dont je viens de vous présenter l'histoire.

Tous les malades qui font l'objet des observations précédentes sont-ils radicalement guéris ? Oh ! je n'ai ni assez d'autorité, ni assez de présomption pour trancher une pareille question. Mon rôle doit être plus simple et plus modeste. Je dois seulement vous faire remarquer que l'on rencontre des phthisiques qui, après une première secousse, se remettent très-bien, et vivent pendant longtemps sans éprouver le moindre accident. Mais toujours dans ces cas (et ceci résulte des recherches que nous avons faites) toujours le médecin, qui applique son oreille sur la poitrine des malades, y retrouve des signes, aussi peu accusés qu'on le voudra, je l'accorde, mais cependant suffisamment sensibles pour lui laisser des illusions trop grandes.

Or, tels ne sont pas les faits que j'ai observés et choisis ;

chez eux, l'auscultation et la percussion ne peuvent plus rien vous faire découvrir même après de longues suppurations pulmonaires.

Concluons donc qu'il serait actuellement encore trop hardi de les juger d'une manière définitive, mais que la guérison, à son point de départ, répondrait aux exigences les plus sévères de l'esprit, si l'on était porté à lui accorder une confiance illimitée dans l'avenir.

IV.

DU TRAITEMENT

ET DE LA CURABILITÉ

DE LA PHTHISIE PULMONAIRE

Par le Dr MONIN (de Mornant).

Tout a été dit sur la phthisie pulmonaire. Les méthodes les plus diverses ont été tour à tour proposées; prônées d'abord outre mesure, puis abandonnées comme celles qui les avaient précédées; et, en désespoir de cause, en présence de cette impuissance constatée de leur art dans le traitement de cette affection, les praticiens découragés semblent, aujourd'hui, résignés à combattre pas à pas la lente désorganisation qui en est l'inévitable résultat; heureux encore s'il leur est donné d'en retarder le terme fatal; et s'ingéniant, pour dernière ressource, à soutenir de leur mieux les forces du malade, dans l'unique but de lui faire traverser sans trop de dommages la phase de suppuration des tubercules, faible espoir, il faut en convenir, en présence d'une nature défaillante; dernière planche de salut à laquelle il est donné à un bien petit nombre de se rattacher avec quelque chance de succès!...

Est-ce donc bien là tout ce qu'on était en droit d'attendre de tant d'études consciencieusement faites dans le silence du cabinet et au lit du malade? Tant d'ingénieuses investigations anatomiques et microscopiques, tant de savantes analyses chimiques des éléments constitutifs de nos organes, seraient-elles donc destinées à n'être qu'une gloire stérile de la physiologie moderne, et ne pourraient-elles faire avancer d'un pas la thérapeutique de cette cruelle affection ?

Venir après cela déclarer que la phthisie est susceptible de guérison, n'est-ce pas plus que de la témérité ? Et ne risqué-je pas en l'affirmant de provoquer sur vos lèvres le sourire de l'incrédulité ?

Et pourtant, j'aurai le courage d'énoncer devant vous cette opinion. Fort de mon expérience personnelle, étayée par des observations analogues recueillies par des praticiens distingués autant par leur savoir que par leur judicieuse critique, je n'hésite pas à proclamer : que la médecine a le pouvoir de prévenir la formation de cet épanchement plastique qui, en s'insinuant dans les tissus du poumon, sert en quelque sorte de matrice aux tubercules pulmonaires ; c'est la prophylaxie de la phthisie ;

Que dans la phthisie au premier degré, alors que cette matière a revêtu la forme de tubercules miliaires, elle peut en déterminer la résorption ;

Qu'arrivée au second degré, alors que les tubercules ont pris des proportions considérables, elle peut, après avoir appliqué ses ressources à les limiter autant que possible, elle peut, dis-je, neutraliser l'inflammation causée par leur présence dans les tissus ambiants et réduire, en quelque sorte, le tubercule à l'état d'un corps étranger, à la présence duquel ceux-ci finissent par s'habituer. C'est l'induration crétacée, sorte de demi-guérison, il est vrai, mais qui peut avec des soins se prolonger fort longtemps et souvent pendant un laps de temps indéfini.

Enfin, que dans le troisième degré, époque de la fonte des tubercules, elle peut, en combattant les accidents, en soutenant les forces du malade, obtenir la cicatrisation des cavernes, résultant de cette suppuration, et amener une guérison définitive.

Mais, on ne saurait trop le redire, ces heureuses chances offriront d'autant plus de probabilité que l'on aura combattu le mal plus à temps et par des remèdes convenables, avant que les forces soient complétement détruites et les facultés digestives abolies ; au lieu de perdre, comme on ne le fait que trop communément, un temps précieux en tâtonnements inutiles, en médications simplement palliatives et illusoires, incapables d'enrayer un seul instant la marche d'une maladie qui mine sourdement l'organisme entier, en s'attaquant aux sources mêmes de la vie.

Avant tout, établissons, quant au pronostic surtout, deux variétés de phthisie pulmonaire : l'une débutant ordinairement par une petite toux sèche, respiration courte et anhélante au moindre exercice, fréquents crachements de sang accompagnes de redoublements fébriles le soir, agitation nocturne, sueurs expressives et énervantes au matin, rougeur des pommettes, émaciation et rétrécissement de la poitrine, altération particulière de la voix, ardeur de la paume des mains, etc.,c'est la *phthisie essentielle*, la consomption, le *tabès*, la phthisie par excellence s'il m'est permis de m'exprimer ainsi.

La seconde, succédant le plus souvent à une affection inflammatoire plus ou moins tranchée de la muqueuse bronchique ou du parenchyme pulmonaire, dont elle n'est, à bien dire, qu'une terminaison heureuse ou malheureuse selon que l'affection primordiale a été bien ou mal combattue à son début, ou qu'elle s'est déclarée chez un sujet placé dans de bonnes ou dans de mauvaises conditions constitutionnelles : c'est la *phthisie muqueuse* ou *catarrhale*, la phthisie secondaire ou acquise ; tandis que la première restera la phthisie idiopathique, le plus souvent héréditaire et en quelque sorte *innée*.

A l'énoncé seul de ces derniers mots vous pressentez d'avance que c'est sur celle-ci que va planer la fatale sentence d'incurabilité, il n'en est rien pourtant, et c'est bien à tort que des praticiens trop prompts à se décourager font peser sur elle une sorte d'exclusivisme.

Les individus qu'une fatale hérédité, ou le vice natif de leur constitution prédispose de longue main à la phthisie, recèlent bien, il est vrai, en eux le germe et comme les stigmates de cette affection ; mais ce germe, encore à l'état latent, exige pour apparaître et se développer, le concours de certaines circonstances, et le médecin, qui est aux écoutes et en épie attentivement le réveil, peut, en éloignant et en prévenant les circonstances, retarder tellement l'instant de leur apparition que ce germe lui-même à la longue finira par s'annihiler et disparaître même tout à fait.

Prévenir le développement de la phthisie est un précepte assurément admis par tous ; mais est-il aussi aisé à le traduire en pratique ?.. Les raffinements du luxe et l'efféminàtion portés aujourd'hui aux dernières limites ; les aveugles faiblesses maternelles, la précocité d'une éducation tout intellectuelle, qui oublie et immobilise le corps, alors même que pour favoriser son développement il aurait le plus besoin d'action ; pour ces jeunes filles la fréquentation du monde et par-dessus tout les excentricités de la mode, trop souvent en opposition avec les préceptes les plus essentiels de l'hygiène ; tout cela, il faut bien le dire, laisse une bien petite part à la prophylactique et trop souvent le mal a envahi profondément l'organisme lorsque nous sommes appelés à en conjurer les effets.

Toutefois, quelque négligence que l'on ait mise à en prévenir le développement, il est un précepte sur lequel on ne saurait trop insister : c'est avant tout d'arracher le malade à ses habitudes funestes, et le transporter, si faire se peut, dans un nouveau milieu, une vie plus active, une climature douce et en quelque sorte privilégiée ; l'équitation ; en un mot, rien ne doit être négligé de ce qui pourra, en fortifiant le corps, distraire l'esprit et arracher du cœur ces passions énervantes, et surtout le funeste penchant pour les plaisirs solitaires, cause cachée, mais malheureusement trop fréquente de la phthisie.

Quoi qu'il en soit, on ne saurait se dissimuler que nous sommes ici en présence d'un trouble des plus graves de tout l'organisme, surexcité par l'état de souffrance des organes pulmonaires.

Et avant que des changements physiques et appréciables se soient effectués dans les organes malades, il est un moment, moment critique et important où l'affection n'est encore que purement dynamique et le résultat d'une exagération morbide dans le mode de sensibilité des organes affectés. Les premiers moyens à employer, après les moyens prophylactiques que je me suis borné à indiquer, devront donc tendre à ramener, pour ainsi dire, au diapason normal la surexcitation de ces centres nerveux. C'est ce que l'on parviendra à obtenir avec succès à l'aide des révulsifs promenés sur la région rachidienne dorsale, médication énergique qui doit toutefois être employée avec une certaine réserve et modifiée suivant l'irritabilité du malade.

Cette médication doit être secondée et en même temps tempérée par l'emploi des divers parégoriques accrédités par l'usage : l'aconit, la belladone et en dernier lieu l'opium rempliront très-bien cette indication, l'action sédative qu'ils exercent évidemment sur la toux et les redoublements fébriles du soir ne pouvant que faciliter un traitement plus sérieux quoique simplement palliatif; ils sont loin toutefois d'être à dédaigner, les secousses répétées de la toux, l'ébranlement de la poitrine et la fièvre qui l'accompagne tendant à augmenter encore la congestion pulmonaire et à provoquer l'inflammation de la matière tuberculeuse jusque dans les dernières ramifications bronchiques.

Lorsque, à l'aide de ces moyens, nous sommes parvenus à maîtriser les symptômes concomitants, il nous reste à mettre en usage des agents médicamenteux capables de rompre la fluxion morbide établie sur les organes affectés, et d'opérer, si faire se peut, la résorption ou la résolution des corpuscules anormaux qui constituent proprement la tuberculisation du poumon.

Ce résultat si universellement contesté, l'un de ces desiderata, malheureusement trop nombreux de la science, peut-on raisonnablement l'espérer?... Il me semble l'avoir rencontré dans l'emploi alternatif et combiné des émétiques avec cet ordre de médicaments que les anciens appelaient fondants ou *désobstruants* et auxquels je donne la dénomination d'altérants faute d'appellation qui en caractérise mieux la nature.

Parmi le premier ordre des médicaments précités, je place en première ligne l'ipécacuanha, plus doux, mais aussi moins actif que les sels antimoniaux; il peut être répété plus souvent chez les sujets jeunes et irritables sans trop fatiguer l'estomac.

Chez ceux qui sont plus forts, ou lorsque le besoin d'une médication plus énergique se fait sentir, dans la phthisie en quelque sorte aiguë, à laquelle on a donné le nom de *galopante*, à l'aide du tartre stibié ou simplement du kermès on arrive à produire de plus forte nausées et des vomissements autant qu'on le juge nécessaire pour atténuer la violence des symptômes qui se manifestent du côté de la poitrine.

Après quelques jours de l'emploi des nauséeux ou des vomitifs, il est bon de laisser un peu reposer le malade; et si l'affection tuberculeuse ou la simple hépatisation du poumon qui toujours la cotoie et souvent la précède, donne des signes physiques et rationnels de leur existence, afin de ne rien perdre d'un temps précieux, j'administre dans l'intervalle, et à doses fractionnées, le calomel uni au savon amygdalin à dose simplement altérante, 15 à 20 centigrammes en trois doses dans la journée; ou si les forces du malade permettent encore de tenter une légère dérivation sur les voies intestinales, ou bien encore si quelque raison peut faire craindre de voir le calomel porter son action spécifique sur les glandes salivaires, je lui associe quelques centigrammes de racine de jalap ou de scammonée; ainsi administré, ce médicament que quelques praticiens, d'accord en cela avec les médecins anglais, regardent comme le premier des antiphlogistiques ou contro-stimulants, devient, pour me servir d'une locution du siècle dernier, un véritable fondant. Son emploi continué quelque temps, de la manière que je l'indique, d'une façon intercurrente avec les antimoniaux, m'a toujours rendu d'éminents services, tant dans les engorgements chroniques du poumon que dans la phthisie elle-même. Tout le talent du médecin dans l'administration de l'un ou de l'autre de ces deux ordres de médicaments consiste à se régler sur le degré de force et de susceptibilité de son malade, en commençant par des doses faibles et arrivant graduellement et par une insensible transition à des doses relativement plus considérables. Afin d'éviter toute préoccupation à ce sujet de la part du malade et des assistants, il doit même, autant que possible, éviter de faire la moindre allusion au genre de médication employée, laissant autant que possible attribuer aux phases de la maladie elle-même les résultats par lesquels cette médication tendrait à se manifester au dehors.

N'est-ce point en vertu d'une action en quelque sorte analogue que l'on pourrait expliquer les bons effets de l'équitation dont Sydenham faisait une panacée contre cette maladie, et des voyages sur mer si fortement conseillés par tous les monographes de la phthisie? Les secousses douces et continues imprimées à la poitrine par le premier de ces exercices, et les vomissements puissants et si obstinément soutenus déterminés par la navigation, sont en effet bien de nature à faciliter la résolution d'un commencement d'épanchement de matière tuberculeuse dans les poumons, et n'est-ce point aussi à la façon des *altérants* qu'agissent les eaux minérales devenues de nos jours la panacée contre presque tous les maux ? On ne saurait nier toutefois qu'elles ont produit dans certains cas de phthisie des cures merveilleuses, et les recueils publiés annuellement par les inspecteurs des eaux, de celles, veux-je dire, que l'usage a recommandées pour ce genre d'affection, relatent des guérisons nombreuses et survenues d'une manière aussi complète qu'inattendue.

Mentionnons aussi en passant, et comme pour prendre date, l'électricité ou la faradisation. Dans les cas de phthisie encore indécise avec langueur chlorotique, dysménorrhée, asthénie de tout le système nerveux, elle a souvent, en provoquant le flux menstruel attardé ou supprimé, amené d'heureux changements dans l'évolution pubère. Parfois, prise en bains, ou procédant par neutralisation ou par voie de soustraction, il lui a été donné d'amener un calme et une détente que l'on avait vainement tenté par d'autres moyens ; enfin des courants indirects dirigés au travers d'un poumon engorgé ne pourraient-ils appuyer de leur action éminemment résolutive les médications administrées concurremment dans ce but ?

Mais j'admets que, malgré l'emploi de tous les moyens précités, nous n'ayons pu arriver à conjurer la marche de la maladie : nous voici maintenant arrivés à cette phase éminemment désorganisatrice qui constitue le ramollissement et la suppuration des tubercules. Par quoi nous sera-t-il donné de réparer les désordres profonds qui en sont le résultat ? Que la cicatrisation des cavernes pulmonaires puisse être obtenue, malgré tout ce qu'offre de fâcheux le pronostic dans ces cas, c'est ce qu'on ne saurait nier après les recherches nécroscopiques faites avec tant d'habileté par Laënnec, Andral, Grisolle, etc. Dans ces cas extrêmes, en outre des moyens conseillés plus haut, si les forces du malade, non encore trop épuisées, permettent d'y avoir recours, on doit s'étudier à dominer l'irritabilité générale et celle des poumons en particulier en créant autour du malade une atmosphère en quelque sorte médicamenteuse, l'enfermant pendant quelques heures chaque jour dans les rideaux de son lit, et pour ainsi dire hermétiquement clos, on lui fait respirer tantôt la vapeur émolliente produit de l'ébullition de plantes sédatives, tantôt celle plus active de plantes ou substances balsamiques ; ou bien on peut imiter les inhalations si confortablement installées aujourd'hui dans la plupart de nos grands établissements thermaux, en mettant en évaporation quelques bouteilles d'eau minérale de Bonnes, Allevard, etc.

Je n'insisterai point sur l'urgence de soutenir concurremment les forces défaillantes du malade par tout le cortége des analeptiques. C'est ici surtout, et comme en dernier ressort, que le médecin doit fouiller l'arsenal de la matière médicale et mettre à profit toutes ses ressources pour faire la médecine des symptômes, combattant sans trève ni relâche et disputant au mal pied à pied ses progrès incessants. Mais ces indications si variées demanderaient pour être convenablement traitées un développement en dehors du cadre restreint qui m'est imposé. Je me contenterai de signaler en finissant l'association de l'acétate de plomb à la digitale contre les sueurs des phthisiques et les palpitations si énervantes de leurs derniers moments : l'opium pour enrayer la diarrhée colliquative ; le copahu comme moyen de combattre ces sortes de flux purulents bronchiques qui contribuent si puissamment à l'émaciation des malades.

Et à ce propos, qu'il me soit permis de terminer par un dernier mot en réponse à cette objection capitale des adversaires de la curabilité de la phthisie pulmonaire, à savoir que les cas de guérison argués ne seraient que des catarrhes pulmonaires ; l'existence de la phthisie pulmonaire n'ayant pas été confirmée par l'auscultation. Je ne ferai à cela que deux observations : la première que, quoique j'aie négligé de mentionner les services rendus par l'auscultation, je ne m'en suis pas moins servi pour me renseigner à l'occasion ; la seconde, c'est que, de l'aveu de l'inventeur lui-même, Laënnec, l'auscultation médiate a souvent mis en défaut les expérimentateurs les plus habiles.

Mais, à défaut de cette constatation physique, contrôle qui souvent laisse bien à désirer, n'avons-nous pas les signes rationnels qui font rarement défaut à un praticien éclairé ; le tact et l'habitude de voir des malades, remplaçant avantageusement pour lui les moyens mécaniques nécessaires au commencement de sa carrière ? C'est donc faire gratuitement injure à un praticien qui a vieilli dans la carrière que de mettre en suspicion sa judiciaire ou sa bonne foi et, lorsque à l'occasion d'une question pratique, il vient vous dire : *Me, me, ad sum qui feci*, ses assertions ont le droit d'être admises comme vraies jusqu'à preuve du contraire.

Nous aurions, du reste, de nombreuses observations à produire à l'appui ; mais le temps et l'espace nous étant refusés, nous nous réservons de les produire en temps et lieu si l'occasion nous en était de nouveau offerte.

V.

DE L'ÉTIOLOGIE ET DE LA CURABILITÉ

DES TUBERCULES PULMONAIRES

Par le Dr RAMBAUD

Professeur à l'École de médecine de Lyon.

La phthisie pulmonaire ou, pour parler plus exactement, la tuberculisation pulmonaire peut-elle guérir? Cette question à laquelle il a été jusqu'ici diversement répondu est aujourd'hui généralement résolue par l'affirmative : la clinique et l'anatomie pathologique ont fourni chacune un contingent de preuves qui résistent victorieusement à toute contestation. D'une part, ce sont des observations où on voit se dérouler, sous des yeux compétents, toute la série des signes et des symptômes rationnels et physiques de la tuberculisation pulmonaire, puis la santé renaître et persister, quelquefois même avec des signes stéthoscopiques qui témoignent irrécusablement de la dégradation et de la restauration du tissu pulmonaire. D'autre part, ce sont des autopsies qui étalent sous nos yeux des cicatrices depuis longtemps accomplies, et dont l'origine est attestée par la permanence ou par la transformation crétacée de tubercules dans leur voisinage.

De ces faits avérés, la science demande actuellement si on peut tirer quelques enseignements, si on peut en induire quelques préceptes, quelques lois pathologiques et thérapeutiques, qui permettent d'étendre à un plus grand nombre les bénéfices de ces trop rares guérisons.

L'effroyable part que la cruelle maladie se fait dans la mortalité générale, ne justifie que trop cette demande et doit susciter chez tous la légitime ambition de travailler à la solution de ce problème qui intéresse l'humanité à un si haut degré. Je n'ai pas la prétention d'y réussir ; mon désir est plus modeste et ne vise qu'à signaler les obscurités de la question ; c'est peut-être aider à la résoudre que d'en indiquer les extrêmes difficultés.

Les micrographes et les anatomo-pathologistes nous ont montré la texture intime du tubercule ; ils nous ont appris qu'il était constitué par des cellules flétries et des noyaux isolés, noyés dans une substance amorphe, et que le tout subissait graduellement la dégénérescence graisseuse ; qu'il était le résultat de la transformation des éléments normaux des tissus, ou de néoplasmes nés dans la trame des organes ; qu'il pouvait quelquefois persister longtemps dans cet état primitif, mais qu'il était impossible qu'il s'élevât jamais à l'état de tissu doué de vie, et que fatalement il devait se ramollir un jour, devenir caséeux et provoquer autour de lui un travail d'élimination.

Cette notion ne nous dit rien des conditions générales et locales propres à engendrer ou à favoriser cette genèse morbide ; cependant elle nous apporte ce premier enseignement que le tubercule est probablement le résultat d'une déviation de la force d'assimilation parenchymateuse, et elle nous conduit à rechercher dans le passé hygiénique des tuberculeux, dans les conditions qui ont été faites à leur nutrition, l'étiologie et la prophylaxie de leur affection. Prévenir vaudrait encore mieux que guérir. Les statistiques prises en masse, tendent à confirmer cette présomption, en montrant avec quelle intensité la tuberculisation pulmonaire sévit sur les populations mal nourries, mal logées, agglomérées dans les grandes villes, et que leurs passions, ou des nécessités rigoureuses condamnent à l'oubli des plus simples lois de l'hygiène. Entre ces deux faits : agglomération, mauvaise hygiène des masses et tuberculose pulmonaire, il y a une connexité certaine que personne ne conteste, mais dont on voudrait connaître plus en détail les rapports intimes. Arrivée là et condamnée à aborder les faits particuliers, à dévoiler les conditions physiologiques précises de la tuberculisation, à dire pourquoi, dans les mêmes conditions, celui-ci devient tuberculeux et cet autre non, la science, qui cherche depuis longtemps, se heurte à des difficultés sans nombre, tâtonne et flotte dans l'incertitude, faute de pouvoir assigner à chaque aberration hygiénique sa part d'influence dans le résultat final. Certains faits bien acquis sembleraient devoir jeter quelque lumière sur ce point. Nous savons que les vaches tenues en stabulation et dont on surmène la lactation deviennent tuberculeuses, que l'allaitement prolongé produit, chez certaines femmes dont l'alimentation laisse à désirer, le même effet, et enfin que rien n'est fréquent comme la phthisie chez les diabétiques. Ici, le trouble de la nutrition est manifeste; il s'affirme péremptoirement, non plus par l'insuffisance, la mauvaise qualité ou la mauvaise élaboration de l'aliment, mais par l'excès de perte de matériaux de la plus haute importance ; et comme précédemment, nous saisissons nettement les deux termes extrêmes du problème, le vice de l'alimentation et la tuberculose, dans le premier cas ; l'excès de pertes, le défaut de réparation, et le tubercule dans le deuxième ; mais les phénomènes intermédiaires, ceux qui siégent dans les secondes voies, se dérobent absolument à notre connaissance.

La tuberculose sévit à tout âge ; on la rencontre chez le vieillard comme chez l'enfant et l'adulte, mais non avec la même fréquence et la même intensité ; ses préférences sont acquises à l'adulte, à cette période de la vie entre dix et trente ans, où le corps humain acquiert en hauteur et en épaisseur ses plus grandes dimensions ; où les os et les muscles se développent ; où l'assimilation, en un mot, montre le plus d'énergie et de qualités, pour produire et multiplier rapidement les tissus. C'est évidemment à cette période que l'on rencontre, non seulement le plus de tuberculeux, mais encore les tuberculoses les plus abondantes et les plus irrémédiables ; plus tôt et plus tard, le tubercule est plus rare et surtout moins abondant chez le même individu. Si bien qu'ici encore nous constatons un rapport éloigné, mais certain entre la maladie et l'assimilation. Quoi de plus naturel et de plus admissible en effet, que là ou la nutrition est la plus active, ses moindres déviations aboutissent à une plus fréquente et plus abondante production d'éléments incapables de vivre.

Mais à mesure qu'on particularise davantage et qu'on cherche, en serrant le sujet, à déterminer plus exactement les conditions individuelles de la genèse du tubercule, on s'embarrasse de plus en plus dans les incertitudes. L'étude des tempéraments et des sexes, considérés dans leurs aptitudes à engendrer cette funeste production, met toujours en lumière les même vérités, sans y rien ajouter ; elle montre que les tempéraments bien équilibrés, qui témoignent d'une bonne et vigoureuse nutrition, sont, entre tous, rebelles à cette détestable genèse ; que ceux au contraire qui inclinent d'un côté ou de l'autre, qui sont eux-mêmes la preuve et le résultat d'une nutrition vicieuse, les tempéraments scrofuleux, lymphatiques, lymphatiques-nerveux, lymphatiques-sanguins, sont au contraire un milieu d'une fécondité déplorable pour les tubercules.

Tout prouve, à coup sûr, que le tubercule est la conséquence d'une manière d'être de l'ensemble organique ; on a dû cependant se préoccuper de savoir quelles conditions locales pouvaient profiter à son éclosion ; on a fait une part à l'hypérémie, à la fluxion, à l'inflammation pulmonaire, survenues accidentellement ou entretenues à l'état chronique par certains travaux, par certains milieux ; on a établi clairement que les poussières minérales sèches ou humides, répandues dans l'atmosphère respirée, provoquaient dans des proportions démesurées la tuberculisation pulmonaire ; mais il a toujours fallu reconnaître que ces circonstances locales ne jouaient, en définitive, que le rôle de causes occasionnelles quant à la localisation, et qu'il fallait surtout et avant tout compter avec la prédisposition native ou acquise, avec la diathèse.

En somme donc, ce que tous savons aujourd'hui de la genèse du tubercule nous autorise à dire, qu'il est le résultat d'une assimilation vicieuse ; qu'on peut, pour son étiologie, le comparer exactement au tophus de la goutte, qui, lui aussi, est le résultat d'un vice d'élaboration dans les secondes voies ; et que, sans connaître intimement cette perversion de la nutrition dont on ne saisit pleinement que le premier et le dernier terme, on peut cependant faire obstacle à sa genèse, dans une certaine mesure, chez les masses et chez les individus. Chez les masses, par des mesures administratives et de charité que je n'ai pas mission d'exposer ici, mais qui doivent tendre à ce double but : augmenter le bien-être des hommes et élever leur niveau moral pour qu'ils fassent un bon et légitime usage de ce bien être et l'accroissent encore. Les sociétés modernes ont déjà beaucoup tenté et beaucoup fait pour accomplir ce devoir ; sous leurs efforts, le chiffre de l'âge moyen de la vie humaine s'est élevé, non pas parce que les vieillards vivent plus d'années, mais surtout parce que les faibles, que les rudesses et les misères du premier âge emportaient au seuil de la vie, sont aujourd'hui secourus plus efficacement et sauvés d'une mort prématurée. Mais le bienfait est incomplet, car il n'est que trop sûr que bon nombre de ces infortunés sont réservés aux rigueurs ultérieures de la tuberculisation ; éclairée par la science, guidée par la charité chrétienne, la société, j'en ai la pleine conviction, réussira un jour à l'étendre encore, sinon à le compléter.

La prophylaxie individuelle réserve à la science un rôle plus immédiat et plus actif. La prédisposition se dérobe et se cache faute de signes pathognomoniques ; cependant, elle se laisse souvent au moins soupçonner par le tempérament, par des aberrations de l'appétit et de la nutrition, et peut, presque toujours, être combattue dès le jeune âge. Et, quand on songe à ce qu'on obtient des animaux par le système dit de l'entraînement, quand on pense à ce qu'il serait possible de produire chez l'enfant par une habile combinaison de mesures hygiéniques et de préparations pharmaceutiques, appliquées à chacun avec un sage discernement et une infatigable persévérance, on reste convaincu que la science n'est pas désarmée, et qu'elle peut façonner et modifier le corps de l'homme aussi bien que celui des quadrupèdes de ses étables. C'est un grand malheur qu'on ait proscrit de l'éducation de nos enfants chrétiens, toutes ces salutaires pratiques, tous ces exercices physiques que l'antiquité païenne, si amoureuse des belles formes, considérait comme le complément indispensable d'une éducation vraiment libérale ; et nous payons en tubercules aujourd'hui notre culte exclusif de l'esprit et notre dédain pour l'éducation du corps. Que la science le proclame donc avec autorité, que chacun le veuille avec une suffisante volonté, et nous créerons des générations futures dont l'énergie organique pourra porter dignement le développement intellectuel et moral.

Le tubercule une fois développé dans le poumon, la lésion est constituée, et la phthisie pulmonaire existe en fait. La vie du sujet est désormais gravement menacée et ne pourra plus être sauvegardée que par l'une ou l'autre de ces deux voies : ou le tubercule sera toléré indéfiniment restant à l'état cru , ou se résorbant, ou passant à l'état crétacé ; ou bien il se ramollira, deviendra caséeux et sera expulsé par un travail d'élimination et remplacé par une cicatrice restauratrice. Ce qui peut s'appeler, dans le premier cas, guérison par tolérance indéfinie ou transformation ; dans le second, guérison radicale par expulsion et réaction salutaire et triomphante de l'organisme. Voyons maintenant jusqu'à quel point la science est en mesure de poursuivre et d'atteindre l'un ou l'autre de ces deux résultats.

Pour que la tolérance s'établisse, pour qu'elle se laisse seulement espérer, il faut évidemment que la lésion soit médiocre en quantité, et surtout et d'abord qu'elle s'arrête et cesse de croître, si bien que nous sommes immédiatement ramenés à la question de la prophylaxie et d'une prophylaxie de plus en plus difficile et laborieuse, à cause de la décroissance avérée des moyens de restauration de l'organisme. Mais en admettant que ce résultat soit obtenu, et on est fondé à croire qu'il se produit, en effet, quelquefois spontanément, l'ignorance où nous sommes des conditions propres à réaliser, à favoriser cette tolérance, nous laisse dans la plus triste incertitude. Nous savons bien qu'une fluxion se fait autour de la lésion, que cette lésion s'imprègne de liquides et que l'évolution ultime du tubercule s'annonce par ces phénomènes locaux ; mais ce que nous savons encore mieux, c'est que les moyens pharmaceutiques que nous pouvons opposer à la fluxion pulmonaire dans ce cas, sont une arme à deux tranchants, et qu'ils échouent si souvent, que quand par hasard ils semblent avoir réussi, on peut se demander si ce n'est pas parce qu'on a rencontré un sujet spécialement bien doué.

Le temps accordé à l'évolution du tubercule, le temps pendant lequel il est toléré sans dommage bien évident pour la santé, varie notablement chez les divers sujets, et cette variabilité paraît subordonnée plutôt à des conditions inhérentes à l'individu, qu'à des causes occasionnelles extérieures. Tel qui avait jusqu'alors bravé impunément bien des causes énergiques de fluxion thoracique, voit tout-à-coup ses tubercules se ramollir, sous l'influence d'une cause insignifiante ; chez tel autre le ramollissement éclate hâtivement et sans cause appréciable, ou sous le coup d'une influence des plus légères. Or, que savons-nous de ces conditions individuelles qui font la tolérance, qui retardent l'évolution fatale, ou qui favorisent une transformation heureuse ? Il faut avoir le courage de le dire, nous ne savons encore rien de certain, rien surtout qui puisse motiver une médication rationnelle ; nous avons des présomptions et c'est tout.

Nous pouvons accuser certains tempéraments où prédomine l'élément sanguin, certains milieux qui engendrent les phlegmasies pulmonaires, de précipiter l'intolérance, en déterminant des fluxions intempestives ; nous sommes à peu près sûrs que la durée du tubercule, à l'état cru, est d'autant plus longue que le sujet qui le porte est plus avancé en âge et par conséquent que sa nutrition est plus complète ; mais des conditions intimes de cette tolérance nous ne savons rien. A défaut de ces connaissances précises, chaque doctrine médicale, pliant la genèse de la maladie à ses conceptions préconçues, a prétendu l'expliquer, l'enrayer ou la guérir. Inutile de dire comment chacune a réussi. L'aveugle empirisme a préconisé toutes les drogues et toutes les substances possibles sans jamais trouver dans l'épreuve clinique la justification de ses prétentions. Aujourd'hui, les théories chimiques ressuscitent et un auteur anglais prétend que le tubercule est le résultat d'un défaut d'oxydation dans les secondes voies ; que l'oxydation régulière et normale ne se peut produire qu'à la condition de la présence dans le sang du phosphore incomplètement oxydé ; et partant, que le remède à la tuberculose à tous les degrés est trouvé et que les hypophosphites alcalins sont le spécifique du tubercule, comme le mercure est celui de la vérole. Suivant cet auteur, le remède n'amène pas seulement la tolérance, il provoque la transformation et la disparition du tubercule qui est détruit sur place et résorbé sans passer par le ramollissement. Je ne suis pas compétent pour juger la théorie chimico-physiologique si savamment développée par M. Churchill, mais je dois reconnaître que les résultats cliniques qu'il produit pour la justifier sont merveilleux, trop merveilleux même, dirai-je, car ils ne sont pas d'accord avec ceux obtenus par d'autres praticiens qui ont essayé de son spécifique, et qu'il est difficile d'admettre que celui-ci ne produise de bons effets qu'entre ses mains. Le temps et l'expérience de tous nous diront bientôt si le docteur Churchill a vraiment trouvé la solution si désirable de cet ardu problème. Actuellement laissant de côté ce point encore à l'étude, si nous faisons l'inventaire de la science sur cette question, nous ne pouvons guère trouver de définitivement acquises que les propositions suivantes :

Le tubercule pulmonaire est toléré impunément à l'état cru, pendant plus ou moins longtemps chez les divers individus ;

On est autorisé à croire qu'il est toléré d'autant mieux et plus longtemps qu'il est en plus petite quantité et que la diathèse est moins énergique ;

Il est certain qu'il est plus longtemps toléré, plus facilement transformé chez le vieillard, et on peut soupçonner que ce bénéfice tient à l'intensité moindre de la diathèse, à la diminution de la sensibilité organique, et à un moindre besoin d'assimilation.

L'intolérance s'annonce habituellement par des fluxions pulmonaires et par un surcroît de la sensibilité des voies respiratoires.

Mais de tout ceci, il ne ressort évidemment aucune notion bien précise des conditions qui font la tolérance, et partant, aucune indication péremptoire, décisive et s'appliquant à tous les cas ou même à certains cas déterminés. Nous voyons seulement très-bien que les conditions de mauvaise nutrition qui ont fait la lésion, conservent leur empire et précipitent son évolution finale, quelquefois sous la pression de circonstances extérieures appréciables, et trop souvent par leur énergie propre. C'est donc, encore ici, à ces causes, connues seulement par leurs effets détestables, que la science doit s'attaquer, en mesurant son action aux susceptibilités, aux aptitudes, aux tempéraments de chacun, en adaptant ses moyens aux causes hygiéniques présumées coupables, en préservant l'organisme de toute influence capable d'apporter un ébranlement funeste à l'équilibre fonctionnel. Et cette tâche, qui devient déjà plus difficile que la prophylaxie proprement dite, n'est cependant ni aussi ingrate, ni aussi impuissante qu'on pourrait le craindre ; seulement, elle demande à celui qui l'entreprend, le sacrifice de tous les partis-pris, et un esprit attentif et prêt aux plus minutieuses appréciations des organismes et des effets produits sur eux par les stations thermales, hivernales, maritimes, montagneuses, par les médications pharmaceutiques et hygiéniques diverses ; afin de doser, de combiner, de varier, de suspendre ces modificateurs, de manière à les faire concourir sans encombre au but proposé, la restauration et la roboration de l'individu. Tant que nous ignorerons les conditions intimes de la tuberculose et les façons d'agir des causes multiples que nous saisissons à l'origine de l'affection, tant que l'empirisme, ce qui est encore moins probable, n'aura découvert aucun spécifique, ce sera là, on ne saurait trop l'affirmer, l'unique voie ouverte à la science médicale, la seule féconde, la seule qui puisse donner quelques résultats heureux.

Le tubercule qui n'a pas été transformé et qui ne doit plus être toléré dans le parenchyme pulmonaire, s'imprègne de liquide, se ramollit, et tout aussitôt commence autour de lui un travail qui tend à le rejeter au dehors. Le diagnostic qui avait pu rester incertain jusqu'à ce jour s'éclaire alors de clartés sinistres, et la dernière lutte commence. Lorsqu'on croyait que le tubercule était un tissu spécial, doué d'une vie propre, on attribuait cette évolution dernière à des nécessités inhérentes à lui-même ; on pensait que ce tissu pathologique qui ne pouvait vivre qu'un certain temps, devait passer par diverses phases successives et finir nécessairement par cette transformation. Aujourd'hui, mieux renseignés sur sa texture et son origine, ce n'est pas à lui que nous pouvons demander les causes et les conditions de cette dernière période de son existence, mais bien aux tissus qui le portent.

Tout corps étranger qui a pris place dans un parenchyme est abreuvé de liquide, dissous si sa nature s'y prête, et résorbé ; ou bien des néoplasmes s'accumulent et s'organisent autour de lui et le séparent par un kyste du tissu vivant qui peut désormais le conserver indéfiniment; ou bien enfin la suppuration s'établit autour de lui et lui crée un chemin jusqu'à une surface en communication avec l'extérieur. C'est par le premier et le troisième mode que le tubercule peut disparaître; le deuxième, qui veut pour s'accomplir des tissus sains et énergiquement vivants, lui est à peu près constamment refusé. Et on comprend qu'il en soit ainsi, quand on examine les parties dans son voisinage immédiat ou la surface des cavernes qui lui ont succédé; on ne trouve là aucune trace d'une vie active; ce n'est qu'un détritus pulpeux, ramolli, qui ne laisse que très-rarement apercevoir des apparences de restauration et dans lequel le microscope constate la présence de globules sanguins et surtout d'abondants corpuscules graisseux. Le trouble de la nutrition, que nous avons constaté à chaque pas de cette étude, reparaît ici plus grave et plus profond, et malheureusement ne se limite pas à la place occupée par la lésion la plus apparente. La dégénérescence graisseuse des parois des capillaires du poumon, des muscles, de ceux du larynx spécialement, les crachats qui contiennent souvent autant de graisse que de pus, tout prouve que l'énergie de l'assimilation s'affaisse et périclite de plus en plus. Comment s'étonner, dès-lors, que le sujet qui aborde la grande lutte avec des conditions locales si déplorables, avec cette impuissance présumée de l'organisme entier, succombe si souvent? En effet, il ne lui faudrait pas à ce moment un médiocre effort et de petites ressources pour supporter le poids de la tâche qui peut conduire à la guérison. Toutes ces petites suppurations locales à établir, toutes ces voies à tracer au travers du poumon jusqu'à la surface des bronches ne s'accompliront pas sans troubler notablement l'hématose et beaucoup d'autres fonctions importantes, sans provoquer des accès de fièvre qui, bien que nécessaires et salutaires par leurs tendances, ne laisseront pas que d'épuiser ce qui reste de forces. Arrivés là, nous ne démêlons que trop bien les difficultés du problème thérapeutique : nous sommes en face d'un organisme épuisé déjà et presque incapable de réactions énergiques et continues, et qui aurait besoin cependant de forces surabondantes pour triompher,

Comment sortir de cette impasse redoutable, quelles circonstances peuvent faire espérer le succès, quels moyens peuvent aider ou conduire à cet heureux résultat? Si les tubercules sont en petite quantité et de médiocre volume, s'ils sont rapprochés de la surface des bronches, ils seront expulsés plus vite et plus facilement. Si, au lieu de se ramollir tous à la fois, ils ne suppurent que successivement les uns après les autres et lentement, la secousse sera moins violente et plus légère à supporter. Si le sujet n'a pas été trop profondément modifié, s'il a conservé une suffisante puissance d'assimilation, s'il possède encore une dose notable de résistance et de forces cachées, il sera mieux préparé et pourra peut-être suffire au travail de la restauration. Si la sensibilité des voies respiratoires n'est pas trop surexcitée et ne provoque pas des efforts incessants de toux, qui augmentent les troubles de la respiration et de la circulation et éloignent la bienfaisante réparation du sommeil, il aura une dernière ressource des plus précieuses.

Ces circonstances diverses, toujours difficiles à déterminer *à priori*, résument à peu près les conditions les plus favorables qui puissent être faites aux tuberculeux ; elles ne dépendent pas expressément de telle ou telle forme, d'un tempérament, ou d'une circonstance accessoire quelconque ; elles sont étroitement subordonnées à la diathèse et aux mille causes qui l'ont constituée ; elles sont d'autant plus apparentes ou plus probables que la diathèse a eu et conserve moins d'énergie. Si bien que l'on peut conclure, que les chances de guérison sont en raison directe de la quantité de lésions à réparer, de la quantité de forces que l'économie possède encore et de la somme d'efforts qu'elle est encore capable d'accomplir pour sa propre restauration ; que la thérapeutique doit tendre avant tout à susciter et à développer ces ressources de l'organisme et à en faire le meilleur usage possible.

Énoncer ces principes, c'est être presque banal à force d'être vrai, et cependant que de dissidences et d'égarements à signaler quand il s'agit de les mettre en pratique! Les uns conseillent exclusivement ceci ou cela, le plomb, l'iode, l'arsenic, les chlorures, l'émétique, l'huile de foie de morue, etc. Les autres, se fiant aux fallacieuses promesses de l'empirisme, font des statistiques avec des unités qui ne se ressemblent pas toujours. Je n'ai ni le temps, ni la mission d'étudier et de discuter ce qu'il peut y avoir de bon ou de condamnable dans ces médications diverses et dans la manière de les employer. Je n'ai eu qu'un but, insister énergiquement sur l'importance capitale de la notion de l'étiologie et de la diathèse, et montrer qu'à tous les âges de l'affection, cette notion donne la mesure du danger et indique le sens des recherches à faire et des médications à tenter. Elle enseigne, en effet, que l'affection et la lésion sont nées d'une atteinte portée au mode de nutrition ; que l'une et l'autre ne peuvent guérir que par une modification soutenue imprimée à l'ensemble organique : elle commande impérieusement de soutenir et d'alimenter le plus possible le patient, de répudier absolument toutes les pratiques débilitantes et hyposthénisantes, trop souvent employées sous le dangereux prétexte d'une révulsion au moins inutile ; de rechercher et de corriger, dans le tempérament, dans les conditions spéciales des sujets, les causes qui portent atteinte à la nutrition : elle montre enfin le néant, le danger ou l'incertitude des médications employés sans lois ni règles en dehors de ses enseignements.

———

VI.

DE LA PHTHISIE ÉPITHÉLIALE CHRONIQUE

ANATOMIE PATHOLOGIQUE

Par M. H. CHATIN

Médecin de l'Hôtel-Dieu.

———

La question relative à la phthisie pulmonaire, présentée par la commission exécutive du Congrès, comprend une étude sur les diverses variétés de phthisie et sur leur degré relatif de curabilité.

Chargé depuis quelques années d'un service d'hôpital où la proportion des affections chroniques de poitrine constitue le quart et quelquefois le tiers du nombre total de mes malades, j'ai eu à pratiquer un grand nombre d'autopsies, et j'ai pu constater que la maladie tuberculeuse du poumon, dans le vrai sens du mot, était relativement assez rare, comparée aux autres lésions de cet organe que l'on appelle vaguement et à tort : *Infiltration tuberculeuse, masse tuberculeuse.*

Quelques micrographes pensent que le tubercule ne doit présenter aucun caractère microscopique commun dans tous les points où on le rencontre dans l'économie, et la raison en est, disent-ils, dans la diversité des éléments aux dépens desquels il se forme. Que faut-il penser de cette opinion ?

Si l'on étudie le tubercule dans les ouvrages des micrographes français, allemands et anglais, on trouve, dans tous ces auteurs, une description à peu près semblable des éléments principaux de ces productions pathologiques ; mais si la question anatomique ne varie que du noyau à la cellule, il n'en est pas ainsi de la question relative à son origine et à sa nature.

On peut ranger en deux classes principales les opinions des différents auteurs qui ont écrit sur le tuberbule : 1º Ceux qui admettent que le tubercule est un produit sans analogue dans l'économie, un exsudat inorganisé ; 2º Ceux qui, comme Virchow, Küss, soutiennent que le tubercule naît par génération directe de la transformation d'un tissu normal.

Mandl et Lebert, qui considèrent la néoplasie tuberculeuse comme hétérologue, supposent une exsudation amorphe : suivant le premier, cet exsudat se coagulerait, et suivant Lebert, il y aurait une ébauche d'organisation qui constituerait les corpuscules tuberculeux.

La théorie de l'exsudation n'est plus admissible ; aucun micrographe n'a trouvé dans le sang la matière tuberculeuse, et cependant, en généralisant la croyance à la spécificité des produits pathologiques, on avait trouvé la cellule spéciale du tubercule, du pus, du cancer.

M. Robin, le représentant de la micrographie en France, admet un élément anatomique caractéristique du tubercule ; cet élément se rapproche de la cellule, mais ce n'est ni la cellule, ni le noyau des auteurs étrangers : il se distingue à son volume qui varie de 6 à 8 millièmes de millimètre, à sa forme polyèdrique et à ses bords dentelés. Les agglomérations de ces corpuscules sont entourées d'une matière amorphe, finement granuleuse.

Pour l'Ecole française, la granulation grise est synonyme de tubercule miliaire ; c'est le tubercule des poumons et des séreuses. MM. Luys et Vulpian, distinguent dans le tubercule miliaire, des éléments constants et des éléments accidentels ; les premiers sont : 1° une matière amorphe granuleuse, 2° des noyaux sphériques ou ovoïdes, 3° des éléments normaux du tissu connectif.

Les éléments accidentels sont surtout constitués par des cellules épithéliales infiltrées de granulations graisseuses.

Laennec, en décrivant deux formes de tubercules pulmonaires, l'*infiltration tuberculeuse* et la *granulation tuberculeuse*, a introduit une confusion qu'il sera bien difficile de faire disparaître.

L'infiltration fut alors considérée comme la forme la plus complète du tubercule, et en recherchant en quoi cette forme différait des autres productions, de la granulation par exemple, on arriva à établir que l'état caséeux du tubercule, était la caractéristique de toutes les variétés de ces produits morbides. Telle a été l'origine de la théorie de Lebert ; le corpuscule tuberculeux de cet auteur, se rapporte au stade caséeux ; cette production pour lui n'a aucune analogie avec les formes connues, ce n'est ni une cellule, ni un noyau, mais un corpuscule arrondi, solide, contenant des particules graisseuses.

On a dit aussi que le tubercule était le résultat de la transformation de produits inflammatoires, et que toute masse tuberculeuse était constituée par du pus concret.

Laissons répondre ici, une des plus grandes illustrations médicales de notre époque ; le savant professeur de Berlin, Virchow, admet en effet que dans la majorité des cas, on peut rapporter l'infiltration tuberculeuse et non le tubercule, à une masse primitivement inflammatoire, purulente ou catarrhale, qui s'est ratatinée peu à peu, à la suite d'une résorption incomplète ; mais il ajoute : Reinhardt s'est trompé en croyant dans ces cas examiner des tubercules, et il serait certainement arrivé à un autre résultat, s'il avait examiné la substance de ces nodosités aux divers stades de leur développement et surtout s'il avait étudié le tubercule dans tous les autres tissus où il se produit. Virchow professe donc, avec la plus grande autorité, que le tubercule n'a aucun rapport direct avec les produits inflammatoires, que c'est un grain, un nodule, que ce nodule représente une néoplasie qui possède à son premier développement la structure cellulaire et provient, comme les autres néoplasies, du tissu conjonctif.

Avant d'étudier avec détail le développement du processus tuberculeux, voyons quelques-uns de ces caractères physiques dans les autres organes. On rencontre quelquefois dans le cerveau de grosses tubérosités qui ont le volume d'une noix ou d'un œuf ; ces productions ne sont pas évidemment des tubercules simples, elles sont formées par la réunion de plusieurs milliers de tubercules. Si l'on examine la petite nodosité primitive qui est d'un blanc jaunâtre, on voit à son pourtour une couche molle et vasculaire qui la sépare de la substance cérébrale voisine. C'est dans cette couche de tissu conjonctif que se trouvent les noyaux en nombre plus ou moins considérable, qui résultent de la prolifération des cellules plasmatiques.

Les mots de *ramollissement, transformation graisseuse, régressive, caséeuse* et *crétacée* indiquent les modifications ultérieures du tubercu'e et de divers autres produits pathologiques.

Le ramollissement consiste dans la transformation en graisse de la masse tuberculeuse, en vertu de ce principe que tout élément qui ne jouit plus de la vie, rentre sous l'influence des forces physiques et subit cette dégénérescence dont les lois nous sont encore inconnues ; le ramollissement débute toujours par le centre du nodus tuberculeux et jamais par la périphérie ; sa marche est analogue à celle du ramollissement des caillots fibrineux qui se forment dans les vaisseaux. On voit apparaître alors dans les cellules de petits globules graisseux, brillants, perlés, qui grossissent, distendent l'enveloppe et la détruisent ; toute trace d'organisation disparaît et on ne trouve plus qu'une matière demi-liquide contenant des granules de graisse, de l'albumine et des sels.

La métamorphose graisseuse dans le poumon a le plus souvent l'aspect caséeux, et cet état résulte, soit de l'absorption des liquides, soit de la combinaison des sels avec une partie de la graisse.

Les ganglions lymphatiques enflammés présentent souvent cette métamorphose caséeuse, due à leur structure alvéolaire et à leur propriété de résorption.

Avant son ramollissement, il est quelquefois facile de reconnaître le tubercule à son aspect physique, il est grisâtre, demi-transparent, un peu résistant, il siége exclusivement dans le tissu interlobulaire, il fuit à la pression entre les doigts; sur d'autres points, il est plus volumineux, les petites cellules nombreuses qui le constituent sont serrées, entassées les unes sur les autres, les petits vaisseaux s'oblitèrent, le tissu meurt, et alors commence le ramollissement; à ce moment si on incise un petit tubercule, on voit à son centre une petite tache jaunâtre qui correspond au point ramolli, c'est le tubercule jaune; examiné au microscope il est composé de granules moléculaires graisseux et de quelques noyaux qui ne sont pas encore atteints par la dégénérescence : ainsi le tubercule jaune est un degré plus avancé que la granulation grise.

La transformation régressive est la terminaison habituelle du tubercule, mais elle ne lui est pas particulière, exclusive, car elle peut atteindre toute espèce de production pathologique, soit dans le poumon, soit dans les autres organes. On a considéré, jusque dans ces dernières années, l'état caséeux comme le caractère distinctif du tubercule. C'est au savant auteur de la Pathologie cellulaire que revient l'honneur d'avoir le premier rompu avec la tradition et découvert le véritable siége du tubercule. Le premier il a démontré que tous les processus pathologiques, que tous les noyaux tuberculiformes, constitués par des produits inflammatoires du poumon, que toutes les proliférations des cellules des ganglions lymphatiques subissaient généralement la métamorphose graisseuse : de là la conclusion forcée, que matière caséeuse ne signifie plus tubercule.

Les leçons de pathologie de l'ancien professeur de Wursbourg furent faites à Berlin en 1858; deux ans plus tard, traduites et publiées en France, elles eurent un grand retentissement et firent naître d'autres travaux. En 1859, notre savant et honoré confrère, le docteur René Briau, membre de l'Académie, médecin consultant aux Eaux-Bonnes, établissait par des faits tirés de sa pratique thermale, l'existence de diverses altérations pulmonaires non tuberculeuses et bien distinctes de la phthisie vraie et légitime.

En 1862, le docteur Villemin, répétiteur à l'Ecole impériale du service de santé militaire à Strasbourg, et aujourd'hui professeur agrégé au Val-de-Grâce, a publié une remarquable monographie sur le tubercule au point de vue de son siége, de son évolution et de sa nature. Ce travail, le plus complet qui ait paru sur la question, est le développement des idées de Virchow sur le tissu conjonctif. Il reconnaît que c'est un tissu général qui sert de connexion et de soutien aux éléments spéciaux et qu'il se compose d'une masse fondamentale ou intercellulaire au milieu de laquelle on rencontre des éléments globulaires qui sont les corpuscules du tissu conjonctif ou les cellules plasmatiques. Le rôle de ces corpuscules est extrèmement important; ce sont eux qui président aux régénérations des tissus normaux, et à la formation de presque toutes les néoplasies; c'est le tissu conjonctif qui relie les fibres et les faisceaux de fibres musculaires et nerveuses, qui réunit les tubes et les culs-de-sac glandulaires : c'est l'élément vivant par excellence.

M. Villemin, avant d'étudier le tubercule dans le poumon, où il est difficile de le reconnaître, donne le conseil de l'examiner d'abord dans les autres organes où on le rencontre assez souvent; dans les membranes séreuses, composées de tissu conjonctif et de fibres élastiques, on trouve des corpuscules qui sont fusiformes ou étoilés, et ont un petit noyau très-brillant collé intimement à la cellule qui le contient. Ces petits corps sont miliaires, quelquefois plus gros et formés par la réunion de plusieurs tubercules qui s'étalent sous forme de plaques d'une certaine épaisseur. Si l'on fait dessécher une portion de membrane séreuse contenant des tubercules, on peut, avec un rasoir, faire des coupes très-minces qui intéressent seulement les plus petites granulations et surprendre ainsi les premières phases d'évolution de ce produit. On trouve alors au centre de la préparation, un amas considérable de petits éléments brillants ou granuleux, tassés les uns contre les autres, un peu plus loin, ces noyaux deviennent moins nombreux, mais ils sont rassemblés par groupes, ou sous forme de traînées et contenus dans une enveloppe qui n'est autre chose que la cellule plasmatique ou étoilée. Le tubercule se forme par l'hypertrophie et la multiplication des noyaux des cellules; celles-ci se distendent, se rapprochent les unes des autres et il arrive un moment où elles confondent leur contenu.

Dans l'arachnoïde, le tubercule ne présente rien de spécial, si ce n'est que sa présence détermine bientôt des accidents graves qui entraînent la mort. Dans le péritoine on le rencontre très-souvent, et son siége d'élection est dans le mésentère. Le tubercule des muqueuses est beaucoup plus rare que celui des séreuses ; il se développe dans le tissu sous-muqueux.

Sur vingt autopsies de phthisiques avec symptômes laryngiens, nous avons trouvé sur le larynx seize fois de petites ulcérations et des indurations hypertrophiques de la muqueuse et quatre fois seulement des granulations agglomérées et formant de petites plaques au-dessous de l'épithélium. L'examen microscopique a fait reconnaître le tubercule, et la lésion pulmonaire se rapportait également au tubercule du tissu conjonctif. Dans les séreuses comme dans les muqueuses, ce sont les mêmes éléments qui produisent la même lésion.

Dans la muqueuse intestinale, le tubercule siége dans le tissu sous-muqueux.

Le parenchyme du foie est divisé en un grand nombre de lobules, séparés par des cloisons incomplètes formées de tissu connectif dans lequel rampent les rameaux de l'artère hépatique, de la veine porte et des canaux biliaires. Dans la cirrhose, c'est ce tissu conjonctif qui s'hypertrophie, et dans le tubercule du foie, ce sont les cellules plasmatiques de ce tissu qui arrivent à la prolifération. Les véritables tubercules du foie sont rares, à moins qu'on ne regarde comme tels ceux qui se rencontrent dans l'enveloppe péritonéale de cet organe.

Dans le rein le tubercule est encore plus rare que dans le foie ; il peut siéger soit dans le tissu connectif interlobulaire, soit dans ce même tissu au-dessous de l'enveloppe corticale.

Le tubercule du testicule est plus fréquent que celui du rein : on le trouve de préférence dans le tissu connectif des cloisons interlobulaires et dans celui qui relie les canalicules spermatiques. L'évolution est ici la même que dans les autres organes ; mais en raison des éléments qui entrent dans la structure du testicule, il est probable que l'on a souvent confondu le tubercule proprement dit et la lésion épithéliale.

Le tubercule est dans la glande spermatique une production tout à fait identique à celle que l'on observe dans les séreuses, dans les muqueuses, dans le foie et dans le rein.

Comment faut-il déterminer maintenant les lésions que l'on rencontre souvent dans le poumon et qui n'ont aucun des caractères du tubercule ?

Pour résoudre cette question, le microscope est indispensable ; ces productions sont diverses, elles siégent dans des parties différentes du tissu pulmonaire et présentent, selon l'époque de leur évolution, des éléments variables d'aspect, de forme et de dimension. Une des plus fréquentes est celle qui consiste dans l'*hypertrophie des cellules épithéliales* des alvéoles, remplies plus ou moins de granulations graisseuses. Après avoir subi l'hypertrophie, ces cellules se compriment, se détruisent et, bientôt altérées dans leur nutrition, ne constituent plus que des débris organiques rejetés en partie par les crachats. Ces cellules contiennent quelquefois du pigment, d'autres fois de grosses granulations graisseuses qui cachent complètement leur noyau.

Dans d'autres productions analogues, souvent sur le même poumon ou sur un autre lobule, on rencontre dans les alvéoles un certain nombre de noyaux, sur d'autres points de grosses cellules épithéliales graisseuses et, en plus, des cellules en voie de segmentation ; il se forme alors autant de jeunes cellules qu'il y avait de noyaux dans la cellule mère. Ce travail intime aboutit à la transformation de l'épithélium en pus.

Quelquefois la segmentation de l'épithélium, au lieu de produire le globule purulent, donne lieu à une cellule globuleuse, à noyau simple, plus grosse que le globule de pus : c'est le globule muqueux que l'on retrouve en abondance dans le crachat du catarrhe et de la bronchite chronique. Cette formation constitue le deuxième degré de la pneumonie catarrhale de Virchow, le premier étant représenté par l'hypertrophie simple. Quelquefois on trouve aussi le véritable globule purulent, comme dans le deuxième degré de la pneumonie ordinaire. Ainsi ces masses prétendues tuberculeuses sont surtout constituées par de la pneumonie purulente et catarrhale aux différentes phases de son évolution.

Après un certain temps, les principes liquides sont résorbés, et la lésion subit la transformation caséeuse comme le vrai tubercule. A ce moment et sur ces points ramollis, on ne peut arriver à faire aucune distinction possible ; il faut, de toute nécessité, opérer sur un nodus dont l'évolution est moins avancée. Dans cette condition, il n'y a aucune ressemblance entre cette altération et le tubercule : celui-ci se développe toujours dans le tissu conjonctif interlobulaire et dans la plèvre ; les parois des vésicules pulmonaires ne lui donnent jamais lieu. Lorsque, par suite d'une petite agglomération, il a atteint le volume d'un grain, il apparaît quelquefois sur la paroi d'une bronche ou d'un vaisseau. C'est une petite tumeur miliaire, constituée par des éléments qui ont pour origine une prolifération nucléaire. Le microscope fait reconnaître, au centre de l'élément tuberculeux, une grande quantité de noyaux libres ; dans une seconde sphère concentrique à ces derniers, on en remarque d'autres réunis en nombre de deux ou quatre, tous enfermés dans des cellules plasmatiques ; enfin à une certaine distance, on ne trouve plus que la cellule normale avec son noyau seul.

Il existe encore une production tuberculiforme qui a le même siége que le tubercule : c'est l'inflammation du tissu interlobulaire et de ses cellules. M. Villemin a très-bien étudié le développement de ce processus qui se rapproche le plus du tubercule, c'est surtout la terminaison de cette inflammation qui différencie les deux procès. L'inflammation, en effet, aboutit toujours, selon son intensité, ou bien à la formation du pus, ou bien simplement à une hypertrophie du tissu conjonctif ; le tubercule, au contraire, aboutit toujours à la formation d'un noyau simple ou d'une petite cellule. Ces produits inflammatoires peuvent n'occuper que quelques vésicules et donner lieu à une granulation miliaire qui offrirait les apparences du tubercule.

En résumé, tous ces produits vésiculaires ne sont pas le tubercule ; celui-ci a un siége exclusif ; on le rencontre dans tous les organes, toujours identique à lui-même et sans analogue dans les autres altérations pathologiques. Ce caractère d'unité est la meilleure preuve pour justifier la différence à établir entre ces deux lésions de même apparence.

Quelles sont les conditions dans lesquelles se développent ces pneumonies vésiculaires circonscrites ?

Elles se développent très-souvent à la suite de la bronchite catarrhale, non pas que l'inflammation des bronches se propage directement, par continuité, au tissu pulmonaire. Il est démontré cliniquement que le tissu pulmonaire s'enflamme rarement à la suite de la phlegmasie des bronches, et M. Robin a aussi donné les preuves anatomiques de l'indépendance de la bronchite par rapport à la pneumonie. Dans quelques cas, ces pneumonies vésiculaires succèdent à des pneumonies irrégulières, à des inflammations de la plèvre ou du tissu interlobulaire; chez les enfants, la coqueluche et la rougeole déterminent cette lésion; enfin elle peut être symptomatique de la présence de tubercules, car on a trouvé, en même temps que la lésion inflammatoire, le produit du tissu conjonctif.

Dans la dernière édition de son Traité de la pneumonie, M. Grisolle (1) a consacré un petit chapitre à la *pneumonie chronique tuberculeuse.*

L'histologie pathologique de cette maladie n'a pas été faite, mais sa description semble indiquer qu'on a eu affaire à des lésions inflammatoires soit des cellules, soit peut-être aussi du tissu conjonctif : « Chez les individus qui succombent lentement à la phthisie pulmonaire et à quelque âge que ce soit, dit le savant professeur de la Faculté, on rencontre souvent, autour des cavernes ou des tubercules suppurés, une induration du parenchyme du poumon qui a beaucoup de rapport avec celle de la pneumonie chronique simple. Dans ces points, le tissu de l'organe est d'un gris ardoisé, dur et complètement imperméable ; il est exsangue, ne laisse suinter aucun liquide, et il n'est pas rare de trouver disséminées à la surface de cette induration plusieurs granulations grises, ou même des tubercules à l'état cru ou suppuré. »

N'est-ce pas là la description physique parfaite du procès morbide que nous avons indiqué plus haut et qui est souvent confondu avec le tubercule ?

Il est à peine nécessaire de faire remarquer que cette lésion est aussi distincte de la pneumonie chronique, de l'induration chronique du poumon.

Lorsque ces lésions tuberculiformes sont un peu étendues, on peut être incertain entre une pneumonie chronique et une pneumonie vésiculeuse. Ces deux lésions diffèrent cependant,

____

(1) *Traité de la pneumonie,* page 85.

même au point de vue des signes physiques, car si on fait une section sur le tissu hépatisé au premier ou au deuxième degré, on voit s'écouler une certaine quantité de liquide, tandis que, dans les vésicules qui constituent les noyaux d'induration, les produits existant depuis longtemps, les parties liquides ont été absorbées, des sels ont été déposés et la surface de section est presque complètement desséchée.

A défaut de l'aspect physique, l'examen histologique de la pneumonie chronique, fait en Allemagne par M. Heschl, et en France par MM. Robin et Charcot (1), permettrait facilement de distinguer ces deux états pathologiques.

Il existe encore une phlegmasie des voies respiratoires dont la lésion anatomique est très-variable, dont la marche est toujours aiguë, qui se développe quelquefois chez les vieillards, qui est surtout propre à l'enfance ; je veux parler de la broncho-pneumonie, appelée par les anciens fausse pneumonie ; cet état aigu n'a aucun rapport symptomatique avec la pneumonie vésiculeuse chronique ; et, du reste, sa lésion anatomique est caractérisée toujours par des phlegmasies des petites bronches, des congestions à divers degrés ou une imperméabilité d'un nombre plus ou moins grand de lobules, soit par affaissement des tissus, soit par phlegmasie.

Plusieurs auteurs ont indiqué divers états morbides des voies respiratoires bien distincts des tubercules, et ayant néanmoins une expression symptomatique tout-à-fait analogue ; mais la lésion anatomique que nous signalons sera encore facile à distinguer soit de l'hépatisation planiforme décrite par MM. Hourmann et Dechambre, soit des granulations grises étudiées par MM. Robin et Lorain.

Les deux observations suivantes, dont je vais donner le résumé, ont un certain intérêt au point de vue de l'anatomie pathologique ; mais au point de vue purement clinique leur valeur est secondaire, car je n'ai pu suivre la maladie que pendant la dernière période de son évolution au moment de la fièvre hectique, des sueurs et de l'amaigrissement. Ces observations sont relatives à deux femmes âgées l'une de 36 ans et l'autre de 47. La toux avait annoncé le début de la maladie et

(1) *Traité de pneumonie chronique*, 1860.

existait depuis quatorze mois chez la plus jeune, et depuis six mois seulement chez la plus âgée. Elles portaient toutes les deux des stigmates de la diathèse scrofuleuse, et avaient vécu dans les plus mauvaises conditions hygiéniques. Il ne m'a pas été possible d'étudier l'étiologie de la maladie chez ces deux malades.

Le 10 février j'ai constaté chez la femme plus âgée, couchée au numéro 52 (Sainte-Blandine), une matité relative des deux tiers inférieurs du poumon droit, plus marquée en arrière et sur les côtés qu'en avant; il existe en arrière du souffle bronchique et de la bronchophonie, bruit respiratoire faible au sommet et en avant, râles muqueux à grosses bulles, abondants vers l'angle inférieur de l'omoplate et au niveau du sein droit, absence de souffle caverneux, la respiration est normale à gauche, sauf quelques râles muqueux disséminés à la base.

L'expectoration est abondante, les crachats sont détachés, opaques, jaunâtres : leur analyse microscopique faite plusieurs fois a fait reconnaître les éléments normaux de l'expectoration à la période de ramollissement tuberculeux ; je n'ai pas trouvé de fibres élastiques dans les crachats. Après une amélioration passagère, il est survenu, quatre mois après son entrée, une aggravation de tous les symptômes généraux coïncidant avec des symptômes fébriles et l'apparition d'un souffle caverneux bien constaté au niveau de la cinquième côte en dehors du sein droit. A la fin de mai, la malade succombe et l'autopsie fait constater l'état suivant :

Le poumon gauche est perméable dans toute son étendue, sa coloration est normale, il crépite dans tous ses points ; le poumon droit a presque la dureté de l'hépatisation, il n'est pas facilement friable, sa couleur générale est d'un rouge foncé, il ne surnage pas dans l'eau, à la partie inférieure et moyenne on trouve des noyaux indurés d'un aspect blanc-grisâtre du volume d'une aveline ou d'une noix. Ces masses grisâtres sont constituées par le parenchyme pulmonaire, leur teinte est ardoisée, leur coupe ne laisse pas écouler du liquide ; le doigt promené sur un grand nombre d'incisions faites dans tous les sens, ne permet de constater aucun nodule propre au tubercule ; sur différents points de ces masses, on trouve de petites granulations dont la coupe donne le même aspect que la masse principale. Le rein, le foie, la rate sont examinés et ne présentent pas de nodus tuberculeux ni de dégénérescence graisseuse.

Examen microscopique. — Sur des tranches fines et avec un grossissement de 400 diam., il est impossible de trouver le moindre trouble nutritif dans les cellules plasmatiques qui constituent les parois des vésicules pulmonaires ; bien au contraire, les éléments épithéliaux se présentent augmentés de volume et de nombre, infiltrés de graisse ; on trouve çà et là quelques globules purulents ; l'hypergénèse de ces éléments épithéliaux a été assez active pour que les alvéoles pulmonaires distendues soient au moins quintuplées de volume : en un mot, la lésion à laquelle nous avons affaire peut être légitimement appelée *pneumonie épithéliale, purulente chronique* ou mieux phthisie épithéliale.

La malade qui fait le sujet de la deuxième observation toussait depuis quatorze mois au moment de son entrée à l'hôpital : la maladie avait débuté trois semaines après l'accouchement de son troisième enfant ; cette femme disait n'être pas sujette à la toux même pendant l'hiver ; elle n'avait pas eu d'hémoptysie, mais deux fois elle avait expectoré quelques crachats teints de sang. Sortie plusieurs fois de mon service, je n'ai pu la suivre attentivement, et au mois de janvier il se manifesta une exacerbation fébrile intense, accompagnée de sueurs profuses, d'insomnie, d'une toux incessante qui ne tarda pas à faire succomber la malade. Le poumon droit était aussi le seul intéressé. L'auscultation avait fait constater une respiration bronchique au sommet et en avant, une résonnance et du souffle caverneux, des craquements humides dans les fosses sus et sous-épineuse. A l'autopsie j'ai constaté une sorte d'hépatisation de tout le poumon droit, dont le sommet contenait entre des portions saines de tissu six masses indurées de la grosseur du pouce, d'un blanc grisâtre ayant de l'analogie avec ce que l'on appelle généralement et à tort des infiltrations tuberculeuses. Quatre de ces masses sont creusées de cavernes peu étendues ; autour de ces points malades, on ne rencontre aucun nodus tuberculeux, pas plus que dans les autres organes.

L'examen microscopique a démontré également dans ce cas l'hypertrophie des cellules épithéliales, leur état graisseux et

l'intégrité complète des cellules plasmatiques du tissu conjonctif.

En résumé, il existe dans le poumon : 1° des inflammations
de différentes espèces et à divers degrés ; 2° des tubercules; ces
derniers sont des éléments de courte durée, se présentant sous la
forme de petits nodus; l'inflammation développe des productions
moins limitées ; le tubercule ne siége que sur un tissu, mais il
tend à se généraliser dans l'organisme. Entre l'inflammation
épithéliale et le tubercule au point de vue anatomique, les différences sont très-tranchées; mais entre l'inflammation propre
du tissu connectif et le tubercule, il y a quelque rapprochement ; au début, la lésion est la même, mais le produit final
diffère complètement.

Après le poumon, les ganglions lymphatiques sont les organes
que l'on regarde comme le plus souvent affectés de tubercule,
ce qui veut dire qu'ils renferment très-souvent de la matière
caséeuse accumulée dans les follicules, le vrai tubercule ne se
rencontrant que dans l'enveloppe corticale et le tissu connectif
de la substance médullaire. Si la lésion anatomique de ces pneumonies vésiculaires donne lieu à une variété de phthisie que
l'on pourrait appeler épithéliale ; si, dis-je, cette lésion est démontrée pour nous, la partie clinique de cette question reste
encore à faire. Au début, ces pneumonies passent souvent inaperçues, elles ne sont pas faciles à reconnaître cliniquement,
mais on peut les soupçonner et quelquefois les étudier dans
leur expression symptomatique ; arrivées à la période ultime
de leur évolution, les signes stéthoscopiques sont les mêmes que
pour les tubercules. Les cavernes, les hémoptysies, les fibres
élastiques dans les crachats ne caractérisent plus avec certitude le tubercule, car le produit inflammatoire déchire les alvéoles et les capillaires, de même que son ramollissement creuse
des excavations. Les observations que nous avons recueillies
soit dans les hôpitaux, soit dans la clientèle ne nous permettent de formuler encore aucune conclusion si ce n'est que
la diathèse scrofuleuse accompagne toujours ces inflammations
épithéliales. Mais combien de problèmes restent encore à résoudre ! Les diathèses tuberculeuse et scrofuleuse ont-elles
la même origine et la même expression symptomatique ? Faut-
il identifier dans leurs lésions anatomiques ces deux états ?

Les engorgements ganglionnaires sont-ils symptomatiques des inflammations du poumon ou du tubercule ? Existe-t-il une relation étiologique entre la tuberculisation et la pneumonie vésiculaire ? Les granulations tuberculeuses du cerveau, des méninges, des séreuses, du foie, du rein, sont-elles accompagnées de pneumonie vésiculaire, ou de vrais tubercules du tissu interlobulaire ? Je ne fais qu'indiquer ces différentes questions sur lesquelles mon attention a été appelée et dont la solution exige des matériaux cliniques qui nous font défaut. Je termine, messieurs, cet exposé de la question avec la conviction que d'autres travaux seront entrepris dans cette voie et réaliseront un nouveau progrès dans une question qui intéresse toute l'humanité.

VII.

ÉTUDE SUR LES

DIVERSES VARIÉTÉS DE LA PHTHISIE

PAR M. LE Dʳ BONDET

Médecin de l'Hôtel-Dieu.

Pour rester fidèle à l'exposé de cette question, je devais arriver devant vous, muni d'un recueil plus ou moins considérable de faits, et vous démontrer à l'aide de ces faits la curabilité de la phthisie. Cette démonstration, permettez-moi, Messieurs, de le penser et de le dire, n'est plus à faire aujourd'hui. Elle existe, elle est faite, et j'espère vous le prouver, non pas à l'aide d'observations qui auraient le grand tort à mes yeux et peut-être aux vôtres de ressembler à celles de tous les inventeurs de spécifiques et de panacées, mais à l'aide de faits et de citations empruntés aux auteurs les plus recommandables et les plus autorisés sur la question.

Laënnec s'exprime ainsi à propos de la curabilité de la phthisie.

Quant aux faits particuliers que j'ai rapportés, dit-il, pour prouver la possibilité de la guérison de la phthisie pulmonaire, je pense que tout observateur attentif qui voudra employer les mêmes moyens que moi, c'est-à-dire l'auscultation médiate, et l'ouverture des cadavres, en reconnaîtra fréquemment de semblables. Tout me porte à croire que ces cas sont extrêmement communs. Les exemples que j'ai rapportés, se sont offerts à moi dans l'espace de quelques mois, et dans le même temps ou depuis, j'en ai vu beaucoup d'autres. Je ne crois pas pouvoir attribuer cette circonstance à une réunion fortuite de cas rares de leur nature, mais bien plutôt à la fréquence de ces cas. (Laënnec, *Traité de l'auscultation*, page 635.)

Cette opinion si nettement formulée, est longuement développée dans l'immortel ouvrage de Laënnec sur l'auscultation, et s'appuie sur de nombreuses observations que j'ai jugé inutile de rapporter ici, chacun de vous pouvant le consulter à loisir.

Dans leur *Traité des maladies des enfants*, MM. Rilliet et Barthez ont traité le même sujet, et ils ne sont ni moins précis, ni moins affirmatifs.

Les cicatrices pulmonaires, disent-ils, sont rarement la seule trace de tubercules que contienne le poumon, souvent comme dans les exemples précédents, des concrétions crétacées viennent témoigner de la guérison de la maladie, et indiquer que la matière tuberculeuse n'ayant pas été éliminée en entier, a été en partie résorbée.

Ces conclusions, non moins formelles que celles de Laënnec, reposent également sur un certain nombre d'observations, dont la valeur grande déjà par le savoir des hommes qui les présentaient, emprunte une force plus grande encore s'il est possible, à l'époque où elles furent publiées. Déjà, en effet, on avait discuté, et on discutait encore, les raisons données par Laënnec pour prouver la curabilité de la phthisie ; on aurait même cherché à expliquer par d'autres maladies la production de ces cicatrices et de ces ratatinements pulmonaires que Laënnec assurait avoir rencontrés si souvent à l'ouverture des cadavres ; et cependant son opinion restait.

Depuis cette double consécration donnée aux idées de Laënnec par l'expérience et le talent, je ne sache pas qu'on soit parvenu à détruire ces résultats de l'anatomie pathologique. A ces résultats, au contraire, sont venus s'ajouter depuis des observations cliniques, et c'est en s'appuyant sur elles qu'un des médecins les plus compétents sur la matière, M. le docteur Pidoux a pu dire, dans son Étude sur les variétés de la phthisie, et sur les conditions de sa curabilité, publiée dans l'*Union médicale* de cette année : Oui, certainement la phthisie est curable, mais c'est surtout dans la connaissance des modifications plus ou moins vivaces qu'apporte à la diathèse tuberculeuse la combinaison d'autres états morbides constitutionnels moins funestes, que résident et qu'on trouvera les conditions de curabilité de cette maladie.

Voilà, Messieurs, des paroles empruntées à quelques auteurs, dont les noms, je l'espère, vous feront facilement oublier les observations que j'aurais pu vous donner. Permettez-moi cependant d'ajouter et de dire que, comme Laënnec, j'ai vu des malades se rétablir après avoir présenté tous les signes de la phthisie pulmonaire, et que, comme lui, j'ai trouvé dans les autopsies, des poumons avec des cicatrices, quelquefois même avec des cavités tapissées de fausses membranes solides et résistantes, et à côté d'elles, comme pour démontrer leur origine, des tubercules à divers degrés de leur évolution. Je puis même ajouter que ces faits ne sont pas rares, et s'il existe encore des médecins qui ne croient pas à la curabilité de la phthisie, j'ai peine à croire qu'ils se trouvent parmi ceux qui se sont livrés avec soin aux recherches de l'anatomie pathologique, ou seulement à la pratique de l'auscultation. Si aujourd'hui encore cette vérité peut être mise en doute ou niée, ce ne peut être que par quelques esprits prévenus qui, partant de ce principe que la phthisie est incurable, refusent le nom de phthisique, après coup bien entendu, à tout individu qui guérit après avoir présenté les symptômes de cette maladie. En face de dénégations aussi absolues, vous le comprenez facilement, toute discussion devient impossible, et sans vouloir prétendre à la conversion de pareils adversaires, je ne puis que leur répéter avec Laënnec, en m'appuyant sur ses propres observations : Non, les tubercules des poumons ne sont pas dans tous les cas une cause nécessaire et inévitable de mort, et les observations que l'on vient de lire prouvent, ce me semble, qu'après que leur ramollissement a formé dans l'intérieur du poumon une cavité ulcéreuse, la cavité peut avoir lieu de deux manières : ou par la conversion de l'ulcère en une fistule tapissée comme toutes celles qui peuvent exister sans compromettre la santé générale, par une membrane tout à fait analogue à certains tissus de l'économie animale, ou par une cicatrice plus ou moins parfaite, ou fibro-celluleuse.

On s'étonne vraiment qu'après de semblables affirmations, qu'avec des faits aussi précis et aussi rigoureusement observés, l'on puisse douter encore de la curabilité de la phthisie. Si ces faits avaient quelque chose d'extraordinaire et de contraire à ce que l'on rencontre fréquemment, je comprendrais ces incertitudes et ces hésitations ; mais loin de les contredire, je vous le demande, l'observation de chaque jour ne tend-elle pas au contraire à les confirmer davantage ?

Pourquoi donc après de semblables observations, pourquoi après les données si positives de l'anatomie pathologique refuser de croire aux perceptions non moins certaines de nos sens, quand ces perceptions nous ont permis de constater chez les malades des signes manifestes d'induration ou de ramollissement tuberculeux des poumons, et que nous voyons ces malades guérir ? Pourquoi douter toujours devant le fait matériel, net et irrécusable quand ce fait nous est démontré par une méthode d'investigation aussi précise et aussi sûre que l'auscultation ? Il y a dans cette obstination, ou un aveuglement volontaire en face d'un fait aussi nettement démontré que n'importe quelle autre vérité pathologique, ou une erreur impardonnable, parce qu'elle suppose tout à la fois un défaut d'observation clinique, et une ignorance complète des résultats fournis dans l'espèce par les recherches de l'anatomie pathologique.

La phthisie guérit, cela est incontestable ; quant à savoir comment elle guérit et quand elle guérit, ce sont là deux questions sur lesquelles peut-être il ne sera pas aussi facile de s'entendre que sur la première.

Avant de les aborder, je vous dois quelques considérations sur les différentes formes ou variétés de la phthisie. Comme je veux faire de cette question qui constitue la deuxième partie de votre programme, le but principal de ce mémoire, permettez-moi d'y entrer par l'exposé de quelques propositions préliminaires indispensables, sans lesquelles peut-être ne nous entendrions-nous que difficilement dans la suite de cette discussion.

Qu'est-ce que la phthisie ?

Pour le plus grand nombre des médecins aujourd'hui, la phthisie est une maladie originale, presque spécifique, à marche plus ou moins rapide, et caractérisée par un ensemble de troubles nutritifs et fonctionnels, constamment liés à l'évolution d'un produit particulier qu'on appelle tubercule.

Ce produit particulier ou tubercule, est l'élément anatomique indispensable de la phthisie, mais il n'est pas la maladie elle-même. On peut être tuberculeux sans être phthisique, on ne peut pas être phthisique sans être tuberculeux. Il n'y a rien de plus commun, dit Laënnec, que de trouver, à l'ouverture des corps de sujets qui ont succombé à des maladies étrangères aux organes thoraciques, un petit nombre de tubercules, quelquefois assez volumineux disséminés dans des tissus tout-à-fait d'ailleurs.

Pour les anciens, le mot de phthisie avait un sens beaucoup plus large.

Toute maladie chronique des voies respiratoires avec fièvre et l'émaciation prononcée était une phthisie. Il a fallu toute la précision apportée dans le diagnostic des maladies de l'appareil pulmonaire, par la belle découverte de l'auscultation, pour donner à cette expression, une signification parfaitement définie. Aujourd'hui toute confusion est impossible, et ce n'est pas un des moindres titres de gloire de l'école anatomique, que d'avoir su rattacher à l'évolution constante d'un produit morbide particulier, une maladie générale aussi fréquente, et aussi grave que la phthisie pulmonaire.

C'est cette évolution, je l'ai dit, et je le répète à dessein, qui fait la phthisie. Le tubercule n'est que la caractéristique, mais il n'est pas la maladie. Tous les phthisiques ont des tubercules, et cependant tous les phthisiques ne se ressemblent pas. C'est pour n'avoir pas tenu compte de ces différences, et pour n'avoir pas fait cette importante distinction, entre la caractéristique et l'individu, que certains pathologistes oubliant la maladie à côté de l'abstraction qui la représente, le tubercule, n'ont voulu voir dans la phthisie qu'une maladie toujours identique à elle-même, et invariable par conséqnent dans ses causes, comme dans ses manifestations et sa terminaison.

C'est à cette déplorable unité que le nosologisme a créée, et contre laquelle je proteste au nom de la clinique et de l'observation, qu'il faut attribuer les idées fausses qui ont régné longtemps et qui règnent encore sur la curabilité de la phthisie.

La phthisie est incurable, disait-on, parce qu'elle est l'expression d'une diathèse, et que cette diathèse ne guérit jamais.

Voilà la conclusion à laquelle arrivaient forcément, entraînés par une force de logique irrésistible, les esprits les plus droits.

L'unitéisme nosologique de la phthisie devient ainsi l'écueil où se brisèrent successivement toutes les tentatives de réaction contre l'implacable diathèse.

On avait bien essayé, il est vrai, et ces essais avaient eu pour mobiles, l'évidence et les dénégations incessantes de la clinique, d'introduire dans cette unité des formes et des variétés, mais jamais ces formes et ces variétés n'atteignent à l'essence même de la maladie.

Décrites le plus souvent, comme le résultat d'éléments morbides différents, n'ayant prise que sur les manifestations seules de la diathèse, elles ne changèrent en rien la doctrine de l'unitéisme.

Pour renverser cette doctrine, il fallait aller plus loin, et s'attaquer au principe même de l'unité, c'est-à-dire à l'idée qui avait servi à sa création, à la diathèse.

La phthisie est-elle une diathèse, ou plutôt est-elle le résultat d'une diathèse ? Oui, si l'on entend par diathèse cette condition inconnue qui fait que tous les tissus, ou certains d'entre eux sont atteints à la fois ou successivement de telle ou telle altération ; la phthisie est le résultat d'une diathèse. La caractéristique de cette diathèse, c'est le tubercule, comme le pus est la caractéristique de la diathèse purulente.

J'ai dit comme le pus, et c'est à dessein que j'ai fait ce rapprochement ; si j'avais dit, comme la dartre, comme la syphilide, comme la scrofulide, j'aurais mal dit.

Toutes ces diathèses, dartreuse, syphilitique, scrofuleuse, sont essentiellement distinctes des diathèses tuberculeuse et purulente. Aux premières l'unité dans l'essence ou condition inconnue et originelle, et les variétés dans la forme; aux secondes, au contraire, les variétés, dans ces mêmes conditions inconnues et originelles, et l'unité dans la forme ou manifestation.

La question des variétés de la phthisie repose en partie sur cette distinction, et je suis convaincu qu'il sera impossible de s'entendre à ce sujet, tant qu'on persistera dans cette idée, que toutes les diathèses sont régies par les mêmes principes, et qu'elles obéissent toutes aux mêmes lois pathologiques.

Un exemple fera mieux comprendre ma pensée, et pour aller du connu à l'inconnu, laissons pour un instant de côté le tubercule avec sa diathèse, et prenons comme terme de comparaison le pus et l'état diathésique qu'il caractérise, pour le comparer avec une des diathèses que je lui ai opposées tout à l'heure, la diathèse syphilitique si l'on veut.

Dans la diathèse syphilitique, la cause primordiale est toujours identique à elle-même. Toujours et partout, elle se produira à l'aide d'un virus particulier dont les manifestations changeront suivant les divers individus, mais dont l'essence ne changera jamais. Il restera lui et rien que lui. Ce sera l'entité, l'être réel de la nosologie, et sans cette entité, jamais on ne sera un syphilitique.

Dans la diathèse purulente, au contraire, cet individu qui fait du pus comme le phthisique fait du tubercule, sera diathésé tantôt par le fait de conditions hygiéniques spéciales, tantôt par le fait de la nature même ou du siége de la suppuration, tantôt enfin par suite de conditions organiques originelles ou acquises. De même pour le tuberculeux; variété d'origine dans les deux cas, c'est-à-dire plus d'unité dans l'essence, plus de spécificité.

Le nosologisme, il est vrai, ne s'est pas laissé arrêter par ces considérations, il a retrouvé dans l'effet l'entité qui lui échappait dans la cause, et le tubercule animé, vivifié pour ainsi dire, pour le besoin de sa doctrine, est sorti vivant de cette erreur.

Voila ce qui a trompé, et ce qui trompera encore bien des gens. Comme le pus auquel je le comparais tout à l'heure, le tubercule n'est pas un être, il n'est qu'un produit, et j'ajoute que de tous les produits organiques, c'est peut-être le plus dégénéré et le moins vivant.

L'organisme qui l'a créé, épuisé lui-même, a été incapable de l'animer en rien, tout ce qu'il a pu faire c'est de le déposer au milieu des tissus où il doit subir sa vie propre, livré par conséquent aux seules lois qui régissent les décompositions de la matière inorganique, cette dégénérescence spéciale qu'on a désignée sous le nom de fonte tuberculeuse.

Envisagé de la sorte, le tubercule tout en gardant son originalité, n'est plus le résultat d'un état diathésique particulier et c'est là précisément où je voulais en venir.

Cette manière de voir est du reste tellement vraie que ceux-là mêmes qui ont voulu rattacher le tubercule à une diathèse spéciale, ont été obligés d'admettre d'autres causes en dehors de cette diathèse pour expliquer sa genèse.

Milcent, dans son *Traité de la scrofule*, dit que la diathèse scrofuleuse a une existence propre, et peut se manifester par des tubercules ; mais ce produit accidentel, ajoute-t-il, a souvent d'autres origines que la diathèse scrofuleuse.

MM. Rilliet et Barthez, dans leur *Traité des maladies des enfants*, s'expriment ainsi à propos de la diathèse scrofulo-tuberculeuse. « Il nous paraît difficile de diviser les tubercules en scro-
« fuleux et en non scrofuleux; non que cette opinion répugne à
« nos idées médicales : de même que nous avons reconnu des
« phlegmasies de diverse nature, de même il se pourrait qu'il
« existât des tubercules de nature différente. Nous croyons même
« qu'il doit en être ainsi, car les tubercules ne doivent pas échap-
« per à cette loi qui régit le développement de la plupart des
« lésions ou des productions morbides, à savoir que chacune
« d'elles peut être la conséquence de plusieurs sortes d'altéra-
« tions de la santé générale. »

Condamnée par le raisonnement, condamnée par ceux-là mêmes qui avaient le plus d'intérêt à la soutenir, l'idée d'une diathèse tuberculeuse spécifique, originale dans ses causes comme dans son produit, me paraît désormais insoutenable.

Le tubercule doit rester comme le produit de la dégénérescence, de la ruine organique dans le sens absolu de ce mot, et toutes les causes qui entraînent à leur suite cet épuisement, peuvent donner lieu à la tuberculisation, alors surtout qu'elles agissent dans des conditions déterminées que nous examinerons et sur certaines organisations.

S'il fallait une dernière raison pour faire disparaître cette idée d'une diathèse spécifique, nécessaire, préexistant, par conséquent toujours à l'évolution du tubercule, je pourrais ici appuyer sur ce fait que les phthisies acquises sont infiniment plus nombreuses que les phthisies héréditaires. Sur cent phthisiques vingt-cinq seulement le sont par voie d'hérédité.

On naît dartreux, on naît scrofuleux, on peut naître tuberleux, mais on le devient plus souvent, et on le devient surtout dans certaines conditions qui favorisent tout particulièrement le travail de la tuberculisation. Parmi ces conditions, les unes sont assez nettement déterminées, les autres obscures encore ont besoin d'être étudiées. Je n'ai pas la prétention de vous les signaler toutes, et d'éclairer par conséquent toutes les obscurités qui régnent encore sur ces questions, et marquent à nos yeux les variétés si nombreuses de la phthisie. Ce que je puis vous dire cependant, c'est que je défie qui que se soit de faire un dartreux, un goutteux, un rhumatisant, voire même un scrofuleux, et que je me fais fort de faire un tuberculeux.

Comme preuve je puis vous citer l'exemple de l'homme ou de l'animal qu'on transporte des zones brûlantes des tropiques dans nos climats tempérés. À chaque instant nos jardins d'acclimatation nous fournissent des faits de ce genre, et chacun sait le lourd tribut que les nègres payent en Europe à la phthisie pulmonaire.

N'est-ce pas également à la suite de cette terrible maladie, que succombent dans nos grandes villes la plus grande partie des vaches laitières, chez lesquelles une spéculation mal entendue, cherche à exagérer une sécrétion, aux dépens de la nutrition qui souffre et des autres fonctions qui s'épuisent.

Et si je voulais aller plus loin, et remonter de la phthisie chez l'individu à la phthisie dans l'espèce ou dans la race, est-ce que je ne pourrais pas vous citer ces exemples si nombreux d'individus condamnés à la phthisie parce qu'ils sont nés de parents trop jeunes ou trop vieux? Est-ce que je ne vous montrerais pas la phthisie décimant des peuplades entières, quand l'esprit de conquête, ou le besoin les conduisit dans leurs migrations incertaines sous des latitudes et dans des climats pour lesquels elles n'avaient pas été créées?

Et la phthisie des diabétiques, et celle de la manufacture,

des prisons, et tant d'autres encore qui ne me reviennent pas à la mémoire dans ce moment ?

Voila déjà, messieurs, un certain nombre de conditions qui favorisent le développement du tubercule, je vous en signalerai d'autres encore, laissez-moi seulement vous dire que si je suis assez heureux pour vous faire accepter les raisons sur lesquelles je me suis appuyé pour vous démontrer que loin d'être une maladie spécifique, la phthisie, au contraire, est multiple dans ses origines et par conséquent dans ses formes essentielles ou variétés, mon but sera rempli.

Ce principe une fois posé, chacun pourra l'appliquer, l'étendre, le généraliser à son gré, et en déduire les conséquences.

Aux faits que je viens de vous citer, je dois ajouter quelques remarques pratiques pour lesquelles je réclame quelques instants encore votre attention et votre indulgence.

Le tubercule, ai-je dit, est un des produits organiques les plus dégénérés, j'ajoute maintenant que l'acte par lequel la nature enfante ce produit, est un des derniers dans la série de ces transformations pathologiques. Toujours et partout, même dans les cas d'hérédité, la tuberculisation est le résultat de l'épuisement organique. Le tubercule reflète la misère. Pour arriver à cet état, à cette misère organique que j'appellerai, si vous le voulez, la misère physiologique, suivant l'heureuse expression de M. Bouchardat, il y a plusieurs chemins.

Aux pauvres la misère réelle, le paupérisme avec ses privations, ses chagrins, et ses fatigues de tout genre. Aux riches les chagrins aussi, les excès, et par dessus tout, pour ne pas oublier une des idées les plus séduisantes et les plus fécondes qui aient été émises sur la phthisie des riches, ces maladies constitutionnelles non organiques, dont parle M. Pidoux, qui appauvrissent le blastême et préparent le terrain à la tuberculisation. A tous, ces conditions hygiéniques, et ces influences déprimantes dont j'ai parlé tout à l'heure.

Voilà les voies qui mènent à la phthisie, voilà les éléments réels qui serviront à caractériser ses formes. N'entrevoyez-vous pas, dans ces variétés d'origine, des variétés de forme, et dans ces variétés, je vous le demande, ne pressentez-vous pas des indications thérapeutiques différentes ?

Je voudrais, Messieurs, pouvoir insister sur toutes les ressources que peuvent nous fournir tant d'éléments divers. Je voudrais pouvoir vous montrer tout le parti que peut en tirer le médecin, au double point de vue du pronostic et du traitement. Malheureusement les développements nécessaires à cet examen ne peuvent s'accommoder du temps qui m'est accordé. Du reste quand il n'y a pas de maladie dans l'acception absolue de ce mot, mais des malades seulement, c'est à la clinique surtout qu'il faut demander la lumière, c'est elle qui nous montrera toutes les modifications apportées dans les manifestations et dans les évolutions du tubercule, par le scrofule, l'arthritisme, la syphilis ou l'herpétisme.

C'est elle aussi qui nous apprendra à tenir compte d'autres éléments tout aussi importants que ceux dont je viens d'esquisser l'histoire, et sur lesquels je vous dois quelques mots pour vous montrer également l'influence qu'ils peuvent avoir à leur tour sur le pronostic et le traitement de la phthisie.

Comme le plus grand nombre des maladies, la phthisie a des degrés, et il ne faudrait pas croire qu'on en a fini avec le diagnostic d'une phthisie quand on l'a reconnue, et qu'on est parvenu, au milieu de causes originelles multiples et presque toujours complexes, à débrouiller sa nature.

L'étendue et le degré de la lésion pulmonaire, sa simplicité ou sa combinaison avec d'autres états morbides de l'appareil respiratoire, voilà tout autant de manières d'être qui vont modifier profondément et la marche et la thérapeutique de cette affection.

On peut établir comme règle générale que la maladie guérit d'autant mieux que les tubercules sont plus rares, et qu'ils sont moins avancés dans leur métamorphose régressive.

Presque toujours l'intensité de la maladie est en raison directe de la manifestation, ou si l'on veut de la jetée tuberculeuse.

Dans la phthisie comme dans la syphilis, il y a des degrés, c'est-à-dire qu'il y a des phthisies fortes et des phthisies faibles ; à ces dernières peut s'appliquer l'épithète d'ébauchées, donnée par M. Guérin à certaines maladies virulentes affaiblies.

Dans les premières la généralisation tuberculeuse se fait

vite, l'économie tout entière, passez-moi l'expression, sue le tubercule; dans les secondes, au contraire, les poussées tuberculeuses semblent se localiser davantage, elles ont peu de tendance à se généraliser, et pendant longtemps il n'existera de signes d'induration tuberculeuse que dans un point circonscrit du poumon. Celles-ci guériront souvent, les autres seront presque fatalement incurables.

Indépendamment de la généralisation du tubercule, sa forme ou pour me servir de l'expression consacrée, son degré aura sur la marche de la maladie, sur sa gravité et sa thérapeutique une grande influence. Le tubercule en voie de ramollissement enfante de tubercule, non pas en temps que tubercule, et par voie de multiplication, mais parce qu'il épuise l'individu, ruine le blastême et diminue, chez un être déjà prédisposé, la résistance organique à la tuberculisation.

Si ce que j'ai dit jusqu'à présent a été bien compris, on a pu voir le rôle important que doit jouer dans la genèse le développement et la multiplication du tubercule, c'est-à-dire dans la phthisie, cet épuisement organique. C'est donc à prévenir cet épuisement, sauf à solliciter plus tard certains antagonismes, à tirer parti ou à combattre certaines complications que le médecin devra s'attacher d'abord, quand il voudra lutter avec quelque avantage contre la marche et la terminaison de la phthisie. Il faudra pour cela que la maladie soit reconnue de bonne heure; on guérit quelquefois des phthisies avancées, mais on les guérit d'autant mieux qu'elles sont plus rapprochées de leur début.

C'est à l'auscultation surtout qu'il faudra demander le secret de ces guérisons, parce que c'est elle qui nous éclairera sur l'étendue et le degré de la lésion, et parce que c'est elle aussi qui, en nous la révélant, nous aidera à nous défendre ou à nous servir de certaines complications qui, par leur association aux tubercules, augmentent ou diminuent leur gravité.

Parmi ces complications, les unes telles que le catarrhe, la bronchite, la pneumonie, en augmentant la congestion pulmonaire, favorisent le ramollissement tuberculeux et doivent être combattues avec soin; les autres, au contraire, en vertu d'une sorte d'antagonisme entre le tubercule et certaines affections, l'asthme et l'emphysème, par exemple, nous permettent, en faisant espérer une marche plus lente dans l'évolution du tubercule de modifier notre pronostic et de compter davantage sur les ressources de la thérapeutique.

Quand je dis que pour guérir la phthisie, il faut qu'elle soit reconnue de bonne heure, je ne veux pas dire par là qu'il n'y a de curables que les phthisies au début. Ce qui constitue surtout la curabilité de la phthisie, ce sont les conditions dans lesquelles se trouvent les malades au point de vue de la nature, des causes, de la forme et des complications de la phthisie. Telle phthisie est à son début et guérira moins bien que telle autre à une période déjà avancée de son développement, parce que l'une sera une phthisie forte, et l'autre, au contraire, une phthisie faible ou ébauchée.

D'une manière générale, cependant, cette restriction une fois faite, l'on peut dire que les guérisons de la phthisie seront d'autant plus faciles que la maladie sera reconnue de meilleure heure.

C'est à l'auscultation, ai-je dit, qu'il faut demander le secret de ces guérisons, j'aurais dû dire d'abord à l'attention et à l'observation. On néglige trop, dans la pratique de la médecine, l'examen direct des malades. Et pour ne pas chercher d'exemple en dehors du sujet qui nous occupe, je puis dire que, souvent par négligence ou par un excès de convenance souverainement déplacé, nous nous privons trop volontiers et trop facilement du concours si précieux de l'un de nos procédés physiques d'investigation les plus puissants.

Quelle que soit notre habitude des malades, les lésions de la phthisie, surtout celles du début, ne se devinent pas; pour les trouver, il faut d'abord les chercher; donc, Messieurs, un peu moins d'intuition et un peu plus d'auscultation. Je ne veux pas dire par là, — et ce que j'ai dit au début de ce mémoire, sur les variétés de la phthisie, est là pour le démontrer, — qu'il faille, dans le diagnostic de cette maladie, appliquer cette dernière méthode à l'exclusion des autres recherches et des procédés habituels d'examen. Ce qu'il faut lui demander surtout, c'est de nous révéler le degré et l'étendue de la lésion, sa simplicité ou ses complications, sa marche progressive, stationnaire ou rétrograde.

Cette première partie du diagnostic une fois posée, il faudra autant que possible s'éclairer sur les causes, l'origine et la nature de la maladie. Quel que soit son degré, le diagnostic et le traitement de la phthisie resteront toujours subordonnés à la nature et à l'intensité des causes originelles.

Presque toujours mortelle, quand elle frappe l'individu dans son essence, c'est-à-dire dans l'espèce, ou par voie d'hérédité, la phthisie, au contraire, peut guérir quand elle n'atteint que l'individu isolément, et l'on peut dire qu'elle guérit alors d'autant mieux que la dégradation organique est moins profonde et que les causes de dégénérescence sont plus facilement accessibles à la thérapeutique.

C'est en partant de ce principe et en s'appuyant sur la non-spécificité de la phthisie que j'espère avoir démontrée, qu'on arrivera à chercher et à trouver, ailleurs que dans les spécifiques, les traitements à opposer à cette cruelle affection.

Je voudrais, Messieurs, pouvoir vous donner quelques aperçus généraux sur ces divers traitements et exposer devant vous quelques-unes des grandes médications qu'on peut opposer avec succès à la phthisie pulmonaire.

Malheureusement de semblables questions s'accommoderaient assez mal des limites dans lesquelles je suis forcément enfermé, et je risquerais fort en demeurant incomplet de ne vous donner qu'une pâle et insuffisante ébauche de ces ressources thérapeutiques, aussi nombreuses et aussi variables que les causes même qui ont amené la déchéance organique et préparé la tuberculisation.

Envisagée et comprise de cette façon, la question du traitement de la phthisie touche tout à la fois aux notions les plus élémentaires de l'hygiène, aux formules thérapeutiques les plus variées et aux problèmes les plus élevés de l'anthropologie.

Permettez-moi donc de rester dans ces généralités et de vous dire, en terminant, ce que disait le savant inspecteur des eaux de Bonnes, répondant à ceux qui, dans une semblable question, lui reprochaient de n'avoir pas été assez pratique : Voyons, Messieurs, je suppose que les idées que j'ai présentées sur les origines et les variétés de la phthisie soient justes en principe, et que j'aie bien vu, croyez-vous que cette manière de voir ne serait pas capable de modifier sérieusement le pronostic et la cure de la phthisie, et que je n'aurais pas plus avancé la solution du problème thérapeutique qui nous occupe que si j'avais fait passer devant vos yeux les noms et les ombres de mes malades et jeté dans la matière médicale de la phthisie un hypophosphite quelconque ou un nouveau mode d'administration de l'eau de Bonnes.

VIII.

TRANSFORMATIONS DE LA PHTHISIE

EN UNE AUTRE AFFECTION

Par M. le Dr BOUCAUD

Médecin de l'Hôtel-Dieu.

Je ne compte pas me prononcer sur la question de l'identité de la tuberculisation et de certains accidents locaux qui peuvent être séparés de cette maladie, ou bien lui être rattachés. Je n'envisagerai pas la question du traitement qui me semble trop imparfaitement établie. Je vais chercher à établir que la phthisie *diathésique héréditaire* guérit spontanément par une transformation morbide. Sans doute, cette heureuse mutation est rare, mais moins qu'on ne le pense. Je vais d'abord montrer la phthisie se transformant en névroses et surtout en asthmes. On trouve, dans les auteurs, des exemples de ces faits qui ont une valeur d'autant plus grande qu'ils n'étaient pas observés avec intention. Laennec, dans la deuxième édition de son livre, cite cinq observations de cavernes cicatrisées.

L'une concerne une garde-malade de 68 ans qui avait conservé d'une ancienne maladie de poitrine une toux pénible et une dyspnée nerveuse à forme asthmatique. Elle mourut de pneumonie, et l'autopsie établit qu'elle avait guéri d'une phthisie, que des cavernes s'étaient cicatrisées.

Une autre observation est celle d'un jeune homme de 32 ans, qui était *aliéné* depuis six mois, et qui mourut de méningite.

L'autopsie établit qu'une ancienne caverne s'était cicatrisée, qu'une tuberculisation s'était arrêtée à l'époque où le jeune homme devint aliéné.

M. Trousseau regarde la diathèse tuberculeuse plus ou moins latente, comme la cause de certains cas de chorée, de glycosurie et d'asthme. Je vais citer quelques faits propres à établir ces transformations.

1er FAIT. — Un homme de 55 ans a perdu son père encore jeune, d'une affection chronique des voies respiratoires. Lui-même a été longtemps sujet aux hémoptysies ; il est devenu asthmatique et hémorroïdaire. Sa santé s'est consolidée ; deux enfants, qui ont donné des craintes à Lyon, n'en donnent plus depuis qu'ils habitent l'Algérie. La jeune fille a une petite courbure de la colonne, et le fils, assez bien portant, est sujet aux attaques de dyspnée asthmatique.

2º FAIT. — Une dame, âgée aujourd'hui de plus de 60 ans, a été atteinte d'hémoptysie dans sa jeunesse. Elle était regardée comme pulmonique et perdue sans ressource. Elle a donné le jour à deux fils qui ont succombé à la phthisie pulmonaire. Elle a été constamment sujette à l'asthme depuis que les crachements de sang ont cessé.

3º FAIT. — Un homme, âgé de 57 ans, eut des hémoptysies rebelles et abondantes en 1824. Il fut regardé comme phthisique et perdu sans ressource. Un hiver passé à Naples suspendit les accidents les plus immédiats. Il resta valétudinaire plusieurs années ; sa constitution se rétablit peu à peu, et il fut depuis sujet à une dyspnée continuelle présentant des exacerbations.

4º FAIT. — Un homme, âgé aujourd'hui de 49 ans, a eu neuf frères morts prématurément de phthisie pulmonaire. Lui-même a eu jusqu'ici une dyspnée nerveuse qui le force à passer presque toutes les nuits dans la position assise. Il est, du reste, névropathique et a eu des extases occasionnées par le sentiment religieux. Il présente les signes d'une tuberculisation commençante.

5º FAIT. — La fille du malade précédent a été prise, à l'âge de neuf ans, d'une chorée des plus graves, avec altération des sentiments et des instincts. Elle eut des accès de fureur qui la rendirent dangereuse. A l'âge de quinze ans et demi , une phthisie se développa, fit cesser tous les phénomènes nerveux, et la malade succomba après cinq mois de maladie.

J'ai donc montré, dans les trois premiers faits, la transformation de la phthisie en asthme, et les deux derniers faits présentent la diathèse tuberculeuse dissimulée sous forme de névroses.

J'ai maintenant à étudier un autre point de nosologie sur lequel je possède des faits intéressants. J'ai vu la phthisie déjà rendue patente, arrêter son cours chez plusieurs sujets qui présentaient des courbures récentes ou anciennes de la colonne vertébrale.

Est-ce une antipathie de la constitution rachitique pour la tuberculisation? Est-ce une résistance vitale plus grande? Est-ce peut-être une raison mécanique; la scoliose changeant le mode des mouvements respiratoires? Je ne sais.

J'ai été seulement frappé de voir des bossus très-forts engendrer des fils qui mouraient droits et phthisiques.

6ᵉ FAIT. — Je connais un campagnard des environs de Grenoble qui fut atteint de crachements de sang dans sa jeunesse. Sa santé se consolida peu à peu et sa taille se courba au point que le malade perdit, à son appréciation, plusieurs pouces de hauteur. Le fils de ce sujet est atteint de phthisie et succombera très-prochainement.

7ᵉ FAIT. — Une malade, âgée d'environ 40 ans, présente tout l'habitus extérieur des phthisiques et a une constitution des plus délicates. Il y a trois ans déjà, je lui trouvai des tubercules ramollis et une petite caverne. Son état général annonçait une mort prochaine. Cette année encore elle a eu de pareils accidents et un rétablissement inespéré. Sa taille se courbe de plus en plus. La colonne dorsale est extrêmement inclinée dans sa portion supérieure.

8ᵉ FAIT. — Un jeune homme de trente ans a perdu, il y a dix ans, ses père et mère de pleuropneumonie. D'une apparence très-frêle, d'une constitution délicate, il fut atteint, à la même époque, d'une toux opiniâtre, et un médecin très-distingué porta sur le malade le plus fatal pronostic. La santé de ce jeune homme s'est cependant consolidée peu à peu, bien qu'il suivît les règles de la plus détestable hygiène. Sa colonne vertébrale s'est inclinée considérablement au commencement de la région dorsale. En 1858, à la suite de refroidissements et de fatigues de tout genre, j'entendis des craquements humides et un peu de bronchophonie au sommet du poumon droit. Il réussit à guérir beaucoup mieux que je ne l'espérais, et se porte très-bien en 1864, tout en continuant toujours le genre de vie le plus opposé à celui qui lui est prescrit.

9° FAIT. — Une dame, âgée aujourd'hui de 42 ans, est sujette aux crachements de sang depuis plus de vingt ans. A diverses reprises déjà, elle a été alitée pendant plusieurs mois de suite. Sa maigreur est excessive, la toux et l'enrouement la tourmentent pendant ses longues périodes. Il y a deux ans, je trouvai chez elle un retentissement bronchophonique de la voix et des craquements humides au sommet droit. Il y avait un bruit de roulement au sommet gauche. Cette dame a une courbure de la colonne qui se prononce chaque année davantage. Elle a repris un état de santé relativement très-avantageux après les dernières atteintes de son mal. Cette dame a déjà trompé les pronostics funestes de plusieurs médecins lyonnais.

10° FAIT. — Une fille de 25 ans, de conduite un peu légère, me consulta l'an dernier pour une syphilis. Les accidents secondaires s'effacèrent après le traitement qui ne fut ni très-long, ni très-violent. Elle éprouva de la toux, de l'oppression, des sueurs nocturnes et une grande faiblesse. Je lui trouvai un retentissement bronchophonique de la voix et des craquements plus prononcés au sommet droit qu'au gauche. Il y avait un peu de matité sous les clavicules. Des râles sibilants étaient disséminés dans toute l'étendue des poumons. Cette fille est rachitique. Les jambes, les cuisses sont courbées, sa colonne est très-inclinée et sa taille très-petite. Elle est aujourd'hui complètement guérie. Autant que l'examen de l'état présent peut l'annoncer, on ne craindrait pas une phthisie chez cette personne, si on ne se rappelait les accidents de l'an passé.

11° FAIT. — Je vis, en septembre 1863, un jeune carrossier de 14 ans qui avait une toux très-pénible, une grande oppression, des sueurs nocturnes ; il était fort maigre, très-petit, et sa colonne était courbée ; je lui trouvai des râles muqueux à grosses bulles, avec de la bronchophonie aux deux sommets. Il y avait matité sous la clavicule droite. Il faut dire qu'il avait aussi des râles sibilants et une respiration bruyante dans toute la poitrine. Ce jeune homme, malgré une profession très-pénible, s'est rétabli et se porte très-bien présentement.

Je crois que deux de ces faits, le sixième et le huitième, montrent bien la substitution d'une maladie du squelette à la phthisie tuberculeuse. Les autres faits de cette catégorie tendent à prouver que si les rachitiques et les bossus ne sont pas à l'abri de la tuberculisation, cette affection serait toutefois un peu moins cruelle chez eux que chez la majorité des sujets bien conformés.

Je crois donc que le vice rachitique ancien, ou la formation actuelle d'une courbure qui se forme lentement, doit être une condition d'atténuation du pronostic de la phthisie. Sans que cette règle soit absolue, on peut dire que la condition d'une déformation squelettique promet, sinon une guérison, au moins un rétablissement et une longue durée de la vie du malade.

CONCLUSIONS GÉNÉRALES.

La phthisie est quelquefois transformée heureusement par les seules forces de la nature, en une névrose : la folie, comme le prouve l'observation de Laënnec ; une dyspnée nerveuse, une forme d'asthme, comme le montrent nos premières observations. Elle peut être aussi larvée et ne se manifester que tardivement chez un sujet qui n'aura présenté d'abord que l'extase ou la chorée, par exemple. La phthisie termine l'existence des diabétiques, et je serais porté à croire que la diathèse tuberculeuse est peut-être cause de cette affection.

L'hérédité de la phthisie est donc une question à revoir. De quatre frères, un seul toussera, les trois autres auront, soit une chorée, soit un diabète, soit une névrose intellectuelle. Le malade sera regardé à tort comme atteint d'une phthisie *accidentelle ;* sa phthisie est bien congénitale, mais elle est larvée chez les autres membres de sa famille. De même, en voyant le père d'un phthisique atteint de scoliose, je prononcerai que la phthisie est bien héréditaire et qu'elle était seulement *dissimulée* chez le père du malade.

IX.

DU TRAITEMENT DE LA PHTHISIE

PAR LES EAUX MINÉRALES

Par M. le professeur BOUDANT

La phthisie a été, de tout temps, une des maladies les plus communes et les plus redoutables de l'espèce humaine, et elle offre encore ces tristes caractères aujourd'hui, malgré tout ce qu'ont pu dire et écrire certains médecins qui, abusés par quelques guérisons rares et heureuses, ont cru pouvoir prendre l'exception pour la règle ; aussi, ne suis-je pas surpris que les savants distingués qui ont présidé au choix des questions du Congrès aient mis à l'ordre du jour la curabilité de la phthisie.

Placé convenablement au Mont-Dore pour observer les maladies chroniques de la poitrine, naturellement, depuis près de dix ans, j'ai vu beaucoup de phthisiques ; c'est pourquoi, invité à prendre part à vos travaux, je m'empresse, Messieurs, de vous faire connaître très-succinctement le résultat de mon appréciation.

Tout d'abord, disons que le diagnostic de la phthisie, à sa période initiale, est souvent obscur et difficile à établir. Pour des esprits timorés ou préconçus, rien n'est plus simple que de faire artificiellement une phthisie avec des rhumes se renouvelant fréquemment chez des personnes délicates, ou avec une bronchite plus ou moins invétérée ; dans la crainte de cette terrible maladie, ils croient à son existence, et qui plus est, ils sont disposés à y faire croire. C'est ce qui arrive, si le médecin observe superficiellement son sujet et entend ou se figure entendre quelques symptômes d'auscultation passagers, fugitifs et souvent communs à une foule de malaises ou de maladies légères des bronches et du poumon.

Certes, la matité, la diminution ou la rudesse du murmure respiratoire, certains frottements, la respiration saccadée et l'expiration prolongée, enfin les craquements variés sont souvent invoqués pour légitimer un diagnostic certain. Ces signes ont une grande valeur, sans aucun doute, je me plais à le reconnaître; mais à la période initiale de l'évolution tuberculeuse, ils sont quelquefois infidèles et fugaces, ils peuvent même manquer; c'est pourquoi j'insiste pour que l'observateur tienne le plus grand compte des commémoratifs, de l'état organique du malade, de ses attributs extérieurs, et qu'il examine avec soin si certains principes diathésiques ne se lient pas à l'état maladif, car ils peuvent être la cause première et immédiate de la phthisie, qui est à redouter.

D'après ce que je viens de dire, cette période initiale de la phthisie est donc, dans certaines circonstances, très-difficile à constater.

Supposons que l'évolution tuberculeuse commence et que la phthisie soit en voie de s'établir, qu'elle se développe même; que va-t-il se passer? D'abord la période de crudité; puis, si les tubercules ne sont pas tolérés, ce qui est la circonstance la plus ordinaire, ils se ramollissent, se fondent et sont expectorés en suppuration; de là des cavernes ou des cavernules; ou bien le tubercule cru peut s'étioler; cette matière inerte et hétéromorphe, considérée par M. Virchow comme du pus épaissi, devient demi-concrète et caséiforme, ou prend une cohésion plus intime, imite le plâtre ou la chaux. Dans ces derniers cas, cette métamorphose est libre dans le tissu pulmonaire, ou s'enveloppe d'un kyste de nouvelle formation.

Que peut-il arriver alors? Une guérison peut-elle s'ensuivre? Ces cavernes ou cavernules sont-elles susceptibles d'être cicatrisées, et les poumons peuvent-ils s'habituer à la présence de ces productions accidentelles caséeuses, plâtreuses, pierreuses même?

Oui, dans certaines circonstances, mais très-exceptionnellement.

Plus de doute aujourd'hui sur cette curabilité, ou du moins, si elle n'est pas complète, radicale rigoureusement parlant, ces phthisiques, naguère si moribonds, peuvent, en se ménageant et s'observant, prétendre à une longue carrière et même l'atteindre. Nous avons tous, parmi nos clients, des valétudinaires de cette espèce ; pour mon compte, j'en connais depuis plus de vingt-cinq ans. Mais des milliers d'autopsies en sont des preuves plus irrécusables. Tous les ouvrages *ex professo* sur l'espèce en contiennent des exemples, et journellement les médecins et les internes des hôpitaux constatent, sur des sujets morts d'une autre maladie que la phthisie, des brides, des cicatrices pulmonaires, qui ne sont que des cavernes oblitérées, ou dont la surface est cicatrisée, et rencontrent des débris de tubercules réduits à l'état de matière demi-concrète ou crétacée, libre ou enkystée dans le tissu pulmonaire.

Cette espèce de guérison de la phthisie, avons-nous dit, n'en est pas moins rare, exceptionnelle, et ne se manifeste que dans des conditions déterminées.

Si la maladie tient à la diathèse tuberculeuse essentielle, il est presque impossible que la guérison en soit la conséquence, par rapport aux divers degrés simultanés ou successifs de l'évolution tuberculeuse qui, à la fin, use les forces, conduit à la fièvre hectique et à la mort.

Mais si la phthisie est accidentelle, comme on le dit, sans prédisposition héréditaire, sans diathèse phymique essentielle, et que l'évolution tuberculeuse résulte d'une cause prochaine d'une autre nature, alors la guérison peut s'ensuivre ; c'est ce que l'on observe quelquefois dans la phthisie scrofuleuse, quoique cette circonstance soit presque aussi mauvaise et aussi déplorable que dans la phthisie qui résulte de la diathèse tuberculeuse essentielle.

Par exemple, les chances sont plus grandes, si la tuberculose est sous la dépendance du principe herpétique, syphilitique, et surtout arthritique, si la cause est rhumatoïde ou rhumatismale particulièrement. C'est concernant le diagnostic de cette dernière, qu'à sa période initiale, les méprises sont plus faciles à commettre, parce qu'elle est souvent concomitante d'un état catarrhal assez marqué.

Pour arriver à ces guérisons rares et heureuses, il faut que les tubercules soient peu nombreux, occupent une surface limitée dans le poumon ; que l'évolution tuberculeuse soit au même degré ou à peu près ; qu'il n'y ait point d'autres poussées successives de tubercules, car, si au fur et à mesure qu'un travail cicatriciel s'opère dans les cavernes, des fontes tuberculeuses se font ailleurs, que plus loin il existe des tubercules crus, et enfin, que sur d'autres endroits, de nouvelles évolutions se produisent, ce travail destructeur conduira fatalement à une mauvaise terminaison ; enfin il faut encore que le malade soit assez fort et qu'il soit placé dans des conditions hygiéniques et médicales suffisantes pour pouvoir résister aux diverses phases maladives ; je dis avec intention résister, parce qu'il est très-important, dans la marche de cette affection, de gagner du temps et d'arriver à un certain âge ; nous savons tous que la tuberculose a une prédilection marquée pour l'enfance et la jeunesse, de préférence à l'âge mûr et à la vieillesse, bien qu'on observe aussi des phthisiques à ces divers âges. Si enfin, la guérison survient quand les cavernes sont closes, le poumon s'affaisse, et on remarque de l'aplatissement sur un ou plusieurs points de la poitrine.

Que la phthisie soit héréditaire ou acquise, qu'elle soit le résultat d'une diathèse particulière existant directement par elle-même, ou qu'elle provienne indirectement des suites d'une autre cachexie, comme le prétendent beaucoup trop souvent, à mon sens, Morton, Michel Bertrand, M. Pidoux et autres, ce qu'il y a de certain, c'est qu'il n'y a aucun moyen spécifique pour détruire la cause prochaine et immédiate de la diathèse tuberculeuse essentielle, et que la thérapeutique n'a d'action réellement efficace que sur les causes diathésiques indirectes et sur les effets de la tuberculisation.

Mon but n'est certes pas d'entrer dans tous les détails des moyens employés dans le traitement de cette maladie ; comme la thérapeutique thermale a toujours joui du privilége d'être une des plus efficaces, veuillez me permettre, Messieurs, de vous faire part de ce qu'elle m'a appris.

Il est positif que certaines eaux minérales sulfureuses, bi-carbonatées, sodiques et arsénicales, ont la propriété de décongestionner le tissu pulmonaire, de faciliter la fonte tuberculeuse et l'expectoration, d'aider puissamment à la cicatrisation des cavernes ou cavernules, de rétablir l'hématose et les fonctions de la peau, de donner de l'appétit, de régulariser les selles, enfin de tonifier et stimuler l'organisation entière.

Il est d'expérience aussi que très-ordinairement, après un

traitement thermal suivi convenablement, les malades se sentent rafraîchis, la fièvre disparaît, le teint devient rose, la maigreur est moindre ; que chez quelques-uns, l'engraissement est même très-sensible, et qu'ils partent bien mieux qu'ils ne sont venus. De là à une guérison, il y a bien loin le plus souvent, mais, comme nous l'avons déjà exposé, il est urgent de gagner du temps dans cette maladie, et l'amélioration permet de pouvoir soigner plus facilement, à l'aide de médicaments appropriés, les diathèses indirectes qui peuvent exister.

Comme choix de l'établissement thermal, la détermination du médecin est souvent difficile à prendre.

Si la phthisie est à diathèse tuberculeuse essentielle, je serais souvent fort embarrassé pour donner mon avis. J'ai vu beaucoup de malades se trouver très-bien des eaux minérales du Mont-Dore ou d'Ems; d'autres préfèrent les eaux sulfureuses de Bonnes, Cauterets, Amélie ou Allevard, et réciproquement ils essaient de ces stations thermales, souvent sans plus de succès.

Par exemple, les eaux sulfureuses nous ont semblé être plus utiles aux phthisiques dont la constitution est lymphatique et scrofuleuse ; cependant le fer, les chlorures, les sulfates et les carbonates réunis à l'arséniate de soude, sont des modificateurs puissants de l'organisme au Mont-Dore.

Ces dernières eaux sont, je crois, supérieures aux premières dans le traitement de la phthisie arthritique rhumatoïde ou rhumatismale. De temps immémorial, ce fait est constaté, et le témoignage de Sidoine Apollinaire, depuis le quatrième siècle, s'accorde justement avec l'observation des siècles qui ont suivi.

Pour la phthisie syphilitique, bien qu'elle ait son traitement à part, je préférerais Luchon.

Si la phthisie est exanthématogène, les chances sont à peu près égales. Ce que le soufre ne guérit pas, l'arsenic en fait le plus souvent justice, ai-je dit en parlant des angines granulées. Les faits de ce genre sont constatés journellement à l'hôpital Saint-Louis, et franchement, dans l'espèce, nous voyons quelquefois au Mont-Dore des améliorations inespérées, voisines de la guérison, et par hasard quelques guérisons réelles.

Comment agissent les eaux pour obtenir des effets si salutaires dans certains cas?

L'observation de tous les temps a démontré que les eaux du Mont-Dore, en tonifiant et stimulant l'organisation entière, ont la vertu spéciale d'agir directement sur les organes de la respiration, de manière à y exercer une action moléculaire qui modifie avec plus ou moins d'avantage leurs propriétés vitales de même que leurs propriétés de tissu.

Cette action, bien qu'elle ne porte son influence que sur les effets de la tuberculose, agit d'une manière résolutive sur la congestion périphérique du tubercule et se traduit à l'extérieur par une révulsion puissante. En effet, plusieurs jours après le traitement, la peau devient rose, turgescente, les pores s'entr'ouvrent, une douce moiteur s'en échappe, et quelquefois une sueur abondante suivie d'éruptions diverses et de furoncles presque toujours salutaires.

La dissolution thermale est si bien préparée par la nature, ses composés nombreux ont une combinaison chimique si intime, que les diverses médications signalées semblent être l'effet d'une action unitaire, et si nous examinons les principes minéralisateurs, ils nous donnent l'explication détaillée des phénomènes physiologiques qui sont observés.

Le fer est un excellent tonique lent dans son action, lorsqu'ils est pris en substance; s'il agit promptement ici, c'est que, combiné avec les crénates et les apocrénates découverts par Berzélius et décrits par Liébig, il se trouve dans un état de divisibilité extrême, et que l'absorption en est très-rapide.

Les chlorures, les sulfates et les carbonates sont les sels qui opèrent le plus sur la périphérie, où ils font un appel révulsif, en même temps qu'ils sont les principaux agents de la résolution maladive des organes de la respiration.

L'arséniate de soude est le modificateur le plus puissant du système nerveux et le régulateur de l'innervation troublée; le gaz acide carbonique, en si grande abondance, lui vient en aide et soulage puissamment le spasme respiratoire.

Dans le traitement de la phthisie, toutes les pratiques usitées au Mont-Dore ont une valeur réelle; mais la plus importante, surtout dans l'esprit des malades, celle qui, pour nous, en est le complément, est l'inhalation de la vapeur des eaux de la source Bertrand, dans les salles d'aspiration. Là, le remède est en rapport direct avec le mal, non-seulement il contribue à faire disparaître l'état catarrhal de la muqueuse, mais, en détruisant l'hypérémie, il augmente la force, la sensibilité et la contractilité organique du tissu pulmonaire. Enfin, nous comptons beaucoup sur cette inhalation pour obtenir la cicatrisation des cavernes, soit par rapprochement, soit par cicatrice, sur la surface excavée ; c'est un vrai traitement topique comparable au pansement d'une plaie ; c'est enfin un moyen cicatrisant dont il est extrêmement intéressant et curieux de suivre les phases et qui, dans certains cas, s'opère rapidement. Malheureusement, comme nous l'avons déjà fait pressentir, il ne sert souvent à rien, puisque, dans ce travail de Pénélope, d'autres fontes tuberculeuses se succèdent très-ordinairement et usent le sujet. Quand, par hasard, le contraire a lieu, que la guérison en est la conséquence, j'avoue que, pour l'observateur attentif, rien n'est plus satisfaisant.

De ce travail bien exécuté et qui exigerait tant d'autres développements, que je me propose de publier bientôt, les conclusions suivantes peuvent en être déduites.

CONCLUSIONS.

1° Le diagnostic de la phthisie pulmonaire, à sa période initiale, est souvent obscur, difficile, et il est urgent, tout en tenant le plus grand compte des signes fournis par l'inspection, l'auscultation, la percussion et la mensuration, de s'entourer avec le plus grand soin d'une foule d'autres circonstances organiques commémoratives des états diathésiques, etc.

2° Il n'y a pas de remèdes spécifiques contre la cause prochaine de la tuberculose essentielle.

3° Dans quelques cas rares, la phthisie peut guérir, pour ainsi dire, naturellement, et encore mieux aidée de soins médicaux intelligents et des règles d'une hygiène médicale bien entendue.

4° La tuberculose essentielle guérit bien plus rarement que d'autres.

5° La phthisie scrofuleuse strumeuse est presque aussi grave.

6° Les phthisies herpétique et arthritique sont plus susceptibles de guérison, la dernière surtout qui se complique plus souvent d'un état catarrhal.

7° La phthisie syphilitique est aussi la moins difficilement curable.

Relativement aux eaux minérales, dans la phthisie phymémique essentielle, les eaux sulfureuses et arsénicales n'ont pas plus de valeur les unes que les autres ; ce que l'on peut affirmer, c'est que si elles n'agissent pas sur la cause prochaine et immédiate de la phthisie, du moins elles tonifient l'organisation en général, font gagner du temps, et vous savez que nous considérons comme urgent d'arriver à un certain âge.

Les eaux sulfureuses conviennent mieux aux phthisies scrofuleuses.

Les eaux bi-carbonatées, salines et arsénicales sont meilleures dans les phthisies arthritiques.

Les eaux de Luchon sont préférables dans la phthisie syphilitique.

Enfin, les unes et les autres ont une valeur réelle dans la phthisie exanthématogène ; mais celles du Mont-Dore sont plus sûres, attendu que l'arséniate de soude a une valeur médicale plus active que les préparations sulfureuses.

Quand les circonstances le permettent, je conseille souvent cette double indication six semaines à deux mois au Mont-Dore, en pleine station thermale, et passer l'hiver à Amélie-les-Bains, ou dans un site réputé contre la phthisie en général.

Dans tous les cas, ne vous figurez pas, comme on a voulu le prétendre, que vos phthisiques reviendront toujours guéris de telle ou telle station thermale si vantée dans le traitement des maladies de poitrine. Ce résultat heureux pourra être obtenu exceptionnellement ; par exemple, vous les verrez le plus souvent revenir soulagés et améliorés.

X.

DE L'INFLUENCE DE L'AIR MARIN
SUR LA PHTHISIE PULMONAIRE

PAR M. MARTINENQ
Chirurgien de marine de 1re classe.

L'air marin est-il utile ou nuisible aux phthisiques ?

La question, ainsi posée d'une manière absolue, a dû recevoir et a reçu des réponses tout à fait contradictoires.

En 1861, M. Rochard a présenté à l'Académie de médecine un mémoire dans lequel, s'appuyant sur des statistiques recueillies à bord des navires et dans les hôpitaux de la marine ; il soutient que la phthisie pulmonaire fait un grand nombre de victimes parmi les marins, et qu'à bord des navires, cette redoutable maladie marche avec plus de rapidité qu'à terre. « Les hôpitaux des ports, dit-il, les stations navales, les infirmeries des escadres sont encombrées de phthisiques qui viennent expirer là, victimes de la mer, des climats et d'une funeste erreur médicale. »

M. le docteur Martinenq, fort lui-même d'une expérience de quarante-cinq années de pratique de médecine navale, s'élève contre ces affirmations rigoureuses qui tendraient à renverser une opinion généralement admise et basée sur des faits très-nombreux.

M. Martinenq ne nie pas que les maladies graves des voies respiratoires ne soient fréquentes chez les hommes de mer et n'en tuent un grand nombre, mais il peut affirmer, d'après ses propres observations, que la phthisie pulmonaire proprement dite se présente moins souvent chez eux que ne semble l'indiquer son collègue, M. le docteur Rochard. De plus, mettant à profit les tableaux statistiques de M. Boudin et de M. Garnier pour la France, et de MM. Sistach et Balfour pour l'Angleterre, il démontre péremptoirement, par des chiffres exacts, que si, à nombre égal de sujets, les maladies pulmonaires sont plus fré-

quentes chez les marins que chez le‑ soldats de l'armée de
terre, les cas de mort par ces maladies sont plus nombreux
parmi ces derniers, et qu'enfin la phthisie, en particulier, fait
plus de victimes parmi ceux-ci.

Il n'y a pas lieu de s'étonner de la plus grande fréquence des
affections des organes respiratoires chez les hommes de mer,
nous dit M. Martinenq ; mais faut-il, à l'exemple de M. Rochard, en rendre responsable l'air marin lui-même ? M. Martinenq lui-même ne l'a jamais pensé. Il en trouve la raison plus
que suffisante dans les conditions hygiéniques déplorables auxquelles les marins sont fatalement condamnés : travaux excessivement pénibles, nourriture grossière souvent insuffisante,
alternatives répétées de chaud, de froid, d'humidité ; encombrement, atmosphère profondément viciée de l'intérieur du na-
vire, insouciance des soins les plus vulgaires relatifs à la santé,
etc., etc., toutes causes débilitantes bien propres à développer
chez eux les détériorations organiques les plus graves. Mais,
comme je l'ai dit, bien loin d'en accuser l'air marin, M. Martinenq voit dans cet agent naturel un puissant correctif à ces
principes pathogéniques.

Ainsi il explique ces conclusions des statistiques invoquées
par lui, à savoir que les marins sont, plus souvent que les soldats de terre, atteints d'affections pulmonaires variées, parce
qu'ils y sont plus exposés, mais que par contre la phthisie chez
eux est moins fréquente et la mortalité moins grande.

L'auteur est ainsi amené par l'observation pure et simple à
affirmer, non seulement l'innocuité, mais l'heureuse influence
de l'air marin sur la phthisie pulmonaire.

Mais il faut d'abord s'entendre sur ce qu'on appelle air marin,
atmosphère marine. En quoi l'air qui pèse sur la surface de la
mer et est en contact avec elle, diffère-t-il de l'atmosphère
terrestre ? Ses qualités physiques sont faciles à constater.
Pureté constante, c'est-à-dire privation de toute poussière
inorganique et d'effluves miasmatiques, densité plus grande,
oxygénation plus marquée, acide carbonique presque nul : toutes qualités favorables à l'hématose. Quant à sa composition
chimique, M. Martinenq n'en donne pas l'analyse. Mais il est
porté à penser qu'il ne contient pas de l'iode, du brôme, du
chlore, comme on l'a cru ; car ces corps qui lui viendraient de

l'eau de mer, ne sont dans ce liquide qu'à l'état de sels non volatilisables, iodures, bromures, chlorures, etc. Mais est-ce à dire qu'il ne lui emprunte jamais aucun de ses éléments? L'agitation des vagues par les vents, leur soulèvement, leur brisement, le chargent fréquemment du liquide salé à l'état de poussière. C'est alors qu'au point de vue médical il mérite surtout le nom d'air marin. Cette eau en poussière qui se dépose sur les cordages, sur les mâtures et sur les objets les plus rapprochés du rivage, y devient bientôt apparente en s'y cristallisant. Cet air, ainsi chargé d'eau de mer pulvérisée, n'est plus seulement un agent hygiénique, mais devient un agent médicamenteux. C'est à cet état que le phthisique doit le respirer, pour en absorber tous les éléments réparateurs. Aussi l'auteur, à l'exemple de Laënnec, conseille-t-il de préférence, aux malades qu'on veut soumettre à cette médication, la navigation elle-même, et non simplement le séjour dans une ville maritime, dont les habitations ne sont jamais assez rapprochées du rivage pour être en contact avec l'air véritablement marin.

Cette atmosphère, devenue de la sorte médicamenteuse, paraît à M. Martinenq, soit par ses propriétés physiques et chimiques, soit par ses effets constatés sur le corps humain, un agent tonique, vivifiant, conservateur de la forme organique, et par conséquent favorable aux malades appauvris par des affections débilitantes, et propice aux marins eux-mêmes incessamment soumis à des causes de débilitation.

Or, la phthisie tuberculeuse est, pour l'auteur, une affection essentiellement générale, un abaissement radical et de longue main, une déviation de la nutrition. Enfin, comme l'a dit M. Pidoux, ce n'est pas une maladie chronique qui commence, mais une maladie ancienne qui finit.

Sans qu'il méconnaisse les indications thérapeutiques spéciales qu'elles peuvent par moments réclamer, les variétés de forme et de marche de l'affection tuberculeuse pulmonaire, les lésions locales, paraissent à M. Martinenq peu importantes, secondaires, consécutives. L'adynamie nutritive primitive et persistante, c'est à dire la nature même de la maladie domine surtout la scène. L'état sthénique, inflammatoire, fébrile, l'éréthisme ne sont pour lui que des épiphénomènes accidentels et variables.

Enfin, fortement convaincu de l'utilité, pour les affections tuberculeuses des poumons, de la respiration de l'air marin dans les conditions que j'ai indiquées d'après lui, M. Martinenq ne reconnaît pas de contre-indications sérieuses à cette médication dans ces maladies, quand elles ne sont pas arrivées à leur période ultime de désorganisation.

Tel est, Messieurs, le sommaire très-succinct et décoloré des propositions que notre savant confrère a étayées, en outre, de hautes considérations de pathologie générale auxquelles je regrette de n'avoir pu donner place dans un simple résumé.

XI.

M. Dumoulin, de Salins, a envoyé au Congrès un important mémoire que nous regrettons de ne pouvoir reproduire ici.

XII.

DISCUSSION.

M. Turck dit avoir guéri par la compression des carotides une jeune fille atteinte de tubercules au sommet du poumon droit. Il insiste sur l'utilité des bains tièdes prolongés, pour calmer certains accidents fébriles de la phthisie, rappelle l'influence heureuse qu'exerce sur les phthisiques le séjour sur les montagnes élevées, et signale l'utilité de respirer une atmosphère chargée de principes ammoniacaux.

M. Gourdin, à propos d'un fait signalé par M. Leudet, demande si l'hémorrhagie intestinale correspondait à des ulcérations.

M. Leudet. Il n'y avait pas d'ulcérations visibles à l'œil nu, mais il est irrationnel d'admettre que ce soit une exhalation. Il y a toujours rupture.

M. Turck dit avoir observé chez une jeune fille atteinte de néphrite des sueurs de sang, où le microscope a démontré la présence de globules ; il n'y avait pas d'érosions de la peau.

M. Verneuil se rattache à l'opinion de M. Leudet. Dans ces cas l'effusion sanguine se fait par les orifices glandulaires des glandes sudoripares dans les capillaires desquelles la rupture a lieu.

M. Duménil regrette qu'on n'ait pas tenu compte des âges. La phthisie s'observe sur le vieillard. Un interne de la Salpétrière, M. Moureton, en a fait une étude dans sa thèse inaugurale. Il l'a vue à l'état aigu et à l'état chronique. M. Duménil pense que souvent ces cas ne sont que des cas de récidive. Aussi, M. Duménil, redoutant ces récidives tardives, craint qu'on ne se fasse des illusions sur la fréquence de la guérison de la phthisie pulmonaire.

M. Leudet a été frappé par les paroles de M. Gourdin, dans lesquelles cet auteur parle d'injections iodées dans les cavernes pulmonaires. Il désirerait savoir comment se pratiquent ces injections et comment on reconnaît que le liquide a pénétré dans les cavernes.

M. Gourdin s'engage à faire à ce sujet une prochaine communication au public médical.

QUATRIÈME QUESTION

De la valeur des diverses méthodes de traitement applicables aux ankyloses complètes et incomplètes au double point de vue du changement de la position et du rétablissement des mouvements.

Mémoires lus et communications orales. — MM. Palasciano — Delore — Philipeaux — Pravaz.

Discussion. — MM. Verneuil — Turck — Desgranges — Palasciano.

I.

DU REDRESSEMENT IMMÉDIAT DES ANKYLOSES

Par M. PALASCIANO (de Naples).

Parmi les questions à traiter dans le Congrès médical, nos savants confrères de la Commission exécutive ont posé celle-ci : *De la valeur des diverses méthodes de traitement applicables aux ankyloses complètes et incomplètes, au double point de vue du changement de la position et du rétablissement des mouvements.* Ils ont voulu par là en appeler au monde médical sur un des progrès les plus importants de la chirurgie moderne, auxquels la médecine lyonnaise a très-puissamment contribué. Et je pense qu'il ne serait pas tout-à-fait inutile de soumettre à la considération des membres du Congrès l'histoire de la méthode approuvée par la Société de médecine de Lyon, avec tous les travaux qui l'ont suivie et qui s'y rapportent.

On verra, je l'espère, que tous les efforts faits avant 1847, pour rompre les ankyloses, n'avaient pas pu obtenir l'appui d'aucun homme sérieux non excentrique, et qu'il n'a été possible de créer une méthode rationnelle, sinon après que le grand ouvrage de Bonnet a eu répandu une lumière éclatante sur l'anatomie pathologique et la physiologie des maladies des articulations.

C'est d'après l'étude minutieuse de tous les éléments pathologiques dont une ankylose est composée qu'on en était arrivé à connaître, que dans la grande majorité des cas l'adhérence des surfaces articulaires présente moins d'obstacles à vaincre que les déplacements spontanés des fractions du membre qui composent la jointure ankylosée.

Il fallait trouver un principe de thérapeutique, qui pût servir à régler la réduction si difficile des luxations spontanées. Mais si l'on considère que les luxations spontanées et congéniales représentent identiquement les mêmes changements de rapport que les luxations traumatiques, avec la seule différence des causes, du temps et des altérations de structure, on ne trouvera pas illogique la déduction de réduire les luxations spontanées sur les mêmes bases et avec le même mécanisme que les luxations traumatiques, sauf les modifications de temps, de succession et d'agents auxiliaires réclamés par les conditions spéciales de la maladie.

Parmi les agents auxiliaires de la réduction, il y a la rupture des adhérences, qu'il est toujours heureux de pouvoir réaliser dans le même mouvement de réduction, et la section sous-cutanée des muscles, des tendons et des ligaments rétractés.

Quoique auxiliaires, cependant ces deux moyens ne sont pas moins nécessaires et indispensables dans le traitement des ankyloses avec déplacement chronique des jointures, et ne présentent aucune gravité lorsqu'ils sont mis en pratique suivant les règles de la méthode sous-cutanée.

Pour ce qui a rapport à ses résultats, cette méthode de rupture des ankyloses est plus sûre que toute autre de produire le déchirement des adhérences dans l'interligne articulaire, et de réduire le déplacement : elle garantit plus que toute autre méthode des fractures des épiphyses ; et si quelquefois elle peut ne pas réussir à rompre des adhérences osseuses, elle n'endommage en rien les conditions du malade. Et même dans ces cas s'il est possible de rompre des adhérences osseuses par le moyen de puissantes machines, on pourra toujours le faire mieux et plus surement par la flexion que par le redressement direct, mieux et plus surement après la section sous-cutanée des muscles, tendons et ligaments rétractés, que sans cette section, c'est-à-dire par notre méthode mieux que par les autres.

S'il était permis d'attendre le rétablissement des mouvements naturels d'une articulation après la rupture de l'ankylose et la réduction d'un déplacement chronique, on avait le droit de l'espérer par une méthode qui avait été conçue dans ce but, et dont chaque élément avait mission de détruire convenablement un des éléments pathologiques de la maladie, d'une méthode enfin qui avait le mérite incontestable d'avoir été préalablement discutée, expérimentée et mise en pratique d'accord avec des savants éminents et sous les yeux d'une Commission de la Société de médecine de Lyon, dont un des membres était le regrettable A. Bonnet, l'homme le plus compétent du monde sur cette matière.

Malheureusement il n'en fut pas ainsi, et chez la grande majorité des opérés, nous avions dû nous contenter de la substitution d'une ankylose droite à une ankylose angulaire ; mais puisque j'ai publié un cas authentique où j'ai obtenu le rétablissement complet des mouvements naturels lorsque je ne me croyais point autorisé à l'attendre, il s'ensuit que dans tout cas d'ankylose avec déplacement chronique, un chirurgien prudent et consciencieux doit opérer comme s'il pouvait et devait attendre le complet rétablissement de la fonction dans la jointure ankylosée.

Maintenant les méthodes empiriques de traitement des ankyloses qui avaient été proscrites par l'Académie de médecine de Paris, ou déclarées impuissantes par Bonnet, avant 1847, ne manquent pas d'avoir des prôneurs de nos jours.

La rupture par redressement direct opérée à l'aide de machines puissantes (Louvrier) est patronnée par M. Malgaigne, qui faisant la traction avec des moufles et employant une force de 100 à 150 kil. a fracturé le fémur, et de son propre aveu n'a jamais obtenu un redressement complet, de manière à ce que le jugement de l'Académie de Paris reste inébranlable ; le résultat ne compense pas les dangers, les souffrances et la longueur du traitement.

La méthode de redressement simple par la seule action des mains n'a pas produit moins de malheurs ; et c'est vraiment effrayant le nombre des fémurs fracturés par ce moyen et avoué le 20 août 1859, dans la Société de chirurgie de Paris, par MM. Demarquay, Chassaignac, Broca, Verneuil et Marjolin.

La méthode du redressement graduel par les machines à extension, soutenue en Allemagne par MM. Robert, de Coblentz ; Roser, de Marbourg ; Bush, de Bonn et plusieurs autres, lorsqu'elle produit quelques effets, ceux-ci ne sont pas différents de ceux qu'elle produisait avant 1847, parallelisme des deux fractions du membre qu'on voulait redresser, raccourcissement et impossibilité absolue des mouvements naturels. Quoique avec moins de dangers, le résultat n'est pas proportionné aux terribles souffrances du malade et à la grande longueur du traitement.

En résumé, je pense que si le traitement des ankyloses est capable d'améliorations et de progrès, c'est moins par la réhabilitation des anciennes méthodes empiriques que l'on peut y parvenir que par le perfectionnement, l'étude sérieuse, et la seule méthode scientifique que la science possède contre ces maladies. Le chemin est tracé par le grand Bonnet, dans les dix dernières années de sa glorieuse carrière. MM. Barrier, Philipeaux, Berne, Garin, Bonnet, Borelli et Consi l'ont parcouru avec profit.

II.

DU TRAITEMENT DES ANKYLOSES

EXAMEN CRITIQUE DES DIVERSES MÉTHODES.

Par le Dr DELORE

Chirurgien-major désigné de la Charité.

En publiant ce travail, mon but est moins de produire une nouvelle méthode thérapeutique et des instruments nouveaux que de faire connaître les faits que j'ai observés et les réflexions qu'ils m'ont inspirées.

Les travaux de Bonnet sur les ankyloses ont fait adopter sa méthode par un grand nombre de praticiens ; cette vulgarisation fut peut-être un peu prématurée ; car l'illustre chirurgien de Lyon, dont l'intelligence était exclusivement vouée au progrès et destinée à chercher sans cesse des voies nouvelles, avait manqué de temps pour perfectionner l'œuvre que son génie chirurgical lui avait permis d'édifier rapidement ; il n'avait encore pu, dans ses publications, établir des préceptes positifs sur les indications que réclament les cas si divers de la pratique ; poser une importante distinction entre les affections qui méritent l'intervention de l'art et celles qui exigent l'expectation ; prémunir enfin, en apportant une masse de faits heureux, les chirurgiens contre les craintes qui ont surgi dans l'esprit de beaucoup au premier accident imputable à la méthode.

J'ai été assez heureux pour avoir suivi toutes les phases du traitement institué par Bonnet, pour avoir assisté ou pris part à un grand nombre de redressements d'ankyloses pratiqués par lui ; depuis lors, dans divers services hospitaliers, j'ai pu continuer les traditions du maître et y faire même quelques modifications qui m'ont paru utiles.

Difficultés de la cure. — On se tromperait étrangement si l'on pensait réussir facilement dans le traitement des ankyloses ; le caractère essentiel des maladies qui touchent au système osseux est la durée, et les ankyloses ne font point exception à cette loi. De plus, leur marche est toujours influencée par l'état général. La guérison exigera donc du temps, de la vigilance et une suite non-interrompue de remèdes appropriés. Bonnet, qui avait une confiance très-grande dans la puissance de son art, ne méconnaissait point les obstacles qu'il avait à vaincre, et il employait pour cela tous les moyens thérapeutiques que lui suggéraient un esprit fertile en ressources et un ardent désir de guérir ses malades. Pendant le cours du traitement, il peut surgir des complications inattendues : une maladie intercurrente, par exemple ; quelquefois c'est la nature impressionnable du malade qui arrête et paralyseles efforts du chirurgien ; c'est une sensibilité trop vive qui ne peut subir la douleur sans que le système nerveux réagisse tout entier. Dans d'autres circonstances, c'est le caractère du sujet qui est d'une extrême pusillanimité et qui se refuse aux tentatives les plus simples et les plus rationnelles.

RUPTURE. — Une jointure est fréquemment ankylosée dans une situation vicieuse qui ne permet pas la fonction du membre ; le chirurgien doit alors se proposer de placer les os dans une position préférable ; il l'obtient au moyen de la rupture encore appelée *redressement,* mot impropre, car c'est souvent une *flexion* qu'on se propose d'obtenir, mais que nous conserverons, parce qu'il est passé dans le langage habituel.

Le redressement du membre permet aussi l'application d'un tuteur et rend la marche possible. On trouvera parmi les observations des cas où la vicieuse position d'un membre le rendait plus nuisible qu'utile ; car le sujet ne pouvait marcher, et l'application d'un tuteur était impossible. C'est ce qui arrive quand le pied est à angle obtus, quand le genou est à angle aigu, etc.

Le but définitif qu'on cherche en donnant une nouvelle situation, c'est de permettre la fonction. Le pied à angle droit, le genou et la hanche rectilignes permettent la marche. La flexion permanente d'un doigt empêche la préhension de la main ; il y a donc indication de la redresser.

Lorsqu'une ankylose est susceptible d'être rompue, il y a trois méthodes applicables : la *rupture immédiate,* le *redresse-*

ment lent et enfin une combinaison de ces deux moyens ou la *méthode mixte.*

HISTORIQUE. — Ces moyens sont d'invention moderne, quoique dans les ouvrages anciens on retrouve quelques tentatives isolées faites pour redresser des ankyloses ; on avait recours à des poids, à des exercices ; Fabrice de Hilden imagina cependant des machines. Mais tous ces essais eurent si peu de faveur que Richerand, en 1812, après avoir conseillé les douches, les bains tièdes et les frictions pour fluidifier la graisse, défendait, en cas d'insuccès, de détruire l'ankylose, quelque vicieuse fût-elle, de peur d'inflammation et de carie. En 1846, M. Nélaton disait qu'après les douches, les pommades et les eaux minérales, on devait recourir aux machines, mais que l'ankylose incomplète seule permettait quelque résultat. Aujourd'hui, grâce au sommeil anesthésique et aux méthodes nouvelles, nous réussissons fréquemment dans des ankyloses appelées autrefois complètes.

RUPTURE BRUSQUE ET INSTANTANÉE. — Si le chirurgien redresse ou fléchit une articulation d'un seul coup, l'opération est appelée *brusque et instantanée;* s'il agit peu à peu, quoique dans une seule séance, la rupture est dite *immédiate et progressive.*

Le redressement brusque et instantané est quelquefois mis en pratique par la nature dans les cas où une chute produit la rupture d'une ancienne ankylose ; quelques chirurgiens ont voulu marcher sur ces traces, et ils sont entrés dans une voie déplorable. Ce procédé est, en effet, irrationnel; on emploie, pour produire la rupture instantanée, une force dont on ne peut parfois calculer les limites et qui doit nécessairement produire des accidents.

En 1839, M. Louvrier fit construire une machine pour redresser les ankyloses du coude et du genou ; mais en opérant violemment, il déchirait les ligaments, les tendons, les tissus pathologiques qui maintenaient les surfaces articulaires. A. Bérard, chargé d'un rapport à l'Académie de Paris, conclut que cette méthode était dangereuse et que plusieurs fois la mort en avait été la conséquence. Louvrier a dû cependant réussir quelquefois et rencontrer certains cas favorables qui l'ont encouragé à propager ses idées. Quoique cette manière d'agir

brusquement et instantanément avec la main soit encore pratiquée par certains chirurgiens, elle est défectueuse et peut
avoir de tristes conséquences. Nous aurons occasion d'y revenir à propos du chapitre des accidents.

RUPTURE IMMÉDIATE MAIS PROGRESSIVE. — J'arrive maintenant à la méthode de Bonnet. Elle consiste, après avoir poussé
l'éthérisation jusqu'à résolution musculaire complète, à pratiquer des mouvements dans la jointure avec beaucoup de prudence et dans la limite des mouvements existant déjà; puis peu
à peu, par des efforts légers et continus, cette limite est dé-
passée, et l'on arrive à la situation voulue, redressement dans
certains cas, flexion dans d'autres. Si l'ankylose résistait,
Bonnet pratiquait des sections musculaires et tendineuses. Le
redressement étant fait, il enveloppait le membre dans un bandage amidonné, en ayant bien soin, pour obtenir l'immobilité,
d'entourer la jointure située au-dessus. Au bout de quinze
jours, quand il supposait le traumatisme passé, il essayait,
par des mouvements, de ramener graduellement la mobilité
articulaire, soit avec les mains, soit avec une série d'appareils
imaginés dans ce but.

PRIORITÉ. — On a soulevé des questions de priorité au sujet
de cette méthode; on ne peut nier que de tout temps des ankyloses n'aient été redressées. Bonnet reconnaissait avoir pro-
fité, pour l'ankylose du genou, des idées de Dieffenbach qui
rupturait en commençant par la flexion; de celles de M. Palasciano, qui sectionnait le triceps; mais là n'est pas toute la
méthode; c'est lui qui a rendu un véritable service en montrant l'importance de procéder par une série alternative de
flexions et d'extensions, douces, graduées et allant jusqu'à la
limite extrême des mouvements naturels. En 1840, Bonnet re-
dressait déjà; dans son ouvrage *(Maladies articulaires)* publié en 1845, il cite un certain nombre de faits qui le prouvent.
Mais la méthode ne pouvait être alors constituée définitivement, car l'éthérisation n'était pas encore inventée; aussi,
dans son mémoire *(Gazette médicale)* publié en 1850, il démontre toute l'importance de l'anesthésie; il comprenait qu'une
ère nouvelle apparaissait pour le traitement des ankyloses, et
qu'il devait faire subir une transformation à ses procédés de
redressement. En 1850, Langenbeck publia aussi un travail

sur les ankyloses du genou; il ne s'agissait point ici de méthode particulière, mais seulement de trois faits heureux obtenus à l'aide de l'éthérisation, dont ce chirurgien n'était point certainement le premier à se servir pour des cas semblables. Une idée féconde qui n'a pas été contestée à Bonnet, c'est d'employer le redressement pour *la cure de la maladie*; avant lui on respectait l'attitude. Le redressement des ankyloses porte donc à juste titre le nom de Bonnet.

ÉTHÉRISATION. — La rupture des ankyloses par le procédé dont je parle est, à mon avis, un des remarquables bienfaits dont l'éthérisation a doté la chirurgie. Pour opérer ainsi, il est important, sans doute, que le patient soit endormi pour ne pas sentir les atroces douleurs qu'il aurait à endurer sans cela; mais de plus, il faut que ses muscles soient dans un relâchement complet, pour ne pas s'opposer aux mouvements que le chirurgien veut produire et exiger ainsi un redoublement d'efforts qui exposerait à une fracture.

L'éther me paraît de beaucoup préférable au chloroforme; ce dernier agent est tellement redouté, même par les chirurgiens qui l'emploient le plus habituellement, qu'avec lui on hésite à produire la résolution musculaire qu'exige une rupture d'ankylose. A Lyon, il n'est, je crois, pas un seul chirurgien qui ne produise avec l'éther ce relâchement musculaire, qui est si important que sans lui on est conduit à employer des opérations chirurgicales parfaitement inutiles dans la majorité des cas et qui peuvent même quelquefois être nuisibles.

En imprimant des mouvements, il faut maîtriser ses efforts et ne jamais dépasser une certaine force.

Il y a des mouvements qui sont dangereux dans une jointure et non dans une autre; la flexion expose à la fracture de la rotule ou de son ligament au genou et de l'olécrâne au coude. La rotation et l'abduction doivent être employées avec une précaution extrême à la hanche. Si l'on rencontre une résistance que l'on ne puisse pas vaincre, il ne faut pas insister dans le même sens, mais essayer de tourner la difficulté en faisant des mouvements contraires. J'ai vu dans un cas Bonnet rompre tous les ligaments latéraux d'un coude dont il ne pouvait autrement briser l'ankylose; il lui fut ensuite possible de la placer dans la demi-flexion; aucun accident ne survint. Pour la hanche, Bonnet, partant de cette idée que la tête du fémur avait diminué de volume, que le cotyle était agrandi sous l'influence de la maladie qui avait produit l'ankylose, exerçait des mouvements de va-et-vient sur le fémur, c'est-à-dire des tractions et des refoulements ; ces manœuvres, qui étaient destinées à favoriser la rupture des adhérences vicieuses, n'avaient évidemment plus leur raison d'être, quand les surfaces osseuses avaient conservé leur forme normale ; en tout cas, elles ne pouvaient avoir aucun inconvénient.

En faisant mouvoir une articulation ankylosée, on perçoit le plus souvent des frottements rugueux qui sont l'indice de l'altération des cartilages et qui sont d'un fâcheux pronostic pour le rétablissement des mouvements. On entend aussi des craquements qui sont dus à la rupture des liens fibreux pathologiques ; ils sont quelquefois très-forts ; on les entend à distance, et ils peuvent en imposer pour des fractures.

L'assouplissement d'une jointure, suivant la pittoresque expression de Bonnet, a pour but de faire exécuter à une jointure tous les mouvements dont elle est capable à l'état normal ; il a pour avantage d'impliquer le précepte de procéder avec douceur, et de plus, si les mouvements doivent se reproduire, ils le font dans une étendue plus grande.

BANDAGE AMIDONNÉ. — Une jointure dont on a rompu l'ankylose vient de subir un véritable traumatisme ; il est donc rationnel d'en atténuer les conséquences. Un bon moyen pour y parvenir est l'application d'un bandage amidonné. Il a pour avantages : d'entretenir une température uniforme, de maintenir les parties dans l'immobilité ; enfin de s'opposer à l'inflammation par la compression régulière qu'il exerce sur le membre entier. Une bonne précaution, c'est d'appliquer beaucoup de coton au niveau des points douloureux et des saillies osseuses. Le bandage amidonné n'est point indispensable, mais il est utile pour prévenir les douleurs qui apparaissent quelquefois immédiatement quand on l'enlève trop hâtivement.

En moyenne un bandage doit rester appliqué pendant quinze jours.

DU REDRESSEMENT LENT.

Les procédés au moyen desquels on se propose de fléchir ou

d'étendre lentement une articulation avec l'aide de divers appareils sont nombreux et depuis longtemps employés. Mellet ayant le premier fait un travail sur le redressement lent (1835), cette méthode porte son nom dans quelques ouvrages. Le premier procédé employé par Bonnet, et qui est encore à Lyon d'un usage fréquent, est la gouttière articulée dans laquelle le membre est fixé avec des courroies et progressivement étendu. Ce procédé est bon pour les cas simples dont il triomphe souvent ; mais il présente quelques inconvénients : le malade est obligé de garder le lit pendant toute la durée de son redressement, et la traction ne se fait pas avec continuité ; cela suffit pour causes des échecs.

REDRESSEMENT CONTINU. — Tous les fabricants d'instruments ont imaginé des instruments munis de ressorts, afin de produire une extension ou une flexion permanente sur les articulations ; ceux que nous employons à Lyon sont dus au génie inventif de M. Blanc, qui saisit fort bien toutes les indications chirurgicales à remplir.

On peut employer la traction continue de deux façons fort différentes. Chez les enfants, où le redressement est toujours plus facile, et chez les adultes, mais seulement dans les cas simples, on peut appliquer un tuteur qui est muni d'un appareil spécial à traction continue. Pour les cas difficiles, il est important d'entourer le membre d'un bandage amidonné.

La figure 1 représente le tuteur pour le redressement du poignet.

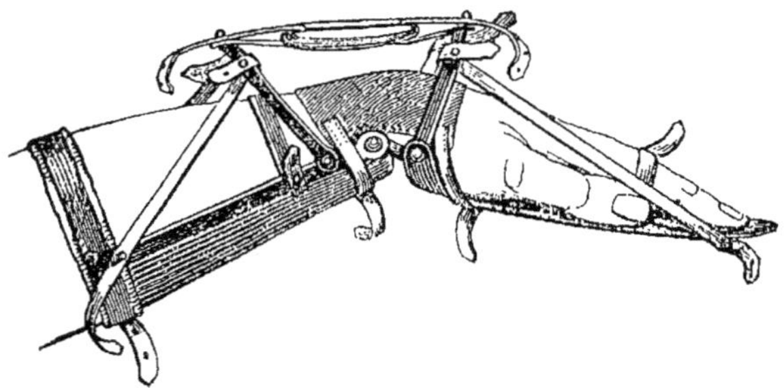

Figure 1.

TUTEURS A TRACTION CONTINUE. — J'ai déjà décrit les appareils de M. Blanc (voir *Bulletin thérapeutique*, 1861), et je ne crois pas devoir en donner ici une nouvelle description (1).

La figure 2 représente le tuteur à redressement du genou.

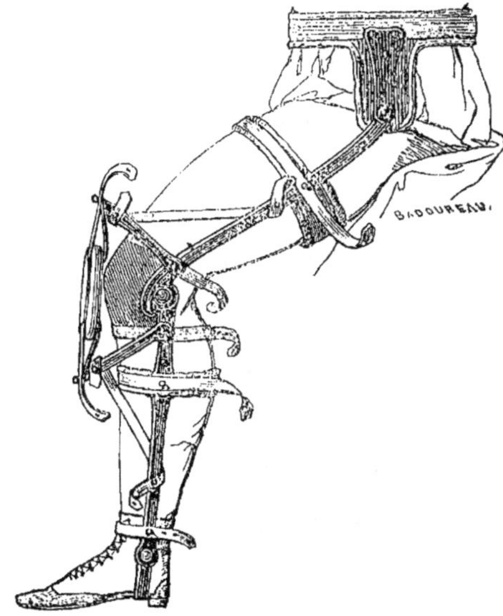

Fig. 2.

Redressement sous le bandage amidonné.

APPAREILS A REDRESSEMENT CONTINU AVEC BANDAGE AMIDONNÉ. — Dès que la traction continue doit être un peu énergique, à cause des obstacles que présente l'ankylose, le tuteur devient insuffisant. Les malades souffrent du contact d'un soulier, d'une courroie, d'une genouillère; ils se découragent et laissent de côté un appareil qui les blesse. Il est nécessaire dans certains cas d'agir avec une grande puissance pour vaincre les résistances opposées, soit par la rétraction musculaire, soit par la formation de brides fibreuses ou même par la déformation des os. Le plus souvent, du reste, les malades ne peu-

(1) Voir pour plus amples renseignements le *Journal de médecine de Lyon,* octobre et novembre 1864.

vent faire la dépense que nécessite un tuteur à traction continue, et cependant il leur importe beaucoup d'être redressés. Ainsi la douleur d'un côté, la pauvreté de nos malades de l'autre, nous faisaient une obligation de chercher un moyen peu dispendieux et aussi doux que possible pour redresser les ankyloses. L'application préalable d'un bandage ouaté, cartonné et amidonné est venu résoudre ce problème.

L'application du bandage amidonné est heureuse, car on le moule aisément sur toutes les articulations quelle que soit leur forme.

La figure 3 représente l'appareil pour corriger les déviations du pied.

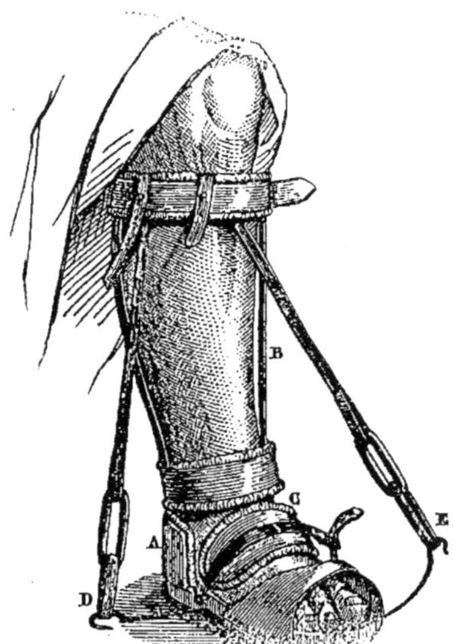

Fig. 3.

Mode d'application. — Le bandage devra être bien rembourré de coton et garni de plaques de carton solides, surtout dans les points où les appareils prendront leur point d'appui. Quand il est sec, on le coupe à peu près au niveau de la jointure qu'on veut mobiliser et on applique par-dessus l'instrument à redressement. Le malade peut se lever et vaquer à ses occupations.

Je vais donner des descriptions spéciales des appareils employés au pied, au genou et à la hanche.

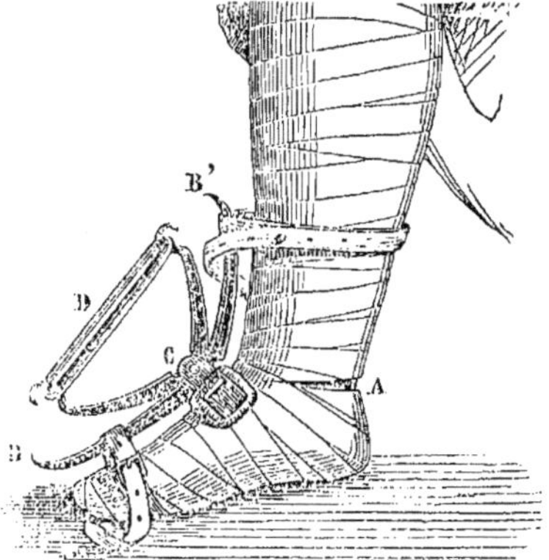

Fig. 4.

Appareils pour le pied. — Celui que représente la figure 4
est destiné à corriger l'équinisme.

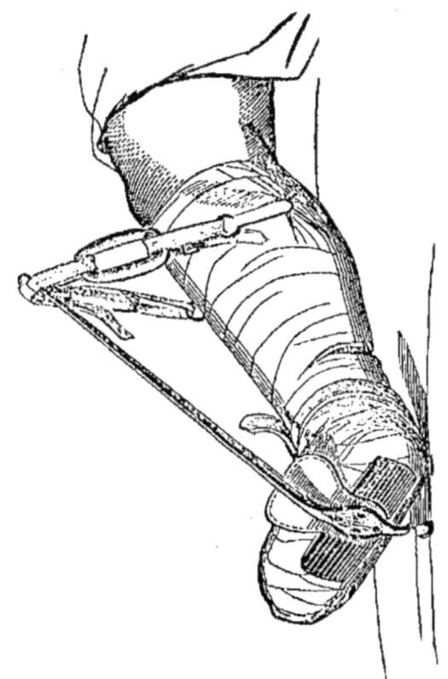

Fig. 5.

L'appareil de la figure 5 peut servir, soit pour fléchir le
pied sur la jambe, soit pour corriger son renversement en dedans.

15

Avec un levier fort long et qui remonte parallèlement à la jambe on a des avantages qui ne sont point à dédaigner. On tire perpendiculairement à la jambe et au levier et ainsi on ne perd point de force. De plus, à cause de cette traction perpendiculaire, il n'y a aucune tendance à faire descendre la partie supérieure du bandage, ce qui est un inconvénient inhérent à tout autre système.

APPAREIL POUR LE REDRESSEMENT DU GENOU. — L'appareil destiné à redresser le genou est une modification perfectionnée du double V que j'ai représenté pour le pied.

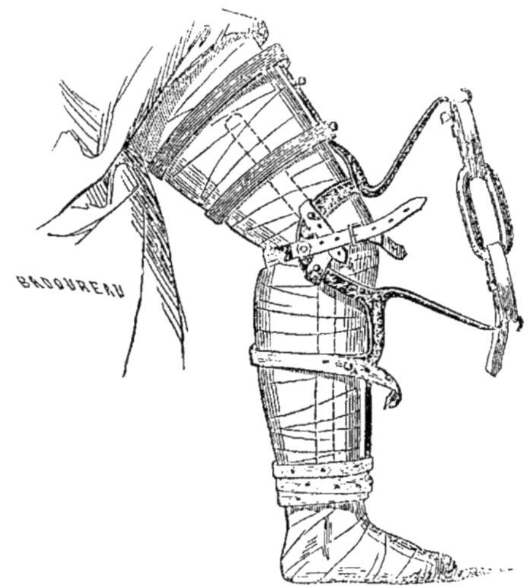

Fig. 6.

Le redressement continu convient dans les cas non aigus, où la douleur est peu considérable; il est facilement accepté par les malades et leur famille ; sa force peut se graduer suivant les obstacles à vaincre ; il permet au patient de se mouvoir, de vaquer à ses occupations ou à ses jeux et d'entretenir ainsi la santé par un exercice salutaire. Grâce au bandage amidonné, aux leviers de M. Blanc et aux anneaux de caoutchouc, l'emploi de cette méthode est devenue simple et peu dispendieux.

Méthode mixte.

Soit douleur, soit pusillanimité du sujet, soit résistance trop considérable des brides vicieuses, il advient parfois que la traction continue est inefficace ; j'emploie alors une *méthode mixte*. Elle consiste, après avoir éthérisé le malade, à pratiquer la rupture immédiate de l'ankylose, mais dans une petite étendue. On applique ensuite un bandage amidonné ; on le coupe vers le quatrième jour et on exerce alors la traction continue.

Cette méthode est celle à laquelle je donne la préférence dans plusieurs circonstances. Je commence habituellement le traitement par la rupture immédiate ; si dans le cours de l'opération, tout va bien, si tous les obstacles cèdent progressivement, je continue le redressement. Si la peau menace de se rompre, si les os tendent à se luxer, si les résistances musculaires augmentent au point de me faire craindre une fracture, je m'arrête et j'applique la traction continue. Plus tard, s'il m'est démontré qu'elle est arrivée au terme de sa puissance, je pratique une seconde fois le redressement immédiat que je peux alors poursuivre sans retrouver en face de moi les obstacles qui m'avaient arrêté une première fois.

En résumé, si l'on a quelque accident ou quelque échec à redouter, il faut employer la traction continue; celle qu'on fait sous le bandage amidonné est préférable à tous les autres moyens de la mettre en usage. Si l'on n'a rien à craindre, la rupture brusque fournit des résultats plus immédiats et plus satisfaisants. Enfin la combinaison des deux, ou méthode mixte donne des succès et des guérisons auxquels il aurait fallu renoncer sans elle.

Moyens d'empêcher la récidive. — Placés dans une grande gouttière, les malades ont moins de chance de se déformer; cependant un petit nombre y parvient encore.

M. Jordan, de Manchester, a publié dans les journaux de Paris (avril 1863), un article où il préconise une méthode de traitement des ankyloses, que je cite ici pour mémoire ; c'est le traitement par l'extension et la contre-extension. Après avoir endormi le malade et pratiqué le redressement il entoure le membre de coton, d'une bande et par dessus il place l'appareil à redressement. Cet appareil n'est autre que l'attelle de Desault pour les fractures du fémur.

Le procédé qui m'a le mieux réussi pour éviter la récidive de la difformité à la hanche, est le suivant : Si le membre malade est raccourci, j'exerce une traction permanente sur lui après redressement, et je fais la contre-extension sur le membre sain. Le redressement étant obtenu, j'applique un bandage amidonné sur les deux membres, puis je place le patient dans une grande gouttière de Bonnet. Dès que le bandage est sec, il m'est un puissant auxiliaire pour tirer du côté raccourci et faire la contre-extension sur le membre sain. Pour que cette dernière manœuvre soit efficace, il faut faire buter le pied contre un étrier, en ayant soin d'empêcher le genou de se fléchir. Si le membre malade est allongé, je fais l'inverse ; contre-extension du côté malade ; extension du côté sain. Grâce au bandage amidonné et à la gouttière Bonnet, ce procédé est d'une application très-facile ; il est en même temps efficace, car il agit par l'intermédiaire des deux fémurs, sur le bassin qui échappe à toute contention directe.

Le moyen que je viens d'indiquer a été employé plusieurs fois par moi (*voir Bonnes, thèses de Montpellier*, 1860, *obs.* 53) depuis cinq ans avec succès, mais il mérite d'être surveillé, car il peut arriver qu'on dépasse le but et qu'on transforme un raccourcissement en allongement et *vice versa*. Pour les cas peu graves, je me borne à immobiliser le bassin en fixant aussi exactement que possible les deux cuisses dans la grande gouttière.

Si malgré les précautions prises, ou parce qu'elles ont été mal observées, la mauvaise direction de la jointure se reproduit, on ne doit point abandonner la partie, mais se remettre courageusement à l'œuvre. Une seconde tentative a d'autant plus de chance de réussir, qu'on connaît mieux les causes de la rechute.

ACCIDENTS. — A la suite des ruptures brusques d'ankyloses, des accidents peuvent survenir, cela n'est point contestable ; mais les chirurgiens qui ne sont point partisans de cette opération les ont singulièrement exagérés. De nombreuses observations, que je ne puis reproduire ici, faute d'espace, démontrent l'innocuité constante, j'ose le dire, du redressement exécuté avec prudence. Ce travail n'aurait démontré qu'une chose, c'est que le redressement n'est pas dangereux, que je m'estimerai heureux de l'avoir publié. Je distinguerai les accidents en *réels* et *imaginaires*.

Les accidents réels sont rares quand on procède avec modération et en s'entourant de toutes les précautions qui ont été signalées.

Déchirure de la peau. — Si l'ankylose est à angle aigu et qu'on veuille en une seule séance atteindre à une rectitude complète, la peau risque de se déchirer. Cette déchirure n'est pas grave, si elle a peu d'étendue et si elle ne s'accompagne pas de désordres plus profonds. Dans un cas de flexion à angle fort aigu de la cuisse sur le bassin, il se produisit une déchirure étendue de la peau ; les suites furent néanmoins très-satisfaisantes. Le chirurgien est toujours à temps pendant l'opération de s'arrêter et d'éviter la déchirure ; pour mon compte, je n'ai jamais produit que des excoriations superficielles insignifiantes.

Déchirures des muscles. — Les muscles sont quelquefois déchirés ; mais je n'ai jamais rien vu de sérieux survenir, grâce au bénéfice des plaies sous-cutanées. Mais si la déchirure musculaire arrive au contact de l'air libre, elle peut avoir pour conséquence de longues et redoutables suppurations. J'ai été témoin du fait suivant : Un jeune homme très-bien portant avait eu une coxalgie avec abcès. Il était depuis plusieurs années guéri avec ankylose incomplète et marchait en boitant. On crut devoir pratiquer le redressement immédiat. Pendant l'opération les muscles des fesses se déchirèrent ; les trajets fistuleux se rouvrirent, et bientôt une suppuration abondante s'établit, le malade succomba. Ce triste résultat doit être attribué, à mon avis, à l'ouverture des anciens trajets fistuleux.

Je ne connais aucun cas de déchirure des nerfs ou des vaisseaux importants dû à la rupture des ankyloses. Ces déchirures se produisent quelquefois pendant les réductions des vieilles luxations ; mais il faut établir une importante distinction entre ces réductions qui exigent des efforts considérables pour déplacer des os et le redressement qui agit progressivement en s'imposant pour loi de ne pas dépasser une certaine limite d'efforts.

FRACTURE DES OS. — Quand on redresse une ankylose, l'accident le plus sérieux et le plus fréquent est la fracture des os. J'ai vu plusieurs fois ces fractures se produire ; il est peu de chirurgiens, je pense, ayant rompu un certain nombre d'ankyloses à qui cela ne soit jamais arrivé. Voici les faits communiqués dans une séance de la Société de chirurgie (1862). M. Chassaignac a brisé un fémur, il n'y eut pas de suites fâcheuses. M. Verneuil a brisé l'olécrane, suites simples. M. Voillemer a brisé un fémur, a arraché une trochlée humérale d'un côté et cassé transversalement un humérus de l'autre ; les suites furent satisfaisantes.

Voici les cas de fractures produites à Lyon, et qui sont parvenus à ma connaissance. Bonnet a fracturé deux fois le col du fémur, une fois l'olécrane et une fois la rotule : c'est pour prévenir cette dernière fracture qu'il préconisait la section sous-cutanée du triceps par la méthode de M. Palasciano. Baumers à quelques jours de distance a cassé deux fois le col du fémur. Dans un cas d'ankylose du genou chez un enfant de dix ans, il y eut décollement de la diaphyse et de l'épiphyse inférieure du fémur.

Pour mon compte, j'ai pensé une fois avoir rupturé le col du fémur, mais les suites furent tellement simples que je ne pus en obtenir la certitude. Pendant la rupture d'une ankylose de l'épaule, je perçus un craquement très-fort qui me fit penser que j'avais arraché une des saillies osseuses qui avoisinent la jointure ; mais ni immédiatement, ni plus tard, je ne pus en être sûr.

Si je me résume, je dirai que ces fractures doivent être évitées, mais qu'elles sont dénuées de gravité, et qu'on ne doit pas s'en inquiéter outre mesure. Elles sont si peu redoutables au col du fémur qu'on peut les proposer pour règle dans les cas d'ankyloses de la hanche impossibles à rompre et qui sont portées à un tel degré que la marche est impossible. Il est du reste fort difficile de prévoir ces fractures dans quelques circonstances ; l'anatomie pathologique en montrant le ramollissement des os affectés d'ostéite, explique suffisamment leur friabilité et la facilité de leur rupture par un effort même léger.

SUB-LUXATIONS. — Un autre genre d'accident qui se produit quand les surfaces articulaires sont déformées, c'est la luxation plus ou moins complète. L'arthrite cause de l'ankylose est souvent accompagnée d'absorption des saillies osseuses qui constituent l'articulation normale, et des luxations pathologiques peuvent s'accomplir sans suppuration et sans violence. Quand une pareille luxation se prépare sourdement, si le chirurgien intervient, la luxation se fera entre ses mains ou après le redressement. Je l'ai constatée une fois, un mois après le redressement d'une ankylose de la hanche *(voir obs. 3, thèse de Bonnes)*. Au genou, où la sub-luxation pathologique est très-fréquente, il faut redresser avec toutes les précautions possibles, si cette déformation a quelque tendance à se faire.

Les accidents dont j'ai parlé surviennent par l'emploi de la rupture brusque, mais la sub-luxation peut aussi se produire sous l'influence de la traction continue mal dirigée. J'ai appris que dans un cas où l'on voulait fléchir le pied, la jambe avait été luxée en arrière de l'astragale. J'ai décrit les moyens ingénieux que M. Blanc met à notre disposition pour empêcher les sub-luxations du genou dans les cas de traction continue. En imprimant une bonne direction aux instruments ainsi perfectionnés, en surveillant leur action, on évite toute espèce d'accident. Sous ce rapport la traction continue possède un élément de supériorité sur la rupture brusque.

Abcès. — On a accusé le redressement de produire des abcès et le retour de l'affection qui a engendré l'ankylose. Ce grief est le plus grave de tous et je n'hésite point à le taxer d'imaginaire. Qu'il survienne des abcès après les ruptures d'ankyloses, il n'y a rien là qui doive surprendre. Les tumeurs blanches récidivent quelquefois, et chaque année dans les rangs des hôpitaux, on voit des malades qui ont été guéris pendant une certaine période de temps et dont la tumeur blanche récidive, sans que le chirurgien ait exécuté aucune manœuvre. Il en est de même pour les tumeurs blanches avec abcès. Une arthrite décourage le praticien par sa persistance et sa résistance aux médications les mieux appropriées ; tout-à-coup on découvre un abcès symptomatique ; quelquefois même c'est pendant l'opération qu'on constate son existence ; quelquefois aussi c'est après. Il n'y a pas du reste toujours impéritie à méconnaître à leur début des abcès froids qui naissent dans une région profonde et qui se développent avec autant de lenteur que d'insidieuse obscurité. Si les choses se passent de la sorte, il n'est pas rationnel de mettre sur le compte d'une rupture d'ankylose, un abcès qui est déjà produit ou doit se produire sans elle.

Parmi le grand nombre de ruptures d'ankyloses que j'ai pratiquées depuis dix ans, j'ai vu deux fois des abcès survenir dans les cas de coxalgie. Une première fois six mois après l'opération, une seconde fois après un an.

Dans les observations que je cite, on verra un abcès insignifiant se développer au coude et guérir rapidement. Par contre, j'ai vu des centaines de fois des abcès survenir spontanément chez des malades abandonnés à eux-mêmes ou traités par des moyens pleins de douceur.

Je viens à dessein de déplacer un peu la question ; j'ai essayé de démontrer que les abcès causés par le redressement des tumeurs blanches sont une chose rare ; je puis à plus forte raison conclure qu'un abcès venant après la rupture d'une ankylose simple, est une chose tout à fait exceptionnelle, et que la crainte d'en amener un ne doit point arrêter le chirurgien.

On a objecté au redressement de la coxalgie qu'elle plaçait le sujet dans de fâcheuses conditions pour s'asseoir ; c'est là une objection de quelque valeur, quand les deux hanches sont malades ; mais cette considération ne devra pas empêcher de remédier à l'adduction ou à l'abduction qui sont toujours nuisibles.

COMPLICATIONS DES ANKYLOSES ET CONTRE-INDICATION DE RUPTURE. — Est-ce à dire qu'on doive rompre toute espèce d'ankylose? Loin de moi une opinion aussi absolue. Quand on se trouve en présence d'une arthrite avec carie ; quand la constitution est d'une extrême débilité ; quand il y a des menaces de tuberculisation pulmonaire ; quand la nature est impuissante à faire les frais d'une bonne consolidation, on ne doit pas tenter la rupture sous peine de s'exposer à de cruels mécomptes et de faire accuser la méthode de produire de graves accidents.

OPPORTUNITÉ DES SECTIONS SOUS-CUTANÉES.

Les sections sous-cutanées sont-elles nécessaires pour le redressement des ankyloses? L'opinion de Bonnet était trèsaffirmative à cet égard, surtout pour les ankyloses de la hanche et du genou. Il en pratiquait fréquemment et habituellement avec succès. M. Legouest, un des premiers, fit de sérieuses objections à cette opération préliminaire et accessoire, et pour mon compte je partage sa manière de voir.

Accidents. — Les sections sous-cutanées sont habituellement innocentes ; elles ont causé cependant un certain nombre d'accidents dans les cas d'ankyloses. Voici ceux que j'ai pu connaître. Chez un malade affecté d'ankylose du genou, le nerf poplité externe fut coupé pendant qu'on pratiquait la section du biceps crural ; il y eut paralysie des muscles de la région antérieure de la jambe. Dans un cas de flexion angulaire du genou, on fit un redressement incomplet après avoir fait des sections sous-cutanées, puis on appliqua le bandage en carton de M. Carré. Les plaies des piqûres contusionnées par les saillies rigides de cet appareil de contention, furent le point de départ d'un érysipèle phlegmoneux et de vastes abcès qui amenèrent la mort. Dans ces deux faits malheureux, il eût été possible en agissant prudemment de prévenir une issue funeste.

On a aussi accusé les sections sous-cutanées de produire des hémorrhagies ; je ne connais aucun fait qui justifie cette crainte.

M. Nélaton cite un cas de mort survenu dans son service à la suite d'une section sous-cutanée pratiquée par Bonnet, pour le redressement d'une coxalgie. L'épanchement sanguin entra en décomposition putride.

Ce qui a surtout préoccupé les chirurgiens c'est la crainte de voir les cavités produites par les sections sous-cutanées se mettre en communication avec celles qui sont faites par les déchirures musculaires ou autres, pendant le redressement brusque.

M. Barrier a proposé et exécuté l'opération en deux temps ; il fait d'abord la section sous-cutanée, laisse le malade en repos pendant quatre ou cinq jours, puis il rompt l'ankylose. Cette pratique est sage et prudente et mérite d'être imitée.

Inutilité. — Dans la plupart des cas, je pense que les sections musculaires ou tendineuses sont inutiles. J'appuie mon opinion sur une raison théorique et une preuve pratique.

Quels sont les muscles sur lesquels portent les sections ? Habituellement ce sont le droit interne, le couturier, le fascia lata pour la hanche ; le biceps et le demi-tendineux pour le genou ; les fléchisseurs sublimes et superficiels pour la main ; or tous ces muscles sont très-longs et conséquemment doivent céder à une traction patiente et énergique. A quoi bon dès lors en pratiquer la section ?

Du reste, la question me semble avoir été mal posée ; ce n'est jamais avant l'opération, pendant que le patient est éveillé, qu'on peut établir les indications des sections tendineuses ; car il est alors impossible de distinguer la rétraction de la contraction musculaire ; ce n'est point non plus au début du sommeil anesthésique, car à cette période le sujet plongé dans un demi-sommeil se contracte et fait saillir ses muscles.

La véritable indication des sections ne peut se juger avec certitude, qu'au moment où la résolution musculaire est complète et que des tentatives modérées de rupture ont démontré que les muscles sont l'obstacle principal au succès de l'opération. Or, c'est précisément à ce moment que le besoin des sections paraît moins impérieux ; on voit les saillies musculaires très-apparentes au début, s'effacer progressivement et disparaître même, à mesure que le sommeil devient plus profond.

Si les sections tendineuses ne sont point indispensables dans les ruptures immédiates, à plus forte raison dans les ankyloses traitées par le redressement continu ; une traction prolongée fait vite justice même des rétractions musculaires.

Avantages. — On retire cependant des avantages incontestables des sections sous-cutanées, qui peuvent dans quelques cas contre-balancer leurs inconvénients. Quand un muscle est coupé, son action est anéantie et dès lors les efforts de redressement seront moins considérables ; et surtout il y aura moins de chance de voir la vicieuse position récidiver. Cette dernière considération me paraît avoir de la valeur. Il y a du reste des ankyloses qui sont dues à la rétraction musculaire.

Il y a encore des ankyloses pour lesquelles on ne doit pas proscrire les sections : c'est au pied, quand la lésion articulaire a produit un pied bot. Il y a là des conditions anatomiques spéciales qui font que la préhension de cette extrémité du membre est difficile, qu'on ne possède pas un levier comme un genou, par exemple, et enfin qu'il y a là des saillies tendineuses favorablement disposées pour une section innocente.

RÉTABLISSEMENT DES MOUVEMENTS.

J'aborde en ce moment la partie la plus difficile, la plus épineuse et en même temps la plus intéressante de mon travail : c'est celle où je dois m'occuper du rétablissement des mouvements. Cette question, déjà peu facile à élucider, a encore été rendue plus obscure par la manière dont elle a été envisagée.

J'examinerai successivement :

1° Si les mouvements peuvent se rétablir après les ankyloses qu'on ne rupture pas ;

2° Si ce rétablissement est possible après rupture ou redressement des ankyloses ;

3° Si ces opérations favorisent ou retardent le retour des mouvements.

LE RETOUR DES MOUVEMENTS EST-IL POSSIBLE APRÈS UNE ANKYLOSE ? — DIFFICULTÉS DE LE CONSTATER. — Quand une ankylose est dans une bonne direction, ou que le sujet, affecté pour une cause quelconque, n'est point soumis aux manœuvres dont nous avons parlé, le retour des mouvements est-il possible ? Je ferai remarquer, au préalable, qu'on est mal placé dans les hôpitaux pour juger la question. Les malades s'en vont généralement avant d'avoir retrouvé l'intégrité des fonctions de leur jointure ; on ne les revoit que dans les cas où l'ankylose a persisté ; s'ils sont guéris, ils ne reviennent pas. De la sorte, beaucoup de faits heureux échappent à l'observation, et l'on est tenté de juger sévèrement des méthodes qui ne donnent pas des guérisons immédiates.

Le rétablissement des mouvements ne se fait point toujours. L'anatomie pathologique nous renseigne suffisamment à cet égard. Une articulation ankylosée a toujours subi un certain degré d'inflammation, c'est-à-dire que les propriétés spéciales de certains tissus ont disparu pour faire place aux propriétés des tissus enflammés ; ainsi les cartilages se dépolissent ou

même disparaissent; la synoviale n'a plus sa sécrétion onc-
tueuse; les ligaments sont transformés en brides fibreuses
soudées à toutes les parties voisines; les épanchements plastiques, partout infiltrés, s'organisent avec d'autant plus d'énergie que l'individu est plus vigoureux. Eh bien, malgré tant de
conditions défavorables, le retour des mouvements se fait souvent. A cet égard, tous les chirurgiens sont du même avis dans
les cas d'ankylose incomplète; mais ce qui me paraît moins
généralement admis, c'est qu'une jointure, depuis longtemps
soudée, puisse retrouver tout son jeu.

Ce fait est cependant incontestable. J'en ai observé un exemple fort remarquable. Mlle T... fut traitée en 1854 par M. Bonnet pour une coxalgie grave avec complications diverses et ankylose complète de toutes les jointures du membre inférieur
gauche. En 1859, ce fait fut cité comme contraire à la méthode
Bonnet, et il l'était en effet. Cependant je puis affirmer que
cette jeune personne est, depuis plusieurs années, parfaitement
guérie avec rétablissement de tous les mouvements. Il ne serait
pas difficile de réunir un certain nombre de cas analogues, mais
je ne pense pas que cette proposition ait besoin de plus ample
démonstration.

QUELQUEFOIS L'ANKYLOSE EST PRÉFÉRABLE AU MOUVEMENT. —
L'ankylose est quelquefois le but vers lequel tendent les efforts des chirurgiens; ainsi, à la suite des tumeurs blanches
avec suppuration des jointures; des traumatismes graves des
jointures; des lésions étendues des parties molles, quand on
peut redouter la récidive du mal, ou des désordres. On est alors
si heureux de conserver un membre dont les fonctions sont
imparfaites, qu'on doit bien se garder de chercher imprudem-
ment à rendre le mouvement.

LES MOUVEMENTS PEUVENT-ILS SE RÉTABLIR APRÈS LA RUPTURE
OU LE REDRESSEMENT DES ANKYLOSES? — S'il est prouvé qu'une
ankylose abandonnée à elle-même peut retrouver le mouvement, l'est-il de même pour l'ankylose qu'on a rupturée ou
redressée? L'examen des faits ne doit laisser aucun doute à
cet égard. Tous les travaux qui traitent de cette question parlent de malades qui ont retrouvé l'usage de leur articulation
après des ruptures. M. Laborie a rompu une ankylose de la
hanche à angle droit, et il a obtenu le rétablissement des mou-

vements et de la bonne direction. M. Broca a cité un résultat semblable ; il avait employé plusieurs séances. *(Société de chirurgie*, 1861.)

M. Bauchet a rendu le mouvement à une articulation du coude. M. Larrey a réussi fréquemment pour des ankyloses traumatiques. M. Philipeaux a parlé d'un succès chez une jeune fille de Montbrison. M. Dron (*Gazette médicale de Lyon*, 1859) rapporte une observation très-remarquable. M. Bonnes relate également plusieurs exemples de retour des mouvements. Un des plus intéressants est celui de M. Desvaux, dont le traitement fut commencé par Bonnet et continué et perfectionné par moi. Notre illustre confrère de Naples, M. Palasciano, est venu aussi nous apporter un fait remarquable de rétablissement de mouvements.

LE REDRESSEMENT RETARDE-T-IL OU FAVORISE-T-IL LE MOUVEMENT ? — Ainsi, on ne peut douter que le mouvement puisse se rétablir après la rupture ou le redressement des jointures. Mais on peut se poser d'autres questions, et d'abord : Le redressement retarde-t-il le mouvement ?

Rien ne vient prouver qu'une ankylose redressée se mobilise plus tardivement que celle qu'on a abandonnée à sa situation morbide. Je donne ici l'histoire de plusieurs opérés qui, après un mois et demi, avaient une amplitude aussi grande après qu'avant.

Je peux donc légitimement conclure que la crainte de retarder le mouvement par une manœuvre d'une certaine énergie ne doit pas être mise en ligne de compte.

Mais le redressement avance-t-il l'époque de la mobilité articulaire ? Si l'on se flatte d'obtenir la mobilité immédiatement après la rupture, on tombe dans une erreur préjudiciable à la méthode. Il existe quelques succès éclatants, mais ils constituent une minime exception.

Dans la majorité des cas, ainsi que je l'ai déjà dit, le mouvement est à peu près comme avant le redressement. Mais la jointure est dans de bien meilleures conditions pour retrouver plus tard ses fonctions ; car la situation du membre est bonne, et les adhérences vicieuses les plus fortes sont déchirées.

INFLUENCE DU PROCÉDÉ. — Obtient-on plus facilement le retour des mouvements après le redressement brusque ou après le redressement lent ? La solution de cette question n'est pas facile. Quand on a brusquement rupturé une ankylose, il est assez rare de voir le mouvement se rétablir de suite.

Pour que pareille chose arrive, il faut que l'ankylose soit peu prononcée, due seulement à quelques brides disposées autour d'une jointure saine. Quand on pratique l'assouplissement complet d'une jointure ankylosée, suivant les préceptes énumérés plus haut, on assiste souvent à un merveilleux spectacle ; tous les mouvements s'exécutent sans efforts pendant le sommeil, et l'on peut concevoir des espérances illusoires ; mais, après quelques jours d'un repos nécessaire, l'ankylose s'est en partie reproduite. Il y a là quelque chose de décevant qui a vivement frappé d'habiles chirurgiens, tels que MM. Malgaigne et Voillemier, et leur a fait nier le retour de la mobilité. Trop de faits s'inscrivent en faux contre cette opinion pour qu'on doive la partager. Un des beaux résultats obtenus est celui de M. Nélaton. Après plusieurs tentatives inutiles, il rompit brusquement une ankylose de la hanche ; la cuisse était appliquée contre le ventre. Il y eut guérison complète.

On ne peut rendre le jeu à toutes les articulations qu'on redresse. Des chirurgiens disent qu'il suffit pour cela d'une lésion de la synoviale et des cartilages. Cette assertion ne me paraît pas assez explicite ; d'abord, il y a un certain nombre de faits en opposition avec elle : ensuite, pendant la vie, il est impossible de poser un diagnostic d'une pareille rigueur. M. Bastien m'a montré une pièce pathologique qui démontre que la tête du fémur peut jouir d'une assez grande quantité de mouvements, alors même que les cartilages ont complètement disparu. Les surfaces osseuses se recouvrent, dans ces cas, d'une couche éburnée et deviennent capables de glisser les unes sur les autres.

Je suis persuadé que la quantité de mouvements obtenue après un assouplissement bien fait serait conservée, s'il n'y avait pas une inflammation succédant inévitablement au traumatisme que vient de subir la jointure. Plusieurs fois j'ai rupturé des ankyloses, non pour leur rendre la forme, mais pour leur rendre le mouvement ; je suis revenu à ces manœuvres violentes à plusieurs reprises et à quelques jours d'intervalle, et elles ne m'ont donné aucun succès. Je puis donc conclure que la rupture brusque et complète des ankyloses est peu efficace pour rendre le mouvement. En est-il de même du redressement lent exécuté par la traction continue? Là aussi on peut errer en croyant obtenir une amplitude de mouvement plus grande qu'avant.

Il y a même des cas où, sans douleur bien forte, sans inflammation, on ne retrouve plus le mouvement qui existait avant le redressement. Ce résultat ne présente rien d'extraordinaire, quand on observe ce qui se passe; une articulation fléchie à angle droit, je suppose, et incomplètement ankylosée est organisée pour jouir de quelques mouvements peu étendus; mais dès qu'on la redresse, il n'y a plus le même rapport entre les muscles, les ligaments et les surfaces articulaires; les os, quelquefois déformés, ne glissent plus les uns sur les autres; il s'est produit des changements tels que le petit mouvement ne se retrouve plus. La traction continue ne facilite guère plus le mouvement que le redressement immédiat avec assouplissement.

INFLUENCE DE LA JOINTURE. — Le coude et le genou, à cause de l'étendue, sans doute, des surfaces articulaires, jouissent du fâcheux privilége de s'ankyloser facilement, et le mouvement y revient avec peine. La hanche retrouve bien mieux sa mobilité. Il en est de même des doigts et du poignet.

INFLUENCE DE L'AGE. — L'âge qui possède, au point de vue étiologique, une grande influence sur le développement des ankyloses, en possède également pour leur guérison ou la persistance de la raideur. Une ankylose succédant à une fracture se dissipe rapidement chez un jeune homme et s'éternise chez un vieillard. On peut souvent chercher à redresser une ankylose chez les vieillards, mais rarement à la mobiliser.

INFLUENCE DE LA GRAVITÉ DU MAL. — Si la maladie a profondément lésé l'articulation, si une partie des extrémités des os a été cariée, s'il y a eu des fractures intra-articulaires, on ne devra pas compter sur le retour des mouvements. Il en sera de même pour les ankyloses qu'on aura vainement essayé de rompre et qui auront résisté à des efforts suffisamment énergiques.

Quant aux ankyloses sans mouvement et qu'il a été possible

de rompre, on ne doit jamais désespérer de voir le mouvement s'y rétablir, si la cause a disparu.

Les ankyloses susceptibles de guérir le plus promptement et le plus complètement sont les ankyloses avec conservation d'une partie des mouvements.

INFLUENCE DE L'ANCIENNETÉ DU MAL. — Une condition favorable est dans le peu de gravité de la lésion primitive ; il en est encore une autre qui joue un rôle capital : c'est le peu d'ancienneté de l'ankylose et de l'affection qui l'a produite. Le rétablissement des mouvements est chose facile alors et ne présente rien de remarquable. Aussi, pour avoir des observations de quelque valeur, il faut tenir un compte exact de l'époque à laquelle le mal a débuté. Je connais des faits donnés comme beaux exemples de la puissance d'une méthode, et le début du mal remontait à trois semaines. Un peu de repos eût suffi, sans doute, comme dans l'observation de ce jeune homme dont j'ai parlé.

ÉPOQUE A LAQUELLE SE RÉTABLIT LE MOUVEMENT. — Combien de temps après le début de l'ankylose peut-on espérer le mouvement ? Une limite précise ne peut être assignée ici. On a le droit de compter sur la mobilisation d'une jointure, quand on peut lui imprimer des mouvements pendant l'anesthésie. Je confessais, il n'y a qu'un instant, l'impuissance habituelle de l'art à rendre le mouvement immédiatement, je puis maintenant affirmer que la nature a de grandes ressources qui ne font jamais défaut, quand on sait compter sur elle ; mais il faut lui accorder du temps, et un temps parfois très-long.

M. Nélaton a dit fort judicieusement qu'il faut parfois sept, huit et même dix ans, pour que le mouvement se rétablisse. Chez plusieurs sujets de sa clientèle privée, il l'a obtenu fort tardivement. A la suite des fractures chez les personnes âgées, la raideur ne disparaît qu'après plusieurs années. J'ai parlé de Mlle T..., dont les ankyloses ne se déraidirent qu'au bout de trois ans.

Les faits de mobilisation sont fort nombreux chez les enfants, même après des désordres très-grands. On doit donc compter sur la nature, sur le temps et sur l'heureuse influence de moyens autres que ceux dont j'ai parlé jusqu'ici.

DES MOYENS DESTINÉS A RÉTABLIR LES MOUVEMENTS. — Quoi-

que le mouvement puisse venir par l'effet de la nature et du
temps, ce n'est pas une raison pour se croiser les bras et attendre. Il existe des moyens rationnels qui ont subi l'épreuve de
l'expérience, et on n'a pas le droit de les négliger.

IMMOBILITÉ. — L'immobilité suffit pour guérir des arthrites
aiguës et faire disparaître l'ankylose passagère qu'elles tiennent
sous leur dépendance ; mais en dehors de son action résolutive,
l'immobilité n'a pas de pouvoir sur le retour des mouvements.
Au contraire, M. Teissier, de Lyon, a depuis longtemps prouvé
que l'immobilité à elle seule suffirait à déterminer l'ankylose.

Malgré la connaissance de cette influence nuisible, nous
employons fréquemment l'immobilité dans le traitement des
ankyloses, à cause de ses vertus résolutives, et parce qu'elle
est indispensable pour assurer la bonne direction d'une jointure
obtenue par le redressement. Utile pour guérir le traumatisme
d'une rupture brusque, le repos me semble donc peu avantageux
pour favoriser le mouvement.

MOUVEMENTS ARTIFICIELS GRADUÉS. — Le plus efficace de tous
les moyens, c'est de pratiquer avec les mains des mouvements
artifiels, doucement gradués et répétés, suivant les cas, plusieurs fois par semaine. Avec de la persistance, on obtient des
succès vraiment remarquables. Chaque séance de mouvements
communiqués ne doit produire qu'un gonflement inflammatoire
et une douleur modérés ; vouloir aller plus loin sera souvent
s'exposer à un temps d'arrêt ; car l'inflammation peut empêcher
de reproduire ces tentatives pendant un certain temps ; on recule
alors, au lieu d'avancer.

TRACTION CONTINUE. — Grâce à leur simplicité, les appareils
de M. Blanc peuvent s'appliquer alternativement dans le sens
de la flexion et dans celui de l'extension ; ils peuvent donc être
utilement employés pour soumettre une articulation à des mouvements lents dans les divers sens qui paraissent convenables.
Si la jointure n'est plus enflammée, ces manœuvres, plusieurs
fois répétées, peuvent donner de bons résultats. De cette manière, j'ai obtenu une quantité de mouvements satisfaisants et
une bonne direction chez un enfant de 15 ans affecté d'une luxation du coude méconnue.

MOUVEMENTS EXÉCUTÉS PAR LES MALADES EUX-MÊMES. — Les
malades peuvent exécuter sur eux-mêmes des mouvements avec

leurs mains ou avec des appareils imaginés pour cet usage. Bonnet a fait construire une série d'appareils qui font mouvoir toutes les jointures et qui sont parfaitement appropriés au but qu'on cherche.

Maintenant que nous avons vu ces appareils fonctionner longtemps sous nos yeux, il nous est permis d'en apprécier la valeur; ils sont bons pour maintenir le mouvement obtenu, pour l'agrandir un peu; mais c'est là tout, et fréquemment nous les avons vus rester stériles. Il y a surtout deux obstacles qui font avorter les mouvements exécutés par les sujets eux-mêmes; d'une part, leur pusillanimité vis-à-vis de la souffrance, et d'un autre côté, le mouvement paraît s'exécuter dans le point voulu, et il n'en est rien; il se fait dans l'article qui est au-dessus; en effet, la prise sur le segment supérieur est généralement illusoire.

Moyens médicaux. — Divers moyens médicaux possèdent de l'efficacité pour ramener la souplesse dans les jointures. L'action du massage est incontestable, on peut l'aider par des pommades révulsives, par des frictions alcooliques qui stimulent la peau.

Mais il n'est pas de médication qui jouisse de la faveur générale autant que la médication thermale. Plusieurs stations thermales sont désignées comme ayant des vertus spéciales; telles sont Néris, Bourbonne, Barèges, Aix, Bath, Spa, Chaudes-Aigues, Wiesbaden, Salins près Moutier, le Vernet, la Preste. Je suis intimement convaincu que c'est là surtout qu'on doit assister, sous l'influence de la douche et des bains, au rétablissement rapide des mouvements; je regrette seulement de ne pas en avoir trouvé la preuve écrite dans les mémoires des médecins de ces établissements, que j'ai parcourus dans ce but.

Conclusions.

Je terminerai en émettant les propositions suivantes :

1º Le redressement des ankyloses est utile pour amener la résolution du mal, s'il persiste; pour permettre l'application d'un tuteur et la fonction du membre;

2° La rupture brusque avec assouplissement doit s'appliquer surtout aux ankyloses avec douleurs et à certaines articulations, comme la hanche et l'épaule;

3° Le redressement lent convient aux ankyloses sans douleur; il se fait avec un tuteur chez les enfants et dans les cas simples, avec des appareils disposés sur un bandage amidonné pour les cas compliqués. La traction élastique, par la continuité de son action, est supérieure à tous les autres procédés;

4° La méthode mixte triomphe de certaines ankyloses qui résistent aux deux moyens précédents;

5° Les accidents sont rares à la suite du redressement, ils peuvent être évités par des manœuvres prudentes;

6° Utile dans quelques circonstances, la ténotomie n'est point nécessaire dans la majorité des cas, grâce à l'éthérisation et à la traction continue;

7° Quand une ankylose ne peut être rompue par des efforts modérés et qu'il importe de redresser, on est, je crois, autorisé à produire une fracture dans le voisinage plutôt que d'employer l'ostéotomie cunéiforme, qui est une opération fort dangereuse, tandis que les fractures ont eu des suites fort simples dans tous les cas;

8° On peut toujours espérer voir le mouvement se rétablir à la suite d'une ankylose, à moins qu'elle n'ait résisté à des efforts de rupture. Le mouvement peut revenir promptement, si le mal est récent;

9° Il est exceptionnel de voir le mouvement se rétablir immédiatement après une rupture d'ankylose, malgré un assouplissement bien fait;

10° Le redressement brusque ou lent a souvent aidé et jamais entravé le retour des mouvements;

11° Le retour des mouvements est surtout favorisé par le massage, les frictions, les douches, les eaux minérales et les mouvements communiqués par le chirurgien.

III.

DE LA VALEUR ET DES INDICATIONS
DE LA RUPTURE DES ANKYLOSES
ET DU RÉTABLISSEMENT CONSÉCUTIF DES MOUVEMENTS.

PAR LE Dr PHILIPEAUX.

Depuis le commencement de ce siècle, depuis surtout Benjamin Brodie, les maladies des articulations ont été le sujet de nombreux et importants travaux, tant en France qu'à l'étranger.

Appelé à l'insigne honneur de traiter devant vous l'importante question de la valeur des diverses méthodes de traitement applicables à la rupture des ankyloses, je m'attacherai spécialement à discuter le mérite des travaux d'Amédée Bonnet, dont l'Ecole de Lyon déplore la perte si douloureuse et prématurée, et j'espère pouvoir vous démontrer, par le raisonnement et les faits, l'incontestable utilité de la méthode opératoire de ce célèbre chirurgien lyonnais.

Il ne sera donc point question, ici, des moyens mécaniques, autrefois proposés par Fabrice de Hilden, Boyer, Delpech, Lallemand, et beaucoup d'autres, pour redresser par l'extension continue les membres vicieusement ankylosés.

Je ne discuterai pas non plus la valeur du procédé d'extension brusque proposé par M. Louvrier.

Ces diverses méthodes de traitement condamnées, à juste titre, par les véritables praticiens, et dans nos ouvrages classiques, sont aujourd'hui tombées complètement en discrédit.

C'est en vain qu'on a cherché à les réhabiliter dans ces derniers temps, en les présentant sous une forme plus en rapport avec les progrès scientifiques modernes; elles sont aussi impuissantes pour les véritables ankyloses que leurs devancières. Je le prouverai bientôt.

APERÇU EXPLICATIF SUR LA RUPTURE BRUSQUE DES ANKYLO-
SES. — Partant de cette idée émise par Dieffenbach, que pour
redresser un genou vicieusement ankylosé, il fallait fléchir,
pour l'étendre ensuite, la jambe sur la cuisse, et couper au
besoin, suivant le conseil de notre honorable confrère M. Palasciano, de Naples, le triceps fémoral d'après la méthode sous-
cutanée, Bonnet ne tarda pas à saisir tout ce qu'il pouvait y
avoir d'utile dans ce procédé chirurgical.

Il comprit surtout que pour rompre des adhérences, il s'agit
moins d'exagérer une fois la flexion que de procéder par une
série alternative de mouvements de flexion et d'extension,
doux d'abord et brusques ensuite, et allant jusqu'à la limite
extrême de ceux qui s'accomplissent naturellement ; et dès lors
il étendit bientôt la sphère d'application de ce procédé curatif.

Doué de cet esprit généralisateur qui le caractérisait au
suprême degré, il appliqua ce procédé à toutes les ankyloses
vicieusement consolidées, et le perfectionna encore davantage
en mettant à profit les travaux de Seutin et de M. Berhend, de
Berlin.

En dernier lieu, réunissant cette méthode opératoire avec
la cautérisation sous le bandage amidonné, il créa principalement pour les maladies du genou, du pied, du coude, etc., et
surtout de la hanche, une méthode opératoire qui faisait enfin
sortir de la routine infructueuse dans laquelle on se traînait
et qui donne souvent des résultats d'une incontestable valeur.

Mais Bonnet ne borna pas là ses recherches. Mettant à profit
les idées de Lecat, de l'ancienne Académie de chirurgie, et
surtout celles de son maître, Lugol, il fut conduit à s'occuper
de restituer les mouvements aux articulations sur lesquelles il
avait pratiqué la rupture de l'ankylose. Dans ce but, il fit
construire une série d'appareils dont la description et l'emploi se trouvent décrits dans sa *Thérapeutique des maladies
articulaires*.

Si Bonnet, comme vous le voyez, n'a pas créé de toutes pièces la méthode du redressement brusque des ankyloses par
des mouvements de flexion et d'extension alternés ; si la resti-
tution des fonctions des articulations primitivement ankylosées avait, avant lui, préoccupé quelques médecins, c'est à lui
du moins que revient le mérite d'avoir généralisé, perfectionné

ce nouveau mode de traitement; c'est lui enfin qui, en en démontrant l'excellence, par des faits nombreux et éclatants, a eu le rare mérite de le faire prévaloir en partie dans la pratique.

Mais, de même que l'illustre Delpech, ce zélé propagateur de la réunion immédiate, poussé par l'enthousiasme, s'était cru fondé à avancer qu'avec la ligature des artères et ce mode de pansement des plaies, il ne devait plus mourir d'amputés ; de même Bonnet, encouragé par quelques résultats heureux, croyait, lui aussi, qu'il ne devait presque pas y avoir de cas rebelles, surtout chez les enfants, à sa méthode de traitement des ankyloses.

Recherchant, autant que possible, les véritables indications de cette thérapeutique chirurgicale, il l'a sans doute appliquée quelquefois à des cas au-dessus des ressources de l'art ; mais s'il est allé parfois trop loin, il a du moins toujours été guidé, à sa louange, par cet amour scientifique qui pousse sans cesse les hommes les mieux doués à la recherche des moyens les plus propres à diminuer de plus en plus nos trop nombreuses incurabilités.

D'ailleurs, si la mort n'était pas venue briser si vite sa carrière, Bonnet aurait corrigé les imperfections de son œuvre, et il nous aurait été fort utile en nous retraçant, d'après sa pratique si étendue, les véritables indications de cette méthode opératoire. Personne n'était mieux à même que lui de remplir cette lacune, n'aimait autant la science et ne sentait mieux lesdevoirs qu'impose aux médecins l'humanité souffrante.

DES CAUSES D'INSUCCÈS EN GÉNÉRAL DE LA RUPTURE DES ANKYLOSES. -- Quelques-uns de ceux qui ont appliqué sa méthode sans être complètement initiés à de petits détails qui en assurent quelquefois le succès, ayant eu souvent des résultats négatifs ou incomplets, ont avancé qu'elle était loin de répondre aux espérances conçues. D'autres, critiquant le manuel opératoire, en ont rejeté les sections sous-cutanées ; il en est même quelques-uns qui, nous ramenant aux idées anciennes, ont prétendu que l'on pouvait guérir les ankyloses par l'extension lente et graduée, à l'aide de machines nouvelles en rapport avec les progrès scientifiques modernes. Il en est, enfin, qui ont avancé que la rupture brusque par la flexion et l'extension des membres, était inutile et même dangereuse.

Cette appréciation n'a rien qui doive nous étonner. L'esprit humain est ainsi fait, qu'aussitôt qu'une nouvelle méthode thérapeutique se produit, elle est vivement critiquée, ou bien chacun veut l'utiliser, sans en bien connaître les détails, pour guérir les cas même réputés incurables. De là, des insuccès qui refroidissent peu à peu le zèle ; à l'enthousiasme succède une froideur injuste ; et l'on finit parfois par abandonner des méthodes de traitement qui pourraient produire, dans certains cas donnés, des résultats les plus favorables.

CHAPITRE Ier.

DES INDICATIONS DE LA RUPTURE DES ANKYLOSES VICIEUSEMENT CONSOLIDÉES.

1° *Des ankyloses complètes ou osseuses ; rejet de la rupture.* — Il ne sera que très-peu question ici de l'ankylose complète ou osseuse, c'est-à-dire de celle dans laquelle les extrémités articulaires sont soudées sans intermédiaire, comme les extrémités d'un os fracturé.

Barton (de Philadelphie) a bien imaginé de créer une articulation artificielle en sciant l'un des os ankylosés, réunissant les parties molles ensuite, et cherchant, par des mouvements graduels, à établir de tels rapports entre les deux parties de l'os coupé qu'elles puissent jouer librement l'une sur l'autre. Cette étrange opération est justifiée en apparence par quelques cas rares et exceptionnels dans lesquels on a vu des malades affectés de pseudarthroses marcher sans trop de difficulté. Des cas de ce genre ont été observés par Larrey, Sanson, Saltzmann, Sue. Mais ces faits, fussent-ils fréquents, au lieu d'être exceptionnels, ne prouveraient rien en faveur de l'opération de Barton. Ils ont été observés à la suite de fractures simples sans division de la peau, et l'opération que propose le chirurgien de Philadelphie consiste dans la production d'une fracture compliquée avec larges plaies des parties molles. Quand on sait combien ces fractures, surtout à la cuisse, exposent à des résorptions purulentes, et par suite à la mort, on ne peut consentir à les pratiquer pour des lésions qui ne sont qu'incommodes.

L'excision cunéiforme des os a été aussi introduite dans la pratique par M. Barton, principalement pour les ankyloses du genou. On taille et l'on dissèque un lambeau de chair pour découvrir l'os sur un point éloigné des vaisseaux ; avec une scie on circonscrit un fragment cunéiforme de l'os, en ayant soin d'en laisser une partie non entamée que le chirurgien rompra en fléchissant ou en étendant brusquement l'articulation. Cette opération, qui vient d'être faite encore avec succès par M. Henry Smith pour une ankylose du genou résultant d'une blessure par arme à feu, doit être cependant condamnée et bannie de la pratique. Je ne l'ai vu employer qu'une seule fois, et la mort, qui en a été la conséquence, me porte à la faire rejeter du cadre de nos moyens chirurgicaux. Et notez bien que ce n'est pas par ce seul fait que l'on doit la condamner, c'est par un intérêt bien plus grand : à mon avis, on ne doit jamais pratiquer une opération pour combattre une difformité qui n'est qu'*incommode*, si cette opération peut entraîner la mort du malade.

La rupture n'est applicable qu'aux ankyloses non osseuses et dites incomplètes. — L'application de la rupture de l'ankylose n'est réellement utile et ne doit être employée que contre des ankyloses dites incomplètes, c'est-à-dire contre celles qui ne sont pas la conséquence de la soudure intime de deux os.

Que doit-on entendre par ankylose incomplète ? — Or, sous ce terme générique d'ankylose incomplète, on a groupé le résultat d'une foule de maladies, depuis la coxalgie chronique jusqu'aux simples rétractions musculaires, rhumatismales ou scrofuleuses, fixant solidement les os de manière à empêcher tout mouvement dans l'articulation sous-jacente.

Ces diverses lésions, produisant l'immobilité et les positions vicieuses des membres, expliquent pourquoi certains chirurgiens, croyant qu'on avait conseillé la rupture pour toutes ces immobilités des jointures, l'ont vivement attaquée en démontrant, par des faits, que l'on pouvait s'en passer, dans les cas notamment de fixation des os par rétraction musculaire ou par un léger épaississement et rétraction des tissus aponévrotiques.

En effet, la plupart des auteurs définissent l'ankylose incomplète une maladie articulaire, suite d'un état franchement inflammatoire ou le plus souvent de causes générales constitutionnelles, et dans laquelle deux os contigus sont si solidement fixés entre eux qu'il est impossible de leur faire exécuter des mouvements tant soit peu étendus.

Or, cette diminution ou impossibilité absolue des mouvements d'une articulation naturellement mobile peut dépendre de plusieurs causes, de plusieurs altérations pathologiques qu'il nous importe de bien préciser, afin d'apprécier ensuite la valeur de la rupture des ankyloses pour chaque classe en particulier.

A. — Pour les ankyloses, suites de contracture musculaire associée ou non avec une irritation légère de l'articulation, il faut rejeter la rupture. — Cette fixation des os peut dépendre de la rétraction ou contracture musculaire seule ou associée à une irritation chronique de la jointure.

Les travaux de M. Jules Guérin ont mis ce fait en parfaite évidence. Ils ont prouvé que la contracture musculaire seule pouvait être portée à ce point qu'elle empêchait tout mouvement entre deux os mobiles.

Les cas de ce genre ne sont pas rares. J'en ai, pour mon compte, observé quelques-uns, et, grâce à l'éthérisation et quelquefois à des sections musculaires, je suis parvenu à restituer immédiatement la forme à des membres vicieusement fléchis.

Evidemment, pour des cas de cette nature, la rupture de l'ankylose, à l'aide de mouvements brusques et forcés d'extension et de flexion, ne doit pas être employée. Malgré la fixité extrême parfois des os et l'impossibilité, vu la douleur, d'étendre les membres fléchis, on peut néanmoins, à l'aide de machines à extension lente et dans lesquelles la force du caoutchouc est utilisée, redresser des membres et guérir des difformités qui semblaient devoir être tout à fait incurables.

Nous ne saurions trop, pour des cas analogues, conseiller l'emploi des appareils construits par M. Blanc.

Ils sont essentiellement constitués par les parties suivantes :

1° Un tuteur formé de tiges rigides en acier articulées au niveau de la jointure à redresser, et munies de courroies et autres moyens de préhension pour saisir exactement le membre.

2° Au-dessus et au-dessous de l'article sont deux axes mobiles d'acier attachés par des courroies avec les extrémités de l'appareil.

3° Le sommet de la courbe de ces leviers est muni de courroies et d'anneaux de caoutchouc destinés à les rapprocher l'un de l'autre. En distendant les anneaux de caoutchouc au moyen de courroies, on peut à volonté obtenir la flexion et l'extension dans toutes les articulations. Il faut excepter toutefois l'articulation de la hanche, car la préhension du bassin est illusoire.

Il arrive même quelquefois que la rétraction musculaire produit à elle seule, non la maladie de l'articulation, mais bien la fixation vicieuse des deux os et leur immobilité.

Les sections tendineuses ou musculaires trouvent ici leur utile application, si surtout l'on a affaire à des individus avancés en âge. Chez les enfants, le tissu musculaire est assez mou pour que ces rétractions puissent céder à des tractions ou à de légers mouvements de flexion ou d'extension longtemps continués.

Il est même des cas dans lesquels l'éthérisation permet, comme l'a parfaitement fait ressortir M. Verneuil, de vaincre la rétraction musculaire.

J'en ai vu, pour ma part, plusieurs exemples; et, parmi les observations récentes qui ont été publiées, je me plais à signaler particulièrement celles de MM. Demarquay, Nélaton et Verneuil.

Mais, même en dehors des moyens chirurgicaux dont je viens de vous parler, on peut, dans les cas de simples rétractions musculaires et d'inflammation légère des articulations ankylosées, rhumatismales ou scrofuleuses, avoir recours à l'usage des eaux thermo-minérales associées aux frictions et surtout au massage. Nos honorables confrères, MM. les docteurs Faure (de Néris), et Vidal (d'Aix en Savoie), pour ne parler que de quelques-uns, pourraient nous fournir des observations nombreuses de guérison, dans des cas semblables, par les eaux qu'ils administrent avec tant de succès.

B. — *Pour les épaississements fibreux de la capsule arti-*

culaire il faut pratiquer la rupture. — Les os peuvent être fixés par des épaississements de la membrane fibreuse qui entoure l'articulation, épaississements qui sont de plusieurs natures, et méritent de fixer un moment notre attention.

La membrane fibreuse et les ligaments qui enveloppent les parties latérales des articulations peuvent être, à la suite d'une maladie constitutionnelle ou non, ramollis, épaissis et vascularisés, comme le démontre l'anatomie pathologique.

Cette lésion des ligaments présente, comme dans les ankyloses que nous allons mentionner bientôt :

1° L'absence de mouvements dans l'articulation due à la raideur des muscles ;

2° La flexion et l'adduction du membre, s'il s'agit d'une lésion de la hanche; mais l'anesthésie permet de constater, dans des cas de cette nature, une mobilité très-grande; et l'absence de tout craquement éclaire ici le diagnostic, et empêche de confondre cette maladie avec celle produite par les épaississements fibreux de la capsule.

La rupture brusque des ankyloses ne doit donc pas trouver, dans ces cas, ses véritables indications. Les appareils à extension continue dont j'ai parlé plus haut, ou de simples mouvements de flexion ou d'extension et d'abduction avec les appareils de mouvements imaginés par Bonnet, peuvent produire les résultats les plus avantageux. M. Desgranges, qui a appelé un des premiers l'attention sur ce point délicat, a cité des faits où l'éthérisation, combinée avec de simples mouvements, a donné lieu à des redressements rapides et durables,

On peut d'ailleurs trouver quelques exemples qui corroborent cette opinion dans les ouvrages de Bonnet.

Mais, le plus souvent, l'inflammation qui s'empare des ligaments ou de la capsule articulaire produit des épanchements de lymphe plastique se transformant bientôt en tissus fibreux, et qui concourent puissamment à fixer les membres dans de vicieuses positions.

Avec la formation de ces tissus fibreux, qui, par leur rétraction, fléchissent de plus en plus les membres, les extrémités articulaires ne se trouvant plus dans leurs rapports normaux, les cartilages s'absorbent en partie, la cavité synoviale disparaît ou subit elle-même la transformation fibreuse.

Ces lésions, que l'autopsie nous a souvent permis de reconnaître, et dont les cabinets d'anatomie pathologique offrent de nombreux exemples, sont autrement graves que les précédentes.

Le redressement n'est ici possible ni par les manœuvres simples, ni par la section sous-cutanée des muscles, ni même par les appareils de mouvement et par les machines modernes à extension lente et graduée.

C'est pour des cas de cette nature que la rupture brusque des ankyloses trouve sa véritable indication.

Les appareils peuvent bien distendre à la longue les muscles rétractés, mais ils sont impuissants contre ce tissu fibreux, si serré et si épais qu'il est même impossible de l'allonger tant soit peu lorsque, faisant des expériences sur les animaux vivants atteints de ces ankyloses, on veut en reconnaître le degré d'élasticité.

Les ankyloses ainsi produites sont assez nombreuses, et il faut bien se rappeler que pour pouvoir obtenir, dans ce cas, un résultat des plus heureux de la méthode opératoire de Bonnet, il est impérieusement nécessaire de continuer les mouvements forcés de flexion et d'extension brusques jusqu'à ce que l'on ait étendu complètement le membre, ou que l'on ait perçu un bruit sec, caractère distinctif de la rupture de ces tissus fibreux.

Les premiers mouvements de flexion et d'extension agissant sur les muscles rétractés, produisent des améliorations notables. Les membres fléchis sont ramenés alors à un degré d'extension assez satisfaisant. Beaucoup de chirurgiens bornent là leurs manœuvres, et espèrent que les machines ou les efforts de la nature finiront par produire la rectitude complète du membre. C'est une erreur qui ne saurait être trop combattue. Le tissu fibreux n'ayant pas été rompu, la difformité ne tarde pas à reparaître en partie ; et si le membre n'est pas solidement assujetti dans la nouvelle position qu'on lui a donnée, il ne tarde pas à reprendre le même degré de flexion qu'il avait avant l'opération.

Si je ne craignais d'abuser de vos moments, je vous citerais plusieurs exemples de malades atteints d'ankyloses, suite d'épaississements fibreux de la capsule qui ont été abandonnés comme incurables, après de longues manœuvres de flexion et d'extension brusques, et dont les ankyloses ont été rompues lorsque d'autres chirurgiens initiés complètement à la méthode de Bonnet ne se sont arrêtés dans leurs manœuvres qu'après avoir perçu ce bruit sec indiquant la rupture du tissu fibreux. J'en citerai bientôt un exemple bien probant.

C. — *Pour le cas d'inflammation chronique des jointures il faut conseiller la rupture.* — Les surfaces articulaires peuvent être aussi le siége d'inflammations qui produisent l'ankylose. Le plus ordinairement alors, sous l'influence de causes qui peuvent directement ou indirectement enflammer la synoviale, cette membrane laisse exsuder la lymphe plastique qui s'épaissit, s'organise en forme de brides ; la synovie absorbée n'est plus sécrétée ; les adhérences, toujours plus solides, sont dans des directions différentes ; elles peuvent occuper toute l'articulation, et opérer une soudure membraneuse complète, ou bien elles n'existent que sur quelques points isolés.

Les cartilages se ramollissent, s'ulcèrent, disparaissent en beaucoup de points, pour laisser à nu la surface osseuse proprement dite. Quelquefois il se forme dans les cavités ou sur la tête des os ankylosés des productions calcaires qui viennent augmenter la fixité des os.

Alors la rupture des ankyloses par des mouvements brusques de flexion et d'extension forcées est aussi impérieusement indiquée que dans les cas précédents, car il y a des brides fibreuses qui ne peuvent être distendues, et il faut en opérer la rupture.

Sans doute, si l'ankylose est récente, on peut, alors que les brides sont encore ramollies, les allonger à l'aide de légers mouvements, ou bien en employant des appareils à extension lente et graduée ; mais, pour peu que l'ankylose soit ancienne, ces moyens demeurent impuissants.

D. — *Utilité de la rupture dans certains cas d'abcès articulaires.* — Lorsque l'ankylose coïncide avec des abcès, des trajets fistuleux et une détérioration plus ou moins profonde de la santé, la rupture doit être généralement rejetée. Les douleurs et l'inflammation peuvent rendre inapplicables les moyens de redressement nécessaires après l'opération, et même compromettre la vie. Enfin les résultats définitifs, si tous les accidents sont dissipés, sont alors d'une extrême imperfection.

Cependant il est des cas où la présence d'abcès et de trajets fistuleux ne contre-indique pas toujours cette opération. Lorsque le malade est d'une assez bonne santé, et pour peu que l'on ne puisse soupçonner une carie profonde ou la présence de tubercules dans la tête des os, on peut, à l'aide de cette méthode de traitement, obtenir des résultats, le plus souvent incomplets, mais cependant assez satisfaisants.

Bonnet mourant légua à son successeur, M. Barrier, le soin d'opérer une jeune fille considérée jusqu'alors comme incurable à Saint-Pétersbourg, à Berlin et à Paris. Elle était atteinte d'ankylose de la hanche avec adduction et flexion de la cuisse sur le bassin. La présence d'un vaste abcès s'ouvrant au-devant de la cuisse par trois trajets fistuleux n'empêcha pas l'éminent chirurgien de Lyon de pratiquer avec moi la rupture, et le redressement put être obtenu avec toute la perfection désirable.

J'ai pratiqué, il y a quatre ans, la rupture de l'ankylose chez un enfant de douze ans, atteint d'une grave maladie de la hanche avec vaste abcès s'ouvrant, à la partie interne de la cuisse et à la partie supérieure et externe du bassin, par de nombreux trajets fistuleux. J'ai rompu les adhérences malgré l'avis contraire de plusieurs chirurgiens ; j'ai fait cesser la flexion et l'adduction de la cuisse sur le bassin, et, si je n'ai pu rendre au membre sa longueur complète, j'ai rendu du moins la marche possible à l'aide d'une simple bottine à talon ; et surtout, grâce aux travaux de Bonnet, j'ai pu conserver à sa famille un enfant qui avait été abandonné par les médecins qui l'avaient vu avant moi, non-seulement comme incurable, mais comme voué, pour ainsi dire, à une mort des plus prochaines.

RÉSUMÉ. — Toutes les ankyloses dont je viens de vous entretenir ne présentent pas, à l'observation clinique, des caractères aussi tranchés que ceux que je viens de mentionner. Avec des rétractions musculaires simples, suite d'affections rhumatismales, scrofuleuses ou autres, existent des inflammations de la jointure, des indurations du tissu cellulaire ambiant. D'autres fois, avec des épaississements de la capsule, coïncident des inflammations de la synoviale et des têtes osseuses, etc. Mais, en général, une altération pathologique prime les autres, et c'est principalement contre elle qu'il faut employer les moyens dont la science et la pratique ont proclamé la supériorité, sans négliger le traitement général, si important alors.

Utilité de l'éthérisation pour assurer le diagnostic. — Il me resterait, pour terminer ce qui a trait à la rupture des ankyloses, d'établir le diagnostic de chaque cas en particulier ; mais les développements que nécessiterait un pareil travail seraient trop longs et sortiraient du cadre qui m'est imposé.

Je dirai, toutefois, que lorsqu'il y aura immobilité complète, l'éthérisation sera d'un puissant secours pour s'assurer si les os sont soudés entre eux ou s'ils ne sont solidement fixés que par la rétraction musculaire ou par des tissus fibreux.

On peut mieux apprécier pendant le sommeil anesthésique le degré de fixité des os et l'existence ou l'absence de craquements, indice de l'ulcération des cartilages. Puis, pour établir le diagnostic des diverses espèces d'ankyloses, il faut s'aider de la connaissance exacte des maladies qui les ont produites ; de l'ancienneté de l'affection ; examiner avec le plus grand soin la conformation de l'articulation, les rapports dans lesquels peuvent se trouver entre elles les surfaces articulaires et l'état des parties voisines.

Des avantages de la rupture des ankyloses et des sections sous-cutanées. — La rupture des ankyloses de la hanche par la méthode Bonnet offre donc, dans certains cas, des avantages que l'on demanderait vainement aux autres procédés opératoires.

Grâce aux perfectionnements dont elle a été le sujet, on peut aujourd'hui, sans crainte d'être démenti, avancer qu'elle est exempte de tout danger. Ceux qui l'ont attaquée ont surtout blâmé comme dangereuses les sections sous-cutanées des muscles ; et, en cela, ils ont été plutôt guidés par des idées théoriques que par l'expérience. La pratique, en effet, prouve, dans l'immense majorité des cas, l'innocuité des sections sous-cutanées ; et, si l'on a pu citer quelques accidents à la suite de ces sections, ils ont été fort rares, et n'ont fait jusqu'ici que confirmer la règle de l'innocuité.

D'ailleurs, la ténotomie n'est pas, le plus souvent, nécessaire. Chez les enfants, on peut s'en passer ; et si l'on a affaire à des adultes, l'innocuité des sections serait probablement aussi constante que dans d'autres circonstances, si, en suivant les conseils de M. Barrier, on pratiquait la ténotomie huit ou quinze jours avant d'accomplir les manœuvres destinées à rompre les adhérences fibreuses. On peut croire, en effet, que dans les quelques cas où l'on a constaté des accidents à la suite de la ténotomie, ils ont été produits par les épanchements sanguins et l'inflammation, suite des efforts immédiats nécessaires pour opérer le redressement.

Quoi qu'il en soit, la rupture des ankyloses réussit d'autant mieux, qu'on l'applique chez les enfants. Chez eux, point de section musculaire, plus de facilité pour la manœuvre opératoire; et si l'on pratique ces ruptures sur des sujets d'une assez bonne constitution, on obtiendra des résultats beaucoup plus complets et définitifs.

Si je ne craignais d'abuser de vos moments, je vous citerais plusieurs observations, et surtout celle si intéressante d'un jeune Espagnol de vingt-six ans que j'ai eu à traiter, l'année dernière, d'une ankylose fibreuse des deux hanches avec flexion forcée des cuisses sur le bassin et des jambes sur les cuisses. Ces deux ankyloses, suite de rhumatisme contracté à la Havane, empêchaient complètement la marche, rendaient la station verticale impossible, courbaient le corps du malade en deux parties, et mettaient ce jeune homme dans l'obligation de recourir à l'assistance de plusieurs personnes pour se lever et se coucher. Successivement traité et sans succès pendant six années, d'abord à la Havane où il habitait, puis à New-York, puis en Europe, à Barcelone et à Paris, j'ai pu, dis-je, dès son arrivée à Lyon, pratiquer simultanément la rupture de ces deux ankyloses, rétablir la rectitude des membres inférieurs, la station verticale, et permettre ainsi à ce jeune homme de se tenir debout très-droit sans soutien, de s'habiller et de se coucher tout seul, et de faire des promenades appuyé sur une canne, dont il peut même se passer au besoin.

CHAPITRE II.

DU RÉTABLISSEMENT DES MOUVEMENTS DES ARTICULATIONS SOUMISES A LA RUPTURE DES ANKYLOSES.

Données théoriques qui ont conduit Bonnet à s'occuper du rétablissement des fonctions des articulations primitivement ankylosées. — On sait que Lecat et, après lui, Lugol ont proposé de faire exécuter aux jointures malades des mouvements, afin de diminuer la résolution des engorgements. Lugol les recommandait surtout dans les cas de tumeurs blanches scrofuleuses.

Frappé des résultats avantageux que l'on obtient souvent des mouvements légers de flexion et d'extension lorsqu'on les exécute sur des jointures devenues raides, par suite de l'immobilité prolongée, dans les cas de fractures de cuisse, etc., Bonnet conçut l'idée, après avoir restitué la forme aux articulations malades ou ankylosées, de leur rendre leurs mouvements.

Il était d'autant plus poussé à entrer dans cette voie, que l'anatomie pathologique lui permit de constater souvent, dans les jointures longtemps immobilisées, des altérations pathologiques en diminutif semblables à celles que l'on observe dans les articulations atteintes d'ankyloses. En effet, l'honorable et savant professeur de Lyon, M. Teissier, qui a le mieux étudié, dans un travail *ex professo,* les lésions pathologiques suite de l'immobilité, a démontré, contrairement à M. Kunholtz et plusieurs autres, que pendant le cours du second, du troisième, et surtout du quatrième mois d'immobilité, il se formait des épanchements de sérosité claire ou sanguinolente, des sécrétions de fausses membranes d'un aspect scorbutique dans les cavités synoviales et les tissus environnants; que ceux-ci étaient le siége d'injections d'apparence passive, et que les cartilages, gonflés, ramollis et d'une couleur jaunâtre, présentaient des ulcérations plus ou moins étendues.

Puisque dans ces cas, l'expérience prouve que les mouvements et la marche sont les seuls moyens capables de dissiper ces lésions pathologiques et les douleurs qu'elles occasionnent, il était assez naturel d'essayer d'appliquer cette thérapeutique

aux maladies articulaires ayant nécessité la rupture des ankyloses.

Bonnet fit dès lors construire une série d'appareils destinés
à remplacer les mains et à l'aide desquels on pouvait produire
tous les mouvements adhérents à chaque articulation.

Ces appareils ont-ils répondu aux espérances conçues par
Bonnet ? S'ils sont souvent utiles lorsqu'il s'agit de raideurs
articulaires produites par l'immobilité à la suite de fractures
ou d'entorses chroniques, peut-on en espérer des résultats favorables après la rupture des ankyloses ? Malheureusement la
pratique a prouvé qu'en général ils étaient alors le plus souvent
inutiles ou d'un bien faible secours.

La pratique n'a pas sanctionné les idées de Bonnet. — Autant il est facile de redresser les membres vicieusement fléchis,
par la méthode de Bonnet, autant il est difficile de restituer
aux articulations des mouvements perdus.

Sous ce rapport, Bonnet s'est fait souvent illusion ; et si,
dans quelques cas, témoin le fait si remarquable produit au
Congrès par notre savant confrère, le docteur Palasciano,
de Naples, on a pu obtenir des résultats favorables, ils ont été
très-souvent bien faibles et même de courte durée. C'est que,
Messieurs, si les appareils de mouvement réussissent incontestablement pour combattre l'immobilité, suite de fractures, et
celle qui survient à la suite de luxations anciennes réduites en
partie ou en totalité, les lésions péri et intra-articulaires dans
les ankyloses sont trop graves pour permettre de pareils résultats de l'emploi de ces mêmes appareils de mouvement.
C'est courir après une chimère que vouloir compter sur des
mouvements dans les articulations soumises aux ruptures et
présentant des épaississements fibreux de la capsule, des ab-
sorptions des cartilages et des transformations fibreuses de la
synoviale.

On peut quelquefois croire qu'à la suite des ruptures des ankyloses de la hanche, les appareils de mouvement produisent
quelques résultats. Je l'ai cru moi-même ; mais un examen attentif m'a démontré qu'au lit, c'était l'impossibilité de solidement fixer le bassin qui faisait naître ces illusions, et que,
pendant la marche, les quelques mouvements apparents se

passaient, non dans la hanche, mais dans l'articulation sacro-iliaque.

Cas dans lesquels les mouvements appliqués aux articulations primitivement ankylosées sont utiles. — Au genou et au coude, on peut obtenir des appareils de mouvement quelques bien faibles résultats; mais encore faut-il que l'ankylose ne soit ni trop ancienne, ni trop grave.

Les appareils à articulations mobiles et dans lesquels les bandes de caoutchouc peuvent opérer, par leur rétraction, la flexion et l'extension alternées des membres, donnent-ils de meilleurs résultats? A part les cas de contractures musculaires où ils peuvent être utiles, ils sont aussi impuissants que les appareils Bonnet.

Conclusion. — Malgré cette légère restriction, et réduite aux avantages que j'ai cherché à mettre en évidence, la méthode opératoire de Bonnet doit être considérée comme une véritable conquête de l'art chirurgical.

« Quoi qu'il en soit, dit M. Broca dans son éloge de Bonnet, un certain nombre de succès complets et un plus grand nombre d'améliorations ont été obtenus, par l'application de cette méthode, dans les hôpitaux de Paris; et, si l'on est loin d'être d'accord sur la nature des cas où elle doit être appliquée, on sait, du moins, que la coxalgie chronique a cessé d'être incurable. C'est un grand progrès, et c'est à Bonnet qu'il est dû. »

IV.

DES INDICATIONS DU REDRESSEMENT BRUSQUE

ET DES TRACTIONS LENTES

DANS LE TRAITEMENT DE L'ANKYLOSE DE LA HANCHE

Par le Dr JEAN-Ch-Ph. PRAVAZ

Directeur de l'Institut orthopédique de Lyon.

Dans le langage médical actuel le mot ankylose n'est pas l'expression d'une entité morbide. Aussi désigne-t-il tantôt un symptôme, tantôt une difformité ou plutôt une infirmité. De là deux sortes d'ankyloses; l'une que l'on peut appeler *aiguë*, et qui ne constitue qu'un symptôme de la coxalgie, caractérisé par la position vicieuse que prend le membre dans le but de diminuer la douleur articulaire; l'autre *chronique,* qui persiste après la cessation des accidents inflammatoires du début et constitue seulement alors par elle-même un état morbide déterminé.

Il résulte de la confusion produite par un mot, qui désigne tantôt un simple symptôme, tantôt un état morbide assez complexe, une confusion non moins grande de la thérapeutique, confusion qui donne lieu à des controverses qu'une entente sur les mots ne tarderait pas à faire cesser.

Il est bien évident, en effet, que le traitement doit varier essentiellement suivant la période de la coxalgie où l'on observe la flexion vicieuse et l'ankylose du membre.

Je diviserai donc les ankyloses, au point de vue du traitement, en deux clases principales : la première comprendra les ankyloses dans lesquels le membre est seulement fléchi et immobilisé sous l'influence de la douleur sans qu'il se soit encore produit d'adhérences fibreuses solides, la seconde comprenant les ankyloses dans lesquelles le fémur a contracté des adhérences plus ou moins solides ; cette dernière classe pouvant elle-même se diviser en d'autres secondaires, suivant qu'il existe des abcès, une altération des os ou une luxation du fémur.

Il existe chez tous les malades atteints de coxalgie une tendance à fléchir le membre affecté et à le porter en même temps soit dans l'adduction avec rotation en dedans, comme il arrive le plus souvent, soit dans l'abduction avec rotation en dehors. Cette position vicieuse, qui vraisemblablement tend à diminuer la douleur en augmentant la capacité de la capsule articulaire, et, par suite, en diminuant sa distension par les liquides épanchés, est cependant des plus fâcheuses, car elle tend à favoriser la sortie de la tête fémorale de la cavité cotyloïde. Aussi le chirurgien doit-il s'efforcer d'y remédier dès le début, et c'est à juste titre que Bonnet a insisté si vivement sur la nécessité du redressement brusque au début de la coxalgie. Le redressement du membre a en effet pour résultat dans cette période de la maladie non-seulement de faire cesser la douleur par l'immobilisation du membre qui l'accompagne, mais encore de prévenir la formation des adhérences fibreuses dans une position vicieuse du membre et d'épargner par suite au malade une opération plus grave et plus laborieuse. Aussi ne saurais-je trop insister sur la nécessité du redressement brusque dans l'ankylose aiguë.

Mais en est-il de même dans l'ankylose chronique ?

Ici le problème est beaucoup plus complexe, car il importe de tenir compte à la fois de l'état de l'articulation affectée et des parties qui l'environnent, et de l'état général du malade.

On peut diviser les ankyloses chroniques en deux catégories. Dans la première je rangerai celles qui ne sont accompagnées d'aucune complication, dans la seconde celles qui sont compliquées d'abcès de l'articulation ou circonvoisins, de fistules ou de luxation du fémur.

Je vais examiner successivement les méthodes de traitement qui me paraissent devoir être appliquées dans les différents cas que je viens d'examiner.

Et d'abord quelle méthode doit-on employer lorsque l'ankylose est simple, c'est-à-dire ne s'accompagne d'aucune complication, telles qu'abcès ou déplacement du fémur?

Si la santé générale du sujet n'est pas profondément altérée, si la diathèse scrofuleuse n'est pas profondément développée, je crois que, dans ce cas, le redressement brusque, tel que le conseillait et le pratiquait Bonnet, doit être préféré à toute autre méthode. En effet, le résultat dans ce cas bien déterminé est en général satisfaisant ; et si, dans la majorité des cas, le membre ne recouvre pas la liberté des mouvements, la rapidité de l'opération, le peu de durée du traitement, le rétablissement presque complet des formes doivent assigner la prééminence à la méthode du redressement brusque.

Il en est tout autrement lorsque la formation de l'ankylose s'est accompagnée du développement d'abcès soit dans l'articulation, soit dans les parties circonvoisines, qu'elle s'est compliquée de la sortie de la tête fémorale ou que la santé du sujet est profondément détériorée. En rompant brusquement les adhérences qui retiennent le fémur dans sa position vicieuse on s'expose, par le traumatisme qui succède à une telle opération, soit à amener la formation de nouveaux abcès dans le cas où le malade en aurait été déjà atteint, soit à en déterminer la formation pour la première fois si le sujet présente à un haut degré les caractères de la diathèse scrofuleuse. De plus, comme la présence des abcès peut tenir à la carie de la partie supérieure du fémur ou du rebord cotytoïdien, il peut arriver qu'en pratiquant le redressement brusque du membre dans de telles conditions on produise la fracture du col ou la luxation du fémur, comme cela est arrivé plusieurs fois. En effet, lorsqu'on cherche à étendre la cuisse sur le bassin, les muscles fléchisseurs, tels que le psoas iliaque et le triceps, rétractés souvent depuis longtemps et par suite raccourcis, opposent une grande résistance au mouvement d'extension du fémur. Dans ce mouvement la tête fémorale vient presser fortement contre les parois de la cavité cotyloïde et tend à sortir de cette cavité. Il peut alors arriver soit que le col du fémur se rompe, soit que, si la cavité cotyloïde présente une érosion, la tête fémorale s'échappe de cette cavité. Enfin, si la luxation existait déjà, on s'expose encore par des mouvements brusques à déterminer des accidents très-graves que ne compense certainement pas alors le résultat qu'on peut obtenir.

Il me semble donc qu'une méthode qui, si elle n'amenait pas un résultat peut être aussi parfait au point de vue du rétablissement de la forme que peut le faire le redressement brusque, offrirait en revanche moins de danger, devrait être préférée dans les cas d'ankylose compliquée, et je n'hésite pas à donner ici la préférence à l'extension lente qui, en déterminant un traumatisme moins profond, expose moins à la formation des abcès et ne peut amener ni la fracture des os malades, ni leur sortie de leur cavité normale de réception.

Une des causes qui se sont opposées jusqu'ici à la généralisation de cette méthode, préconisée en France par Mellet, appliquée avec succès en Angleterre par Hugman, et en Allemagne par Heine et Berhend, est la difficulté d'exercer sur le membre malade des tractions qui, sans être portées au point de devenir douloureuses, puissent donner leur maximum d'effet utile. En effet, lorsqu'on exerce des tractions sur un fémur ankylosé, le bassin tend à s'incliner en avant. On voit l'ensellure lombaire augmenter sensiblement et l'on remarque bien un allongement, mais cet allongement tient en grande partie à l'inclinaison du bassin. De plus, il faut déployer une force assez considérable pour obtenir ce résultat, et cette force doit sans cesse être augmentée à mesure que le redressement s'opère, parce qu'on tire de plus en plus parallèlement au levier.

Convaincu que la méthode des extensions lentes peut offrir dans certains cas déterminés de grands avantages, j'ai cherché à résoudre le double problème d'empêcher le mouvement de bascule du bassin et d'obtenir le maximum d'effet utile sans employer une force trop considérable.

Voici l'appareil que j'ai imaginé pour réaliser ce double but.

Cet appareil se compose essentiellement d'un plan incliné supporté par quatre supports et sur lequel la partie postérieure du tronc s'applique exactement et dans toute son étendue. Au niveau du bassin s'élevent, du plan incliné et de chaque côté, deux montants en fer réunis supérieurement avec ceux du côté opposé par une planche rembourrée et munie de deux coussins qui s'appliquent sur les épines iliaques. Cette planche, munie d'une charnière qui lui permet de remplir l'office d'une valve, forme avec les deux montants latéraux et le plan du lit une sorte de ceinture dans laquelle s'encastre le bassin, de telle sorte qu'il ne peut basculer en avant. Une tige métallique également rembourrée passe entre les cuisses du malade, appuie contre le périnée et remplit l'office de sous-cuisse pour éviter le glissement sous l'influence des tractions.

Lorsque maintenant on pratique une extension sur le membre malade, le bassin, maintenu par la pression des pelotes, ne pouvant plus basculer en avant, la force de traction est toute entière employée à ouvrir l'angle formé par le fémur avec le bassin. La première condition, obstacle au mouvement de bascule du bassin, est donc remplie.

Mais, ainsi que je l'ai dit plus haut, il est important de pouvoir faire varier l'angle sous lequel on tire sur le membre malade afin d'éviter d'exercer les tractions parallèlement au levier représenté par le fémur. Voici par quelles dispositions j'y suis arrivé.

Le plan incliné sur lequel repose le malade est brisé au niveau du bassin, et son segment inférieur peut basculer de haut en bas de manière à former avec le supérieur un angle plus ou moins obtus dont l'ouverture est tournée en bas. Cette partie mobile peut s'arrêter dans toutes les positions et en même temps qu'on la fait basculer on peut abaisser la poulie sur laquelle se réfléchit la corde qui transmet l'action du poids. Cette poulie est fixée à une tringle réunissant les deux supports inférieurs et qui glisse dans deux rainures verticales.

Il résulte de cette disposition que les tractions ne peuvent jamais s'opérer parallèlement au levier ; car, à mesure que le redressement s'opère, on abaisse la poulie et on augmente l'angle sous lequel s'opère l'extension. Cette disposition permet donc de n'employer qu'un poids relativement très-faible et d'en obtenir cependant une action beaucoup plus grande que si les tractions s'opéraient à la manière ordinaire.

J'ai employé déjà deux fois avec avantage l'appareil dont je viens de donner la description. Je me bornerai à l'observation du premier malade sur lequel j'en ai fait l'application, parce que ce cas difficile présentait la plupart des complications qui peuvent se présenter dans l'ankylose et que mon savant maître, le docteur Barrier, a pu suivre les diverses phases du traitement et en constater les résultats.

Un jeune garçon de sept ans me fut amené de Barcelone au printemps de l'année 1861 pour une ankylose de la hanche survenue à la suite d'une coxalgie dont l'origine remontait à deux ans. L'état de l'enfant était alors des plus graves. Le membre malade était fléchi à angle droit sur le bassin et il existait une adduction très-prononcée qui s'accompagnait de rotation en dedans. Dans la station verticale, le bassin présentait une inclinaison considérable en avant, et cette inclinaison donnait lieu à une énorme cambrure de la région lombaire. Dans cette attitude la jambe du côté malade se fléchissait sur la cuisse et le talon venait presque toucher la fesse. La marche était tout à fait impossible et l'enfant était obligé de se servir de béquilles. L'état général était de plus extrêmement mauvais et la constitution éminemment scrofuleuse de l'enfant aggravait encore le pronostic.

Le cas me paraissant des plus graves, j'hésitai à prendre seul la responsabilité du traitement, et les parents voulurent bien m'adjoindre M. le docteur Barrier qui fut appelé à examiner aussi l'enfant.

Le malade fut endormi, et pendant le sommeil anesthésique

on put se livrer à un examen complet de la hanche. Cet examen fit constater, outre les phénomènes déjà décrits, une luxation du fémur et la perte presque absolue des mouvements dont l'amplitude ne dépassait pas quelques degrés.

En présence du mauvais état de la santé générale, M. Barrier repoussa comme moi l'emploi du redressement brusque, et il fut convenu que l'on chercherait à rétablir la rectitude du membre au moyen de l'extension lente.

Je plaçai d'abord l'enfant dans la gouttière de Bonnet et les tractions furent commencées au moyen d'un petit treuil ; mais au bout de quelque temps je fus obligé de renoncer à cet appareil dont l'action était complètement nulle, le bassin s'inclinant immédiatement sous l'influence des tractions. Ce fut alors que j'imaginai et que je mis en usage l'appareil que j'ai décrit plus haut.

Sous l'influence de tractions dirigées dans un sens plus favorable à leur effet mécanique, le redressement du membre fit aussitôt de rapides progrès. L'enfant ne tarda pas à quitter ses béquilles et au bout de dix-huit mois de traitement put retourner dans sa famille, marchant sans aucun soutien et ne portant qu'un simple talon plus élevé du côté malade, pour compenser la différence de longueur qui résultait du déplacement du fémur et de l'atrophie qui accompagne ordinairement la coxalgie. Le traitement ne présenta du reste d'autre péripétie que l'apparition d'un petit abcès froid sous-cutané, dont la production montra à quels accidents plus graves on se serait exposé en tentant un redressement brusque chez un sujet qui présentait à un si haut degré les caractères de la diathèse scrofuleuse. Un an après sa sortie de l'établissement, j'eus des nouvelles de l'enfant et le résultat obtenu avait complètement persisté.

Si, après avoir considéré les deux méthodes de redressement brusque et de l'extension lente au point de vue de leurs indications, je les considère au point de vue de leurs résultats thérapeutiques, de leurs avantages et de leurs inconvénients, je crois pouvoir conclure des faits déjà nombreux qui ont été relatés par les partisans des deux méthodes et de ceux qu'il m'a été permis d'observer, que le redressement brusque remédie d'une manière assez complète à l'altération des formes, mais ne remédie qu'imparfaitement à l'absence des mouvements, surtout lorsque la rupture de l'ankylose a été accompagnée de sections musculaires, tandis que les tractions lentes, si elles ont moins de puissance pour rétablir l'intégrité des formes, entraînent beaucoup moins souvent la perte des mouvements à cause du traumatisme beaucoup moindre qu'elles développent. Le redressement brusque offre plus de rapidité dans le traitement, mais cet avantage est largement compensé en faveur de l'extension lente par l'innocuité. Le redressement brusque n'exige, il est vrai, qu'un séjour de peu de durée dans la gouttière ou dans le bandage amidonné ; mais pendant la durée du traitement par l'extension lente, l'enfant est moins exposé à s'étioler, car il peut tous les jours se livrer plusieurs heures aux amusements de son âge, sans que le traitement ait à en souffrir, et cette circonstance me paraît devoir peser d'un grand poids en sa faveur.

En résumé, pour terminer un parallèle déjà peut-être trop long, je crois pouvoir conclure :

1° Que dans l'ankylose *aiguë* ou position vicieuse du fémur au début de la coxalgie, on doit employer d'une manière générale la méthode du redressement brusque ;

2° Que dans l'ankylose *chronique,* sans complications, les deux méthodes du redressement brusque et de l'extension lente se partagent les avantages, la première rétablissant plus complètement la forme, la seconde permettant avec plus de sûreté le rétablissement des mouvements ;

3° Que dans l'ankylose chronique avec tendance aux abcès, abcès de l'articulation ou circonvoisins, fistules, luxation du fémur, on doit préférer en général la méthode des extensions lentes qui expose à moins d'accidents.

V.

DISCUSSION.

M. Verneuil trouve la question traitée d'une manière complète pour les ankyloses du genou et de la hanche ; mais les préceptes applicables à ces articulations le seraient-ils sans inconvénient à toutes les autres et pour toutes les séries d'ankyloses ? M. Verneuil ne le pense point.

Une question préalable doit être posée. Faut-il traiter toutes les ankyloses ? Non certainement. Il y a donc lieu d'établir des catégories, et surtout ne pas comprendre sous la même dénomination, la perte des mouvements qui accompagne l'arthrite aiguë ; encore moins l'immobilité articulaire, résultat de contractures musculaires qui disparaissent sous l'influence du sommeil anesthésique, pour ne plus se reproduire dans quelques cas. On ne confondra pas non plus l'ankylose avec les raideurs qui succèdent aux fractures exigeant une immobilité prolongée.

L'ankylose, dit M. Verneuil, est une affection apyrétique, non douloureuse, qui succède à diverses lésions articulaires, et amène la perte du mouvement.

Il y a lieu de maintenir la distinction des ankyloses complètes et incomplètes ; mais il faut tenir compte aussi de la donnée étiologique qui est très-importante, au point de vue des résultats du traitement. Ainsi, dans l'ankylose qui est la conséquence d'un rhumatisme, vous rétablirez bien la forme du membre, mais non la fonction, car les efforts que nécessite le redressement, ramènent l'arthrite. S'agit-il, au contraire, d'une ankylose chez un scrofuleux, vous aurez bien plus de chance pour rendre au membre sa forme et sa fonction.

Il ne faut traiter les ankyloses qu'autant qu'elles apportent, par l'aptitude vicieuse des articulations, une gêne plus ou moins notable à l'exercice des fonctions.

Si les surfaces articulaires ont été très-intéressées par la maladie, on ne doit pas rupturer l'ankylose, car les dangers qui accompagnent cette rupture ne sont pas malheureusement aussi imaginaires que le dit M. Delore, et j'ai vu une semblable tentative amener chez un scrofuleux une arthrite purulente du genou, qui nécessita plus tard l'amputation de la cuisse.

Je n'essaierai jamais de mobiliser une ankylose qui s'est effectuée dans une position convenable; par exemple, les ankyloses rectilignes du genou, de la hanche; les ankyloses fléchies du coude, du pied, seront respectées. Je ne veux point dire pourtant qu'on ne puisse, dans certains cas déterminés, mobiliser une jointure ankylosée dans une bonne position.

L'intervention chirurgicale n'est pas suffisamment justifiée lorsque l'atteinte aux fonctions du membre n'est pas très-considérable. Ainsi, dans certaines ankyloses du genou et de la hanche, la marche sera encore possible à l'aide de certains appareils perfectionnés. Mais si l'on a affaire à une ankylose rectiligne du coude, qui rend inutile le membre supérieur, tout est autorisé, et il faut rupturer l'ankylose. Dans ces cas on substitue un membre passable à un membre inutile. M. Verneuil a pratiqué avec succès trois opérations semblables.

Maintenant, si le coude résiste, devrons-nous, continue M. Verneuil, imiter la conduite de quelques chirurgiens allemands, et pratiquer des résections? Les beaux résultats qu'a donnés cette opération, au double point de vue de la forme et des mouvements, autorisent dans une certaine mesure la pratique allemande; mais dans ces cas il faut, autant que faire se peut, opérer les malades en dehors des hôpitaux.

Je ne veux point laisser épuiser l'ordre du jour sans parler de l'ankylose plus ou moins complète de la mâchoire; quelquefois elle est tellement serrée que les malades ne peuvent manger et parler qu'avec beaucoup de difficulté. La section des brides est toujours inefficace, et aucun chirurgien n'a encore pu montrer une guérison durable au bout de six mois. Deux chirurgiens, M. Esmarch, de Kiel et Rizolli, de Bologne, ont trouvé chacun de leur côté le moyen de guérir cette grave lésion; ils sectionnent le maxillaire inférieur au devant des adhérences, ou de l'articulation à l'effet de créer une pseudarthrose. Des enfants atteints de cette infirmité depuis 10, 12 et même 15 ans ont recouvré, grâce à cette méthode, la mobilité de leur mâchoire. Cette opération tend à se vulgariser en

France, et a été pratiquée à Lyon, avec une légère modification par mon excellent ami le docteur Ollier.

M. Turck fait part de quelques cas d'ankylose, résultat du rhumatisme ou de la goutte, et qui ont guéri par l'emploi de bains très-prolongés avec les eaux de Plombières.

M. Desgranges s'applaudit de voir M. Philipeaux confesser la difficulté qu'on a quelquefois à distinguer l'ankylose vraie de la pseudo-ankylose. Pour son compte, il a observé deux fois, l'immobilité absolue de la jointure, et à l'autopsie il a trouvé simplement une capsule épaissie et fortement vascularisée.

Il trouve que MM. Delore et Philipeaux n'ont pas fait une part assez large à l'ankylose du genou, de toutes la plus commune. Le premier de ces chirurgiens préconise l'extension continue à l'aide des appareils ingénieux de M. Blanc, et le second a plus volontiers recours à la rupture brusque. D'une manière générale, M. Desgranges préfère cette dernière, mais ne suit pas en tout point le procédé de Bonnet. La rupture brusque par flexion forcée a l'avantage sur l'extension continue d'abréger beaucoup la durée du traitement.

L'orateur rejette, comme inutile et dangereuse, la section préalable des tendons préconisée par Bonnet ; *inutile*, 1° car le muscle tenseur du fascia-lata, ou rotateur externe de la jambe, ne lui paraît pas avoir toute la puissance que lui accorde M. Palasciano ; 2° parce que le sommeil anesthésique fait le plus souvent cesser les contractures musculaires ; 3° parce qu'on a dans la jambe un bras de levier puissant ; *dangereuse*, car l'ouverture de la synoviale peut produire des hémorrhagies et amène souvent l'arthrite.

Le redressement pratiqué à l'aide des mains expose à la sub-luxation du tibia, et nécessite la section du biceps, opération nouvelle qui rend possible la blessure du nerf poplité externe. On évite ce double écueil, si à l'action des mains on substitue des tractions lentes, modérées et continues avec les moufles. On applique après le redressement un bandage ouaté et amidonné.

Sur la question du rétablissement des mouvements, M. Desgranges croit avec M. Philipeaux, qu'on ne doit pas trop y compter. Le traumatisme qui suit la rupture provoque une inflammation adhésive fixant les surfaces articulaires dans leurs nouveaux rapports. Il cite à l'appui de son opinion trois cas de rupture qui semblaient favorables au rétablissement ultérieur des mouvements, et où la succession des phénomènes fut celle indiquée précédemment. Dans les ankyloses du genou, je n'ai jamais obtenu, dit-il, que la rectitude et non la mobilité. Les appareils à mouvements tant vantés par Bonnet, sont complètement restés inefficaces entre mes mains.

M. PALASCIANO. MM. Delore et Desgranges ont employé leur talent à défendre les méthodes antérieures à l'année 1847, époque où je fis mes expériences devant la Société de médecine de Lyon, et exposai ma méthode de traitement. Les méthodes alors en usage étaient inefficaces ou dangereuses, et les malades étaient bien souvent déclarés incurables.

Je soignais à cette époque une dame atteinte d'une ankylose du genou, suite d'arthrite ; le tibia étant luxé en arrière et en dehors, la rotule l'avait accompagné dans ce dernier sens, et la jambe était dans la flexion, l'abduction et la rotation en dehors. L'extension continue fut inefficace, la rupture fut jugée inapplicable par Bonnet, et la section du biceps ne fournit qu'un résultat incomplet. Je cherchai alors quel était le muscle qui maintenait la jambe dans la rotation, et je trouvai que le tenseur du fascia lata en était le principal agent. Pour vous en convaincre, dis-je, portez la jambe fléchie dans la rotation en dehors, et la main appliquée en même temps sur le muscle tenseur, vous fera reconnaître la dureté et le gonflement, phénomènes qui ne laissent pas de doute sur l'existence de la contraction.

M. Palasciano fit l'application de ces données physiologiques chez la malade. La section du tenseur diminua la flexion et fit cesser la rotation externe. Les tractions ne donnant point de résultat, et favorisant la sub-luxation, M. Palasciano sectionna le triceps, fléchit fortement la jambe et le redressement eut lieu immédiatement. Ce procédé, appliqué à une malade de M. Bouchacourt, donna un nouveau succès, et à partir de cette époque Bonnet adopta la pratique du chirurgien napolitain.

Par le redressement forcé on s'expose, dit-il, à déchirer la peau, les muscles, et à fracturer les os, accidents jugés peu graves par M. Delore et d'autres chirurgiens. Tel n'est point le sentiment de M. Palasciano. Aussi a-t-il imaginé la méthode de traitement de l'ankylose angulaire du genou. Bien qu'il n'ait jamais eu à déplorer d'accidents, M. Palasciano convient pourtant que sa méthode doit être restreinte aux cas où les méthodes de douceur restent inefficaces.

M. VERNEUIL insiste sur l'importance, au point de vue du redressement, de distinguer les ankyloses des arthrites avec déviation. En ce qui concerne les premières, Bonnet s'est trompé en plusieurs points, car la ténotomie n'est point indispensable ; les mouvements ne se rétablissent pas et les appareils sont délaissés ; mais, ajoute-t-il, le redressement préconisé par le chirurgien lyonnais dans les arthrites aiguës avec déviation constitue un de ses plus beaux titres de gloire, car il nous a appris à traiter les arthrites, et à guérir des malades par trop souvent condamnés autrefois à une mort inévitable. Ce grand service rendu à l'humanité par A. Bonnet ne sera démenti, j'en ai la conviction, ni ici, ni à Paris, ni en France, ni à l'étranger.

M. le Président remercie M. Verneuil de l'hommage insigne qu'il vient de rendre à la mémoire d'A. Bonnet.

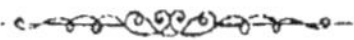

CINQUIÈME QUESTION

Quels progrès la chirurgie doit-elle aux recherches modernes sur le système osseux?

Mémoires lus et communications orales. — MM. Aubert — Marmy — Desgranges — Ollier.

Discussion. — MM. Verneuil — Desgranges — Ollier.

I.

OBSERVATION

DE RÉSECTION SOUS-PÉRIOSTÉE DU TIBIA

Par M. AUBERT (de Mâcon).

Il est aujourd'hui généralement admis que les parties dures d'un os, détruites par une cause interne ou externe, sont parfois susceptibles de se reproduire avec leurs qualités premières et de remplir à nouveau leurs fonctions comme partie intégrante du squelette.

Le périoste est-il l'agent de cette reproduction?

Un grand nombre de physiologistes et de chirurgiens répondent : Oui. D'autres contestent au périoste seul cette fonction reproductrice. De part et d'autre on s'appuie sur des faits plus ou moins probants, que chacun interprète à sa manière.

Sur ce terrain comme sur bien d'autres, il peut arriver qu'avec la plus entière bonne foi les observateurs se laissent égarer par des théories préconçues, et que des noms honorables couvrent de leur égide des opinions opposées à ce qui semble, au plus grand nomre, l'expression de la vérité.

Mais des faits peuvent se produire tellement convaincants que le doute devienne impossible.

Vous jugerez tout à l'heure, si celui que j'ai eu la bonne fortune de rencontrer remplit bien cette condition.

Je n'abuserai pas de vos instants en essayant d'exposer l'état de la science sur cet important sujet.

Peu familier avec les travaux de rédaction scientifique et à coup sûr moins érudit que la plupart d'entre vous, je craindrais, en abordant les théories, de les exposer incomplètement, au gré de leurs auteurs, et en citant des noms, de ne pas rendre à chacun la justice qui lui est due.

Laissant donc aux confrères plus autorisés que vous entendrez aujourd'hui, le soin de traiter plus complètement la question que je me borne à indiquer, je me renfermerai dans le simple récit du fait qui m'a paru digne d'être soumis à votre savante appréciation.

RÉSECTION SOUS-PÉRIOSTÉE DE L'EXTRÉMITÉ INFÉRIEURE DU TIBIA ; CONSERVATION DU PÉRONÉ ; REPRODUCTION.

Michel Duvert, 21 ans, est le huitième enfant d'une famille de cultivateurs. Il eut, à l'âge de 7 ans, un abcès à la partie inférieure de la jambe droite.

Cet abcès, dont la formation dura de sept à huit mois, fut ouvert par M. le docteur Bouchard, de Mâcon, et guérit complètement après une suppuration de quinze à vingt jours.

Depuis lors, nulle enflure, nulle douleur dans ce membre jusqu'à l'âge de 17 ans.

Dans les premiers jours de janvier 1860, Duvert entre à l'hôpital de Mâcon, se plaignant, depuis une marche pénible pour aller faire du bois, se plaignant, dis-je, d'une fatigue générale avec douleur, le soir, dans le bas de la jambe droite.

On y constate la rougeur, la chaleur, le gonflement douloureux des parties dures et molles, indice d'une inflammation aiguë et profonde du tissu osseux. La peau s'ouvre en plusieurs points, le pied devint œdémateux.

Au commencement de février, je le vis avec mon confrère,

M. Jambon, chirurgien en chef de l'hôpital ; plusieurs fistules, de chaque côté du membre, donnaient issue à une suppuration abondante, les douleurs étaient vives, la fièvre ardente, le sommeil nul. Le malade s'affaiblissait, une fin prochaine était à craindre, l'amputation semblait indiquée.

Pourtant les os du pied paraissent sains ; le stylet pénétrait facilement la substance du tibia mais trouvait le péroné lisse et résistant et ne sentait d'ailleurs de ce dernier os qu'une très-petite surface dénudée.

Voulant tout essayer avant d'en venir à l'amputation, nous résolûmes, mon confrère et moi, d'extraire la portion du tibia frappée de carie, de séparer, s'il était possible, le périoste, et respectant le péroné, de conserver ainsi au membre toute sa longueur pendant le travail régénérateur que nous espérions sans trop y compter, vu l'état inquiétant du sujet.

Michel Duvert étant chloroformé, une première incision le long du péroné nous assura que nous pouvions conserver cet os.

La portion malade du tibia ayant été largement découverte, cet os fut d'abord divisé par la scie à chaîne sur la limite supérieure du mal, à dix centimètres au-dessus de l'articulation.

Le périoste enflammé et très-épaissi se détacha partout facilement.

L'os carié dans toute son épaisseur se brisa sous nos doigts en deux morceaux dont l'inférieur, représentant l'épiphyse, fut un peu difficile à détacher des os du tarse qui furent trouvés entièrement sains.

L'hémorrhagie fut médiocre, il n'y eut point de ligature à faire : le membre fut mis dans une gouttière matelassée ; la plaie pansée avec de la charpie humide.

Les suites de l'opération furent des plus heureuses. Après une abondante suppuration, les bords de la plaie rapprochés sans suture se réunirent par un travail cicatriciel venu du fond. Deux mois ne s'étaient pas écoulés que toute fistule avait disparu, et que l'on sentait, à la pression, une dureté de bon augure.

Sous l'influence des toniques alimentaires et médicamenteux, le travail de réparation osseuse se fit avec rapidité.

Moins de six mois après l'opération, Duvert se promenait, dans les cours, à l'aide d'une seule canne, et après dix mois de séjour à l'hôpital, il en sortait pour n'y plus rentrer.

Quatre ans se sont écoulés, et ce jeune homme n'a cessé de travailler comme cordonnier; la marche est facile, il fait souvent, à pied, 20 kilomètres dans sa journée et danse plusieurs heures de suite.

Le long séjour de la jambe dans un appareil inamovible tel que la gouttière qui la comprimait un peu, a produit une légère atrophie du membre, comme on peut en juger sur l'opéré que je vous présente.

Toutefois, si le membre est moins long que l'autre, ses proportions n'ont pas changé, la portion de tibia enlevée s'est reproduite avec toutes ses dimensions, sauf une dépression longitudinale correspondant à l'incision et à la plaie du périoste ; on voit même une légère saillie remplaçant la malléole.

Enfin, résultat inattendu, l'ankylose n'est point aussi complète qu'on aurait pu le redouter, et, soit mobilité réelle du pied sur l'os reproduit, soit facilité supplémentaire développée par l'exercice dans le jeu des articulations si serrées du coudepied, celui-ci exécute de légers mouvements ; ce qui explique la possibilité de marcher longtemps et de danser sans fatigue et presque sans claudication.

La portion d'os enlevée présente des particularités intéressantes :

Elle s'est brisée, comme je vous l'ai dit, en deux fragments au point de jonction de l'épiphyse avec l'extrémité inférieure de la diaphyse. L'os est là, carié dans toute son épaisseur, il est infiltré de sanie. Le tissu compacte altéré et en partie détruit ne présente plus que des lamelles friables, résultat de ce genre d'inflammation que Gerdy a qualifiée de raréfiante.

Une mince enveloppe recouvre le tissu spongieux de l'épiphyse criblée de trous dus à cette même altération.

Le fragment supérieur tranché par la scie, est remarquable par l'absence presque complète du canal médullaire, et par l'épaississement du tissu compacte ; comme si, dans cette partie, l'ostéite avait produit un dépôt plus abondant de phosphate calcaire (Ostéite condensante du même auteur).

Enfin, sur les faces antérieure, interne et surtout postérieure de ce fragment, on remarque, dans les seuls points où le périoste eût conservé quelque adhérence, une couche de production osseuse rougeâtre, canaliculée, évidemment de formation récente, tendant à s'étendre comme une gaine autour de l'os malade, et donnant à celui-ci l'apparence d'un sequestre sur le point d'être invaginé. D'où provient cette couche osseuse vivante étalée sur un os mort, si ce n'est du périoste qui les entourait tous les deux et n'adhérait qu'à ce tissu nouveau ?

Et quel autre organe que le périoste a pu, après l'opération, sécréter cette colonne solide qui supporte le poids du corps, et réparer en six mois une brèche de 10 centimètres de long, intéressant le tibia dans toute son épaisseur ?

II.

ETUDES SUR LA RÉGÉNÉRATION DES OS

PAR LE PÉRIOSTE.

PAR M. LE Dr MARMY

Chirurgien en chef de l'hôpital militaire des Collinettes.

(RÉSUMÉ.)

Quand on interroge le passé scientifique, on voit qu'à diverses époques, les fonctions du périoste ont été signalées d'une manière très-précise et ont suscité chez les chirurgiens des espérances que la pratique n'a pu réaliser. L'ancienne académie royale de chirurgie qui n'est restée étrangère à aucun progrès de son temps, a publié sur ce point des travaux remarquables que nous aurons plus tard à examiner. Si vers la fin du siècle dernier et au commencement de notre siècle, les œuvres qui se sont produites en physiologie et en pathologie ont continué à s'occuper de la question du périoste, on peut bien dire que, dans la pratique chirurgicale, l'étude des fractures mise à part, cette question est restée sur une place secondaire, pour ne pas dire qu'elle a été mise à l'écart.

Assurément les expériences de Duhamel, de B. Heine, les

leçons de Dupuytren sur le cal des fractures, les opérations de Textor, les publications de Miescher, etc., ont précédé les travaux de M. Flourens, mais on ne saurait contester à ce savant la gloire d'avoir mis en lumière, d'avoir vulgarisé toutes les questions si diverses qui ont trait à la physiologie des os. M. Flourens a repris toutes les expériences de ceux qui l'ont précédé, les a étudiées sous une forme plus rigoureuse, a institué des expériences nouvelles, en définitive, a précisé toutes les questions qui découlent des travaux antérieurs et de ceux qui lui sont propres. Cet esprit éminemment généralisateur pouvait donc à bon droit proclamer théoriquement la naissance d'une chirurgie nouvelle qui devait, en empêchant beaucoup d'amputations, prévenir beaucoup de mutilations : « enlevez les os, en conservant le périoste et le périoste reproduira l'os. » Tel est le produit des travaux du savant physiologiste. La réalisation de la théorie dans la pratique incombait au chirurgien.

On comprend dès-lors quelle importance la conservation du périoste devait prendre en chirurgie. L'imagination séduite par des vues théoriques basées sur des expériences de vivisections chez les animaux, n'a plus mis de bornes à ses aspirations humanitaires. De tous côtés les journaux de médecine ont relaté chez l'homme des faits de régénérations osseuses par le périoste laissé en place. En Italie, en Russie, en France, en Allemagne, partout surgissent des observations de reproduction osseuse par le périoste.

Ces faits jetés pêle-mêle dans la science seront, dans le cours de ce travail, l'objet d'une étude attentive qui en précisera la valeur.

Enlevez les os, en conservant le périoste et le périoste reproduira l'os : tel est le précepte basé sur des données physiologiques très-précises que la chirurgie est appelée à transporter dans le domaine de la pratique chez l'homme.

Un chirurgien dont le nom se place en première ligne parmi les hommes dont la science s'honore, M. le professeur Sédillot, a satisfait à toutes les données du problème en créant la méthode de l'évidement ; mais cette méthode ne trouve son application que dans les maladies des os. Le traumatisme osseux, à son début, reste sans ressource en présence de l'opération de l'évidement.

M. Ollier, chirurgien en chef de l'Hôtel-Dieu de Lyon, a opéré une série d'expériences très-intéressantes sur les lapins (les expériences sur cette espèce animale, sont les seules qu'il indique avec détail) et il est arrivé à formuler les conclusions suivantes : que le périoste sain détaché par la dissection de ses rapports normaux avec une surface osseuse, pourra sur le lieu même ou transplanté ailleurs, développer du tissu osseux là où l'on en manque. (Restauration du nez, etc.) « L'ostéoplastie « périostique, c'est-à-dire, l'opération qui a pour but la pro- « duction artificielle du tissu osseux par le périoste transplanté « est dès aujourd'hui une tentative rationnelle, elle a son prin- « cipe et sa raison d'être » (1).

M. Ollier a le mérite d'avoir posé une question dégagée de toute amphibologie, il s'agit du périoste sain, détaché par la dissection de ses rapports avec l'os, c'est un organe qui con- tient les éléments nécessaires à la reproduction osseuse. M. Ollier a eu l'obligeance de nous montrer les pièces intéressantes qu'il a recueillies chez un certain nombre de lapins. Si ces ex- périences étaient suffisantes pour autoriser l'espoir de pareils résultats chez l'homme, la chirurgie aurait dès aujourd'hui rendu à l'humanité un service immense. C'est bien dans cette hypothèse que l'on pourrait éviter nombre d'amputations sur un champ de bataille, c'est bien alors que tous les accidents du traumatisme osseux comminutif, quand, du reste, les parties molles essentielles persistent, perdraient beaucoup de leur gra- vité ; les restaurations de certains points de la face devien- draient possibles. Ces données nouvelles en désaccord formel avec tous les enseignements du passé et du présent, nous pa- raissent malheureusement devoir être reléguées parmi les vues spéculatives que l'art est impuissant à réaliser. L'intérêt im- mense qui s'attache à cette question de la reproduction des os par le périoste, m'a amené à l'étudier aussi complètement que j'ai pu. Depuis trois ans, j'ai fait ces études avec le sincère dé- sir de réussir et avec la conviction scientifique que l'homme,

(1) Des moyens chirurgicaux de favoriser la reproduction des os après les résections des os. Dr Ollier, Paris, 1858.

dans certaines limites, peut tirer profit des expériences tentées sur les animaux. Nous n'avons pas hésité à reprendre les expériences de B. Heine sur les chiens, en modifiant ces expériences. Nous avons ensuite cherché dans la science tous les faits qui pouvaient nous éclairer. Nous avons relu et revu toutes les observations de régénération osseuse publiées depuis quelques années dans les journaux ou les œuvres de chirurgie. Nous avons tenté de voir par nous-même les résultats obtenus, à la suite des résections sous-périostées, quand cela nous a été possible. Aujourd'hui, nous croyons bien faire en exposant le résultat de nos investigations. Si nos conclusions ne sont pas tout-à-fait conformes à nos désirs et à notre espoir, nous avons la pensée de faire néanmoins une œuvre utile, en précisant les questions, en analysant la valeur scientifique des faits anciens et nouveaux et en signalant comme écueil, une voie brillante assurément, mais stérile et dangereuse.

La première partie de ce travail comprend : 1° l'anatomie et la physiologie du périoste à l'état normal, dans ses rapports avec le système osseux.

2° L'anatomie pathologique du périoste.

La deuxième partie présente l'exposé du résultat des expériences de vivisections, pratiquées par nous sur des chiens et des lapins.

Dans la troisième partie, nos recherches se portent : 1° sur les faits cliniques antérieurs à notre époque ; 2° sur les faits cliniques contemporains. Tenant compte des faits épars dans la science, faits anciens et nouveaux se rapportant aux hommes et aux animaux, nous y cherchons des enseignements pratiques applicables à la chirurgie humaine.

PREMIÈRE PARTIE.

DU PÉRIOSTE DANS SES RAPPORTS AVEC LE TISSU OSSEUX. — ANATOMIE ET PHYSIOLOGIE.

Le périoste est l'enveloppe immédiate des os. Du tissu conjonctif mêlé à des fibres élastiques forme la charpente de cette membrane, charpente qui soutient un lacis considérable de vaisseaux d'où émergent des branches vasculaires très-ténues qui vont se répandre dans le tissu osseux.

Vaisseaux du périoste. — Ils sont de deux ordres : 1° ceux qui traversent simplement cette membrane ; 2° ceux qui, avant de se répandre dans les os, se développent dans les mailles périostiques sous forme réticulaire. Les uns et les autres pénétrent dans le tissu osseux par des canaux très-obliques. Des prolongements fibreux accompagnent ces vaisseaux et forment avec eux les liens qui unissent intimement le périoste à l'os.

La surface interne du périoste, examinée au moyen du microscope offre un blastème amorphe qui contient des cellules embryonnaires, dont l'évolution physiologique sert à la formation et à la nutrition du tissu osseux, ou bien à sa reproduction, dans les cas de nécrose.

Si la richesse du plexus vasculaire doit être signalée, on trouve encore une richesse plus grande dans le système vasculaire de l'os proprement dit, et quand on examine au microscope le liquide gélatineux qui suinte des surfaces récemment fracturées, on voit que ce liquide contient, outre du sang, les mêmes éléments cellulaires que la face interne du périoste.

De la moelle des os. — Pendant longtemps on a admis l'existence d'un périoste interne, sous le nom de membrane médullaire, jouissant de propriétés analogues à celles du périoste externe. Toute l'Ecole allemande, les travaux de MM. Gosselin et Regnauld, tendent à prouver la non-existence d'une membrane médullaire distincte. Quelques fibres cellulaires, des vaisseaux, des cellules à un ou deux noyaux, tels sont les éléments de la moelle qui contient encore une plus ou moins grande quantité de graisse. L'élément médullaire n'est autre chose que la dernière transformation de la cellule osseuse, sa mort.

Nous verrons dans plusieurs de nos expériences sur les chiens, que l'on peut détruire tout le canal médullaire et la moelle, sans pour cela déterminer la moindre nécrose, à la condition cependant de ne pas labourer l'intérieur du canal osseux avec une tige de fer rougie au feu, comme le faisait Troja; on conçoit qu'alors l'action du feu dépasse les limites de la moelle.

Il résulte des travaux de la plupart des physiologistes que

la principale source de production ou de reproduction osseuse se trouve dans l'os lui-même. Enlevez la moitié d'un cylindre osseux, os et périoste, les parties restantes reproduiront l'os avec rapidité et complètement.

La deuxième source de production osseuse se trouve dans le périoste, mais l'intégrité de la fonction est subordonnée à l'intégrité de la surface de la face interne où se trouvent les éléments de l'ossification.

En dernier lieu, il résulte des expériences de Heine, et de celles qui nous sont propres, que les tissus ambiants en l'absence de l'os et du périoste, peuvent, dans certaines limites, donner naissance à du tissu osseux.

Le périoste, dans toutes les parties du corps présente les propriétés fondamentales que nous avons décrites, mais dans quelques points cette membrane a une organisation spéciale qui mérite d'être étudiée : 1° au crâne où les os se trouvent compris entre le périoste ordinaire et la dure-mère à la surface osseuse de laquelle on trouve les éléments nutritif de l'os ; 2° au bassin, à l'omoplate, etc. Dans ces différents points, malgré les difficultés de l'opération, l'isolement du périoste est possible, sans occasionner des lésions trop grandes de l'une ou de l'autre des faces internes périostiques.

A la face, le périoste offre, suivant les points, de grandes différences dans son aspect, l'élément vasculaire domine dans les fosses nasales et les sinus. Là, le périoste est intimement uni à la membrane muqueuse. Dans quelques points, la ténuité du périoste uni à la muqueuse est extrême, dans d'autres, au contraire, comme à la voûte palatine, au rebord dentaire des maxillaires, le périoste offre, à l'état physiologique ou normal, la structure que, sur d'autres points, la même membrane offre à l'état pathologique ; c'est-à-dire que le périoste offre une grande épaisseur et une grande vascularité, et que les cellules ossifiables n'existent plus seulement à la face interne du périoste, mais bien aussi profondément, dans l'épaisseur des mailles du tissu. Bien que les cas de régénération osseuse sur ces points soient rares et n'offrent pas encore tous le caractères d'authenticité désirables, nous pensons cependant devoir les admettre provisoirement, en nous fondant sur les données anatomo-physiologiques que nous venons d'indiquer. — Sur les os longs, chez l'homme, le périoste est très-adhérent et sa dissection est difficile, elle èst impossible sans détruire les éléments ossifiables qui se trouvent à sa face interne.

DU PÉRIOSTE A L'ÉTAT PATHOLOGIQUE.

Après avoir étudié le périoste à l'état normal, il importait de l'examiner dans différents états pathologiques. Nous passons sous silence les lésions plus ou moins graves de cette membrane suite de traumatisme, pour nous occuper de l'ostéite suivie de nécrose. Depuis longtemps les chirurgiens ont constaté dans ces conditions : 1° une augmentation d'épaisseur du périoste ; 2° un développement plus grand de la vascularité ; 3° une diminution considérable dans la solidité des moyens d'union du périoste à l'os. L'augmentation de l'épaisseur du périoste, sa vascularisation plus grande ont pour résultat de produire un feutrage, dans les mailles duquel se logent les cellules ossifiables, en sorte que celles-ci n'occupent plus seulement la face profonde du périoste, mais qu'elles se retrouvent encore entre les mailles du réseau vasculaire. C'est dans ces conditions que la régénération des os par le périoste se produit, toutes les phases de cette reproduction ont été parfaitement étudiées et depuis longtemps ; tous les traités classiques sur les maladies des os en font foi.

La suppuration détruit les cellules ossifiables ; dans les points où elle se produit, la régénération osseuse n'a pas lieu : formation des cloaques, suppuration dans les cas de fracture avec plaie, etc.

L'étude des différentes exostoses fournit aussi des données précieuses que nous avons utilisées au profit de la thèse que nous soutenons.

Dans les cas de tuberculisation, ou de carie des os, le périoste reste à l'état normal jusqu'au moment où il subit l'action morbide, alors il perd toutes ses propriétés régénératrices. Il en est de même pour le cancer des os.

Nous avons jeté un coup d'œil rapide sur le mécanisme de la consolidation des fractures, en analysant les différentes opinions qui tour à tour ont régné dans la science, et nous constatons que de nos jours nous avons vu diminuer singulièrement l'importance du rôle que Dupuytren, d'après Duhamel et Fongeroux, avait assigné au périoste. Aujourd'hui on admet généralement que les surfaces osseuses fournissent la majeure partie des éléments ossifiables. Le jeune âge, la simplicité de la fracture, l'absence de complication, la bonne santé du sujet, l'immobilité des fragments, telles sont les conditions générales qui favorisent la consolidation des fractures.

Nous avons ensuite exposé les conditions qui retardent ou empêchent cette consolidation. Deux questions d'un haut intérêt, au point de vue des résections sous-périostées.

A-t-on retiré quelque avantage dans les amputations ordinaires, en conservant le périoste de manière à coiffer avec une partie de cette membrane l'extrémité sectionnée ? Notre pratique et celle de beaucoup de nos confrères répond négativement à ce sujet.

Les expériences de M. Flourens, et celles de tous ses devanciers tendent à prouver l'intervention active du périoste dans la production des os et dans les phénomènes de la nutrition. Mais pour que cet organe accomplisse ses fonctions, sa surface interne doit rester en relation normale avec la surface osseuse, ou bien les éléments ossifiables qui tapissent la face interne de cette membrane doivent rester intacts, toute opération qui détruit ces cellules ossifiables, qui contond la membrane, détruit en même temps la fonction ostéogénique du périoste.

Nous avons dit que, sous certaines influences pathologiques, le périoste augmentait d'épaisseur, de vascularité, et que les éléments ossifiables se trouvaient logés non-seulement à la face profonde du périoste, mais encore dans les interstices de ses mailles ; qu'alors la dissection et l'isolement de cette membrane devenaient très-faciles par le ramollissement des liens qui l'unissent à l'os. Dans ces conditions, le périoste est apte à la régénération osseuse. Tous les cas de succès des résections sous-périostées publiés, dans ces derniers temps, se rapportent à des cas de ce genre, à des cas d'ostéite suivie de nécrose. Les opérations de MM. Larghi, Rizzoli, Borelli ont été pratiquées dans ces conditions.

Il n'était pas nécessaire de recourir à des dénominations nouvelles, pour poser cette question : Y a-t-il intérêt pour les malades de disséquer le périoste avant le travail physiologico-pathologique ou bien suivant le précepte généralement admis, est-il préférable d'attendre que ce travail ait amené une consolidation suffisante avant de procéder à l'ablation de la partie nécrosée ? C'est dans ce sens que nous aurons plus tard à apprécier les quelques résultats heureux fournis par les résections sous-périostées.

DEUXIÈME PARTIE.

CE CHAPITRE COMPREND LES EXPÉRIENCES QUE NOUS AVONS TENTÉES SUR LES ANIMAUX.

Nous avons choisi le chien pour sujet de la plupart de nos expériences, au lieu du lapin, des cabiais, etc., parce que le chien se rapproche davantage de l'homme dans l'échelle des êtres; une autre raison nous a fait aussi repousser les expériences tentées sur les jeunes lapins, c'est l'organisation particulière de leur périoste qui se détache avec la plus grande facilité, presque sans dissection, en sorte qu'il est très-facile d'éviter toute action traumatique sur cette membrane et que sa face osseuse reste parfaitement intacte. Rien de pareil ne se présente chez le jeune chien, ni chez l'homme adulte, la dissection du périoste est très-difficile et ne s'obtient qu'en lésant plus ou moins cette membrane et en détruisant complètement les éléments ossifiables qui tapissent sa face interne.

Tous nos chiens ont été pendant les opérations soumis à l'action du chloroforme afin de leur épargner des souffrances inutiles. Ce moyen nous a paru concilier les intérêts de la science avec le désir d'annihiler l'élément *douleur* chez ces animaux.

Nos expériences se divisent en cinq séries dont les pièces pathologiques sont mises sous les yeux de l'assemblée.

La 1re *série* comprend dix résections sous-périostées d'une partie des diaphyses osseuses.

Neuf de ces expériences ont été pratiquées sur des chiens. Un seul cas de reproduction osseuse par le périoste conservé s'est montré chez un chien, un autre a offert un exemple de reproduction incomplète.

Une seule résection sous-périostée chez un lapin a été suivie de la reproduction de l'os.

Dans sept cas la guérison a été obtenue avec des résultats divers, mais sans reproduction osseuse. Nous avons eu une fausse articulation dans un cas, dans un autre une nécrose de l'extrêmité réséquée. Dans les autres cas, la guérison est survenue sans reproduction osseuse et comme toutes nos opérations ont été faites sur des membres pourvus de deux os, afin que l'os sain paralysât l'effet de la rétraction musculaire, nous voyons cet os doublé de volume dans le point correspondant à la résection. L'os intact semble sur ce point représenter le volume des deux os réunis, la conservation de la fonction est assurée par ce mécanisme.

La chirurgie pourra peut-être plus tard utiliser ce fait qui s'est reproduit aussi bien dans quelques cas de résections sous-périostées que pour les résections simples.

Il nous a paru aussi intéressant d'étudier le mode de cicatrisation des extrêmités sectionnées, lesquelles prennent la forme d'un cône qui semble surajouté à la surface sectionnée. Ces cônes se regardent par leur sommet et sont réunis par un ligament très-fort auquel on pourrait donner le nom de *gubernaculum ossis*. C'est dans ce ligament que se développent quelquefois des granulations osseuses indiquant une tendance à l'ossification. Le périoste est absolument étranger à la formation de ce ligament que nous avons retrouvé à la suite des résections sans conservation du périoste, aussi bien que pour les résections sous-périostées.

La formation des cônes osseux est aussi indépendante de la conservation du périoste, puisqu'on l'obtient en enlevant le périoste aussi souvent au moins qu'en les conservant. La production de ces cônes osseux parvient à combler la perte de substance osseuse, quand celle-ci ne dépasse pas un centimètre 1/2.

2ᵐᵒ *série*. — Résections diaphysaires sans conservation du périoste. — Nous voyons, par les pièces pathologiques, que d'une manière générale, nos résections sans conservation du périoste nous ont donné des résultats plus satisfaisants que les résections sous-périostées, dans les même conditions, chez les mêmes animaux. Evidemment ce fait est illogique, cependant il s'impose à nous, et nous ne pouvons l'expliquer qu'en attribuant ce résultat à la contusion du périoste conservé, contusion provenant des manœuvres auxquelles on est obligé de recourir pour obtenir l'isolement de cette membrane. Ainsi dans nos résections simples nous n'avons jamais eu de nécrose. Nous avons obtenu une régénération complète, chez le même sujet qui nous en a fourni dans les résections avec conservation du périoste ; puis d'autres régénérations complètes ou incomplètes, qui en somme, sur huit cas offrent des résultats bien supérieurs à ceux des résections avec conservation du périoste. Aucune de nos plaies n'a suppuré, et la guérison s'en est opérée toujours très-rapidement. Nous avons indiqué pour quelques résections sous-périostées, les différents mécanismes à l'aide desquels la nature pourvoyait au rétablissement des fonctions, quand il n'y avait pas de reproduction osseuse.

3me *série d'expériences.* — Existe-t-il une régénération osseuse par un lambeau de périoste transplanté, mais encore adhérent par un de ses points ?

Toutes nos expériences sur les chiens ont été absolument négatives. Lambeaux périostiques frontaux, lambeaux périostiques pris sur des tibias, aucun n'a reproduit du tissu osseux.

Chez les lapins nous avons obtenu deux fois des indurations très-manifestes qui n'ont pas persisté, ce qui nous a amené à penser que dans ces ossifications périostiques, il pouvait y avoir une certaine analogie avec le cal provisoire qui disparaît après un certain temps.

Chez d'autres lapins, nous avons obtenu des exostoses pyramidales persistantes au quarantième jour.

Mais sur un autre membre du même sujet, l'opération pratiquée quelques jours auparavant ne laissait plus voir qu'une exostose très-petite en voie de résolution.

4mo *série d'expériences.* — La transplantation de toutes pièces d'un lambeau de périoste dans un point quelconque de l'organisme où normalement il n'existe pas d'os, ne nous a fourni aucune reproduction osseuse ni chez le chien, ni chez le lapin.

5me *série.* — Les expériences 26, 27 et 28 ont trait à l'opération de l'évidement créé par M. Sédillot. Bien que cette opération trouve sa raison d'être dans les enseignements fournis directement par la clinique chez l'homme, nous avons pensé qu'il ne serait pas sans intérêt d'examiner les résultats de l'évidement sur des os sains, chez les mêmes sujets qui servaient à nos résections et dans les mêmes conditions. Dans les trois cas, nous avons enlevé les deux tiers de la longueur de la diaphyse, en n'intéressant que la moitié de son épaisseur, nous avons détruit complètement le canal médullaire et la moelle. Les épiphyses seules sont restées intactes ainsi que la bandelette osseuse qui les séparait. L'un de nos sujets était une vieille chienne.

Chez tous ces animaux, la restauration de l'os s'est opérée avec une rapidité remarquable et d'une manière si complète qu'il nous a paru inutile de répéter un plus grand nombre de fois cette opération.

L'évidement est donc une application chirurgicale très-heureuse des principes émis par M. Flourens ; c'est la création d'une véritable chirurgie nouvelle empêchant la mutilation de beaucoup de membres. C'est une méthode qui permet de ménager toutes les sources de régénération osseuse, surfaces osseuses sectionnées, périoste laissé en rapports normaux avec l'os, dans tous les points où cette membrane et l'os sont à l'état sain.

6mo *série.* — Nos expériences numéros 28 et 29, sont le commencement d'études sur des points spéciaux du corps où le périoste se présente avec des caractères qui nous paraissent aptes à la reproduction osseuse, à la tête, à l'omoplate, à la voûte palatine, etc. Nous voyons sur une de nos pièces une résection sous-périostée d'une portion de la voûte palatine, nous n'avons obtenu aucune reproduction osseuse le soixantième jour. Si nous avons sacrifié notre sujet à cette époque, c'était pour répondre à l'assertion d'un collègue, qui chez l'homme disait avoir obtenu une reproduction osseuse le trente-cinquième jour. Sans cette circonstance particulière, nous aurions prolongé notre expérimentation en dehors de cette limite de temps, et sans doute nous aurions constaté une reproduction osseuse.

L'autre pièce pathologique montre une reproduction osseuse par la dure-mère, à la suite d'une opération du trépan et l'ablation d'une rondelle osseuse de vingt-cinq millimètres de diamètre ; la reproduction est presque complète au cinquante-deuxième jour.

La plupart de nos expériences ont eu une durée de deux, trois mois et plus. On pourrait leur reprocher la brièveté de leur durée, quand on les compare aux expériences de B. Heine qui a attendu quelquefois pendant quatorze mois certains résultats. Nous ferons observer que Heine n'a pas toujours été aussi patient et que sa précipitation ou son retard à examiner les résultats de ses expériences pourrait bien quelquefois être attribué au désir de trouver des argumens favorables à la thèse qu'il voulait soutenir.

Jusqu'ici nous n'avons voulu examiner que les faits qui se produisent dans les premiers temps de la résection des diaphyses osseuses, et nous avons vu que quelquefois ce laps de temps de deux ou trois mois nous a suffi pour obtenir des reproductions complètes.

En somme, les résections sous-périostées, chez le chien, ne nous ont pas donné des résultats assez satisfaisants pour que l'on puisse songer à utiliser cette opération chez l'homme.

Du résultat constamment heureux d'expériences sur les chiens, on peut bien conclure à la *possibilité* d'un succès pareil chez l'homme, mais assurément les expériences du genre de celles qui nous occupent, venant à échouer ou offrant des résultats incertains chez le chien, ne sauraient réussir transportées dans le domaine de la chirurgie humaine.

En montrant les pièces pathologiques de nos trois expériences de résection longitudinale des diaphyses osseuses, avec évidement du canal médullaire et destruction de la moelle, nous avons constaté que cette opération n'entraînait aucune nécrose consécutive, que l'os se reformait parfaitement et très-rapidement aussi bien que le canal médullaire et la moelle. Ce fait seul, trois fois répété avec la même innocuité et d'une manière si complète prouve le peu de fondement de toutes les assertions qui ont accordé des fonctions ostéogéniques à la membrane médullaire ou à la moelle. Il est évident que l'élément médullaire ne joue aucun rôle dans la genèse osseuse, et que le périoste interne n'existe pas. Si accidentellement, il s'est présenté des ossifications prenant naissance sur la moelle, on ne saurait voir dans ces faits que des cas pathologiques analogues à l'ossification des artères, des plèvres, de l'endocarde, des muscles, etc.

L'innocuité consécutive des lésions de la moelle, nous amène à penser que la maladie décrite sous le nom d'ostéo-myélite ne serait autre chose qu'une ostéite profonde. Créer ainsi des entités morbides au moyen de dénominations nouvelles, c'est jeter un voile sur l'ignorance où nous sommes de certains faits pathologiques et donner cours dans la science à des erreurs dont le moindre danger est de satisfaire ceux qui se contentent de mots. N'avons-nous pas entendu à la Société de chirurgie de Paris, en juin 1864, M. Broca, démontrer que deux cas d'ostéo-myélite présentés par M. Chassagnac, étaient l'un un cas de nécrose et l'autre un abcès des os. Les faits d'ostéo-myélite cités par notre regrettable ami et collègue Th. Valette, Je les ai vus en grande partie et je n'ai vu autre chose que des ostéites profondes ou des nécroses.

TROISIÈME PARTIE.

APPLICATION A LA CHIRURGIE HUMAINE.

Enseignements fournis à la question de la régénération osseuse, par l'anatomie, la physiologie, l'anatomie pathologique, les expériences sur les animaux et l'observation clinique.

Dès le principe, la question doit être scindée en deux parties suivant qu'il s'agit du périoste à l'état sain, ou du périoste à l'état pathologique.

Nous avons vu que sous l'influence de l'inflammation, dans les cas d'ostéite suivie de nécrose, le périoste subissait des modifications importantes, son épaisseur était augmentée en même temps que sa vascularisation. D'autre part, les liens (prolongemens fibreux et vaisseaux) qui relient normalement l'os malade au périoste sont ramollis et se déchirent facilement à une certaine époque de l'évolution physiologico-pathologique. Dans ces conditions pathologiques nouvelles, le périoste est apte à la régénération osseuse, les exemples de reproduction osseuse ne manquent pas, on les retrouve dans tous les auteurs;

personne ne les a niés. Toute la question se résume donc en ceci : dans un cas de nécrose, y a-t-il avantage à dégager l'os nécrosé de ses adhérences avec le périoste, avant le commencement du travail de régénération osseuse, ou bien doit-on attendre la séparation complète du séquestre et la consolidation des productions osseuses nouvelles avant de procéder à l'ablation du séquestre ?

Voici en quelques mots, les raisons données par les partisans des résections sous-périostées, pour opérer au début de la maladie ou à tout autre moment de son évolution. Le périoste est l'organe producteur de l'os par excellence, en enlevant l'os malade primitivement on a un moule périostique très-régulier qui produit un os très-régulier.

On ne saurait accepter ces données qui ont besoin d'être sanctionnées par l'observation directe, et qui nous paraissent contraire aux enseignements fournis par la clinique. En opérant avant la séparation complète de l'os nécrosé, les limites de la nécrose ne sont pas encore connues, on peut enlever une fraction d'os trop grande ou trop petite. Le séquestre par sa présence, maintient la longueur normale de l'os pendant le travail d'organisation osseuse nouvelle, en s'opposant à la rétraction musculaire que l'on combat en vain par les appareils les mieux disposés.

Il faut encore supposer que la suppuration n'interviendra pas dans la plaie laissée par la dissection du périoste ; ce qui est l'exception.

Quant à la question de la régularité ou de l'irrégularité des productions osseuses nouvelles, cela se réduit aussi à des suppositions. Tout le monde sait qu'après l'élimination ou l'ablation d'un séquestre invaginé, par exemple, l'os de nouvelle formation d'abord volumineux et irrégulier ne tarde pas à reprendre son volume à peu près normal, après un temps variable, mais qui n'est jamais très-long. Les résections sous-périostées produisent-elles de meilleurs résultats ? Nous en doutons, et jusqu'ici on s'est montré très-discret à présenter des exemples de ces productions si régulières et si faciles à obtenir. Les succès se comptent et paraissent bien inférieurs aux résultats que donnent habituellement les opérations si simples de la nécrose,

Les résections sous-périostées ont encore un désavantage sur la pratique chirurgicale consacrée par le temps et l'expérience clinique, il est impossible au chirurgien de pratiquer l'opération à cette époque précise où le mal ne se traduit encore que par les modifications périostiques que nous avons signalées. Si ces opérations sont pratiquées trop tôt, on rencontre un périoste à l'état normal, et nous connaissons le résultat de ces opérations. Si le chirurgien opère au moment où déjà la reproduction osseuse nouvelle a commencé, n'y a-t-il pas danger d'un échec complet, en venant troubler un travail physiologico-pathologique en voie d'évolution ?

Les résections sous-périostées exposent aux pseudarthroses, au raccourcissement du membre, à l'absence de reproduction osseuse et comme compensation de tous ces dangers et même dans l'hypothèse d'un succès complet, elles ne donnent pas de résultats plus avantageux que la méthode ordinaire.

DES RESSOURCES CHIRURGICALES QUE LA RÉSECTION SOUS-PÉRIOSTÉE PEUT OFFRIR LOCALEMENT DANS LES CAS DE TUBERCULISATION OSSEUSE ET DE CARIE.

La tuberculisation et la carie désorganisent l'os et le périoste quand elles les atteignent. Le périoste reste à l'état normal dans le voisinage d'une carie, d'un point tuberculeux, toutes les parties malades, os et périoste, doivent être enlevées, tous les chirurgiens sont d'accord sur cette indication thérapeutique. Dans ces conditions, le chirurgien qui a recours aux résections sous-périostées est obligé de disséquer le périoste normal plus ou moins loin et de détruire soit par le feu, soit par l'instrument tranchant toutes les parties altérées. Dès lors, on demande aux partisans de la méthode sous-périostée, quel sera l'organe reproducteur de l'os, surtout si l'on songe combien les dissections du périoste sain offrent peu de chances de succès. Quand en présence de ces faits, nous mettons les résultats connus de l'évidement, l'hésitation est-elle permise?

Les limites qui nous sont données nous empêchent d'exposer les enseignements qui découlent de l'étude des différents exostoses.

DE LA RÉGÉNÉRATION OSSEUSE A PARTIR DU XVIII SIÈCLE JUSQU'A
NOS JOURS.

Après les travaux de Quesnay, sur les exfoliations du crâne suite de traumatisme, travaux qui nous prouvent combien la question de régénération osseuse avait été bien comprise et bien étudiée par l'Académie royale de chirurgie, nous trouvons, dans un mémoire de Bordenave (1), une observation de Laguernery, qui enlève les deux tiers d'un maxillaire inférieur (carie syphilitique). La conclusion du chirurgien est celle-ci. Cette observation semble prouver qu'il y a *eu réparation de la substance osseuse par des sucs auxquels le périoste aurait servi de moule et dont il a pu fournir une partie.*

Bordenave, après avoir cité plusieurs cas de régénération osseuse, à la suite d'ablation de séquestre, signale un cas dans lequel cette régénération n'eut pas lieu, à cause de l'âge avancé de la malade. *L'ossification du périoste a été probablement empêchée chez elle par son extrême vieillesse.*

Voilà donc la vieillesse clairement indiquée comme cause de non-reproduction osseuse.

Joachin Schrader, habile chirurgien, donna ses soins à un malade, chez lequel, la partie moyenne du tibia s'était entièrement séparée des extrémités dans l'étendue de six travers de doigt. La nature répara, dans la suite, la continuité de l'os, par la formation d'un tissu ossiforme (2). Job, à Mek'ren (3), a enlevé la diaphyse d'un humérus et trois fœmurs : « La matière ossiforme ne trouvant plus d'accès dans l'os nécrosé s'est épanchée dans le voisinage et a produit une substance qui en tenait lieu. »

Dans toutes ces observations, il ne manque que le mot résection sous-périostée pour leur créer une place parmi les observations nouvelles.

Dangerville, membre de l'Académie royale de chirurgie, donne l'observation de l'ablation complète d'une clavicule. Le

---

(1) *Mémoires de l'Académie royale de chirurgie*, encyclopédie des sciences médicales, tome 1ᵉʳ, page 54.

(2) Ruysch. Theca 6 reposit IV, n. 11, opera omnium, tome 1ᵉʳ, page 55.

(3) Job, à Meck'ren, obs. médico-chirurgi. Caput LXIX.

fait se passe à l'Hôtel-Dieu de Paris, dans le lieu même où 80 ans plus tard, Blandin devait répéter la même opération avec des résultats moins heureux.

(1) « Moreau qui examina cette clavicule avec Dangerville, « la trouva dénudée de son périoste et cariée pas ses deux « extrémités, l'os isolé, vacillant, n'était retenu que par la « peau, aussi Moreau l'enleva-t-il avec beaucoup de facilité, « il lui suffit de le pousser et d'en faire passer l'extrémité à « travers l'ulcère de la peau pour le saisir et en faire l'extrac- « tion. Déjà, à la place de la clavicule enlevée existait un corps « dur et solide qui en remplissait les fonctions. » Le malade meurt par suite d'autres accidents pathologiques du côté de la cuisse. Dangerville extrait la clavicule de nouvelle formation et l'envoie à l'Académie. La longueur et la solidité du nouvel os ne le cédaient en rien à une clavicule ordinaire. Lamblot fait un rapport remarquable sur ce fait, il constate une nécrose de la clavicule et prouve que la réparation osseuse s'est faite *par le périoste, par les portions d'os restées saines et par les tissus ambiants.*

Nous indiquons dans notre mémoire plusieurs autres cas de nécrose dont tous les phénomènes d'évolution pathologique sont parfaitement étudiés.

Chopart, Scultet, Ledran, David, Petit, etc., ont laissé, sur ce sujet, des travaux auxquels le temps et l'expérience ont donné leur sanction. Dans tous ces cas de nécrose suivis de régénération osseuse, l'art a attendu la formation osseuse avant de procéder à l'ablation du séquestre.

Cependant, M. Ollier cite une observation de Cartier, chirur- gien chef de l'Hôtel-Dieu, de Lyon, qui enleva un séquestre du tibia avant la consolidation des parties (2). La régénération osseuse eut lieu néanmoins. Ce n'est là assurément qu'un fait exceptionnel.

Après les travaux des chirurgiens du XVIIIe siècle, on ne s'occupa plus du périoste, qu'au point de vue des fractures. C'est à ce sujet que Dupuytren, s'inspirant des travaux de Fou-

(1) *Mémoires de l'Académie royale de chirurgie,* tome 3, page 310 et 311.
(2) Pièces d'observations de chirurgie faites à l'Hôtel-Dieu de Lyon, 1802, page 213. Cartier.

geroux et de Duhamel, émit sa théorie sur la formation du cal;
nous n'avons pas à nous en occuper ici. Quoique, dans la question des résections osseuses, la conservation du périoste restât
à peu près dans l'oubli, nous voyons MM. Malgaigne et Sedillot,
dans leurs traités de médecine opératoire, engager les chirurgiens à ménager cette membrane surtout chez les jeunes enfants, parce qu'à ce moment, elle peut fournir la matière d'un
os nouveau (1).

En 1832, les expériences de Heine attirèrent de nouveau
l'attention sur les fonctions ostéogéniques du périoste.

Textor transporta, dans le domaine chirurgical, les données
scientifiques nouvelles, les résultats ne furent pas très-heureux; ces opérations se pratiquaient en grande partie sur des
os cariés.

En 1844, Blandin fit la résection sous-périostée de la clavicule; on sait quel fut le résultat de cette opération.

Dans ces derniers temps et après beaucoup d'autres travaux
sur les fonctions physiologiques du périoste, M. Flourens
arriva à formuler d'une manière nette et précise les avantages
que la chirurgie pouvait retirer de la conservation du périoste.
C'est pour réaliser, dans la pratique, ces données du savant
physiologiste que M. Sédillot a créé l'évidement, qui est assurément le seul progrès scientifiquement accepté et accompli
depuis que l'attention des chirurgiens de nos jours s'est fixée
sur la question des fonctions du périoste, en tant qu'organe de
reproduction osseuse.

Il nous reste à parler d'une série de faits dus en partie à
M. Larghi de Verceil, parce que ces faits nombreux apparaissent comme nouveaux points de départ de la chirurgie des
résections sous-périostées. Quand, pour la première fois, j'ai lu
ces travaux, il m'a semblé voir une série de miracles, éclos
sous l'influence des ardeurs du ciel d'Italie, tant ces faits sont
en dehors de ceux dont nous sommes témoins tous les jours
dans nos hôpitaux.

Dans notre travail principal, nous avons analysé les observations publiées par M. Larghi, et nous sommes forcés de ne

____

(1) *Médecine opératoire.* — Malgaigne, 1834, page 230. — Sédillot, 1846,
page 372.

les accueillir qu'avec la plus grande réserve. En général, les données sont insuffisantes pour asseoir le diagnostic de l'affection morbide, les détails opératoires sont si incomplets, si en désaccord avec ce que nous savons de la nécrose, de la carie, etc., qu'en présence des résultats miraculeux énoncés, il ne nous reste que le doute. Nous pensons donc que la science ne saurait accepter de tels documents.

M. Borelli, chirurgien de Milan, a publié un cas de succès après une résection sous-périostée d'une partie de la diaphyse humérale (1). Ce chirurgien distingué croyait à une carie, mais la première incision faite, il trouva un séquestre central. L'indication opératoire était bien précise, mais M. Borelli crut devoir poursuivre son idée et faire, quand même, une résection sous-périostée. Au bout de quatre mois, la régénération de l'humérus pouvait être considérée comme complète.

Nous ne dirons pas toutes les difficultés opératoires que M. Borelli a dû vaincre, l'hémorrhagie fournie par l'artère nourricière de l'os, les dangers d'une suppuration abondante et prolongée; nous nous contenterons de l'hypothèse d'une ablation ordinaire de séquestre; il est évident que le patient y eût gagné.

Nous avons lu avec soin toutes les observations de résections sous-périostées publiées dans ces derniers temps : celles de MM. Maisonneuve, Chassaignac, Nélaton, Barrier ; aucune de ces observations ne nous a permis de voir, dans l'opération nouvelle des résultats supérieurs à ceux que la chirurgie obtient par d'autres voies bien connues, souvent ce résultat des résections sous-périostées nous a paru peu avantageux surtout au point de vue de l'intérêt du malade.

M. Ollier a eu l'obligeance de nous montrer plusieurs résections sous-périostées de métatarsiens, dans son service à l'Hôtel-Dieu de Lyon; il y a eu quelques cas de guérison, mais ces cas ne prouvent pas ce qui est à prouver, c'est-à-dire la régénération osseuse par le périoste disséqué. Quelquefois la partie enlevée a été peu considérable, nous avons expliqué le mécanisme de la guérison, dans cette circonstance, en dehors

____

(1) Cenni storio-pathologici esterno alle resezioni sotto-periostei (Torino, 1858).

de l'intervention du périoste. Dans d'autres cas, où la perte de substance avait été plus considérable, il y avait raccourcissement de l'os. Chez d'autres opérés, nous avons trouvé, au bout de quatre mois, des trajets fistuleux qui indiqueraient parfaitement combien l'intervention des résections sous-périostées avait été nulle. Nous avons vu une jambe sur laquelle M. Ollier avait enlevé, par résection sous-périostée, dix-sept centimètres du tibia, des accidents étaient survenus, un érysipèle phlegmoneux du membre avec son cortége obligé. Nous avons vu le membre au cinquième mois après l'opération, nous ne saurions rendre l'impression pénible que nous avons éprouvée ; ce membre coudé, aplati, offrait un aspect horrible, volume double de l'état normal, chairs affaissées, œdématiées, trajets fistuleux ; tel était l'état de ces parties, on ne sentait du reste aucune trace de reproduction osseuse : on a dû amputer ce membre ou le malade est mort.

Nous cherchons en vain, dans les cas de nécrose, de tubercule et de carie des os, une indication à l'application logique des résections sous-périostées. Les rares succès obtenus d'après cette méthode nous paraissent inférieurs aux résultats des opérations consacrées par le temps et l'expérience.

Si, au contraire, nous examinons les résultats de l'évidement, nous trouvons que cette méthode a sa raison d'être dans la physiologie du système osseux, dans les études pathologiques et dans les enseignements cliniques. Cette opération seule restera dans la science comme résultat de tous les travaux publiés dans ces derniers temps sur le système osseux.

Nous croyons devoir dire en peu de mots ce qu'est l'évidement, ses indications et sa consécration scientifique par l'expérience clinique.

« L'évidement est une opération par laquelle on creuse et « on excave un os pour en séparer les parties malades et n'en « laisser que les couches saines, périphériques, corticales ou « sous-périostées immédiates (1).

Telle est la définition que M. le professeur Sédillot donne de l'évidement.

Les avantages de cette méthode sont : 1º de n'enlever que

(1) De l'évidement des os, le docteur Sédillot, 1860, Paris, page 106.

les parties malades ; 2º de ménager, en vue de la régénération osseuse, toutes les sources de reproduction, les surfaces osseuses saines d'abord, et ensuite la couche profonde du périoste dont les cellules ossifiables restent intactes et en rapport physiologique avec la couche osseuse superficielle. Aussi mince que puisse être cette couche osseuse superficielle, elle suffit pour protéger les cellules plastiques qui doivent concourir à la régénération osseuse. C'est là une application chirurgicale très-heureuse des théories de M. Flourens.

De plus, les attaches musculaires, tendineuses, aponévrotiques sont conservées, ce qui ne saurait avoir lieu par les résections sous-périostées. L'os se reproduit avec sa forme, sa longueur et ses rapports, résultats que l'on demanderait en vain à la méthode sous-périostée.

Les indications à l'opération de l'évidement sont nombreuses ; nous trouvons les ostéites aiguës et chroniques, les ostéites suppurées entretenues par la présence de petits séquestres ou consécutives à l'extraction ou à l'élimination de ces corps étrangers ; les ramollissements graisseux avec suppuration du tissu spongieux de l'os, les caries profondes, les tubercules des os, les enchondrômes bornés à une partie de la longueur des os. L'opération elle-même est d'une innocuité parfaite, les hémorrhagies, lorsqu'elles se présentent, sont facilement arrêtées; quant aux accidents consécutifs, on arrive à les conjurer en suivant les règles de pansements tracées par l'éminent professeur de Strasbourg.

Si maintenant nous demandons à l'expérience clinique de se prononcer sur la valeur de la méthode de l'évidement, nous trouvons déjà enregistrés des exemples de succès assez nombreux pour assurer l'avenir scientifique de cette opération. A Strasbourg, MM. les professeurs Sédillot, Rigaud, Hergott, Bœckel ; à Lyon, M. le professeur Desgranges, ont fourni à la science une série d'observations qui témoignent en faveur de l'évidement. M. le docteur Ehrmann, aujourd'hui médecin en chef de l'armée française au Mexique, a eu recours, en Afrique, avec succès, à l'évidement, pour des accidents consécutifs à une blessure du tibia par un coup de feu. Pour nous-même, dans deux circonstances, cette opération nous a permis d'éviter une amputation de cuisse et une amputation partielle de pied.

Voyons maintenant ce que le périoste normal disséqué a donné à la chirurgie en tant qu'organe de reproduction osseuse.

Ces faits sont peu nombreux ; en première ligne nous trouvons les cas de restauration de la voûte palatine par le périoste conservé (opérations de Langenbeck) ; nous n'avons pas vu ces reproductions, et Heyfelder qui les a vues reste dans le doute sur le fait de la reproduction. Que devons-nous croire ? Cependant nous pensons que cette reproduction osseuse peut se faire, parce que, sur ce point, le périoste offre à l'état normal la structure que l'on rencontre sur la même membrane, à l'état pathologique, quand elle est apte à la régénération des os.

A côté des faits de Langenbeck, nous trouvons celui de M. Demeaux, restauration de la voûte palatine qu'un coup de feu avait brisée (séance de l'Académie des sciences du 2 décembre 1861).

Nous avons vu, quatre mois après l'opération, la restauration du nez d'un malade par M. Ollier. Dans cette opération, il y avait à distinguer : 1° l'ostéoplastie directe, laquelle a parfaitement réussi ; 2° l'ostéoplastie indirecte, c'est-à-dire l'ostéoplastie au moyen d'un lambeau de périoste disséqué et abaissé sans torsion du pédicule sur les surfaces saignantes. Nous n'avons trouvé aucune reproduction osseuse qui puisse être attribuée au périoste frontal appliqué sur le nez. M. Ollier lui-même (1) présente la réussite sous forme dubitative ; pour nous, il n'y a pas de doute, le périoste sain disséqué n'a pas donné d'os : l'individu vit encore, on pourrait l'examiner.

Après tant d'efforts, on en est encore à désirer chez l'homme un exemple irrécusable de reproduction osseuse par le périoste normal disséqué.

En 1858, M. Ollier, à la suite de ses expériences sur les lapins, nous disait : « L'ostéoplastie périostique, c'est-à-dire « l'opération qui a pour but la production artificielle du tissu « osseux par le périoste transplanté, est dès aujourd'hui une « tentation rationnelle, elle a son principe et sa raison « d'être (2). »

____

(1) *Gazette hebdomadaire*, année 1861, page 752.

(2) Des moyens chirurgicaux de favoriser la reproduction des os après les résections, docteur Ollier, Paris 1858.

En 1858, assurément M. Ollier pouvait regarder comme rationnelles les tentatives de transplantation du périoste, mais aujourd'hui, en 1864, nous aurions vu avec plaisir M. Ollier reconnaître que ses tentatives n'avaient pas été suivies de succès chez l'homme, et que les mêmes insuccès obtenus chez le chien avaient pour conséquence d'éloigner désormais les chirurgiens de la pratique d'opérations semblables.

Si la transplantation de lambeaux de périoste adhérents par une de leurs extrémités n'a jusqu'ici fourni, chez l'homme, aucun exemple de régénération osseuse, à plus forte raison, nous devons rejeter de la pratique la transplantation périostique de toutes pièces, dans des points où il n'existe pas normalement du tissu osseux.

Le principe des résections sous-périostées peut-il intervenir favorablement dans la thérapeutique du traumatisme osseux à la suite des plaies d'armes de guerre ?

C'est en vain que nous cherchons la plus petite indication, nous n'en trouvons pas. Les partisans des résections sous-périostées ne sauraient avec justice s'approprier le précepte de conserver le périoste quand il est sain. Il y a longtemps que, dans les résections ordinaires, Champion, de Bar-le-Duc, et Roux, de Saint-Maximin, ont posé ce précepte de conserver toutes les parties qui ne sont pas lésées.

Résumant en quelques mots la réponse à la question posée par le Congrès médical, nous dirons que dans les maladies des os, nécrose, carie, tubercules osseux, nous avons cherché en vain sur quelles données scientifiques pouvait s'appuyer l'intervention des résections sous-périostées. La thérapeutique chirurgicale de la nécrose est et restera régie par l'enseignement clinique sérieux que le temps et l'expérience ont sanctionné.

L'évidement, pour les cas de carie et de tubercule des os, offre des avantages que l'on ne saurait contester, une innocuité parfaite et des succès constants. Cette opération constitue le seul progrès chirurgical effectué depuis les recherches modernes sur le tissu osseux.

Pour tout ce qui regarde le traumatisme récent des os, les résections sous-périostées sont impuissantes à réaliser le moindre progrès.

Les greffes périostiques n'ont jusqu'ici donné aucun exemple de succès, en dehors de la classe d'animaux qui ont servi aux expériences de M. Ollier, et cependant, depuis six ans, les efforts scientifiques n'ont pas manqué.

Nous sommes donc autorisé à dire que la science doit abandonner cette voie stérile et dangereuse. La chirurgie positive ne saurait accepter comme faits accomplis des promesses brillantes dont la réalisation chez l'homme a été impuissante à se produire, malgré six années de travaux incessants et de tentatives hardies; au premier jour comme au dernier le progrès se résume en la réussite de quelques expériences sur des animaux d'un ordre inférieur.

III.

QUELS PROGRÈS
LA CHIRURGIE DOIT-ELLE AU PÉRIOSTE?

Par le Dr DESGRANGES

Ex-chirurgien en chef de l'Hôtel-Dieu de Lyon.

Depuis quelques années, nous avons reçu, plusieurs fois, du haut de la tribune académique, l'annonce d'une *chirurgie nouvelle;* bien souvent aussi dans les publications récentes, nous avons entrevu la confiance que, grâce aux travaux actuels, la science était enrichie de lois inconnues jusqu'ici; lois capables cependant de révolutionner la pratique.

Serions-nous donc arrivés, me disais-je, sous l'impression des premières promesses, à l'une de ces grandes périodes historiques où quelque génie supérieur vient ouvrir une voie nouvelle et montrer que les croyances les plus fermes ne sont qu'un leurre, les procédés les plus usuels qu'un reste d'aveugle empirisme?

Au fait, me disais-je encore, dans mon étonnement et à travers un léger nuage d'incrédulité, A. Paré n'a-t-il pas, à l'aide d'un simple fil, proscrit à tout jamais le fer incandescent pour les amputations ? n'a-t-il pas, par une observation fine, érigé en loi générale la suppression de l'huile bouillante dans le traitement des plaies d'armes à feu ? et, pour arriver tout de suite à notre époque, n'avons-nous pas vu naître la ténotomie, la lithotritie, l'écrasement linéaire ? n'avons-nous pas admiré et les malades n'ont-ils pas béni la bienfaisante révolution opérée à l'aide des agents anesthésiques ?

Donc, *il est sage d'attendre et d'observer*.

Cette résolution, je l'ai mise en pratique, lisant avec soin tout ce qui, dans les publications modernes, avait trait à la *prétendue chirurgie nouvelle*. Et maintenant, je dois le dire en toute sincérité, si j'ai vu briller de séduisantes promesses, j'ai trouvé peu de progrès réalisés; j'ai vu même des fautes dont l'origine remonte à des idées trop chaudement préconisées.

Aussi, ne suis-je pas un partisan dévoué du périoste, un admirateur de ses propriétés merveilleuses; toutefois, je n'en suis pas un détracteur systématique, et je voudrais de grand cœur que cette membrane pût tenir tout ce qu'on promet en son nom.

L'objet de ce travail est donc de réunir dans un cadre limité tout ce qui a trait à cette question; et cela, dans le but de débrouiller les faits acquis, des espérances théoriques, la réalité, des illusions,

Si dans le cours de cette discussion, j'ai le malheur de me trouver en désaccord avec d'excellents confrères, j'espère qu'ils voudront bien ne pas se formaliser de ma critique. Je puis bien ne pas accepter leurs conclusions, je puis les combattre même avec l'énergie d'une conviction bien arrêtée; mais on me trouvera toujours disposé à rendre justice à des efforts patients, laborieux, lors même que les résultats obtenus sont inadmissibles.

Trop souvent, presque toujours, l'homme ne peut arriver à la vérité qu'après s'être péniblement dégagé d'une foule d'erreurs.

I.

PROMESSES THÉORIQUES.

A. *Conservez le périoste, il vous rendra de l'os, attendu que cette membrane est la génératrice principale du système osseux.*

Et comme preuve à l'appui de cette proposition, se déroule une longue série d'expériences faites sur des animaux inférieurs en vue d'établir la régénération du fémur, du tibia, du cubitus, etc.

Or, je le demande, peut-on logiquement conclure du lapin à l'homme ? Ne sommes-nous pas en droit de repousser de pareilles tendances, lorsque surtout ces expériences ont été faites sur de très-jeunes lapins et que, répétées sur des lapins adultes, elles ont le plus souvent échoué ; à moins qu'on ne veuille soutenir ce paradoxe qu'une expérience positive chez un jeune lapin, négative chez le lapin adulte, doive redevenir positive chez l'homme.

D'ailleurs, la plupart des expériences de régénération osseuse, jugées convaincantes chez les jeunes lapins, sont restées sans résultat chez le chien, ainsi que l'établissent de nombreuses recherches faites par M. le docteur Marmy, chirurgien en chef de l'hôpital militaire des Collinettes, à Lyon ; recherches entreprises en vue de contrôler des assertions trop affirmatives et trop facilement acceptées sans conteste. Souvent notre habile confrère a vu l'os se régénérer mieux quand le périoste avait été détruit que lorsqu'il avait été conservé.

Les plus belles reproductions osseuses sont celles qui se sont effectuées par l'os lui-même, lorsqu'on avait profondément excavé la diaphyse d'un os long. Le cylindre osseux se reproduisait avec une perfection rare, reprenant à l'extérieur ses formes normales et présentant au centre le canal médullaire ; tandis que toutes les expériences, dans lesquelles le périoste seul a été conservé, ont été suivies d'un raccourcissement considérable ou d'une déviation du membre.

La plupart des pièces de Heine, examinées par M. le professeur Sédillot, présentent des vices radicaux de conformation que n'ont point assez mentionnés les partisans du périoste.

Comment les propagateurs des propriétés ostéogéniques du périoste ne voient-ils pas qu'ils se mettent en contradiction avec eux-mêmes, quand ils assimilent la régénération des os à la formation du cal?

Prenez un os long, le fémur, si vous voulez; supposez-le brisé par une fracture transversale, en *rave*, suivant l'expression consacrée, et dites-moi la part que peut prendre le périoste à la formation du cal provisoire? Est-ce le périoste qui fournit la cheville développée dans le canal médullaire? Non, bien évidemment. Est-ce encore le périoste qui dépose toute cette masse de cal provisoire interposée entre les fragments? Non, encore une fois; car je le demande, quelle quantité de matière ossifiable peuvent fournir les bords du périoste déchiré, zone linéaire circonscrivant les surfaces osseuses, mises à découvert par la fracture? Tout au plus pourriez-vous revendiquer pour le périoste la virole extérieure du cal provisoire, et en vous l'accordant, ferions-nous encore des réserves en faveur de l'opinion de Heine et de beaucoup de chirurgiens qui admettent que le cal provient de sources très-diverses, savoir : le *périoste, l'os lui-même* et les *parties molles environnantes*.

Au lieu de soutenir que le périoste régénère les os, il serait plus près de la vérité de dire que le périoste livré à lui-même, baigné par la suppuration, et *en dehors de la nécrose*, ne reproduit pas d'os (1).

B. *On peut faire de l'os avec du périoste, et en donnant au périoste telle ou telle forme, telle ou telle direction, on peut diriger l'ossification à son gré.*

Chez de très-jeunes lapins, animaux si commodes pour la physiologie expérimentale qu'on en tire à peu près tous les

---

(1) Ici se trouvait, dans mon manuscrit, un fait qui a été l'objet d'une contestation au sein du Congrès médical. Comme il était d'une importance secondaire, je l'ai supprimé, bien qu'il fût exact; car je tiens à dégager de toute objection les bases de ce travail et à concentrer la discussion, — s'il s'en élève une, — sur les points essentiels de mon argumentation.

résultats désirés, c'est possible ; mais chez l'homme, qu'un lambeau de périoste, complètement isolé ou seulement adhérent par sa base, puisse donner de l'os, voilà ce qui ne saurait être admis légèrement ; voilà ce qui n'a jamais été tenté. C'est donc, en définitive, une promesse purement théorique, limitée à la physiologie, et qui jamais ne pourra donner lieu à un progrès pratique. A plus forte raison, dois-je laisser de côté la faculté qu'a le jeune lapin de fournir de l'os, pourvu qu'on sème dans ses chairs du blastème périostique, véritable graine que l'on recueille à volonté, que l'on dépose, à son gré, dans un muscle, et qui, là, fructifie et donne de l'os pour prix de cette culture.

Enfin, que devons-nous penser de cette force autogénique du périoste, en vertu de laquelle il pourrait se reproduire deux et trois fois, après avoir été détruit, et subvenir, envers et contre tous, à la restauration du système osseux?

Le périoste disparu renaîtrait avec une telle puissance qu'on se demande, en vérité, quelle portée peuvent avoir tous ces préceptes de le conserver avec soin. Qu'importe de l'enlever, puisqu'il se reproduit toujours? A quoi bon s'en inquiéter, quand on opère sur les os, puisque, sacrifié, il se reforme et produit de l'os aussi bien que si on l'avait conservé.

Voilà donc, entre plusieurs idées théoriques, une contradiction flagrante ; pour vouloir trop prouver, on arrive à se combattre soi-même.

Dès lors, et jusqu'à meilleures preuves, le doute est rationnel ; dès lors aussi, pour le praticien, la nécessité de ne point sortir d'une sage réserve.

C. *Le périoste est le tissu qui contracte le plus facilement une adhésion immédiate avec l'os. Aussi, serait-ce une chose très-utile, après une amputation, que de recouvrir le bout de l'os et d'en boucher le canal médullaire avec un lambeau de périoste.*

Voilà la promesse théorique et la déduction pratique qui en découle. Si, de la sorte, on pouvait favoriser l'adhésion immédiate, prévenir les suppurations profondes, éloigner les accidents formidables qui suivent les grands traumatismes, il y aurait progrès réel et service patent rendu aux amputés. Mais, par malheur, les faits viennent encore ici donner à la théorie un éclatant démenti. La manchette ou le lambeau périostique destiné à recouvrir la surface de section de l'os, a peu de tendance à la réunion immédiate, beaucoup de propension, au contraire, à la rétraction et à la suppuration. Ce n'est point dirigé par des vues de l'esprit que je combats des assertions purement théoriques; c'est, au contraire, appuyé sur des faits que je viens affirmer l'inanité de la conservation du périoste dans les amputations.

J'ai pratiqué cinq amputations en ménageant un lambeau ou une manchette périostique, et les résultats obtenus ont été assez peu encourageants pour que j'aie renoncé plus tard à cette modification opératoire.

Des cinq opérés, deux sont morts assez rapidement pour qu'il soit juste de les éliminer de la statistique. Des trois autres qui ont survécu, l'un âgé de 19 ans, a été amputé de la cuisse avec lambeau périostique, et chez lui, si la réunion a été immédiate dans les trois quarts de la plaie, il s'est établi, dans le dernier quart, une suppuration profonde venant de l'os, par défaut nécessairement d'adhésion immédiate du périoste à la surface osseuse.

Le deuxième malade, âgé de 30 ans, fut amputé du bras avec conservation du périoste ; il eut une réunion immédiate d'un côté, suivant la moitié de l'étendue de la plaie, tandis que de l'autre côté, dans une étendue équivalente, il eut une suppuration profonde venant de l'os, preuve irrécusable de la non-réunion immédiate du périoste à l'os sectionné.

Le troisième cas est celui d'une jeune femme de 25 ans, amputée de la cuisse avec conservation d'un lambeau périostique, laquelle eut à subir tous les ennuis d'une ostéite du moignon, d'une suppuration osseuse et de fistules intarissables, si bien qu'à sa sortie de l'hôpital, trois mois après l'opération, elle n'était pas encore guérie.

Ce dernier cas, je l'avoue, m'arrêta dans la voie des essais, et je revins d'autant plus volontiers aux procédés sans conservation du périoste, que je soignais à la même époque deux jeunes malades amputés du bras à la manière ordinaire, et qui guérirent très-vite, sans autre suppuration que celle des trajets des ligatures, c'est-à-dire avec les bénéfices de la réunion immédiate.

Ainsi, d'une part, des réunions immédiates sans périoste, et d'un autre côté, des suppurations profondes avec le périoste, enseignement assez clair, je crois, duquel je puis tirer les conclusions suivantes :

1° Le périoste n'a pas une tendance notable à se réunir immédiatement à l'os dans les amputations, lorsqu'en opérant on a conservé un lambeau de cette membrane ;

2° Les parties molles et le tissu osseux peuvent se réunir ensemble par une adhésion immédiate.

D. *Dans les fractures comminutives, si les fragments font saillie et qu'on doive en pratiquer la résection, la conservation du périoste diminuera les complications.*

Théoriquement cela doit être, puisqu'on veut que le périoste puisse régénérer l'os avec une admirable facilité ; en pratique, rien n'est plus inexact. Cette idée, d'ailleurs, n'a pas été très-favorablement accueillie par la Société de chirurgie, lors de la discussion soulevée à ce sujet.

M. Verneuil lui-même, le brillant défenseur du périoste, n'a présenté que sous forme dubitative l'utilité du périoste conservé dans un cas de fracture comminutive, où il avait dû pratiquer la résection des fragments. (Séances des 8, 15, 22 avril 1863.)

M. Huguier nie catégoriquement les avantages de ce procédé, et dans tout ce qui a été présenté à ce sujet, il ne voit pas qu'on montre des résections osseuses faites pour des cas traumatiques récents et suivies de la régénération de l'os. (*Gazette des Hôpitaux*, p. 196, 1863.)

M. Voillemier a vu deux fois le périoste conservé dans des fractures compliquées disparaître au bout de quelques jours, détruit par la suppuration (*Gazette des Hôpitaux*, p. 208, 1863). Dans d'autres cas, au contraire, le périoste n'a pas été ménagé, et la consolidation n'en a pas moins eu lieu. De sorte que la présence ou l'absence du périoste dans les lésions de cette nature est absolument indifférente.

Une fois, il m'a été donné d'apprécier par moi-même ce que peut, ou plutôt ce que ne peut pas le périoste dans les fractures compliquées.

Un homme, âgé de 50 ans environ, est reçu dans mon service, à l'Hôtel-Dieu, au commencement de 1862, pour une fracture compliquée de la jambe gauche, au tiers inférieur.

Le fragment supérieur faisait une saillie considérable, et la réduction en était impossible. M. le docteur Delore, chirurgien en chef désigné de la Charité, pratiqua la résection de la pointe osseuse en conservant le périoste. Quinze jours plus tard, quand je repris le service, je reconnus que les soins les mieux entendus avaient été donnés à ce malade ; il allait aussi bien que possible ; mais il n'y avait point de lambeau périostique apparent. Je le cherchai en vain, rien ne me rappela sa présence ; partout c'étaient des bourgeons charnus, comme après les résections pures et simples ; bourgeons au milieu desquels on apercevait les fragments osseux non encore recouverts sur tous les points. En somme, je défie que l'œil le plus exercé eût rien vu là qui sortît de l'ornière pathologique la plus vulgaire.

La suppuration fut abondante ; elle dura longtemps. La guérison fut traversée par plusieurs abcès circonvoisins. Nous vîmes la réaction générale proportionnelle aux accidents locaux. Mais, en définitive, après au moins trois mois, la plaie se cicatrisa et la consolidation fut obtenue. Ce malade a donc guéri comme tous ceux qui ont le bonheur d'échapper aux fractures compliquées ; ni les suites, ni la consolidation n'ont présenté des variantes notables ; la conservation du périoste a donc été ici un incident sans portée pour le blessé, une simple concession faite aux idées du moment.

D'où je conclus, d'après mes impressions personnelles et comme conséquence de la discussion soutenue au sein de la Société de chirurgie, que la conservation du périoste dans le traitement des fractures comminutives est de nulle valeur.

II.

DÉFECTUOSITÉS DE LANGAGE. — FAITS CONTESTABLES.

§ I.

A. — Un langage favori des expérimentateurs et des propagateurs de la prétendue chirurgie nouvelle est celui-ci : *Résection sous-périostée, reproduction de l'os*; expressions qui font image, mais qui trop souvent donnent de la réalité une bien fausse idée.

Si, par exemple, j'ouvre la dernière publication de M. le professeur Sédillot (*Gazette médicale de Strasbourg*, 28 juin 1864) sur les collections de Heine, au musée de Wurzbourg, je vois sur les titres de chaque pièce trois points en relief : *Extirpation de l'os, conservation du périoste, reproduction de l'os ;* si bien que disparaissent dans l'ombre les défectuosités graves signalées par M. Sédillot, suivant la forme et l'épaisseur, et surtout suivant la longueur de l'os reproduit. Il ne suffit pas, en effet, qu'il y ait à la suite d'une expérience ou d'une opération, des dépôts osseux pour que l'on puisse annoncer une régénération de l'os ; il faudrait la réapparition de l'os avec ses qualités.

Et d'abord, cette expression de résection sous-périostée est-elle bien rigoureuse ? Non, car elle tend à établir un rapprochement entre ces opérations et les opérations sous-cutanées, quoique, en réalité, il n'y ait entre elles aucune analogie, les résections se faisant à ciel ouvert et laissant une plaie plus ou moins vaste au contact de l'air. Mais laissons de côté cette incorrection bien légère, comparativement à d'autres vices de langage de nature à égarer plus sérieusement l'opinion.

On a donné bien des fois le nom de *résections sous-périostées* à de *simples ablations de séquestres* dans des cas de *nécrose,* comme s'il suffisait de changer le nom d'une opération pour la rajeunir de plusieurs siècles et lui imprimer un cachet de nouveauté. Je pourrais invoquer bien des faits à l'appui de mon assertion ; qu'il me suffise d'en citer quelques-uns.

M. Maisonneuve présente à l'Académie des sciences le tibia nécrosé d'un jeune homme dont il a fait avec le plus grand succès l'extirpation sous-périostale (séance du 18 mars 1861). (*Gazette hebdomadaire*, 1861, p. 203).

Pourquoi cette opération est-elle appelée sous-périostale ? Ne fait-on pas toujours ainsi ?

Une autre fois, c'est un homme auquel il enleva, en 1854, le maxillaire inférieur nécrosé, en respectant le périoste. L'os s'est reproduit, et même d'une façon si régulière que la difformité n'est presque plus apparente aujourd'hui (séance du 1er avril 1861). (*Gazette hebdomadaire*, 1861, p. 235.)

M. Demarquay a présenté à l'Institut, comme opérations sous-périostées suivies de régénération osseuse, une ablation de maxillaire inférieur nécrosé et l'extirpation d'un long séquestre de fémur également nécrosé (séances du 7 janvier et du 15 octobre 1861). (*Gazette hebdomadaire*, 1861, p. 56 et 688).

M. Champenois a adressé à la Société de chirurgie plusieurs observations de nécroses, dans lesquelles l'ablation des séquestres a été suivie de « *régénération de l'os en substance et en forme par le périoste.* » (*Gazette des Hôpitaux*, p. 287, 1862).

Enfin, nous voyons M. Rizzoli (de Bologne), envoyer à la Société de chirurgie un long mémoire, où d'abord il réclame une large part de *gloire sous-périostique* en faveur des chirurgiens d'Italie, et dans lequel il présente en même temps une observation dont voici le titre : « *Nécrose de la mâchoire inférieure ; ablation de l'os entier avec conservation du périoste par l'intérieur de la bouche ; guérison et reproduction de l'os enlevé.* » (*Gazette des Hôpitaux*, 1863, p. 183).

Quelle vérité nouvelle veut établir l'auteur avec un pareil fait? Où voit-il une méthode nouvelle? A peine pourrait-il revendiquer un procédé? Telle fut l'impression générale ressentie par la Société de chirurgie, au sein de laquelle, dans une discussion brillante, MM. Velpeau, Huguier, Voillemier, Marjolin, Forget, Trélat, s'élevèrent contre cette confusion de langage, qui consisterait à décorer du nom de résections sous-périostées de simples ablations de séquestre, et à faire passer la régénération de l'os, dans les cas de nécrose, comme un fait nouveau, mis en lumière par les travaux modernes.

B. — Une fois, au sein de la Société de médecine de Lyon, j'ai entendu appeler *résection sous-périostée* de la clavicule un *véritable évidement* de cet os. C'était un homme d'âge moyen, qui, pendant longtemps, avait souffert d'une carie de la clavicule ; l'os était envahi par la maladie dans presque toute son étendue.

L'opération curative avait consisté :

1° A inciser la peau parallèlement à l'os, suivant une étendue de 10 à 12 centimètres ;

2° A inciser le périoste dans une étendue égale ;

3° A décoller le périoste de façon à en ménager, sur chaque lèvre de l'incision première, une bande large de 4 à 5 millimètres ;

4° A ouvrir une fenêtre à travers la coque osseuse pour pénétrer largement au centre de l'os malade ;

5° A enlever avec une *simple pince* tous les fragments osseux détachés ou ramollis, en allant jusqu'au périoste dans certains points, mais en respectant, dans la plus grande étendue de l'os, une couche corticale plus dure, moins altérée, véritable doublure du périoste.

L'os s'est reproduit dans les deux tiers internes, là où la couche osseuse avait été conservée ; il n'y a eu qu'une cicatrice fibreuse en dehors, parce que l'os était plus profondément altéré.

Rapprochez actuellement cette opération de l'*évidement* préconisé par M. le professeur Sédillot, et dites-moi où est la différence. Je trouve, au contraire, une identité parfaite entre les manœuvres de cette prétendue résection sous-périostée et les préceptes de l'évidement ; et je crois qu'il serait bon de laisser à chaque méthode ce qui lui appartient légitimement.

C. — J'ai vu plusieurs fois aussi donner le nom de *résections sous-périostées* à de *simples ablations de séquestre,* dans les circonstances les plus ordinaires et les moins compliquées.

Un jeune garçon avait une carie du premier métacarpien ; on lui fit une incision longitudinale ; on décolla 2 ou 3 millimètres de périoste ; puis, avec une pince, on enleva un petit séquestre complètement mobile, et ce travail si élémentaire, classique depuis des siècles, fut décoré du nom de résection sous-périostée.

Un autre malade, âgé de trente et quelques années, est affecté d'une nécrose limitée et superficielle de l'humérus, au niveau du col chirurgical. Le séquestre est mobile, les conditions générales sont bonnes, l'opération est décidée. — On taille un lambeau à base supérieure ; on enlève le séquestre ; on décolle un peu le périoste tout autour de la portion dénudée de l'os ; on rugine l'os en ce point, et tout ceci doit porter le nom de résection sous-périostée.

J'avoue que si j'avais été appelé à agir en pareil cas, je n'aurais vu là qu'une ablation de séquestre avec rugination de l'os ; j'aurais cru rester dans les vieux errements, bien en dehors de toute innovation ; et pourtant j'aurais suivi les idées actuelles, j'aurais fait du nouveau sans m'en douter..., juste comme M. Jourdain faisait de la prose.

Il serait donc temps que la chirurgie nouvelle voulût employer un langage moins émaillé d'équivoques ; il serait bon qu'elle donnât aux choses les noms les plus usuels et les mieux compris ; il serait à souhaiter enfin qu'elle acceptât les limites qui lui sont forcément tracées par les méthodes voisines.

§ II.

Quels sont les faits qui doivent appartenir à la chirurgie périostique ?

Si l'on en juge d'après M. Verneuil, c'est surtout dans la rhinoplastie, dans l'uranoplastie et dans quelques opérations préliminaires qui exigent le sacrifice de pièces osseuses saines de la charpente faciale, qu'il faut les chercher ; car les succès obtenus dans cet ordre de faits, dit-il, s'ils ne sont pas constants, sont du moins fort encourageants. (*Soc. de Chir.*, 13 mai 1863.) (*Vid. Gaz. des Hôp.*, 1863, p. 240.)

Eh bien ! ces succès dont parle l'habile orateur de la Société de chirurgie, sont-ils aussi encourageants qu'il le suppose ? Je ne le pense pas ; et cette divergence d'opinion me conduit à discuter des faits sur lesquels j'aurais préféré n'avoir pas à me prononcer ; je veux dire les rhinoplasties ostéo-périostiques de notre collègue, M. Ollier.

A. — Il est bien entendu qu'ici je n'aborde pas la question de la rhinoplastie d'une manière générale, malgré tous les motifs que je pourrais avoir de défendre les nez artificiels contre les nez chirurgicaux ; je concentrerai mes remarques sur le *rôle du périoste dans la rhinoplastie*, après avoir reconnu, si on le désire, que notre collègue a fait intervenir très-heureusement des pièces osseuses pour soutenir les éléments de ces restaurations.

Je ne sais pas au juste combien de malades a traités M. Ollier; mais j'ai pu, sur trois de ses opérés, me faire une opinion personnelle.

Le premier qui figure dans la *Gazette des Hôpitaux* (1862., p. 86), avait, après la guérison, un aplatissement complet de la racine du nez, et entre les deux angles oculaires on ne sentait rien qui ressemblât à la voûte osseuse du nez, rien qui donnât la sensation d'un os; tout rappelait au contraire une bride cicatricielle, dure, fibreuse et fortement tendue.

En exprimant ainsi des doutes sérieux sur la reproduction de l'os par le périoste frontal, suis-je en contradiction avec M. Ollier ? Nullement, puisque l'auteur n'ose pas être très-affirmatif sur la présence d'un os nouveau dans le lambeau cutané. Voici du reste ses propres expressions : « Quant à la « partie du lambeau cutané qui était doublée du périoste fron- « tal, elle durcit de jour en jour, et bien qu'on ne puisse pas « certifier qu'il y ait une lame osseuse continue, on n'explique « cette résistance que par la présence d'un tissu en voie de « s'ossifier. » Libre à M. Ollier de donner cette explication ; mais aussi libre à nous de ne point l'accepter, surtout quand nous retrouvons sur les cicatrices fibreuses tous les caractères qu'il fait valoir en faveur d'un os nouveau.

Le deuxième opéré, dont la rhinoplastie est certainement une des mieux réussies, *au point de vue chirurgical*, ne m'a pas semblé, plus que le premier, avoir une régénération osseuse par le périoste frontal. C'est toujours cette dureté des cicatrices fibreuses fortement tendues que l'épingle ne peut traverser; c'est donc même incertitude sur l'utilité du périoste en pareil cas. Les os seuls, compris dans l'autoplastie, jouent un rôle incontestable, rendu encore plus évident par l'affaissement du nez, au septième mois, lorsque la cloison nasale, attaquée de nouveau par le lupus récidivé, cesse de fournir un appui résistant (*Gaz. des Hôpitaux*, 1864, p. 350).

Vainement M. Viennois, auteur de l'observation, affirme-t-il que la régénération osseuse est complète, en s'appuyant sur la possibilité de traverser le lambeau avec une épingle pendant les trois premiers mois qui suivirent l'opération, et sur l'impossibilité, plus tard, de répéter la même expérience. Le doute reste légitime ; car tous ceux qui ont eu occasion d'opérer sur des brides de brûlure, sur des cicatrices du sein et même sur des cicatrices de la lèvre, organe perméable s'il en est, savent quelle résistance le tissu inodulaire oppose aux épingles les plus solides et les mieux acérées. Quoi d'étonnant alors que l'épingle s'arrête dans un lambeau autoplastique, surtout quand l'esprit cherche cette résistance et que la main est heureuse de la rencontrer ; surtout lorsqu'on agit sur un malade qui repousse une douleur inutile et redoute de voir atténuer ou compromettre le bien qu'il a pu acheter au prix de la souffrance !

Je regrette donc sincèrement de ne pouvoir condescendre à l'opinion de M. Viennois ; mais il n'est pas donné à tout le monde d'avoir des convictions faciles, susceptibles même de s'élever jusqu'à l'enthousiasme.

L'histoire du troisième cas sera vite exposée. Rhinoplastie ostéo-périostique avec charpente osseuse empruntée aux os propres du nez, avec lambeau cutanéo-périostique, taillé sur le front et abaissé sur la racine du nez. Femme jeune encore, présentée à la Société de médecine de Lyon, une fois passées les suites de son opération,

M. Ollier, après avoir expliqué les diverses circonstances de cette autoplastie, arrive au lambeau périostique et nous dit : On pourra peut-être contester l'existence d'une lamelle osseuse, régénérée par le périoste frontal ; cependant tout fait supposer que cette régénération s'accomplira plus tard.

Ici encore une espérance dans l'avenir au lieu d'un fait palpable à constater.

De tout ce qui précède sur la rhinoplastie, je conclus : d'abord que l'ossification du périoste frontal est incertaine, puisque, deux fois sur trois, l'auteur même de la restauration n'ose pas l'affirmer et se contente de l'annoncer pour l'avenir; ensuite que l'épreuve de l'épingle, enfoncée dans le lambeau du deuxième malade, est insuffisante pour démontrer l'existence d'une couche osseuse de nouvelle formation. S'il faut encore légitimer mon incrédulité, j'invoquerai les nombreuses expériences de M. le docteur Marmy sur le périoste frontal des chiens; lesquelles établissent que si l'on peut obtenir des indurations, des incrustations osseuses, celles-ci ne sont jamais que temporaires, et que, plus tard, elles disparaissent à la manière du cal provisoire. Ce n'est point tout encore, je puis aussi me couvrir de l'opinion de Heine, que je trouve reproduite par M. Ollier, quand il parle de l'insuffisance des exsudations ossifiables des os du crâne. « Nous savons, dit-il, qu'ils ont (les os « du crâne) un mode de développement spécial, et les expéri- « mentations de Heine tendent à prouver que le péricrâne est « à lui seul insuffisant pour reproduire, d'une manière com- « plète, les os qu'il recouvre. » (*Journal de Physiologie*, janvier 1859, p. 14.)

Par conséquent, voilà le périoste frontal mis, pour ses vertus ostéogéniques, bien en-dessous du périoste des membres; et comme si nous pouvions nous faire illusion sur ce point, M. Viennois, dans son observation, a bien soin de nous rappeler que « le périoste du crâne ne fournit pas des ossifications aussi abondantes que le périoste du tibia. (*Gazette des Hôpitaux*, 1864, p. 349.)

Et maintenant, je le demande, que faut-il penser de la place donnée au périoste dans la rhinoplastie? Ne semble-t-il pas qu'on lui fasse indûment honneur des succès obtenus?

B. — L'*uranoplastie*, à laquelle M. Langenbeck, de Berlin, a attaché son nom, nous est présentée encore comme une preuve des progrès que la chirurgie doit au périoste. Grâce à la conservation du périoste sur les lambeaux de muqueuse palatine, ce ne serait plus seulement par une couche fibreuse que ces fissures de la voûte seraient fermées, mais bien à la faveur d'une véritable couche osseuse.

Il est difficile de soumettre à une discussion de détail les observations de M. Langenbeck; d'abord, elles sont très-nombreuses, ensuite on ne nous en donne, le plus souvent, que les résultats ; toutes circonstances qui laissent un peu de vague sur le rôle du périoste, car s'il est facile d'apprécier l'obturation d'une perte de substance, il ne l'est pas autant d'analyser les éléments du tissu cicatriciel. Ce n'est donc point le résultat opératoire que je viens mettre en doute. J'admets que la voûte palatine a été rétablie dans sa continuité, toutes les fois que M. Langenbeck l'affirme. Je mets seulement en suspicion la couche osseuse qui doublerait les lambeaux obturateurs, grâce à une véritable régénération.

Les raisons sur lesquelles je me fonde pour faire mes réserves, sont les suivantes :

1° Pour constater l'existence du nouvel os, une fois obtenue l'oblitération de la fissure palatine, M. Langenbeck se sert d'une épingle ; si elle pénètre, il n'y a point d'os ; si elle est arrêtée, il doit y avoir ostéogénie. Or, nous avons dit que l'épingle peut induire en erreur quand elle traverse du tissu inodulaire ; et M. Richet a insisté pour qu'on n'admît comme épreuve positive, que la résistance fixe de la membrane obturatrice.

2° Je lis dans la *Gazette des hôpitaux* une lettre de M. Heyfelder, adressée à la Société de chirurgie, lettre dans laquelle ce médecin annonce avoir suivi la pratique de M. Langenbeck, pendant le mois de juin 1863. Il loue beaucoup l'habileté opératoire du professeur de Berlin, qui en est à sa soixantième opération ; mais il reste dans une sage réserve au sujet de l'occlusion des fissures palatines par régénération osseuse. « Jusqu'à présent, dit-il, je n'ai pas eu l'occasion de me con-« vaincre suffisamment par des observations si une telle occlu-« sion, ferme et osseuse, provenant du périoste déplacé, pou-« vait être obtenue par l'opération ingénieuse de M. Langen-« beck. » (*Gazette des Hôpitaux*, 1863, p. 391.)

Si M. Heyfelder, à Berlin, après soixante opérations, n'a pas pu trouver des éléments de conviction, où donc irons-nous les chercher, nous tous qui sommes placés en-deçà du Rhin ?

3° M. Sédillot ne croit pas à cette reconstitution de la voûte palatine.

Appelé à pratiquer une uranoplastie, il a décollé le périoste ; le succès a couronné ses efforts ; toutefois il n'a pas rencontré le moindre noyau d'ossification, trois mois après l'opération.

Dans sa communication à l'Académie des sciences (31 août 1863), M. Sédillot ajoute : « Nous avons demandé qu'on mît « sous les yeux de l'Académie un os véritablement régénéré « par le périoste, et cet appel n'a pas encore été entendu. » (*Gazette des Hôpitaux*, 1863, p. 420.)

4° M. Marmy a pratiqué l'uranoplastie périostique sur des chiens, et n'a point obtenu de régénération osseuse.

5° M. Ollier, dans son observation de polype naso-pharyngien, précédée de l'ablation partielle du maxillaire supérieur, tout en nous annonçant la régénération du maxillaire supérieur, est forcé d'avouer que le lambeau périostique palatin n'a produit aucune concrétion osseuse. (*Gazette des Hôpitaux*, 1864, p. 330.)

6° Enfin, si je reprends l'observation rhinoplastique de M. Viennois, qui sans aucun doute reflète exactement les opinions du maître, j'y vois une foi peu robuste aux vertus ostéogéniques du périoste palatin. « Le périoste du crâne, dit « M. Viennois, ne fournit pas des ossifications aussi abondan- « tes que le périoste du tibia ; le périoste muqueux du nez, « du voile du palais (*sic*), s'ossifie moins facilement encore, « et souvent ce n'est qu'au bout d'un temps très-long. » (*Gazette des Hôpitaux*, 1864, p. 349.)

Quand l'auteur nous parle du périoste du voile du palais, il veut sans doute mentionner le périoste de la voûte palatine, sans cela on ne le comprendrait pas ; par conséquent, il place cette membrane au dernier échelon de tous les tissus ostéogènes.

Il nous sera donc permis, en déduction de tout ce qui précède, de formuler un *doute motivé* sur l'utilité du périoste dans l'uranoplastie, ainsi que de contester le prétendu progrès que les travaux modernes auraient pu réaliser dans cette branche délicate de la médecine opératoire.

C. — Peut-on refaire un maxillaire supérieur enlevé afin d'ouvrir la voie à une opération profonde ?

On le croirait à l'énoncé du titre d'une opération de polype naso-pharyngien pratiquée par M. Ollier ; le voici, qu'on en juge : « *Polype naso-pharyngien. — Ablation du maxillaire supérieur comme opération préliminaire. — Conservation du périoste et reproduction de l'os. — Guérison constatée sept mois après l'opération.* » (*Gazette des Hôpitaux*, 1864, p. 330.)

Dans cette opération, le périoste a été conservé du côté de la joue ainsi qu'à la voûte palatine, de manière à favoriser la reproduction en tous les sens. Or, il est arrivé que le périoste palatin n'a rien reproduit ; le texte de l'observaton établit *qu'il n'y a pas eu d'ossification à ce niveau.* Avons-nous lieu de nous en étonner ? Nullement ; puisque les zélateurs du périoste classent celui du palais parmi les plus mauvais reproducteurs. Six mois plus tard, ce même périoste palatin est examiné ; il « est devenu dur, fibreux ; mais il n'est pas encore ossifié, « excepté peut-être à la partie postérieure, où il a une consis- « tance osseuse. » (*Loc. cit.*)

Vous conviendrez que voilà des termes bien vagues pour répondre au sens si net et si précis du titre de l'observation.

« Quant au périoste qui recouvrait la face externe du maxil- « laire, dit l'auteur, il a manifestement donné lieu à une repro- « duction osseuse, arciforme, se dirigeant en pointe en avant « et venant s'unir par un tissu fibreux très-fort à l'épine nasale « antérieure. » (*Loc. cit.*)

J'aurais aimé qu'on nous dît la longueur de l'arc osseux et l'étendue du complément fibreux ; ce petit détail aurait pu nous éclairer sur l'importance de la régénération de l'os.

Ce n'est point tout encore, et vous allez voir combien ce maxillaire a été peu favorisé par les circonstances. Vers la fin du septième mois, ou pour plus de précision, après six mois et vingt-trois jours à dater de l'opération, une maladie fébrile, aiguë, « accompagnée de taches rosées, qui avait fait redouter « une fièvre typhoïde, survint douze jours avant la sortie du « malade de l'Hôtel-Dieu. » Etait-ce réellement une fièvre typhoïde ? On n'ose pas l'affirmer. Etait-ce une fièvre grave ? Ce n'est pas très-probable ; car, comment supposer qu'on eût renvoyé avec précipitation, et non sans péril, un malade objet de soins, de prédilections pendant sept mois, et empreint d'un cachet scientifique. Il s'ensuit donc que la complication fébrile a été légère et de courte durée. Et cependant, chose bien extraordinaire ! sous l'influence de cet état fébrile, léger, la *masse osseuse a diminué.* (*Loc. cit.* p. 330.)

Voilà, certes, un os bien fragile, bien éphémère, puisque le plus léger ébranlement général l'expose à se ramollir et à se résorber en partie.

Toute excuse alléguée en faveur du périoste est inadmissible ; il n'est pas exact de dire que l'on voie fréquemment une fièvre éruptive grave empêcher la consolidation d'une fracture ; il serait encore plus inexact de supposer qu'une fièvre de ce genre pût amener le ramollissement et la résorption du cal, au bout de sept mois de formation.

Je conclus donc de tout ceci, que la reproduction du maxillaire supérieur par le périoste est enveloppée d'obscurité ; et je crois d'autant moins à cette reproduction, que j'ai entendu dire à un honorable confrère, dont je n'ai point à jeter le nom dans ce débat, qu'après un examen sérieux, il était resté convaincu de l'absence, chez ce malade, de toute concrétion osseuse ; que, du moins, il n'avait pas pu la découvrir. Lui non plus, bien que livré à la pratique chirurgicale dans un grand centre, n'admet ni le ramollissement, ni la résorption du cal au bout de sept mois, sous l'influence d'une fièvre éruptive.

Ainsi, même en nous plaçant sur le terrain le plus favorable à la *chirurgie périostique*, nous ne trouvons pas des éléments de conviction suffisants.

Le rôle du périoste est pour nous, dans la *rhinoplastie très-douteux ;* dans l'*uranoplastie très-contestable ;* dans la *reproduction du maxillaire supérieur, enveloppé d'obscurité.*

Jusqu'ici donc, *nous ne voyons pas quels sont les progrès que la chirurgie doive au périoste*

III.

ABERRATIONS PRATIQUES.

Avant de terminer cette revue critique des faits constituant la base de la *chirurgie dite nouvelle*, je dois m'arrêter à des observations venues de l'étranger, acceptées presque sans examen, reproduites comme consécration des idées modernes sur le périoste et proposées à l'égal de modèles à suivre dans la pratique.

Ces observations, pour moi, sont, au contraire, la preuve d'erreurs bien regrettables que j'excuse :

Errare humanum est !

mais que je dois signaler, pour empêcher, dans la mesure de mes forces, qu'elles ne deviennent la source d'erreurs semblables et l'occasion de tentatives préjudiciables à l'art et surtout aux malades.

Je commence par les faits de M. Larghi, chirurgien de l'hôpital de Verceil, attendu qu'ils sont les plus anciens et qu'ils ont été jugés comme ayant une *valeur capitale* en faveur de la question qui nous occupe. Je n'ai pu, à mon grand regret, me procurer l'opuscule de M. Larghi, et je suis obligé de me servir d'une traduction ; mais on m'accordera que celle dont je vais faire usage n'est point défavorable à M. Larghi, puisque je la prends dans un mémoire de M. Ollier, éminemment sympathique à M. Larghi et à ses imitateurs. (Des moyens chirurgicaux de favoriser la reproduction des os après les résections. *Gaz. hebd. de médecine et de chirurgie,* 1858.)

La première observation de M. Larghi a pour titre : *Reproduction de l'humérus droit par l'extraction sous-périostée.*

Nous aurions aimé à trouver dans cet exposé sommaire le diagnostic de la maladie ; on n'a pas jugé à propos de nous le donner ; cherchons-le donc dans le corps du travail. Je transcris textuellement :

« Le volume de l'humérus est au moins doublé à sa partie « moyenne. Au côté externe du bras sont trois ouvertures qui « fournissent de l'ichor purulent. » « La maladie date de six « ans; au dire du malade, plusieurs fragments osseux ont été « éliminés dans les années précédentes. » « L'exploration me « fit connaître, dit l'auteur, une vaste cavité intérieure. » (*Gaz. hebd.,* 1858, p. 853.)

Sans donner de plus amples détails, l'auteur passe à l'opération, dont voici les temps principaux :

1° Incision de la peau et des tissus sous-jacents, depuis l'épine de l'omoplate *(sic)* jusqu'au voisinage de la tubérosité externe de l'humérus. Elle passait entre le triceps d'une part, le deltoïde, le biceps et le brachial antérieur de l'autre.

2° Division du périoste suivant la première incision.

3° Décollement du périoste.

4° Section de l'os avec la scie à chaîne.

L'opération fut faite le 28 juin 1845, et le 30 août suivant, le malade sortait de l'hôpital avec un os régénéré. C'était un jeune homme de vingt ans.

Et d'abord, quelle est cette maladie qui nous présente un humérus tuméfié, avec des cloaques, avec une vaste cavité au centre de la diaphyse, cavité de laquelle se sont échappés des séquestres à diverses reprises ? — C'est une *nécrose invaginée*, bien évidemment. La nécrose seule nous présente cet ensemble de caractères, à tel point qu'une pareille description appliquée à toute autre maladie serait inintelligible.

Inutile de chercher dans l'observation l'anatomie pathologique de la diaphyse humérale réséquée, elle ne s'y trouve pas.

De l'étude de cette observation, il ressort pour moi que le malade était affecté d'une *nécrose de l'humérus,* qu'il a subi la *résection de l'os nouveau* dans une grande étendue, au lieu d'avoir été soumis à la *simple ablation des séquestres.* Heureusement pour lui que la formation de l'os nouveau a pu recommencer, après avoir éprouvé une perturbation grave, par le fait d'une opération intempestive.

La deuxième observation de M. Larghi ne supporte pas mieux que la première un examen sérieux. Elle a pour titre : « *Extraction et reproduction sous-périostée de l'humérus droit.* » Elle se résume ainsi : Jeune homme de 15 ans, scrofuleux, ayant *mal au bras droit* (*sic*). « A la région externe du bras, ouverture qui conduit dans un vaste sinus creusé dans l'intérieur de l'os ; *odeur de nécrose* (je souligne), suppuration abondante. » *(Gaz. hebd.,* 1858, p. 854.)·

Opération sous-périostée :

1° Incision le long du bord externe de l'humérus ;

2° Décollement du périoste ;

3° Résection de la diaphyse humérale sur une longueur de 87 millimètres.

La circonférence centrale de l'os enlevé mesure 110 millimètres.

En outre : hauteur de la caverne : 34 millimètres ; largeur de la caverne : 20 à 25 millimètres ; profondeur : 10 millimètres.

« A la partie inférieure, je laissai en place, dit M. Larghi, une petite partie d'*os nécrosé.* » (Je souligne ces deux mots pour les mettre en relief.) Reproduction de l'os.

Par malheur, le nerf radial, très-mal placé pour ces résections, a été coupé : la direction de l'incision devait le faire supposer, et l'aveu de M. Larghi doit lever tous les doutes à cet égard.

Comment traduire cette observation en langage précis ? La chose est bien facile. Ce *mal de bras*, avec cloaques, avec sinus, ou mieux cavité centrale ; ce mal, qui répand une *odeur de nécrose*, est bien réellement une *nécrose de l'humérus*. Toute dénégation à cet égard est impossible, et pour nous fixer sur ce point, M. Larghi nous apprend que la cure a été *imparfaite*, parce que, à la partie inférieure, il avait laissé en place *une petite partie d'os nécrosé*.

C'est assez clair, je crois.

Donc, en résumé : nécrose invaginée de l'humérus ; résection de l'os nouveau sur une longueur de 87 millimètres, et conséquemment, opération grave substituée à l'ablation pure et simple des séquestres.

Enfin, s'il subsistait encore le plus léger nuage autour des faits de M. Larghi, il suffirait, pour le dissiper, de rapporter le cas suivant. La nécrose y apparaît dans tout son jour.

Il s'agit « d'un jeune homme de 27 ans, atteint depuis plusieurs années d'une *nécrose du péroné* (je souligne exprès). » « Une pointe osseuse faisait saillie à travers les chairs au niveau de la région du péroné. Le chirurgien la saisit avec les pinces et tira un séquestre de onze centimètres. Douze jours après, la *résection sous-périostée du péroné fut pratiquée sur ce malade* (je souligne). L'opération porta probablement sur *l'os nouveau* (!), comme le dit M. Larghi lui-même. Seize jours après, le *malade mourait de pleurésie* (!!). » (Voir *Gazette hebdomadaire*, 1858, p. 856.)

Quel médecin voudrait subir un pareil traitement, s'il était affecté de nécrose ? Comment expliquer que le chirurgien, après avoir fait l'ablation d'un long séquestre, se soit cru obligé de réséquer l'os nouveau dans le but de faire profiter son malade d'un progrès moderne ?... Mais à quoi bon insister davantage ; ne suis-je pas légitimement autorisé à dire que M. Larghi n'a fait que des *résections sous-périostées* sur des *os nouveaux* dans des *cas de nécrose!*...

Arrivons actuellement au fait de M. Borelli, de Turin, et voyons comment on doit l'interpréter.

« *Résection sous-périostée de l'humérus.* » Jeune homme de 14 ans ; contusion au bras droit ; quatre ans auparavant, inflammation violente, abcès de l'os. Il reste deux ouvertures, distantes entre elles de dix centimètres environ, communiquant cependant et conduisant sur une surface scabreuse (*sic*) comme un os carié.

Résection sous-périostée pratiquée à la manière et suivant les préceptes de M. Larghi.

L'opération, bien que laborieuse, marchait régulièrement, lorsque M. Borelli fut frappé de l'état des parties profondes. « La maladie de l'os, dit-il, qu'on avait pensé n'être qu'une « simple carie compliquée de quelques portions d'os nécrosé, « parut un peu différente. Deux vastes cavités séparées entre « elles par un isthme de tissu sain, de deux centimètres, « étaient profondément creusées dans l'intérieur de l'os ; dans « l'inférieure, qui était la plus large, faisait saillie un *long* « *séquestre* (souligné), un peu mobile, parcourant le canal « médullaire de l'os dans la direction de la cavité supérieure « jusqu'à la tête de l'humérus. » (*Gazette hebdomadaire*, 1858, p. 855.)

Quatre mois après l'opération, l'os était reproduit.

Eh bien! je le demande, la *nécrose* n'apparaît-elle pas ici avec une évidence parfaite : la cause, la cavité creusée au centre de l'os, les fistules intarissables, le *séquestre*, rien n'y manque. Et M. Borelli en fut si frappé qu'on le voit hésiter dans le cours de son opération et ne la continuer, d'après le plan primitif, que parce qu'il lui est difficile d'arracher le séquestre engagé dans l'os nouveau.

Deux faits encore me restent à examiner, je veux dire ceux de M. Creus-y-Manso, professeur de médecine opératoire à Grenade. (*Gazette hebdomadaire*, 1864, p. 19.)

« *Ostéite ulcéreuse du tibia, résection sous-périostique de toute la diaphyse. Régénération complète de la portion enlevée. Guérison lente avec rétablissement des fonctions du membre.* »

Le malade est âgé de 15 ans ; la constitution est mauvaise. Il fut pris, sans cause bien appréciable, d'une inflammation au pied gauche avec grande tuméfaction et induration de toute la jambe. A la suite de plusieurs alternatives de résolution et de recrudescence inflammatoire, il s'établit « des trajets fistu-« leux disséminés en grand nombre le long de la crête du tibia. « A leur faveur, le stylet arrive partout jusqu'à l'os, qu'il « pénètre dans le canal médullaire, tantôt atteint de petites « esquilles. » (*Loc. cit.*, p. 20.)

Résection sous-périostée de l'os comprenant en longueur 16 centimètres de la diaphyse en arrière, et 19 centimètres en avant, à cause de la direction oblique des traits de scie.

La portion de tibia malade, enlevée de la sorte, « a perdu la « forme prismatique normale; elle est devenue cylindrique; « la partie moyenne a subi une augmentation de volume très-« considérable. On observe onze ouvertures à sa surface, six « grandes et cinq petites, qui communiquent toutes avec le « canal médullaire et sont remplies de tissu fongueux; çà et « là les trous vasculaires sont très-nombreux et très-dilatés; « ailleurs l'os ressemble à de l'ivoire. Toute la surface est « rugueuse et couverte de sillons. » (*Loc. cit.*, p. 20.)

Cette maladie du tibia, qu'il plaît à M. Creus d'appeler *ostéite ulcéreuse*, je puis à tout aussi bon droit l'appeler *nécrose*, puisque j'y vois tout à la fois des trajets fistuleux multiples, des trajets conduisant le stylet jusque dans le canal médullaire, et enfin des séquestres. Sur la pièce enlevée, je vois les caractères de l'os nouveau succédant à la nécrose : Déformation et augmentation de volume de la diaphyse; trajets fistuleux multiples arrivant jusqu'au canal médullaire; canaux vasculaires nombreux et dilatés; consistance éburnée dans quelques points; surface extérieure rugueuse et couverte de sillons.

Que si, au début, les phénomènes inflammatoires ont été intenses, il n'en résulte pas que ce ne soit pas une nécrose; la nécrose peut suivre une ostéite aiguë, comme la gangrène succède à une inflammation intense; et une fois la nécrose établie, c'est elle qui doit régler la thérapeutique.

Mais admettons pour un instant que le diagnostic soit juste et rendu par des termes précis, s'en suit-il que le traitement soit rationnel? Je ne l'accorde pas. Non, il n'y avait pas nécessité d'enlever immédiatement un os dont une partie était éburnée et l'autre traversée par de gros conduits vasculaires, puisque nous retrouvons de pareils caractères dans l'os nouveau des nécroses ; puisque, suivant toutes probabilités, l'os de seconde formation n'a pas été plus parfait.

La ligne de conduite à tenir eût été, suivant moi, de mettre largement à découvert cette vaste cavité osseuse, de la débarrasser des séquestres, de détruire les fongosités exubérantes, de modifier les surfaces osseuses les plus malades, soit par le fer rouge, soit par la rugination, de faire, en un mot, un véritable *évidement* ; puis d'attendre et de soutenir les forces, en réservant comme moyen extrême, comme ressource dernière la *résection sous-périostée.*

Le deuxième fait de M. Creus n'est pas plus probant que le premier ; toutefois il est beaucoup plus triste, puisque la mort a suivi l'opération.

Jeune homme de 19 ans. Douleurs et signes d'inflammation à la partie inférieure de la cuisse ; abcès au creux poplité ; issue de *deux esquilles.* Tuméfaction du fémur ; fistules multiples pleines de fongosités, conduisant le stylet jusque dans le canal médullaire. « En traversant la perforation de la substance compacte (de l'os), on rencontre de petites esquilles. » (*Loc. cit.*, p. 21.)

Résection sous-périostée de 17 centimètres de la diaphyse.

Sur la pièce : sillons et orifices vasculaires très-marqués ; substance éburnée en quelques points ; quelques couches osseuses sous-périostiques de nouvelle formation ; canal médullaire un peu rétréci, communiquant à l'extérieur par deux cloaques, dont le supérieur n'a pas moins de deux centimètres de diamètre.

Suites graves, *mort* le cinquième jour de l'opération.

Les raisons que nous avons exposées, il n'y a qu'un instant, nous forcent à dire que ce malade avait une *nécrose* du fémur consécutive à une ostéite de la diaphyse ; que les fistules, les séquestres sont des caractères propres à la nécrose ; que la portion réséquée avec ses conduits vasculaires plus nombreux, avec son canal médullaire rétréci, plein de fongosités, et enfin avec ses portions de substance éburnée, n'était qu'un fragment d'os nouveau, comme on en voit dans les cas de nécrose. Ici encore l'*évidement* aurait dû précéder la *résection sous-périostée.*

En résumé, de tout ce que nous venons de dire sur les faits de MM. Larghi, Borelli et Creus-y-Manso, il résulte :

1° Que les malades soumis aux résections sous-périostées étaient affectés de nécrose ;

2° Que la résection sous-périostée a porté sur l'os nouveau, fruit du travail réparateur ;

3° Que, *deux fois sur six*, l'opération a donné la *mort*.

IV.

CONCLUSIONS.

I. La *chirurgie nouvelle* qui nous avait été promise n'est point encore constituée ; on n'en trouve pas même éparses dans la science les *premières ébauches*.

II. Les *promesses théoriques*, fruit de nombreuses expériences sur de *très-jeunes animaux inférieurs,* attendent encore une réalisation chez l'homme. Ainsi :

1° Le périoste n'est pas la source unique des régénérations osseuses ; l'os fait de l'os ;

2° Avec le périoste, chez l'homme, on ne fait pas pousser de l'os comme on l'entend, ni partout où l'on veut ;

3° Le périoste ne peut rien dans les amputations ni dans les fractures comminutives ; sa conservation dans les opérations les complique sans utilité.

III. Les *résections sous-périostées* constituent une branche importante de la chirurgie réformatrice ; et pour en élargir le domaine, on a voulu y faire rentrer à tort :

1° L'ablation des séquestres dans les cas de nécrose ;

2° L'ablation des petits séquestres consécutifs à la carie ;

3° L'opération de l'évidement des os.

IV. Les opérations qui appartiennent franchement à la *chirurgie périostique* sont : la *rhinoplastie, l'uranoplastie* et *l'ablation d'un os de la face,* pour arriver, par une voie large, aux tumeurs situées dans les profondeurs de cette région.

Or, d'après les faits, on peut regarder comme établi que *l'utilité de l'intervention du périoste* est *douteuse* dans la *rhinoplastie, contestable* dans *l'uranoplastie, enveloppée d'obscurité* dans *l'ablation du maxillaire supérieur.*

V. Les *idées nouvelles* sur le périoste ont été la source d'*a-berrations pratiques* : Des *nécroses* ont été *méconnues ;* des *résections sous-périostées* ont été pratiquées sur l'*os nouveau;* et dans les observations citées, la *mort a été deux fois* la conséquence d'une *opération irrationnelle.*

VI. *Il n'y a donc pas,* jusqu'ici, *de progrès réel que la chirurgie doive aux recherches modernes sur le périoste.*

IV.

DU PÉRIOSTE AU POINT DE VUE PHYSIOLOGIQUE

ET CHIRURGICAL.

Par M. le Dr OLLIER

Chirurgien en chef de l'Hôtel-Dieu.

J'avais eu d'abord l'intention de n'examiner que les applications à la chirurgie des recherches expérimentales modernes sur le système osseux, je voulais ainsi me renfermer strictement dans la question qui s'agite devant vous, et en négliger le côté purement physiologique malgré l'intérêt toujours nouveau qui s'attache aux études de ce genre. Mais, des objections ayant été soulevées récemment dans la presse et devant quelques sociétés savantes (1) contre les expériences fondamentales qui avaient inspiré les applications cliniques, j'ai cru qu'il fallait prendre mon sujet de plus haut. Ce ne sont pas seulement en effet les déductions que j'avais tirées de mes expériences qui ont été contestées, ce sont ces expériences elles-mêmes. Il est vrai qu'on ne les a attaquées que par des négations ; là où j'ai affirmé, d'autres ont nié ; là où j'ai obtenu

---

(1) Sédillot. — *Gaz. méd. de Strasbourg* et *Gaz. méd. de Paris,* 1864. Discussions et communications à la Société de médecine de Strasbourg et à la Société de chirurgie de Paris, 1863 et 1864.

des résultats positifs, d'autres ont échoué. Je pourrais sans doute me contenter des démonstrations publiques que j'ai faites dans d'autres enceintes depuis six ans (1), et me dispenser ainsi de répondre à des arguments qui par le fait seul de leur qualité négative ne peuvent rien détruire. Mais vous me permettrez de suivre une marche opposée. Mis, pour ainsi dire, en demeure de prouver une fois de plus la réalité de ce que j'ai avancé, je ne puis souhaiter de tribunal plus compétent que cette réunion où brillent tant d'hommes éminents et que Lyon s'honore de posséder aujourd'hui.

Les objections qu'on m'a adressées ailleurs ayant été reproduites devant vous par l'un ou l'autre des honorables membres qui m'ont précédé à la tribune, je pourrai répondre à la fois à tous mes contradicteurs, et l'exposé de mes principales expériences sera mon premier argument. Quant à la justification de leurs applications à la chirurgie, je pourrais me dispenser de l'entreprendre après le magnifique succès que M. Aubert vient de vous faire constater; à lui seul il est toute une démonstration. Je vous montrerai cependant par quelle série de déductions j'ai été conduit à proposer et à mettre en pratique certaines opérations, et je citerai des faits cliniques à l'appui. J'aurai soin, à ce propos, de ne vous parler que de faits observés par moi-même ou publiés par leurs auteurs. C'est là une règle de prudence qu'il ne faut jamais oublier dans une discussion; j'aurai du reste, chemin faisant, l'occasion de vous montrer combien il est dangereux de s'appuyer sur des faits qu'on ne connaît qu'incomplètement et par ouï-dire.

Pour que rien ne manque à la clarté et à la rigueur de ma démonstration, je ne me servirai que des résultats expérimentaux que je pourrai vous faire constater. Je n'avancerai rien qui ne puisse immédiatement être vérifié par vous sur les pièces nombreuses que j'aurai l'honneur de faire passer sous vos yeux. Je réduirai ma thèse à dix propositions ou mieux à dix séries de propositions comprenant les résultats de mes expériences physiologiques et leurs applications. En agissant

____

(1) Principalement devant la Société de Chirurgie et la Société de Biologie, à Paris.

ainsi je ne sortirai pas de la question, je rendrai seulement ma réponse plus scientifique et plus complète.

PREMIÈRE PROPOSITION. — *Le périoste produit du tissu osseux par lui-même, par le développement normal, régulier de ses éléments anatomiques propres. Il doit ses propriétés à sa couche profonde composée de cellules plasmatiques et à laquelle j'ai donné le nom de couche ostéogène.*

Depuis longtemps on discutait sur le rôle du périoste dans le phénomène de la formation et de la régénération des os. Les uns avec Duhamel, Fougeroux, Flourens, le considéraient comme formant le tissu osseux par lui-même, les autres avec Haller, Bichat, Béclard, Müller, Robin, ne voyaient rien de spécial dans son action ; ils le considéraient ou comme une membrane nourricière ou comme une membrane protectrice. Il y a peu d'années encore, un des auteurs que je viens de citer, J. Müller (1), traitait même d'antiphysiologique l'opinion de Duhamel. Des deux côtés les affirmations étaient catégoriques et les opinions parfaitement tranchées. Fallait-il alors se contenter, avec un grand nombre de chirurgiens, de ce procédé antiphilosophique, qui, sous prétexte d'éclectisme, veut concilier les propositions les plus contradictoires, en les reconnaissant toutes comme possibles et vraies dans certains cas donnés. Il y avait, ce me semble, une autre marche à suivre : expérimenter de nouveau et chercher des preuves plus décisives et plus convaincantes.

Je répétai d'abord les expériences de mes prédécesseurs, mais je reconnus qu'en étudiant comme Duhamel le rôle du périoste dans les fractures, ou même, comme Heine et M. Flourens, dans les résections, il était difficile de démontrer la part des divers éléments de l'os dans l'acte reproducteur. On ne pouvait rigoureusement démêler ce qui revenait au périoste quand cette membrane était encore en rapport plus ou moins direct avec le tissu osseux et la moelle. Je recherchai alors le moyen d'éli-

_____
(1) Eléments de physiologie, trad. par Jourdan, tome I, p. 318.

miner toute cause d'erreur. J'eus l'idée, en procédant par voie analytique, d'étudier isolément et successivement toutes les sources présumées de la régénération osseuse. J'isolai donc les différents tissus ; je les étudiai séparément, soit dans leur situation normale en conservant leurs rapports anatomiques, soit en les déplaçant et en les transplantant dans des régions éloignées. Je procédai ainsi pour le périoste, la moelle, le cartilage, le tissu osseux et les tissus périphériques, muscles et tendons, et j'arrivai à des résultats qui me permirent d'émettre des propositions que je crois assez rigoureuses pour qu'on ne puisse plus les contester.

Je commençai par le périoste que je détachai de l'os ; je disséquai d'abord un lambeau de cette membrane de 6 à 8 centimètres le long d'un tibia du lapin, je l'enroulai autour du membre entre les muscles et sous la peau, et j'obtins ainsi des os ou plutôt des prolongements osseux de formes variées. Je fis des os en cercles, en spirale, en croix, etc., etc..., je donnai enfin à l'os nouveau la forme que je voulus ; et pour cela je n'avais qu'à fixer le périoste dans une situation déterminée : au bout de vingt ou vingt-cinq jours, je trouvais un os de la forme du périoste ou pour mieux dire je trouvais un périoste ossifié.

Cette expérience me parut fondamentale, elle apportait une preuve simple et irréfutable des propriétés ostéogéniques du périoste, elle répondait à la plupart des objections qu'on avait adressées, depuis Haller jusqu'à Bichat, à la doctrine de Duhamel.

Elle prouvait que le périoste fournissait de l'os par lui-même indépendamment des tissus voisins, et au point de vue chirurgical elle promettait de nouvelles ressources à l'autoplastie ; elle augmentait sa puissance d'un degré en nous enseignant le moyen de produire du tissu osseux dans des régions tout-à-fait étrangères à l'ossification. Ce fut alors, en 1858 (1), permettez-moi de rappeler cette date, que j'émis le principe de l'Ostéoplastie Périostique et que je proposai de doubler de périoste les lambeaux cutanés et muqueux, pour la réparation du squelette de la face.

---

(1) *Gazette hebdomadaire.* Des moyens chirurgicaux de favoriser la reproduction des os après les résections, 1858.

Deux ans après, l'éminent professeur de chirurgie à l'Université de Berlin, M. Langenbeck, adopta ce principe, et en fit les brillantes applications que vous connaissez tous.

Mais je ne m'arrêtai pas à cette première expérience que je viens de signaler. Avant même d'en tirer des conséquences chirurgicales, je la modifiai pour la rendre plus concluante encore et répondre par cela même à toutes les objections qu'il m'était possible de prévoir. On pouvait dire que, dans cette expérience, la substance osseuse nouvelle provenait de l'os ancien lui-même puisque le lambeau de périoste n'en était pas complètement séparé. On pouvait penser que le suc osseux (pardon, Messieurs, de cette expression surannée que je n'emploierais pas si elle ne se retrouvait encore sous la plume de quelques-uns de nos contemporains, partisans attardés de Haller), on pouvait penser, dis-je, que le suc osseux *sécrété* par l'os coulait le long du périoste ou bien que les vaisseaux de l'os communiquant avec ceux du périoste lui conservaient sa spécificité. On pouvait enfin supposer que cette proéminence osseuse partait de l'os, et prolongeait peu à peu sa pointe sous le périoste qui servirait alors seulement de moule à l'ossification nouvelle. Ce n'étaient certainement pas là des arguments à redouter de la part de ceux qui tiennent compte des notions modernes sur la genèse des tissus, mais enfin je voulais combattre ou prévenir les arguments même les moins physiologiques, et pour cela je fis l'expérience suivante :

Après avoir détaché et fixé entre les muscles mon lambeau de périoste, je le laissai vivre, ou du moins prendre quelques adhérences pendant trois ou quatre jours, puis, avant qu'il fût ossifié, je retranchai près de l'os quatre ou cinq millimètres de toute l'épaisseur du lambeau, de manière à interrompre toute continuité entre le périoste et l'os. Je constatai alors que malgré cette interruption, le périoste continuait à s'ossifier, et qu'un os nouveau, indépendant des os normaux, se formait là où se trouvait le lambeau de périoste.

Mais cela ne me satisfit pas encore. Pour répondre à la fois à toutes les objections possibles, je songeai à transplanter le périoste dans des régions éloignées immédiatement après sa séparation de l'os (1).

Je le transplantai de la jambe au front ou au dos, et je vis alors cette membrane emporter partout avec elle ses propriétés ostéogéniques. Partout où je greffais du périoste, un os nouveau se formait, et non-seulement un amas informe de corpuscules calcaires, mais un os formé des éléments caractéristiques du tissu osseux, se creusant de vacuoles à l'intérieur et ayant, au bout d'un certain temps, un véritable canal contenant de la substance médullaire et entouré d'une couche compacte.

Pouvais-je désirer une confirmation plus claire et plus entière de mes premières expériences, et une justification plus complète des conclusions que j'en avais déjà tirées? Pouvais-je demander une preuve plus rigoureuse des propriétés ostéogéniques du périoste et de l'autonomie de cette membrane? Y avait-il encore possibilité de douter de la participation directe du périoste à l'ossification? J'ai cru la démonstration suffisante, et j'ai pu dire alors avec plus de fondement qu'auparavant :

Le périoste forme du tissu osseux par lui-même. Cette propriété ostéogénique est inhérente à son tissu, il l'emporte partout avec lui, et ne l'emprunte pas aux tissus qui l'entourent.

Cette expérience pouvait suffire pour la chirurgie, ou du moins pour la justification des diverses opérations que j'avais imaginées, mais il y avait à poursuivre cette transplantation au point de vue physiologique et à en tirer des conséquences pour la genèse des éléments anatomiques et la greffe des tissus. Je n'insisterai pas sur ce point, je rappellerai seulement les expériences les plus importantes parmi celles que j'ai faites dans le but de poursuivre l'étude analytique de l'ostéogénèse naturelle ou artificielle.

Après avoir démontré que le périoste faisait de l'os par lui-même, j'ai dû me demander si tous les éléments de cette mem-

____

(1) Si le périoste ainsi transplanté s'ossifiait, mes premières conclusions étaient définitivement confirmées ; si, au contraire, il restait fibreux ou ne se greffait pas sur les tissus voisins, mes précédentes expériences conservaient toute leur valeur. La transplantation pouvait apporter une preuve de plus à l'appui, elle ne pouvait, dans aucun cas, fournir une preuve contraire.

brane y contribuaient pour une égale part, et, pour arriver à ce but, j'ai procédé comme dans les expériences précédentes, j'ai étudié séparément chacun de ses éléments.

Le périoste des jeunes animaux doit être considéré comme composé de deux couches, intimement unies d'ailleurs ; une couche externe, fibreuse, dense, formée principalement de fibres de tissu conjonctif, mêlées à une plus ou moins grande quantité de fibres élastiques, et une couche profonde dans laquelle dominent les cellules et les noyaux libres. C'est cette dernière couche qui donne naissance à l'os en passant par des modifications qu'on né peut bien apprécier qu'en les suivant au microscope. Je la désigne sous le nom de *couche ostéogène*.

J'ai isolé ces deux couches dans deux expériences que vous me permettrez de vous rappeler.

Je détache un lambeau de périoste du tibia sur une longueur de six centimètres, comme si je voulais faire une transplantation. Ce lambeau reste adhérent à l'os par une de ses extrémités. Je le tends en le tirant par son extrémité libre; je râcle ensuite sa face profonde sur la moitié de son étendue, de manière à enlever toute la couche ostéogène, puis je l'enroule autour des muscles de la jambe. Je sacrifie l'animal au bout de trois semaines, et je trouve un os nouveau au niveau de la partie qui n'a pas été râclée, tandis que la partie qui a été dépouillée de sa couche ostéogène est restée fibreuse et a perdu, pour un certain temps du moins, ses propriétés ostéogéniques.

Cette expérience me paraît démontrer l'activité propre de la couche ostéogène, mais il est possible d'apporter une preuve plus directe et partant plus concluante encore.

Je transplante cette couche ostéogène, c'est-à-dire le produit du râclage exécuté comme je viens de le dire pour la précédente expérience, et je sème sous la peau d'une région éloignée ces éléments anatomiques désagrégés et privés de vaisseaux. Eh bien, ici encore, j'obtiens du tissu osseux. Quelques semaines après l'expérience, je trouve de petits grains presque microscopiques, mais formés de véritable tissu osseux, à la place des débris de périoste, des amas de cellules périostiques que j'ai transplantés.

Je n'insisterai pas sur cette expérience au point de vue de la physiologie générale. Elle montre d'une manière évidente l'autonomie des éléments anatomiques, et nous explique le mécanisme de la greffe animale. Mais je laisse ce côté de la question, malgré tout l'intérêt qu'il peut présenter, et je ne veux y voir pour le moment qu'une confirmation de ma théorie sur le rôle du périoste dans l'ossification.

Voici quatorze pièces pour la démonstration de ces diverses expériences. Vous pourrez voir des os circulaires développés autour de la jambe avec le périoste du tibia, et des os de trois ou quatre centimètres développés sous la peau du front avec le périoste du même os. Une des pièces démontre les petits points osseux obtenus par la transplantation des débris de la couche ostéogène. La plupart de ces pièces se rapportent au lapin, mais cinq ont été obtenues sur le chat. Parmi ces dernières, il y a deux noyaux osseux développés sous l'aine par la transplantation d'un lambeau de périoste du tibia. Quatre sont fraîches et doivent compter parmi les plus démonstratives.

J'appellerai encore votre attention sur une pièce qui se rapporte au chat, et qui nous servira pour légitimer les opérations de rhinoplastie au moyen de l'ostéoplastie périostique. Vous y verrez une apophyse de deux centimètres de long, et plus épaisse que l'os du crâne, développée au-dessus de l'orbite par le déplacement du périoste frontal. Si j'insiste sur cette dernière pièce, c'est qu'on m'a objecté que le lapin était trop éloigné de l'homme pour que les résultats expérimentaux fournis par cet animal fussent applicables à la chirurgie.

DEUXIÈME PROPOSITION. — *Le périoste et certains cartilages* (1) *sont les seuls tissus qui possèdent cette propriété. L'ossification peut envahir cependant tous les autres tissus de la substance conjonctive ; mais ceux-ci ne s'ossifient qu'accidentellement et sous l'influence d'une irritation formative qu'il n'est pas en notre pouvoir de maîtriser ni de régler* (2).

(1) Cartilage fœtal d'ossification et cartilage de conjugaison.

(2) Le commentaire de cette proposition a été publié dans la *Gazette hebdomadaire* du 10 et du 24 février 1865.

TROISIÈME PROPOSITION. — *Le périoste reproduit les portions d'os ou les os entiers enlevés. — La reproduction est plus complète et plus rapide après les résections qu'après les ablations totales. — Le périoste ne peut être remplacé par aucun tissu. — Quand le périoste a été complètement enlevé, il n'y a pas de reproduction à ce niveau. — Si le fragment osseux est très-petit, la reproduction par la gaine périostique peut être remplacée par des végétations osseuses venant des deux bouts de l'os.*

Après ce que je viens de dire sur les propriétés ostéogéniques du périoste transplanté, c'est-à-dire, placé dans des conditions qui doivent diminuer sa vitalité, je ne devrais peut-être pas insister beaucoup sur la reproduction des os par le périoste laissé dans ses rapports normaux, et par conséquent dans un milieu plus favorable à son activité. Mais je ne veux pas me contenter d'une induction quelque légitime qu'elle soit, quand il est si facile de démontrer directement ce que je veux faire admettre. Je me dispenserai même d'invoquer les expériences si remarquables de Heine, Flourens, Syme, Wagner, etc., etc., car il est bien entendu que je ne dois vous parler que des résultats que je pourrai vous faire constater.

Voici un certain nombre de pièces sur lesquelles vous pouvez voir l'os enlevé à côté de l'os reproduit; vous pouvez vous convaincre que la reproduction est bien réelle et qu'il n'y a pas seulement du tissu osseux, mais un os reproduit. Les portions régénérées sont dans certains cas plus considérables que les parties enlevées ; elles en rappellent la forme, et quelquefois la reproduisent parfaitement. Mais il faut pour cela diverses conditions, et indépendamment des conditions physiologiques dont je m'occuperai bientôt, il est une condition physique que je considère comme essentielle. C'est l'immobilité des parties pour maintenir dans toute sa longueur la gaine périostique, qui doit servir de moule au nouvel os. Chez les animaux, cette condition est très-difficile, impossible même à obtenir dans certaines régions, pour les segments des membres à un seul os, pour l'humérus et pour le fémur par exemple. C'est pour cela que dans nos expériences, nous choisissons toujours un segment de membre à deux os au moins, la jambe, l'avant-bras, le métacarpe ou le métatarse; l'os ou les os restants servent d'attelle, et malgré les mouvements de l'animal conservent au périoste et aux tissus voisins une immobilité relative. Chez l'homme, cette condition s'obtient plus facilement, voilà pourquoi la reproduction de certains os s'y fait plus complètement que chez les animaux. Chez ces derniers, nous ne pouvons pas nous servir d'appareils contentifs. Dès qu'on leur place une attelle ou un bandage quelconque ils s'agitent pour s'en débarrasser ; ils le déchirent, et ils font autant de mouvements que si on abandonne le membre à la nature. Ils ne supportent que certaines substances emplastiques qui constituent une espèce de cuirasse inamovible, mais qui maintiennent imparfaitement le membre.

Aussi la série des pièces que je fais passer sous vos yeux, se rapporte-t-elle spécialement à la résection ou à l'ablation du radius. Vous verrez que dans les deux cas, la reproduction s'est effectuée, mais elle est toujours plus complète dans les ablations partielles que dans les ablations totales. Chez les sujets adultes même et surtout chez les vieux, la régénération après l'ablation *totale* d'un os fait souvent défaut et reste toujours imparfaite. Vous pouvez voir cependant des radius entiers régénérés ; sur deux pièces, l'os reproduit est plus long et plus gros que l'os enlevé ; l'animal avait notablement grandi pendant que la reproduction s'effectuait. La reproduction est aussi plus rapide après les ablations partielles qu'après les ablations totales.

Pour obtenir ces reproductions, j'ai soigneusement conservé le périoste ; c'est là la condition essentielle, car les résultats diffèrent du tout au tout quand on a conservé le périoste ou quand on l'a enlevé avec l'os.

Il y a une expérience bien simple que j'ai faite bien souvent, et que j'ai répétée encore, dans ces derniers temps, sur différents animaux, pour faire apprécier l'importance du périoste dans le régénération des os.

Sur un chien, sur un chat, sur un lapin, sur un animal quelconque faites le même jour et dans des conditions aussi semblables que possible, la résection de la plus grande partie de la diaphyse des deux radius. D'un côté enlevez le périoste avec l'os, de l'autre conservez avec soin le périoste. Laissez vivre l'animal autant de temps que vous voudrez, un mois, six mois, un an et plus, et puis disséquez les deux membres. D'un côté vous trouverez l'os régénéré, de l'autre vous constaterez une absence totale de régénération. Du côté où le périoste a été conservé, l'os a été reproduit; de l'autre, les deux bouts de l'os laissés dans la plaie, se sont soudés au cubitus, et il ne s'est pas produit de tissu osseux dans l'intervalle.

Cette expérience est si simple, si facile qu'elle réussit toujours, à moins qu'il n'y ait une de ces causes d'erreur que j'exposerai dans un instant. Et cependant malgré sa simplicité, elle a échoué entre les mains d'autres expérimentateurs. Bien plus, elle semble avoir donné à mon honorable contradicteur, M. Marmy, des résultats absolument contraires à ceux que j'annonce et que j'ai toujours obtenus.

Ici, Messieurs, je me perds dans la recherche des causes qui ont pu amener de pareils écarts. Je laisse à d'autres le soin de découvrir pourquoi le périoste si complaisant entre certaines mains est si intraitable dans d'autres, et j'aime mieux vous dire tout simplement ce que j'ai obtenu et comment je l'ai obtenu.

Voici deux pièces vieilles de six ans, les mêmes qui ont été dessinées dans mon premier mémoire sur la *Production artificielle des os*. Elles ont survécu à beaucoup d'autres que j'avais préparées à cette époque. Elles se rapportent à la résection du radius sur le lapin. D'un côté, sur l'avant-bras droit, le périoste avait été conservé et l'os a été reproduit; de l'autre, le périoste a été enlevé avec l'os, et la reproduction fait complètement défaut. En voici de semblables, mais toutes fraîches. En voici d'autres prises sur le chat; d'autres enfin prises sur le chien.

Voici encore deux ablations de la plus grande partie de radius sur le pigeon, et ici je prends à dessein des animaux éloignés de l'homme et dont les tissus sont disposés d'une manière toute particulière aux ossifications. Eh bien, vous constatez toujours l'absence complète de reproduction du côté où le périoste a été enlevé.

Toutes, je le répète, sont semblables quant à leur résultat.

Le périoste ne peut donc être remplacé par aucun autre tissu; les tissus lamineux et fibreux avoisinant le foyer de la résection peuvent s'ossifier cependant accidentellement et pathologiquement. Ils peuvent être le siége d'ossifications irrégulières autour de certaines fractures, mais ils ne s'ossifient jamais dans les circonstances où on a le plus besoin de leur voir éprouver ce processus, dans les cas d'ablation totale d'un os, par exemple.

Si vous examinez les pièces dans lesquelles j'ai enlevé l'os avec son périoste, vous pouvez voir que les surfaces de section des deux bouts de l'os sont le siége de végétations ou le point de départ d'aiguilles osseuses généralement rudimentaires, mais dans deux cas assez marquées. Ce fait est important pour expliquer certaines régénérations sans périoste, qui au premier abord, semblent venir à l'encontre de ma théorie.

Si vous n'enlevez, en effet, que quelques millimètres de la diaphyse, la continuité de l'os peut parfaitement se rétablir sans qu'on ait conservé le périoste. Ces végétations osseuses peuvent se réunir lorsqu'elles sont exubérantes, et que les surfaces de section ont éprouvé un rapprochement consécutif. Mais pour peu que la partie enlevée soit considérable, cette source d'ossification est insuffisante pour rétablir la continuité de l'os. Chez des animaux très-jeunes cependant, chez les pigeons par exemple, comme Charmeil l'avait déjà remarqué, ces végétations venant des deux bouts de l'os peuvent acquérir de grandes proportions.

Pour obtenir ces résultats avec toute la netteté désirable, il faut, indépendamment des conditions générales du sujet sur lesquelles je reviendrai bientôt, deux conditions opératoires que je dois signaler dès à présent.

Il faut d'abord faire une opération nette et régulière. Si vous décollez le périoste de manière à le détruire ; si vous le détachez avec la pointe d'un scalpel de manière à laisser la couche ostéogène adhérente à l'os que vous allez enlever ; si surtout vous le séparez des tissus périphériques de manière à détruire la plupart de ses vaisseaux nourriciers, il est certain que vous diminuerez sa vitalité, que vous l'exposerez à une trop vive inflammation, et que vous lui ferez perdre ses propriétés caractéristiques. Faites au contraire l'expérience avec précaution ; décollez le périoste avec une lame mousse au lieu de le disséquer; s'il est adhérent, raclez l'os de manière à laisser adhérer au périoste la totalité de la couche ostéogène et même la couche la plus externe de l'os, celle qui n'est pas encore complètement ossifiée; ne séparez pas sur une trop grande étendue la surface externe du périoste des tissus périphériques, et vous serez dans les meilleures conditions pour obtenir des reproductions complètes. Le rôle de la couche profonde du périoste explique du reste, et justifie à *priori* toutes ces précautions.

Rien de si facile que d'éviter cet écueil chez les jeunes animaux ; chez eux le périoste est si peu adhérent à l'os qu'il est souvent beaucoup plus facile de laisser le périoste en place que de l'enlever. Aussi quand on veut faire les expériences comparatives dont je viens de vous parler, faut-il apporter une attention toute spéciale pour enlever la totalité de la gaîne périostique. On peut laisser dans la plaie, aux points où des ligaments, des muscles, des tendons s'implantent sur l'os, de petits lambeaux de périoste qui donneront lieu à des aiguilles ou à des noyaux osseux, et qui enlèveront à l'expérience toute sa valeur.

Je crois que les expérimentateurs ne se sont pas mis assez en garde contre cette cause d'erreur, et je ne saurais trop y insister. Si l'on n'y fait la plus grande attention, on pratique sans le savoir ou sans le vouloir, des résections partiellement sous-périostées.

QUATRIÈME PROPOSITION. — *Tous les os se reproduisent quelle que soit leur forme. — Le périoste a une propriété reproductive d'autant plus énergique qu'il est pris sur des os épais et volumineux. — Les os minces, papyracés sont ceux qui se reproduisent le plus difficilement et le plus incomplètement. — Les épiphyses des os longs se reproduisent comme les diaphyses ; les os plats et les os courts se reproduisent comme les os longs quoique à un inégal degré.*

J'ai là vingt et une pièces se rapportant aux diverses formes d'os, et prises sur différents animaux; je vous ai déjà fait voir, à propos des propositions précédentes, que ce n'est pas seulement au lapin que j'emprunte mes moyens de démonstration; le chat et le chien m'ont fourni des arguments aussi probants, et vous pouvez achever de vous convaincre que le périoste a la même propriété chez ces divers animaux.

Les os longs sont ceux sur lesquels on a le plus souvent expérimenté ; cela tient à la facilité de l'expérience; mais les os plats et les os courts se réparent par le même mécanisme et d'après les mêmes lois. D'une manière générale, je dirai que la propriété régénératrice du périoste est en raison directe de l'épaisseur de l'os qu'il recouvre. C'est sur les points où l'os est le plus volumineux que le périoste est lui-même généralement le plus épais.

Le périoste tenant en réserve les éléments de l'accroissement de l'os en épaisseur, doit en être d'autant plus fourni qu'il recouvre des parties destinées à croître davantage. La même remarque s'applique au cartilage de conjugaison; pendant l'accroissement, il est d'autant plus épais que l'os s'accroît davantage à ce niveau. Pour un os long, s'il y a une extrémité d'élection par l'accroissement, comme je l'ai prouvé par des expériences directes (1), il me paraît aussi y avoir une extrémité qui se régénère plus facilement : c'est celle qui est en rapport avec l'excès d'accroissement. Ainsi l'extrémité inférieure du radius se régénère plus facilement et plus complètement que la supérieure. Vous pouvez le voir sur plusieurs pièces.

Les os plats peuvent être divisés en plusieurs catégories, au point de vue de la structure de leur périoste. Quelques-uns (omoplate, ilium) sont entourés de toutes parts par les muscles ou le tissu cellulaire intermusculaire comme les os longs; d'autres sont recouverts par un périoste confondu avec une membrane muqueuse (maxillaire supérieur, os constituant les fosses nasales); d'autres enfin ont un périoste confondu avec une membrane séreuse (os du crâne). Voici des pièces qui prou-

(1) *Journal de la physiologie*, par Brown Séquard, 1861, et *Mémoires de la Société des sciences médicales de Lyon*, 1862 et 1863.

vent la régénération de ces divers os ; l'une vous montre la régénération de la fosse sous-épineuse de l'omoplate (chien); l'autre se rapporte à la voûte palatine (chat); sur celles-ci enfin, vous pouvez voir la régénération du crâne en voie de s'accomplir par l'intermédiaire de la dure-mère (lapin).

Personne ne peut douter aujourd'hui, je pense, de la nature périostique de la face externe de la dure-mère. Pour résoudre la question, j'ai procédé pour cette membrane comme pour le périoste, je l'ai transplantée, et j'ai obtenu des noyaux osseux de nouvelle formation.

La reproduction des os courts sera mise hors de doute par les deux expériences suivantes. Voici un calcanéum enlevé dans ses trois quarts postérieurs et reproduit avec exubérance ; mais cet os étant plus rapproché des os longs que des os courts chez le lapin, je vous montrerai un cuboïde enlevé totalement et reproduit d'une manière qu'on peut appeler complète, bien qu'il soit plus aplati que l'os enlevé. Le poids de l'os nouveau est à l'os ancien dans la proportion de 12 à 13.

On avait mis en doute la reproduction des épiphyses ; mais voici des radius de chat et un humérus de lapin qui résoudront, j'espère, la question. Vous voyez des noyaux osseux à la place des épiphyses enlevées, et entre ces noyaux et la masse osseuse qui s'est produite à la place de la portion de la diaphyse réséquée, existe un cartilage de nouvelle formation qui persiste pendant plus ou moins longtemps avant de s'ossifier, et qui joue de cette manière le rôle d'un cartilage de conjugaison temporaire, pour pourvoir pendant un certain temps à l'accroissement de l'os nouveau.

Certainement que le périoste ne peut pas reproduire les saillies articulaires recouvertes de cartilage. Ces parties sont, par cela même, en dehors de l'action du périoste ; elles ont un mode de formation et d'accroissement spécial. Le périoste ne peut reproduire que ce qu'il forme normalement, et il ne forme que ce qu'il recouvre.

Dans cette étude de la reproduction des différents os, il faut toujours séparer les résections des ablations totales ; car je vous l'ai déjà fait remarquer, la régénération est proportionnellement plus complète , quand on n'enlève qu'une partie d'un os.

Dans la réparation de l'os qui suit l'ablation des diaphyses, il faut tenir compte chez les jeunes animaux du cartilage de conjugaison, qui se trouve à chaque extrémité de la partie enlevée. Si on laisse ce cartilage dans la plaie en rapport avec l'épiphyse, il continuera à produire de la substance osseuse comme à l'état normal, et bien que sa propriété ostéogénique soit plus ou moins troublée par le traumatisme et la réaction qui peut le suivre, il pourvoira à l'accroissement de l'os en longueur, une fois la partie intermédiaire reproduite par le périoste. Dans les cas où on enlève la portion juxta-épiphysaire d'une diaphyse, c'est-à-dire une de ses parties terminales, le vide peut être comblé sans l'intermédiaire de la gaine périostique, les couches successivement produites par le cartilage de conjugaison se réunissant à la surface de section de la diaphyse. Mais ici encore, il faut que la portion enlevée soit très-petite, et il se produit toujours un mouvement de déplacement de l'épiphyse vers la diaphyse, comme vous pouvez le voir sur ce radius de lapin ; la surface articulaire inférieure est remontée et l'épiphyse est venue à la rencontre de la diaphyse. Quatre millimètres environ avaient été réséqués. Il n'y a donc pas en réalité reproduction de la partie enlevée; il y a rapprochement des surfaces de section et continuation de l'accroissement de l'os en longueur par le cartilage de conjugaison.

CINQUIÈME PROPOSITION. — *Une circonstance domine la reproduction des os ; c'est l'état de santé générale du sujet. — La reproduction est arrêtée par la fièvre et par de mauvaises conditions de nutrition générale. Elle est par cela même tardive chez certains sujets qui ne recouvrent la santé que longtemps après la résection qu'ils ont subie. — La jeunesse des sujets est une condition très-favorable et même indispensable pour avoir des reproductions complètes. — On peut, par une irritation préalable, augmenter sur les sujets adultes ou vieux les propriétés ostéogéniques du périoste.*

Voici trois pièces sur lesquelles j'appelle tout particulièrement votre attention, parce qu'elles me paraissent démontrer avec toute la netteté désirable l'importance des conditions générales du sujet pour la reproduction des os. Elles ont encore un autre intérêt en ce qu'elles se rapportent à la voûte palatine; elles viennent ainsi confirmer l'application de l'ostéoplastie périostique à la réparation des pertes de substance de cette région ; elles me serviront, en outre, pour répondre à quelques objections qui m'ont été faites, il y a quelques mois, devant la Société de chirurgie.

Ces trois pièces ont été prises sur des chiens auxquels j'avais pratiqué la résection de la voûte palatine sur une étendue de 16 à 18 millimètres en longueur et de 9 à 11 en largeur maximum. De ces trois chiens, l'un était choréique, amaigri, mal portant, en un mot, au moment de l'opération. Il a été ensuite tenu dans de mauvaises conditions hygiéniques. Il est crevé au vingt-troisième jour. Il n'y a pas de reproduction de la partie enlevée: à peine un point au milieu, comme la moitié de la tête d'une épingle.

Le deuxième chien, assez bien portant, quoique chétif au moment de l'expérience, a été mal soigné après son opération, mal nourri, il est tombé malade au bout de huit ou dix jours et est crevé au vingtième jour, Sur cet animal, il n'y a aussi qu'un commencement de reproduction. Une trainée osseuse de deux millimètres de large sur six de long, et de plus un liseré périphérique, très-peu marqué, du reste, sur les bords de la perte de substance.

Le troisième animal était gras et bien portant au moment de l'expérience. Il a été aux petits soins après son opération ; on l'a tenu dans les meilleures conditions hygiéniques ; puis on l'a sacrifié au vingt-huitième jour. Eh bien ! examinez sa voûte palatine, et vous trouverez une reproduction complète. Il y a une masse osseuse de nouvelle formation aussi épaisse presque que celle qui a été enlevée. L'os nouveau n'est pas encore confondu avec l'ancien. Il y a comme une suture harmonique entre la pièce nouvelle et le pourtour de la perte de substance. Je vous fais remarquer cette particularité, parce qu'elle indique que l'os nouveau n'est pas une émanation de l'ancien, mais une formation indépendante due au périoste.

Ces pièces peuvent se passer de commentaires ; elles donneraient cependant matière à de nombreuses déductions, mais je préfère vous rappeler d'autres faits pour vous montrer qu'il s'agit là d'une loi générale, et non pas d'un simple accident d'expérimentation.

A une époque, j'expérimentais simultanément dans deux milieux bien différents quant à la salubrité. Je tenais certains animaux à la campagne dans un lieu parfaitement sain, et j'avais d'autres opérés dans des cages à l'École pratique de Paris, où ils avaient à souffrir et du froid et de la viciation de l'air. Vous connaissez tous l'insalubrité proverbiale de ce milieu ; aussi, quand je comparais les résultats d'une même série d'expériences, trouvais-je des différences notables, selon que mes animaux appartenaient à la première catégorie ou à la seconde. A la campagne, sur des animaux vigoureux, bien nourris, j'avais le plus souvent des reproductions rapides, complètes ; les plaies se réunissaient par première intention, et les opérés guérissaient au bout de quelques jours. A l'Ecole pratique, la plupart crevaient, tous suppuraient pendant un temps plus ou moins long; la production osseuse était lente, tardive et incomplète.

En analysant avec plus de soin l'influence de ces conditions, je dois signaler la fièvre et l'inflammation du membre opéré comme les causes qui arrêtent le plus constamment la production de l'os. Si l'animal prend la fièvre dès le lendemain de l'opération, et qu'il succombe au bout d'une dizaine de jours, on ne trouve pas le travail de réparation commencé; il y a, au contraire, des fusées purulentes et un décollement du périoste produit par l'inflammation elle-même qui s'étend plus ou moins loin au-dessus des surfaces de section de l'os.

Si la fièvre s'arrête, le travail de réparation commence presque aussitôt; l'inflammation locale diminue et du tissu osseux se forme. La production de l'os continue, bien que la plaie suppure. Ce n'est pas tant la suppuration qui entrave l'ossification que l'inflammation qui précède et occasionne la suppuration. On rencontre souvent, à côté des parties qui suppurent, des ossifications exubérantes. Dans la réparation de certaines fractures compliquées, le cal est tardif, mais exubérant; autour des parties nécrosées, il se forme un os nouveau plus volumineux que l'ancien, et cela malgré la suppuration du foyer.

Chez les animaux en expérimentation, une fois la fièvre et

l'inflammation locale disparues, il faut se mettre en garde contre la viciation chronique de la nutrition par alimentation insuffisante, ou le défaut d'aération ; il ne faut pas les enfermer dans des réduits étroits et obscurs ; aussi recommanderons-nous à ceux qui voudront répéter nos expériences de tenir le plus grand compte des conditions hygiéniques, qu'il est souvent difficile d'obtenir dans une grande ville et qu'on réalise si facilement à la campagne. Tout ceci fait comprendre pourquoi le temps nécessaire à la reproduction d'un os est très-variable. Elle est subordonnée à tant de circonstances locales et générales, qu'il faut faire d'avance la part de chacune d'elles, si l'on veut calculer approximativement le temps nécessaire pour un cas donné. D'une manière générale, je dirai : plus la reproduction commence tôt, plus elle sera complète. On ne doit pas espérer une véritable régénération, quand il ne s'est pas formé au moins quelques noyaux osseux dans les trois premiers mois. Je suis cependant moins absolu sur ce point que je ne l'étais à l'époque où j'ai publié mes premières expériences (*Journal de physiologie*, 1859). J'avais constaté alors sur plusieurs animaux que l'ossification, troublée dans les premiers temps de l'expérience, n'avait pu se compléter plus tard. Mais depuis lors, diverses expériences sur les os plats de la face ou du crâne m'ont montré qu'il fallait attendre plus longtemps avant de déclarer terminé le travail de reproduction. Chez les animaux qui ont bien supporté l'opération et qui n'ont pas d'accidents consécutifs, la régénération commence immédiatement, et au cinquième ou sixième jour, on trouve déjà des petits noyaux osseux de nouvelle formation dans la gaîne périostique.

La reproduction des os est plus facile et plus rapide chez les jeunes sujets. Dans le premier âge même, et surtout chez certains animaux (pigeon), la moindre irritation du périoste donne lieu à des ossifications exubérantes. L'épaisseur plus grande de la couche ostéogène chez les animaux qui croissent explique cette plus grande facilité de la reproduction à cet âge. Les fractures se consolident plus rapidement et avec un cal plus volumineux chez les jeunes animaux. C'est dans les premiers temps de la vie, jusqu'à l'époque où les épiphyses commencent à se souder, qu'on peut obtenir des portions osseuses de nouvelle formation rappelant presque rigoureusement les portions enlevées. Plus tard, dans l'âge adulte et la vieillesse, les propriétés ostéogéniques du périoste diminuent et cessent même complètement à l'état normal. De plus, le cartilage de conjugaison n'est plus là pour lui venir en aide. Voilà pourquoi la résection sous-périostée d'un os sain, pratiquée sur des chiens ou des lapins de deux ou trois ans, ne donne lieu qu'à des reproductions incomplètes et même rudimentaires, lorsqu'une portion osseuse considérable a été enlevée. Mais cependant les os se cicatrisent et se réparent à tous les âges, et chez l'adulte on peut obtenir des reproductions partielles suffisantes pour la forme et la fonction du membre, malgré la diminution de l'activité du périoste. Partant de ce fait qu'une irritation modérée augmente les propriétés ostéogéniques de cette membrane, j'ai eu l'idée de l'irriter sur les animaux avec un poinçon introduit à travers la peau et promené sous le périoste tout autour de l'os. J'irrite même la moelle dans ce but par des perforations de la diaphyse. Cette irritation amène un épaississement du périoste; la couche ostéogène se reforme; l'os prend, en un mot, les propriétés qu'il avait dans le jeune âge. Si alors on opère la résection sous-périostée d'une portion de cet os, on a une reproduction de substance osseuse plus considérable que dans les cas où l'on fait cette opération sans irritation préalable.

SIXIÈME PROPOSITION. — *Chez l'homme, les os se reproduisent comme chez les animaux. — On ne peut pas établir une échelle de proportion rigoureuse, selon les diverses espèces; mais l'observation démontre que le périoste joue absolument le même rôle. — Les faits cliniques sont dans l'accord le plus parfait avec les faits expérimentaux; ils démontrent la nécessité du périoste pour obtenir des reproductions. — La reproduction échoue sur l'homme par les mêmes causes qui la font échouer sur les animaux; tant que la fièvre existe, tant que la santé générale est dans de mauvaises conditions, la régénération ne peut s'opérer. — Elle s'accomplit plus tard, quand la santé générale est revenue, si le périoste n'a pas été détruit ou trop altéré par la suppuration* (1).

(1) Voir *Gaz. hebd.*

SEPTIÈME PROPOSITION. — *Les résections sous-périostées doivent être pratiquées sur l'homme, et si l'expérience clinique n'était pas venue déjà prouver cette régénération, il faudrait la tenter encore en se mettant dans les conditions qui nous la font obtenir chez les animaux.*

Vous avez constaté, au commencement de cette séance, un fait qui, à lui seul, est une démonstration éclatante de ce que je viens d'avancer. Oui, Messieurs, à lui seul, le fait de M. Aubert répond à toutes les objections qu'on a pu adresser aux résections sous-périostées, et si j'étais venu ici faire de la polémique, je n'aurais pas eu besoin d'autres arguments pour répondre à mes contradicteurs. Rien ne manque au magnifique succès dû à l'habileté de nos confrères de Mâcon, MM. Jambon et Aubert. Vous avez eu sous les yeux l'os enlevé d'une part, et de l'autre l'os reproduit. Vous avez pu juger qu'il s'agissait d'une véritable résection sous-périostée, c'est-à-dire qu'on n'avait pas enlevé un os mort, mais un os malade et vivant, et vous avez pu constater la reproduction intégrale des parties enlevées. On avait réséqué 10 centimètres de l'extrémité inférieure du tibia, y compris l'épiphyse et toute la surface articulaire; eh bien, la reproduction a eu lieu. Il y a une masse osseuse évidente et, qui plus est, une malléole de nouvelle formation. M. Aubert a fait marcher son malade devant vous, et vous avez vu qu'il ne boitait pas sensiblement, malgré un léger raccourcissement du tibia du côté opéré, dû à ce que l'os avait cessé de grandir par cette extrémité. Il fait d'ailleurs 20 kilomètres dans sa journée et danse plusieurs heures de suite.

Oui, Messieurs, ce succès est si complet, ce fait est si probant que je me dispenserai de vous citer d'autres exemples.

S'il s'agissait d'un petit os ou d'un petit fragment d'os, on pourrait faire quelques objections; mais il s'agit d'un os volumineux, d'une extrémité articulaire dont la fonction exige la régularité de la forme. Il s'agit, en outre, d'une des résections qui réussissent le moins bien par la méthode ordinaire.

Ce fait-là a donc tout ce qu'il faut pour entraîner la conviction, et il me dispensera de faire intervenir mes propres observations, à propos desquelles on pourrait craindre de ma part une tendresse exagérée et me dire que j'ai cru trop facilement ce que j'ai désiré.

Je dirai cependant que j'ai pratiqué environ trente résections sous-périostées (1) ; les résultats ont été, au point de vue de la régénération, tantôt bons, tantôt insuffisants, tantôt nuls. Ils ont été toujours subordonnés aux influences générales ou locales sur lesquelles je me suis longuement étendu. L'érysipèle a été la cause la plus générale de l'absence de reproduction. C'est dans les cas où j'ai pu éviter cette complication que j'ai obtenu les meilleures reproductions. J'ai vu reproduire ainsi la moitié externe de la clavicule, l'extrémité inférieure de l'humérus, la portion externe du maxillaire supérieur, des métatarsiens ou métacarpiens, etc., etc., et je suis persuadé que j'aurais obtenu un plus grand nombre de succès, si j'avais pu faire sortir plus tôt mes malades de l'Hôtel-Dieu et les envoyer à la campagne. C'est la crainte des influences nosocomiales qui m'a arrêté souvent dans des cas où la résection était parfaitement indiquée. Je n'aurais pas hésité à la faire dans un autre milieu, mais je préférais temporiser et recourir à d'autres moyens, pour ne pas exposer mon malade aux dangers d'une opération. J'ai préféré même deux fois amputer pour des lésions qui indiquaient la résection sous-périostée. Il s'agissait, dans un cas, d'une ostéite suppurée, datant de plusieurs années et ayant pour siége les deux tiers inférieurs du tibia. Dans l'autre, c'était une carie du même os. Dans les deux cas, l'articulation tibio-tarsienne était ouverte. Les conditions générales étaient telles que le malade ne pouvait pas être exposé aux chances d'une suppuration prolongée et qu'il se trouvait, d'ailleurs, dans un état physiologique peu favorable à la régénération de l'os. Lorsqu'il s'agit d'opérations qui n'ont pas par elles-mêmes une grande gravité, on peut toujours les tenter, bien que le milieu ne soit pas favorable, dût-on s'exposer à ne pas avoir de régénération.

Ce qu'il y a, du reste, de consolant dans les revers de la mé-

____

(1) Tous ces faits seront publiés prochainement dans un travail étendu que je prépare sur la matière.

thode, c'est que ces revers sont aussi beaux que les succès que donne la méthode ordinaire. Je reviendrai bientôt sur cette considération.

Je me dispenserai ici de rappeler tous les succès que la méthode doit à d'autres chirurgiens, je les ai, pour la plupart, fait connaître et commentés ailleurs ; je veux seulement vous parler des faits de M. Larghi et citer MM. Langenbeck, de Berlin, Borelli, de Turin, Creus-y-Manso, de Grenade, Verneuil, Giraldès, Maisonneuve, comme ayant observé cliniquement des régénérations osseuses après les résections sous-périostées.

J'ai fait connaître en 1858 les faits de M. Larghi et je les ai critiqués. Je fis remarquer, avant de l'avoir pu observer sur mes propres opérés, que des régénérations aussi complètes et aussi rapides ne pourraient guère être obtenues dans la pratique des grands hôpitaux. Je m'élevai ensuite contre la résection des os nouveaux qui, en principe, ne doivent jamais être enlevés et qui se cicatrisent généralement, dès que les portions anciennes nécrosées ou cariées ont été extirpées. Mais tout en me séparant de M. Larghi au sujet des indications des résections sous-périostées, j'acceptai comme vraies les reproductions qu'il annonçait.

Tous les chirurgiens n'ont pas, en France, porté le même jugement sur ces opérations. Vous avez pu en juger, il n'y a qu'un instant. On a même écrit (1) qu'il fallait un certain amour du merveilleux pour y croire. Et ici, Messieurs, permettez-moi une réflexion, non pas seulement pour justifier ceux qui ont cru à ces observations, mais encore pour montrer combien peu est acceptable le scepticisme de ceux qui les repoussent.

Je suis partisan de la plus entière liberté de la critique ; elle n'est jamais trop sévère lorsqu'elle est juste et fondée ; qu'on discute, même avec passion, une théorie ou une opinion, c'est le droit de tout homme qui tient une plume ; mais lorsqu'il s'agit d'un fait d'observation sur lequel un homme à l'état de raison n'a pas pu se tromper, personne, ce me semble, n'a le droit de le mettre en doute, s'il est affirmé par un observateur consciencieux. Or, les faits de M. Larghi sont tellement affir-

(1) Sédillot. *De la régénération des os.* Strasbourg, 1864, p. 15.

matifs, ils sont racontés avec de tels détails, qu'on ne peut les
repousser sans mettre sa bonne foi en suspicion.

Je n'approuve pas, encore une fois, la conduite de cet habile
et loyal chirurgien dans plusieurs de ses observations ; je crois
que j'aurais fait tout autrement que lui, ou plutôt que je me
serais abstenu ; mais ces opérations, discutables, très-discuta-
bles même au point de vue des indications, n'en sont que plus
précieuses au point de vue de la régénération osseuse.

J'avais accepté ces observations après la lecture des mémoires
de M. Larghi, mais je les accepte aujourd'hui avec plus de
confiance encore, depuis que j'ai pu, dans un voyage récent à
Verceil, causer avec M. Larghi lui-même et apprécier sa parfaite bonne foi. Et, du reste, Messieurs, à part les détails sur
lesquels on peut désirer une description plus rigoureuse et plus
de défiance à l'égard des causes d'erreur, les points principaux
de ces observations ne sont pas en désaccord avec les faits expérimentaux que j'ai eu l'honneur de vous exposer. La rapidité
de la reproduction (au bout de 40 et 50 jours) ne vous paraîtra
plus impossible après ce que l'expérimentation nous a fait constater pour la résection du maxillaire chez le chien, par exemple.
L'âge des malades et le milieu salubre dans lequel ils se trouvaient contribuent surtout à expliquer cette rapidité de la
reproduction.

J'ajouterai encore que les observations les plus discutables
au point de vue de l'opportunité de l'intervention chirurgicale
sont les plus probantes, eu égard à la reproduction de l'os. Là
où l'os nouveau lui-même aurait été enlevé, le périoste a fait
les frais d'une nouvelle régénération.

HUITIÈME PROPOSITION. — *Les résections sous-périostées ont
encore un autre avantage ; elles sont plus sûres dans leur
manuel et plus simples quant à leurs suites immédiates. —
A défaut d'une statistique comparative, on peut invoquer
l'expérimentation, qui indique que chez les animaux les
résections par la méthode ancienne sont plus souvent suivies de mort que celles par la méthode nouvelle. — La
difficulté de décoller le périoste ne doit pas nous empêcher*

de pratiquer les résections sous-périostées, le périoste étant moins adhérent sur le vivant que sur le cadavre, sur un os malade que sur un os sain.

La régénération de l'os n'est pas le seul avantage que j'attribue à la conservation du périoste. Cette méthode opératoire rend les résections plus sûres dans leur manuel et moins graves quant à leurs suites immédiates. On manœuvre, en effet, dans l'intérieur d'une gaîne fibreuse qui empêche le bistouri de s'égarer au moment de l'opération, qui sert de barrière à l'inflammation, et circonscrit ainsi le traumatisme. On sort l'os de sa gaîne comme un noyau de sa coque ; les résections se font pour ainsi dire par énucléation. Ces inductions théoriques, dont j'avais dû me contenter dans mon premier travail sur les résections sous-périostées, ont été pleinement confirmées par l'observation clinique.

Mais comme le nombre des cas chirurgicaux n'est pas assez considérable pour servir de base à une comparaison rigoureuse, j'invoquerai encore ici l'expérimentation. Il ne faut jamais conclure du peu de danger d'une résection sur un animal, à l'innocuité de cette résection sur l'homme ; mais on peut parfaitement comparer deux genres de résections sur un même animal. La comparaison entre deux phénomènes ne peut guère être plus légitime. Eh bien, Messieurs, toutes choses égales d'ailleurs, la mortalité a été beaucoup plus considérable sur les animaux auxquels j'ai enlevé le périoste que sur ceux auxquels j'ai conservé cette membrane.

En consultant mes cahiers d'expériences, je trouve que sur 16 résections de la plus grande partie de radius ou ablations de cet os en totalité, 8 par la méthode ordinaire et 8 par la méthode sous-périostée, il y a eu 4 morts. Mais ces quatre morts se distribuent très-inégalement entre les deux méthodes, trois appartiennent à la méthode dans laquelle l'os est enlevé en même temps que le périoste, un seulement à l'ablation sous-périostée du radius. C'est dire que cette dernière opération a eu une mortalité de 12 pour 100, tandis que celle de la première était de 37 pour 100.

Ces chiffres me paraissent significatifs, ils représentent des unités parfaitement comparables, et ici la conclusion de l'animal à l'homme est on ne peut plus rigoureuse. De longtemps même l'observation clinique ne pourra fournir des éléments aussi rigoureusement comparables ; je serai donc aussi affirmatif sur ce second avantage des résections sous-périostées que j'ai pu l'être sur le premier.

A propos du degré de gravité des résections sous-périostées, permettez-moi de revenir sur un fait dont les deux honorables membres qui m'ont précédé à la tribune se sont servis contre la méthode que je préconise. Ils vous ont parlé d'un malade à qui j'avais enlevé, par une résection sous-périostée, la presque totalité de la diaphyse du tibia, et qui aurait succombé à cette opération. M. Marmy a dit qu'à cette heure il devait être mort ou amputé ; M. Desgranges, plus affirmatif, vous a dépeint sous les couleurs les plus sombres la fin tragique de ce malheureux, victime de l'opération que j'avais pratiquée.

Je vous dirai seulement à ce sujet, Messieurs, que j'ai reçu, il y a trois jours, une lettre du maire de Chalamont (Ain), qui m'annonce que ce prétendu mort est allé lui faire une visite vendredi dernier et viendra me voir prochainement.

Je suis heureux de rassurer sur son sort mon honorable collègue, et je regrette qu'il ait parlé de ce fait, comme de plusieurs autres qui me sont personnels, d'après des renseignements puisés à des sources étrangères ; je me serais fait un véritable plaisir de lui éviter ces petites erreurs.

Les résections sous-périostées exigent certainement un peu plus de temps que les résections ordinaires ; la dissection du périoste est plus longue ; il faut procéder lentement, à petits coups. Mais, Messieurs, je ne m'arrêterai pas sur cet argument, nous sommes déjà trop loin de l'époque où la rapidité dans le maniement du bistouri était la qualité la plus applaudie chez un chirurgien ; aujourd'hui le *cito* entre un peu moins dans la préoccupation d'un opérateur, et s'il n'est dédaigné par personne, il est mis trop au-dessous du *tuto* pour entrer en balance avec lui.

Malgré cet allongement dans la durée de l'opération, les résections sous-périostées sont une simplification opératoire. Par une incision unique, on enlève la plupart des os longs. On pénètre du premier coup dans la gaîne périostique, et on la détache avec la sonde-rugine en suivant le pourtour de l'os.

Quand j'appelai l'attention des chirurgiens sur les résections sous-périostées, une des objections qu'on m'adressait le plus souvent, c'était la difficulté de décoller le périoste. Les chirurgiens, même ceux qui passaient, et à bon droit, pour d'excellents anatomistes, alléguaient que cette dissection était une opération longue, douloureuse, impraticable le plus souvent.

On avait même dit (Vidal), qu'il fallait n'avoir jamais étudié le périoste pour proposer une pareille opération. Je dus alors démontrer que cette dissection était possible dans les cas les plus défavorables, qu'on ne conserverait certainement pas toujours une gaîne complète et partout continue, mais qu'on détacherait toujours, même chez les vieillards, la plus grande partie de l'enveloppe périostique. Je fis voir que toute choses égales d'ailleurs, la dissection était plus facile sur un os vivant et vasculaire, que sur un os mort et pris sur un membre exposé depuis plusieurs jours sur une table d'amphithéâtre. J'insistai spécialement sur les modifications que subit le périoste dans les maladies des os, modifications qui favorisent son décollement, au point quelquefois de le laisser détacher par le moindre effort sur la plus grande étendue d'un os. Je montrai encore combien il était facile de le détacher sur les jeunes sujets, et comme exercice d'amphithéâtre, je dépouillai, sur des enfants de 4 à 8 ans, des fémurs entiers sans produire de perte de substance à leur périoste, même au niveau de l'insertion des capsules articulaires. J'ajoutai enfin que, puisque le périoste produisait de l'os par lui-même, on aurait d'autant plus de chance d'obtenir une reproduction, qu'on en aurait conservé une plus grande étendue, et que les déchirures et les pertes de substance étaient moins à craindre depuis que les expériences sur la transplantation nous avaient révélé l'aptitude toute spéciale de cette membrane à se greffer au milieu des tissus voisins.

NEUVIÈME PROPOSITION. — *Les indications des résections sous-périostées sont celles des résections en général que la pratique chirurgicale a adoptées. — Il s'agit de rendre ces opérations plus conservatrices en faisant reproduire la par-*

tic enlevée. — Les résections sous-périostées étant moins graves que les résections ordinaires, on peut enlever par la première méthode une plus grande portion d'os sans augmenter les dangers, et par cela même restreindre encore le champ des amputations.

Je disais tout à l'heure que ce qu'il y a de consolant dans les revers de la méthode sous-périostée, c'est que ces revers sont en réalité aussi beaux que les succès de la méthode ordinaire. Quand vous opérez en effet par cette dernière méthode, c'est-à-dire sans conserver le périoste, vous n'espérez pas de reproduction et vous ne pouvez pas en obtenir. Vous l'attendez au contraire, quand vous conservez le périoste, et si par une cause ou par une autre, cette reproduction vous fait défaut, vous vous trouvez absolument dans le même cas que si vous aviez complètement réussi par la méthode ordinaire. Or, comme d'autre part, la nouvelle méthode est plus sûre et moins dangereuse que l'ancienne, je ne sais vraiment pas sur quels arguments on peut se fonder pour la repousser.

Je comprends d'autant moins l'opposition que rencontre dans quelques esprits la conservation du périoste, qu'il s'agit de rendre les résections plus conservatrices en faisant reproduire la partie enlevée.

Quand j'essayai d'établir pour la première fois les indications et les contre-indications de la méthode, j'eus soin de la maintenir dans des limites physiologiques et rationnelles ; et, en recommandant la plus grande prudence à ses partisans futurs, je répondais par avance aux objections de ses adversaires d'aujourd'hui.

Et ici, Messieurs, je voudrais pouvoir vous citer quelques pages que j'écrivais à cette époque (1). Vous verriez que les adversaires des résections sous-périostées m'ont souvent prêté des opinions que je n'ai jamais eues.

Je vous rappellerai seulement qu'admettant en principe la fréquence de la guérison spontanée des lésions osseuses les plus avancées, je réservais la résection sous-périostée pour les cas où la nature et les moyens médicaux ou chirurgicaux

_____

(1) *Gazette hebdomadaire*, 1858.

ordinaires étaient restés impuissants. Je ne me faisais pas illusion sur l'obstacle qu'apporteraient à la régénération l'altération du périoste et les conditions générales du sujet sur lesquelles j'ai insisté il n'y a qu'un instant. Je voyais dans la conservation du périoste un moyen de perfectionner les résultats des résections et de généraliser ces opérations qui ont déjà si heureusement restreint le champ d'application des amputations. Et pour qu'il n'y eût pas d'équivoque dans ma pensée, j'avais éliminé tous les cas de nécrose, dont la thérapeutique était rationnellement instituée depuis les travaux de David. Cette distinction est fondamentale, et je regrette qu'elle ait été oubliée depuis par plusieurs chirurgiens qui ont donné comme des nouveautés la régénération des os à la suite des nécroses spontanées. Ce n'est pas pour l'extraction d'un séquestre qu'il peut être question de résection sous-périostée ; cette opération ne s'applique qu'à l'extraction partielle ou totale d'un os vivant.

Ce que je disais alors, je le répéterais encore aujourd'hui. Il ne s'agit pas d'aller enlever un os sous le moindre prétexte, dans le but de le refaire à neuf et de le faire reproduire. C'est aux gens du monde seuls qu'ont pu venir de pareilles idées, et vraiment les adversaires des résections sous-périostées auraient pu se dispenser de combattre de si sottes erreurs.

Je ne compare pas les résections sous-périostées avec l'évidement, car, Messieurs, ces opérations ont des indications spéciales ; là où s'arrête le pouvoir curateur de l'une l'efficacité de l'autre commence ; un os qu'on pourra guérir en l'abrasant, en le ruginant, en l'évidant, ne doit pas subir une résection sous-périostée. Les cas dans lesquels on peut avoir à hésiter sont de beaucoup les moins nombreux.

J'ai fait depuis longtemps cette distinction, et je regrette que M. Sédillot persiste toujours à mettre en parallèle des opérations qui sont faites pour se compléter, se succéder, et qui peuvent parfaitement vivre en bonne intelligence.

Les abrasions superficielles ou profondes, les résections d'une portion de l'épaisseur des os, les excavations d'une portion cariée, avec ou sans cautérisation au fer rouge sont des opérations que personne ne conteste, que tout le monde admet en pratique plus ou moins depuis l'antiquité, et auxquelles j'ai recours pour ma part toutes les fois que je les juge suffisantes.

Dixième proposition. — Le principe physiologique de l'ostéo-plastie périostique repose sur la propriété de s'ossifier que possède le périoste transplanté ou déplacé. — Les faits de rhinoplastie et d'uranoplastie démontrent que cette application de la physiologie expérimentale a été suivie du plus heureux succès. — En combinant l'ostéoplastie périostique ou indirecte avec l'ostéoplastie osseuse ou directe, on peut réparer d'une manière fixe et permanente le squelette de certaines parties de la face, et par cela même faire réussir des opérations autoplastiques qu'on avait abandonnées après les insuccès des méthodes ordi-naires.

Ce fut après avoir constaté l'ossification des lambeaux de périoste déplacés et transplantés que j'émis le principe de l'ostéoplastie périostique. Je proposai de disséquer des lambeaux cutanés ou muqueux doublés de périoste pour les faire ossifier et réparer ainsi les pertes de substance de squelette. La puissance de l'autoplastie me parut s'élever d'un degré, puisque nous devions espérer de faire développer du tissu osseux, là où il était impossible de s'en procurer par les méthodes ordinaires.

La réparation des organes de la face me parut être le principal champ d'application de l'ostéoplastie périostique; là, en effet, la forme d'un organe est de la plus grande importance, et il est essentiel de lui donner le plus de fixité possible. Pour la réparation du nez, par exemple, il était essentiel, si l'on voulait rappeler la faveur des chirurgiens sur cette opération, de leur fournir un nouveau moyen de lutter contre cette rétraction incessante que subissaient les nez refaits avec la peau seulement.

Il fallait opposer à cette rétraction un obstacle fixe et permanent. Je pensai qu'en taillant des lambeaux cutanés doublés de périoste, on remédierait à ce grave inconvénient; mais comme le périoste ainsi déplacé ne pouvait pas s'ossifier immédiatement, que son ossification pouvait rester incomplète ou même manquer dans certains cas, par les mêmes raisons qui empêchent la reproduction des os après les résections sous-périostées, j'eus l'idée de construire une charpente immédiate par la mobilisation des parties osseuses voisines. Mes expériences sur les greffes osseuses (1), que je ne fais que citer ici pour ne pas abuser de l'attention que vous voulez bien m'accorder, me rendaient de plus en plus confiant dans la soudure de ces lambeaux ainsi détachés, pourvu qu'ils restassent entourés de leur périoste. J'avais alors une double ressource contre la rétraction de la peau; les lambeaux osseux devaient s'opposer à la rétraction immédiate des parties cutanées et donner ainsi au périoste le temps de se durcir et de s'ossifier. Je pensai que la combinaison de ces deux manières d'agir créerait les meilleures chances de succès pour lutter contre la rétraction des parties molles dans la rhinoplastie en particulier, et comme elles reposaient chacune sur un fait physiologique spécial et qu'elles pouvaient d'ailleurs être employées isolément, je dus en faire deux méthodes distinctes et leur donner à chacune un nom particulier. J'avais appelé d'abord *ostéoplastie périostique* l'opération autoplastique qui avait pour but la production de l'os au moyen du périoste transplanté ; je donnai le nom d'*ostéoplastie osseuse* à celle qui avait pour but la réparation d'un organe au moyen de lambeaux osseux taillés avec leur périoste et déplacés au milieu des tissus. J'appelai encore la première *ostéoplastie indirecte,* par opposition à la seconde qui constituait l'*ostéoplastie directe.*

Voyons maintenant les résultats cliniques qu'a produits la méthode. Les inductions physiologiques ont été justifiées ; on a pu obtenir du tissu osseux à la face profonde des lambeaux doublés de périoste, malgré les mauvaises conditions où se trouvent les lambeaux, par l'exposition à l'air, dans l'intérieur des cavités nasale et buccale. Cette ossification n'a pas été constatée par l'autopsie ; ce n'est pas moi qui regretterai l'absence de ce complément de preuves. Mais on a constaté la présence d'un tissu dur, de consistance osseuse, remplissant parfaitement les usages d'un os véritable. C'est en raison de la ré-

(1) *Journal de physiologie.* Brown-Séquard. 1860.

sistance de ce tissu et de son impénétrabilité par de fortes épingles qu'on le considère comme de nature osseuse. Les cicatrices fibreuses sont très-dures et pourraient quelquefois donner lieu à une erreur. Mais il est des cas où cette confusion n'est pas possible. Dans le cas où j'ai admis l'ossification d'un lambeau périostique, dix mois après une opération de rhinoplastie, l'épingle traversait la peau dans l'espace de trois millimètres, puis était arrêtée par un plan très-résistant et indépressible sous l'effort du doigt. Quelque temps auparavant, ce tissu que je considère comme osseux, se trouvait encore pénétrable par un instrument aigu. Mais déjà, à ce niveau, si l'on poussait l'épingle plus loin, on sentait un craquement comparable à celui qu'on produit en traversant la coque amincie d'un kyste osseux avec le même instrument.

M. Langenbeck a poussé plus loin la démonstration. Sur un malade opéré de la rhinoplastie, il enleva un petit morceau de la substance qui paraissait ossifiée. On examina ce morceau au microscope et on constata qu'il y avait du véritable tissu osseux.

Cette observation résout la question ; mais je citerai encore les opérations d'uranoplastie si nombreuses qu'a déjà pratiquées cet éminent chirurgien, et après lesquelles il a pu constater plusieurs fois la formation d'un plan solide, indépressible et qu'il a considéré comme formé par du tissu osseux véritable.

Après mes propres opérations d'uranoplastie, je n'ai pas constaté d'une manière positive la présence de l'os, car j'ai perdu de vue mes opérés deux ou trois mois environ après l'opération. Dans un cas cependant, au bout de trois mois, la perte de substance paraissait comblée par un tissu ossifié dans une partie de son étendue.

Certainement que ces lambeaux ayant leur face périostique libre, sont dans de mauvaises conditions pour s'ossifier ; mais la suppuration de la surface n'est pas un obstacle insurmontable. Cette surface bourgeonne, et sous la couche de bourgeons charnus, l'ossification finit par se produire. Du reste, l'ossification manquât-elle souvent, comme il est à croire que cela arrivera, en raison des circonstances que nous avons indiquées, on aura toujours, en transplantant le périoste, un plan fibreux beaucoup plus résistant que si on déplace seulement la peau.

Pour l'uranoplastie, la dissection de lambeaux simplement muqueux est excessivement difficile et conduit sûrement à un insuccès ; aussi l'ostéoplastie périostique n'aurait-elle produit que la possibilité de réparer les pertes de substance de la voûte palatine, que je me féliciterais d'en avoir émis le principe.

Les pièces que je vous ai déjà montrées à propos de la première et de la cinquième proposition, me dispensent de revenir encore sur les fondements physiologiques de cette opération. Le périoste palatin produit du tissu osseux comme le périoste frontal. Le retard que peut éprouver cette ossification ne doit pas nous faire conclure à son impossibilité. S'il fallait encore de nouvelles preuves en faveur de cette ossification, j'appellerais votre attention sur cette pièce prise sur le chat. Je voulais enlever la plus grande partie de la voûte palatine, en conservant le périoste nasal, mais au moment où j'allais terminer l'opération, l'animal fit un mouvement qui me fit faire au plan nasal une perforation avec perte de substance aussi large qu'au plan buccal. J'abandonnai cette perforation à elle-même, me réservant de la combler plus tard par une uranoplastie périostique, pour faire une étude plus rigoureuse et plus applicable à l'homme des modifications ultérieures des lambeaux. Mais j'ai sacrifié l'animal, il y a quelques jours, pour vous montrer la pièce, et vous pouvez voir que, malgré une perforation due au défaut de suture des bords du périoste palatin, la reproduction de l'os s'est faite dans les deux tiers de son étendue. Les deux plans périostiques, le nasal et le buccal, ne s'étaient pas soudés régulièrement entre eux, et sur certains points ossifiés, le périoste buccal était seul. À ce point de vue, cette pièce a son importance, car elle est une démonstration expérimentale de l'ossification des lambeaux périostiques isolés. Je rappellerai encore, à ce sujet, que dans le fond d'une gaîne périostique qui suppure, on peut sentir des noyaux osseux se former sous les bourgeons charnus, comme j'ai pu le constater plusieurs fois. Dans le cas de reproduction de la portion externe du maxillaire supérieur que j'ai communiqué récemment à la Société de chirurgie, l'ossification avait été également produite par un lambeau du périoste libre par une de ses faces dans la cavité buccale. Ainsi donc, quoique cette exposition à l'air soit une circonstance défavorable, elle n'est pas un obstacle insurmontable à la production du nouvel os. L'ossification se produit sous la couche des bourgeons charnus qui se forme tout d'abord à la surface libre du périoste. Dans les cas où cette ossification n'a pas lieu, et on doit s'attendre à son absence chez les sujets âgés et après les grandes pertes de substance, le périoste se durcit au point de remplir les usages d'un os véritable, en donnant au nouvel organe la résistance et la fixité. Ici encore, comme pour les reproductions, la question de l'âge est de la plus grande importance, et j'aurais à vous répéter les mêmes considérations.

La dissection des lambeaux périostiques pourrait faire craindre la nécrose de l'os dénudé ; cet accident ne m'est pas encore arrivé dans mes opérations, et elle ne paraît pas redoutable, surtout quand on peut recouvrir l'os dénudé par le rapprochement des parties voisines et, par exemple, par le glissement de la peau du front. Sur les animaux, les os supportent très-bien la dénudation, pourvu qu'ils ne s'enflamment pas. Ténon l'avait déjà expérimentalement prouvé, il y a près d'un siècle, et je l'ai vérifié des centaines de fois.

Ne pouvant aborder l'étude des cas particuliers, je m'en tiendrai à ces considérations générales sur l'ostéoplastie périostique. J'ai voulu seulement en démontrer les fondements physiologiques et faire voir combien avaient été légitimes les déductions que j'avais tirées de mes expériences sur la transplantation du périoste. Ce qui n'était qu'une espérance, il y a six ans, est devenu une réalité.

V.

DISCUSSION.

M. Verneuil. On m'a fait intervenir dans ce débat, et je n'y pensais guère. M. Desgranges m'appelle brillant défenseur du périoste ; oui, je l'avoue, je suis convaincu de l'utilité, de l'importance de ce nouveau progrès en chirurgie ; mais la voie nouvelle est-elle, comme le dit M. Marmy, brillante, stérile et dangereuse? Oui certes, elle est brillante; mais est-elle stérile? Je ne le pense point et je le prouve. Le fait de M. Aubert, est-ce un fait stérile? Fallait-il couper la jambe à ce jeune homme ou le laisser mourir? D'ailleurs il n'y avait point de nécrose, car l'os enlevé était vivant. — J'ai pratiqué moi-même une résection sous-périostée du coude, j'ai obtenu un beau résultat, et je suis prêt à recommencer si l'occasion se présente.

Les opérations d'uranoplastie pratiquées par Langenbeck sont-elles stériles? Nullement. M. Desgranges les trouve contestables, et M. Marmy dit d'attendre. Pourtant ces observations sont aujourd'hui au nombre de 60, elles sont longuement décrites dans les archives de chirurgie clinique, et les malades ont été revus cinq, six mois après l'opération. On est d'autant moins porté à croire le chirurgien de Berlin qu'il cherche à convaincre les incrédules. Il s'efforce de démontrer qu'il y a production de tissu osseux; on lui répond : Vous vous trompez, c'est du tissu fibreux.

Je ferai à M. Desgranges le reproche d'avoir donné comme un cas de nécrose le fait de M. Creus-y-Manso, professeur de médecine opératoire à Grenade. J'ai lu, dit-il, l'observation dans le texte même; j'ai vu les pièces anatomiques; le tibia avait été réséqué dans une étendue de 19 centimètres. Il s'agissait d'une ostéo-myélite avec hyperostose et production de petits séquestres. Ce n'est pas là la nécrose telle que nous la connaissons. La suppuration était très-abondante, de nombreux traitements avaient été mis en usage. Autrefois, on aurait coupé la jambe, en pareil cas; aujourd'hui, on se contente de pratiquer la résection du membre.

Il est difficile de juger si la résection sous-périostée, comparée à la résection ordinaire, est plus dangereuse; les faits ne sont pas encore assez nombreux pour trancher une pareille question.

L'uranoplastie par l'ancienne méthode est plus dangereuse parce qu'on décolle la muqueuse avec le bistouri et parce que réussissant moins souvent, on est dans la nécessité de répéter de nouveau l'opération.

La rhinoplastie totale est discutable avec les anciens procédés ; avec les nouveaux, il n'y aura pas plus de danger. Tout le monde, en effet, sait que la dénudation des os du crâne n'est pas dangereuse.

Nos contradicteurs ne sont pas assez patients et demandent trop à la nouvelle méthode qui repose sur des bases scientifiques solides. Les expériences de MM. Marmy et Ollier sont contradictoires, c'est qu'elles n'ont pas été faites dans les mêmes conditions. Aussi dirai-je à M. Marmy, répétez les expériences de M. Ollier, en vous plaçant dans les mêmes conditions que lui, et vous obtiendrez les mêmes résultats.

L'évidement est bon, mais n'est pas toujours applicable. La résection sous-périostée a ses indications. Il faut être éclectique, attendre avant de la juger qu'elle ait bien et dûment fourni ses preuves.

M. DESGRANGES. M. Ollier avoue que M. Larghi a pratiqué des résections sous-périostées pour des cas de nécrose ; il en a fait aussi pour des ostéites, et dans ce cas l'évidement est bien plus favorable. La pratique n'a donc rien gagné aux opérations de M. Larghi.

Au point de vue pratique, je suis le premier à admirer le beau succès de M. Aubert ; mais au point de vue de la physiologie pathologique, ce fait n'a pas la valeur que lui attachent nos contradicteurs. En effet, il y avait là une carie de l'extrémité inférieure du tibia, et l'ossification nouvelle qui recouvrait l'os malade prouve assez qu'il y avait aussi de la nécrose ; or nous savons tous qu'en pareil cas le périoste reproduit l'os, il n'y a donc là rien de nouveau.

M. Aubert a fait une résection avant la délimitation de la nécrose, et a été assez heureux pour dépasser en haut les limites du mal. Mais devons-nous marcher sur ses traces ? Je ne le pense pas.

J'arrive aux objections de M. Verneuil. Quand j'ai parlé d'aberrations pratiques, il s'agissait des faits de Larghi, Borelli, etc., et non de ceux de M. Verneuil.

M. Langenbeck affirme qu'il y a production d'os nouveau dans le lambeau obturateur de la voûte palatine, et M. Heyfelder qui a visité plusieurs opérés, est resté dans le doute. Pourquoi n'en conserverons-nous pas de ce côté-ci du Rhin ?

Le décollement du lambeau périostique n'est pas toujours très-simple ; il y a eu dans un cas une hémorrhagie qui a nécessité une cautérisation au fer rouge. On met cette hémorrhagie sur le compte de l'opérateur ; mais alors que devient dans la pratique une opération qui ne peut être pratiquée que par l'inventeur ? Dans le fait du chirurgien de Grenade, je ne vois pas suffisamment justifiée la nécessité de la résection ; l'évidement et le fer rouge eussent donné un résultat aussi bon sans exposer autant la vie du malade.

L'impatience dont on nous accuse est suffisamment justifiée par les affirmations hâtives et magistrales de nos contradicteurs. Je me défie de la nouveauté, mais je suis accessible à tout progrès.

Pour mon compte je demande à être convaincu, mais par des faits autres que ceux qu'on nous a montrés jusqu'à ce jour.

M. Ollier. Le fait de M. Aubert n'est pas un cas de nécrose, car l'os enlevé était vivant. Nos affirmations ne sont plus hâtives ; les expériences d'autrefois nous permettaient d'espérer ; aujourd'hui ces espérances se sont changées en réalités.

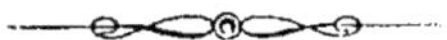

SIXIÈME QUESTION

Des moyens de diérèse qu'on peut avantageusement substituer à l'instrument tranchant dans le but d'éviter des plaies (cautérisation, écrasement, ligature, arrachement).

Mémoires lus et communications orales. — MM. Philipeaux — Verneuil — Jacquemet.

Discussion. — MM. Palasciano — Desgranges — Barrier — Gayet — Ollier — Gherini.

I.

DE LA CAUTÉRISATION COMME MOYEN DE DIÉRÈSE
Par le Dr PHILIPEAUX.

Le but de la chirurgie étant de guérir, on a dit bien souvent et avec raison, Messieurs, que le médecin opérateur devait faire tous ses efforts pour calquer ses procédés curatifs sur ceux de la nature.

Pour arriver à ce résultat désirable, supposons un corps étranger situé dans l'intérieur de nos tissus ou une gangrène locale, et étudions les symptômes naturels de leur élimination.

Habituellement, il se forme autour du corps étranger ou de la partie mortifiée un léger gonflement des tissus, accompagné d'inflammation et d'une suppuration éliminatrice de l'eschare ou du corps étranger ; et, en définitive, il se produit une plaie plus ou moins lente à se cicatriser.

Si l'on veut enlever une tumeur avec l'instrument tranchant, loin d'imiter la nature, on suit un procédé qui lui est tout à fait opposé. On commence, en effet, par pratiquer tout d'abord une plaie, et l'on enlève le corps étranger avant même que les vaisseaux soient obturés par l'inflammation, puisque celle-ci, qui est le premier phénomène que l'on constate quand on laisse agir la nature seule, ne vient qu'en dernier lieu dans nos procédés opératoires par le bistouri.

Etudiez, au contraire, les phénomènes produits par la cautérisation, et vous verrez d'abord la mortification des tissus transformant la tumeur en véritable corps étranger, puis l'inflammation, qui en est la suite et qui ferme les vaisseaux avant qu'ils aient été sectionnés, et enfin la suppuration éliminatrice de l'eschare laissant à nu une plaie rouge et vermeille dont la cicatrisation est prompte, si surtout on s'est servi d'un caustique métallique ou caogulateur du sang, tel que le chlorure de zinc.

Cette comparaison est bien propre à prouver que la méthode cautérisante, se rapprochant le plus, par ses procédés curatifs, du travail de la nature, doit avoir des avantages marqués sur celle dite par instrument tranchant.

Il n'est pas étonnant, dès lors, qu'elle ait été vantée dans tous les temps et qu'elle soit encore aujourd'hui préférée par beaucoup de chirurgiens comme le plus sûr moyen de diérèse.

Cette méthode de traitement, malgré ses avantages incontestables, a subi cependant des vicissitudes sans nombre.

Elle remonte, chacun le sait, à la plus haute antiquité. Les anciens lui accordèrent une si grande importance qu'Hippocrate, dans un aphorisme expressif, la donne comme le dernier terme d'activité des moyens que l'art a mis en notre pouvoir. Aussi fut-elle d'un usage presque universel dans la pratique des successeurs de ce célèbre médecin. Les Grecs et les Romains ne négligèrent aucune circonstance pour en faire des applications, souvent même multipliées à tort par leur ignorance d'autres procédés plus simples et d'égale efficacité. Elle joua ensuite un grand rôle dans la chirurgie du moyen-âge et de la renaissance.

Mais plus tard, lorsqu'un trait de génie eut réhabilité la ligature des artères et qu'une connaissance plus précise des parties constituantes de notre corps permit d'agrandir le champ des opérations sanglantes, on négligea d'abord les avantages de la cautérisation, et elle fut graduellement abandonnée, pour tomber dans une désuétude presque complète au milieu du siècle dernier.

Cependant, depuis une trentaine d'années, la méthode cautérisante, naguère représentée comme née de l'ignorance de l'anatomie, reprend de plus en plus faveur.

Ce retour vers le passé, aujourd'hui surtout que les opérations ont été singulièrement perfectionnées, est bien digne de fixer l'attention, surtout sur la tendance unanime à supprimer la douleur. Ne prouve-t-il pas, en outre, que la cautérisation possède, dans bon nombre de cas, une supériorité incontestable sur l'instrument tranchant, une valeur curative qu'on ne saurait obtenir par des moyens différents ?

En effet, Messieurs, si la cautérisation est une méthode de traitement douloureux, si elle produit une perte de substance et des cicatrices indélébiles, on ne tarde pas cependant, si on en étudie sans passion les procédés curatifs, à s'y rattacher à cause de son innocuité presque complète et de ses heureux résultats, qui sont aussi sûrs qu'on peut le désirer, lorsqu'on opère sur le corps humain si diversement modifié par le tempérament, l'âge et les constitutions médicales ou atmosphériques.

Il demeure donc constant que les anciens, loin d'établir une identité complète entre les résultats des plaies par l'instrument tranchant et celles par le feu et les caustiques, donnaient la préférence aux plaies cautérisées ; et cette manière de voir ressort encore des recommandations qu'ils ont si souvent renouvelées en faveur de la cautérisation et des observations nombreuses qu'ils ont citées à l'appui de leurs préceptes.

Mais, approfondissant peu la question et ne se rendant pas bien compte des procédés intimes de cette méthode de diérèse, ils n'avaient établi de différence entre les plaies par les caustiques et l'instrument tranchant qu'au point de vue de l'hémorrhagie.

Les plaies produites par le bistouri, disent-ils, sont suivies de perte de sang, tandis que celles produites par la cautérisation en sont le plus souvent à l'abri.

Les choses en étaient là, lorsque M. Jobert (de Lamballe) (1) et plus tard Estor, dont la Faculté de Montpellier déplore la perte récente, proclamèrent hautement la supériorité de la cautérisation, se fondant sur ce que ses procédés curatifs étaient imités de ceux de la nature.

Amédée Bonnet, dont l'Ecole de Lyon s'enorgueillit à juste titre, doit passer pour le véritable rénovateur de la cautérisation à notre époque (2).

Frappé des avantages qu'elle offrait, il ne tarda pas à en étudier théoriquement et pratiquement tous les phénomènes, et il finit par établir, dans une série de mémoires :

1º Que l'inflammation qui accompagne les plaies par cautérisation est presque toujours localisée ;

2º Que ces solutions de continuité exposent beaucoup moins que celles faites avec le bistouri, aux érysipèles, aux phlegmons, aux phlébites diffuses qui se propagent de la circonférence au tronc ;

3º Qu'elles ne donnent pas lieu aux accidents produits par la décomposition putride du pus et du sang, ni le plus ordinairement à la résorption purulente.

Je ne vous démontrerai pas ici, Messieurs, la justesse de ces propositions. Je l'ai assez longuement prouvée dans mon *Traité sur la cautérisation* pour n'avoir pas à y revenir.

La question de l'innocuité relative et non absolue de la cautérisation se trouvant exposée dans cet ouvrage, il me reste à expliquer ici comment on doit comprendre les résultats de l'expérience.

On ne peut le faire en partant des principes trop longtemps admis et suivant lesquels toute suppuration dépend d'une phlogose et toute phlogose d'une irritation.

Si ces principes étaient fondés, les caustiques et le feu, irritants par excellence, seraient causes d'inflammations redoutables, produiraient des suppurations proportionnelles aux phénomènes inflammatoires, et par suite exposeraient à des accidents très-graves. Or, il n'en est rien : il faut donc chercher

(1) Consulter, à ce sujet, le remarquable travail du savant professeur Jobert (de Lamballe). *(Mémoire sur la cautérisation)*

(2) Voyez Philipeaux. *Traité de la cautérisation.*

ailleurs l'explication des caractères propres à la méthode cautérisante.

Amédée Bonnet s'est attaché à démontrer, dans tous ses travaux, que les accidents qui accompagnent les plaies par instruments tranchants étaient la conséquence :

1° De la pénétration, dans le sang, des globules purulents ;

2° De la décomposition du sang et du pus, et de leur résorption fétide ;

3° De l'abaissement de la calorification par l'effet de la solution de continuité.

Voulant ensuite se rendre compte de l'innocuité relative des plaies produites par la cautérisation, il a prouvé que cette méthode de traitement prévient le plus souvent tout accident fâcheux.

« Voyez, dit-il, ce qui se passe dans une veine que l'on cautérise avec la pâte de chlorure de zinc. Trois ou quatre jours s'écoulent avant que du pus ne soit formé. Pendant ce temps, la veine a été bouchée par un caillot solide et par la lymphe plastique qui fait adhérer ce caillot aux membranes veineuses. Toute voie est alors fermée à la pénétration des globules purulents ; car il s'agit ici d'une oblitération solide, et non de ce coagulum imparfait qui s'observe, dans les fièvres purulentes, au voisinage des parties amputées, et qui a fait admettre par plusieurs auteurs la réalité d'un obstacle qui n'existe pas. »

Cependant, que la cautérisation soit faite dans des conditions telles qu'une adhésion solide ne précède pas la suppuration, et l'intoxication purulente ou des accidents graves seront possibles. C'est ce qui est arrivé quelquefois lorsque l'on traitait la varice par la potasse caustique, substance fluidifiante du sang et moins propre que les caustiques coagulants à produire l'inflammation adhésive.

On peut aussi craindre de pareils accidents lorsque, après une incision avec le fer rouge, la cautérisation n'est pas complète et que la solution de continuité ressemble à celle que produit l'instrument tranchant.

Si maintenant je ne craignais de lasser votre patience, je vous démontrerais la supériorité de la cautérisation sur l'instrument tranchant dans le traitement des varices, du varicocèle, des hémorrhoïdes, des tumeurs érectiles, des kystes, dans le traitement des goîtres, dans les hernies inguinales étranglées, dans l'anus contre nature, etc., et dans l'ablation des tumeurs situées au col de l'utérus, ou dans la destruction de certains engorgements de cet organe, en suivant les conseils et la pratique du savant professeur de la Faculté de médecine de Paris, M. Jobert (de Lamballe), membre de l'Institut (1).

Je voudrais aussi vous faire connaître les travaux si remarquables, sur la cautérisation, d'un de vos vice-présidents, de ce second Marc-Aurèle Séverin, de M. Palasciano, de Naples, qui vous a donné hier un échantillon de la belle finesse italienne, de sa haute intelligence et de son noble cœur...

Mais, pressé par le temps, je renvoie à mon ouvrage, dans lequel cette question a été traitée théoriquement et pratiquement, avec tous les détails qu'elle pouvait comporter.

En poursuivant ces études, toujours dans le même ordre d'idées, je voudrais aussi vous démontrer que la ligature avec des fils métalliques ou de lin, quoique moins dangereuse que l'instrument tranchant, est bien inférieure à la cautérisation, lorsque surtout cette dernière est exécutée avec des liens sur lesquels on a préalablement enroulé des substances caustiques.

Mais j'ai hâte d'arriver à la méthode opératoire dite par écrasement linéaire, que l'on a pensé, dans ces dernières années, devoir être substituée avec avantage, dans beaucoup de cas, à l'instrument tranchant et à la cautérisation.

Toutefois, je veux auparavant apprécier, en peu de mots, la valeur relative de la ligature et de la méthode cautérisante, eu disant un mot sur leur application au traitement des tumeurs érectiles.

La ligature de ces tumeurs, soit en masse, soit par fragments, n'est applicable que dans quelques cas particuliers. Si la base de la tumeur est très-large, si les parties de peau à ménager sont très-étendues, elle est inapplicable; et, dans la supposition qu'elle puisse être accomplie, elle est trop lente dans son action. J'ai vu des malades qui sont restés jusqu'à cinq mois en traitement avant qu'on eût détruit complètement des tumeurs érectiles du volume d'une moitié de pomme à peu près.

(1) Jobert (de Lamballe). *Gazette médicale de Paris*, p. 372, 1843.

Par contre, la cautérisation, qui peut conjurer les suites fâcheuses de la constriction des tissus, met aussi à l'abri de toutes ces longueurs. Les ligatures caustiques, quand on peut les faire, ou l'application momentanée du caustique de Vienne sur la peau qui recouvre la tumeur, suivie d'une application prolongée du chlorure de zinc, prévient ordinairement toute hémorrhagie, permet d'obtenir une chute rapide des eschares et permet de proportionner facilement l'étendue de la destruction à celle de la tumeur.

J'ai appliqué plusieurs fois, et j'ai vu souvent mettre en usage cette pratique par Bonnet. Les résultats ont été constamment satisfaisants : point d'accidents, point de récidives, point de maladies consécutives. Aussi presque tous les chirurgiens de Lyon ont-ils adopté la pâte au chlorure de zinc dans le traitement des tumeurs érectiles, et je ne sache pas qu'ils s'en soient encore repentis.

Les seuls inconvénients qu'on puisse lui reprocher sont : la destruction de toute la peau qui recouvre le tissu érectile et des cicatrices indélébiles. Mais ce dernier inconvénient est commun, du reste, à toutes les méthodes par lesquelles on enlève la totalité du mal.

La méthode dite de l'écrasement linéaire, qui a trouvé dans M. Chassaignac un inventeur aussi habile que grand vulgarisateur, tend de plus en plus à se substituer à l'instrument tranchant, pour l'ablation des tumeurs pédiculées ou non.

Elle a l'avantage de ne pas exposer aux hémorrhagies, comme le bistouri ; elle permet de pratiquer la constriction des tissus vivants avec des cordons beaucoup plus forts et volumineux que ceux qui constituent les ligatures ordinaires, et elle donne lieu à des plaies sèches dont la gravité est infiniment moins grande que celle produite par l'instrument tranchant.

Comparé, dans son mode d'action, aux ligatures ordinaires avec ou sans serre-nœuds, l'écrasement linéaire a aussi pour résultat de diminuer les accidents inflammatoires et les douleurs presque intolérables, inhérentes à l'action des ligatures.

A ce point de vue, cette méthode de traitement doit être conseillée de préférence à l'instrument tranchant, lorsqu'on peut en trouver des applications, telles que l'ablation des tumeurs de la langue, du pharynx, etc.

Mais doit-elle être, dans le plus grand nombre des cas, substituée à la cautérisation? Je suis loin de le penser.

Et d'abord, l'expérience a-t-elle suffisamment prouvé son innocuité en général? Je ne le crois pas. Si jusqu'ici on a pu citer un grand nombre de cas favorables à cette nouvelle méthode, il en est d'autres, en petit nombre, il est vrai, mais très-réels, qui sont venus démontrer qu'elle pouvait occasionner des accidents plus ou moins graves.

Mais, même à supposer que cette méthode soit aussi innocente que la cautérisation, il faut remarquer que l'une et l'autre ont des indications respectives qui sont bien tranchées et que l'on ne doit pas perdre de vue.

Sans doute l'écrasement linéaire ne produit pas, en général, d'hémorrhagie; il agit plus vite et ne fait pas autant souffrir les malades que la cautérisation. Mais pour ce qui regarde certaines tumeurs, il ne peut atteindre toutes les racines du mal, comme on le fait avec la cautérisation. Il ne coupe la tumeur qu'à sa base, tandis que la cautérisation, non-seulement détruit le tronc des tumeurs, mais encore les racines les plus ténues; et, dans certains cas, il est extrêmement utile d'obtenir ce résultat.

On me répondra qu'il est possible, à l'aide de l'écrasement linéaire, d'enlever une certaine masse de tissus sous-jacents aux tumeurs. Mais ne doit-on pas alors éprouver souvent de grandes difficultés pour obtenir ce résultat, et ne doit-il pas être pénible de se décider à de pareils sacrifices?

D'ailleurs, il ne faut pas l'oublier, et *j'insiste beaucoup sur ce point,* l'écraseur linéaire ne fait que sectionner les tissus, tandis que la cautérisation non-seulement enlève ce qu'il faut détruire, mais, de plus, exerce une action modificatrice sur les tissus environnants.

Lorsqu'on songe sérieusement à la diversité d'actions chimiques des différents caustiques, ce que j'ai surabondamment prouvé ailleurs (1), il est impossible de refuser à la cautérisation une action spéciale qui, venant s'ajouter à son effet destructeur, la rend, dans certains cas donnés, extrêmement utile

(1) Voir mon *Traité de cautérisation,* p. 64 et suivantes.

pour remplir des indications que l'on demanderait vainement à la méthode dite de l'écrasement linéaire.

Telles sont les quelques réflexions que je désirais vous soumettre en faveur de la méthode cautérisante.

La chirurgie ainsi faite n'est pas de bien loin si brillante que celle pratiquée avec l'instrument tranchant. Mais disons avec M. Delstanche : « Si les procédés opératoires perdent, avec la cautérisation, de la célérité et de l'éclat dont ils ont brillé avec le bistouri au commencement de ce siècle, si les cures sont, en général, moins promptes, en revanche, les malades s'en trouvent beaucoup mieux, puisqu'elles deviennent plus sûres ; et, en définitive, l'art y gagne en considération et en sécurité. »

Mais je dois déclarer, en finissant cet article, que si je suis un zélé partisan de la cautérisation, je ne prétends pas cependant altérer la vérité, en la prônant comme un agent de diérèse à l'exclusion de tous les autres connus et qui doivent dans certains cas être utilisés avec beaucoup d'avantage, et de même que l'inventeur de l'écrasement linéaire doit répudier les applications étranges qu'on en fait, telles que l'ablation des membres en broyant les chairs et les os, procédé barbare et digne des Chinois, de même je ne saurais trop m'élever contre l'amputation des membres par les caustiques et autres exagérations de cette nature, qui compromettent la méthode cautérisante plutôt qu'elles ne la servent.

II.

DES DIVERS MODES DE DIÉRÈSE

ET DE L'ÉCRASEMENT LINÉAIRE.

Par M. VERNEUIL
Chirurgien des hôpitaux de Paris.

La question des diérèses est un problème des plus importants, agité depuis longtemps et qui attend encore une solution. Le choix entre l'instrument tranchant et les autres moyens de diérèse ne peut être exclusif, mais doit être motivé. Quelque soit le but que le chirurgien se propose en pratiquant la diérèse, il doit s'attacher à l'exécuter par les moyens les plus sûrs, les moins douloureux, les moins dangereux. D'où la trilogie ancienne : *tuto, cito, jucunde.*

A notre époque, la diérèse est loin de réunir ces trois qualités ; aussi lorsque l'intervention chirurgicale est requise, le médecin doit faire une équation solennelle entre :

1º Le pronostic de la maladie chirurgicale ;

2º Le pronostic du remède (aussi grave parfois que le mal), puis un calcul de probabilité entre les chances de guérison sans opération, et celles que l'opération apporte en n'oubliant pas aussi les résultats futurs de l'opération, si le sujet survit.

Si la diérèse était innocente, les problèmes de chirurgie seraient grandement simplifiés. Lorsque le pronostic du mal serait grave, on proposerait immédiatement l'opération, tandis que ce n'est qu'à la dernière extrémité qu'on se décide aujourd'hui à une opération, et lorsque le pronostic du mal est plus funeste que celui du remède.

Les conditions essentielles à toute diérèse sont d'éviter la douleur, l'écoulement du sang, les accidents de la plaie produite.

L'importance de l'élément douleur a singulièrement diminué depuis la découverte de l'anesthésie ; mais pour profiter de cet avantage, il faut que l'opération se fasse en un seul temps et que la durée moyenne ne dépasse pas une heure.

Toute plaie peut donner lieu à une hémorrhagie, et la crainte de cet accident avait préoccupé à bon droit les anciens qui avaient inventé une foule de procédés pour y remédier. A. Paré n'a fait que retrouver un moyen hémostatique, monnaie courante aux Vᵉ et VIᵉ siècles. Ces divers agents hémostatiques sont fort bons, mais peu innocents, et au pronostic du danger du mal, de l'hémorrhagie, nous ajouterons celui des hémostatiques. Il n'est pas indifférent de remplir des cavités avec des tampons imbibés de perchlorure de fer ou d'y éteindre un grand nombre de fers rouges. En bouchant avec un caillot, on emploie un moyen dangereux en lui-même.

Le troisième ordre d'accidents est inhérent à la création

d'une plaie. C'est une porte ouverte à tous les accidents fébriles qui ont une tendance à envahir l'économie, aux phlegmons, aux érysipèles, etc.

Avons-nous des moyens de prévenir de pareils accidents ? Oui, dans une certaine limite.

La réunion immédiate, en supprimant la plaie, rendrait inutiles les précautions si grandes dont on s'entoure pour éviter le danger des plaies. Cette réunion immédiate si vantée par les chirurgiens de Montpellier, nous la voudrions bien, mais nous ne l'obtenons pas souvent malgré nos tentatives.

Dans certaines circonstances, on ne peut y songer : ainsi dans la taille, et les opérations qui se pratiquent sur la langue, le col de l'utérus.

Nous restons donc toujours avec ce problème : — pratiquer une opération en évitant la douleur, l'hémorrhagie, les accidents consécutifs.

L'instrument tranchant est le moyen de diérèse par excellence. Le bistouri réunit les conditions les plus favorables, il est expéditif, précis, rend les opérations faciles, il fait des plaies nettes, aptes à la réunion. Mais d'un autre côté, il prédispose aux hémorrhagies et aux accidents consécutifs, le plus souvent très-graves. La netteté de la plaie n'est même pas un avantage, car les plaies contuses guérissent facilement, et rien n'est dangereux comme de les régulariser sous prétexte d'affronter exactement les surfaces ; en agissant ainsi, on décuple les chances de mortalité.

Quant aux accidents consécutifs, il y a bien longtemps qu'ils ont frappé les chirurgiens ; faut-il, en raison de leur existence, supprimer l'instrument tranchant ? Cela n'est pas possible ; on a bien proposé de faire les amputations par écrasement, la taille également, la cataracte par la méthode galvano-caustique, ce sont là des exagérations inadmissibles.

Les accidents consécutifs aux grandes plaies ne seront conjurés que par l'application des bonnes conditions hygiéniques.

La lutte entre les divers moyens de diérèse est déjà bien ancienne. La torsion, l'arrachement, la ligature simple ou multiple, la cautérisation linéaire, les faucilles rougies, ont été inspirés par l'idée toujours persistante de remédier aux accidents des plaies.

Les chirurgiens proprement dits ont longtemps protesté contre plusieurs de ces méthodes qui détrônaient la dignité de l'art; aujourd'hui, que nos moyens sont perfectionnés, on recommence la lutte. Parmi les inventions destinées à remplacer le bistouri, deux seulement méritent aujourd'hui notre attention, la galvano-caustique et l'écrasement linéaire.

La galvano-caustique n'occupe dans l'état actuel des choses qu'un rang inférieur, ses instruments sont compliqués, difficiles à manier, la mise en train est malaisée. Il n'en est pas de même de l'écrasement.

Le manuel opératoire est facile, l'instrument de M. Chassaignac sera pour son inventeur un titre de gloire, et sera dans quelques années plus apprécié qu'il ne l'est aujourd'hui.

L'écraseur, c'est une ligature qui agit vite, en un seul temps; son emploi permet l'anesthésie, avantage immense sur les ligatures lentes. Si nous considérons les opérations pratiquées au bistouri pour les tumeurs de la langue, si le mal est peu avancé, la tumeur petite, on parvient à l'enlever, mais avec difficulté, au prix de douleurs horribles. Si la tumeur est plus grosse, c'est une opération abominable, le sang coule à flot, on éteint des cautères sans nombre, on frémit à un pareil spectacle.

Et cependant l'épithélioma de la langue est susceptible en certains cas de guérison; abandonné à lui-même, surtout si une notable partie de l'organe est envahie, le malade perd sa salive, ne parle plus, est empoisonné chaque jour par une odeur infecte.

N'ayant à votre service que les anciens procédés, vous verrez mourir votre malade d'hémorrhagie ou d'autres accidents.

Pour la langue, rien ne remplace l'écraseur.

La ligature est une torture lente qui produit la suffocation par asphyxie ou gonflement phlegmoneux. Mourir empoisonné par les progrès du mal ou par les suites de la ligature c'est tout un. La ligature de l'artère linguale est une mauvaise opération. Avec l'écraseur, le malade est endormi, vous passez deux chaînes, il ne s'écoule pas une goutte de sang excepté quelques gouttes là où passent les aiguilles. Le malade se réveille, l'opération finie ; il peut boire, et son existence se prolonge six mois, un an, quelques malades même ont été radicalement guéris.

Une femme souffre d'une maladie du col de l'utérus, elle est encore bien portante, fraîche, rose, sa tumeur n'est qu'un petit fongus, ou une des variétés adéniques de l'épithélioma, vous ne lui proposerez pas l'amputation du col par l'ancien procédé. La cautérisation est plus innocente, mais elle est difficile à pratiquer dans les limites du mal. On hésitera donc long-temps avant d'intervenir. Il n'est pas indifférent non plus de faire le tamponnement avec des liquides styptiques, le per-chlorure de fer par exemple, c'est un moyen grave que suit trop souvent la métro-péritonite.

Le 5 septembre 1861, j'ai opéré une dame qui portait un épi-thélioma de la cloison recto-vaginale occupant le périnée, et remontant non loin du cul-de-sac utérin. Cette femme voulait être débarrassée de sa tumeur. J'eusse été fort embarrassé avec l'instrument tranchant, le bistouri eût intéressé des vais-seaux volumineux, et il eût été probablement impossible d'arrê-ter l'hémorrhagie par le tamponnement. Je cernai la tumeur des deux côtés par deux traits de chaîne, et je pus enlever le mal. Cette dame est partie dans son pays ; le 5 février suivant, petite récidive sur un des côtés de la plaie, nouveau coup de chaîne. Cette dame dont j'ai eu des nouvelles après un an est guérie, résultat que je n'osais espérer.

Une cuisinière pâle, anémique, accusait de cet état l'action de ses fourneaux ; mais elle était en réalité sous le coup de la cachexie et avait une tumeur ulcérée de la lèvre droite, qui oc-cupait tout à la fois le vagin et la grande lèvre. On emploie le perchlorure de fer, l'acide chromique. La tumeur augmente de moitié ; un mois après, elle avait fait des progrès énormes, envahissait toute la grande lèvre et filait en haut le long de la paroi latérale du vagin jusqu'au cul-de-sac. La tumeur avait la forme d'un trapèze de quatre pouces de long, et pour l'en-lever, il ne s'agissait rien moins que de décortiquer le vagin. Le bistouri et la cautérisation étaient contre-indiqués, j'em-ployai l'écraseur et donnai un coup de chaîne à la partie supé-rieure de la grande lèvre, un deuxième en bas, un troisième longeant la branche descendante du pubis, enfin un quatrième en haut, et la tumeur m'est alors tombée dans la main. Il y a quatorze mois que cette femme a été opérée, et il n'y a pas eu de récidives.

L'application de l'écrasement linéaire aux tumeurs du col de l'utérus a donc profondément modifié le pronostic.

Dans d'autres cas, l'écraseur est employé comme adjuvant ; son emploi n'est pas indiqué dans tous les cas que M. Chassaignac lui a attribués, car dans sa tendresse d'inventeur, ce chirurgien l'a proposé comme méthode générale dans certaines opérations telles que la fistule à l'anus. Dans les fistules simples, le bistouri suffit, mais dans les fistules compliquées d'hémorrhoïdes, de varices rectales, l'écraseur est indiqué. S'il y a des orifices multiples au dehors, on les divise dans leur partie extérieure avec le bistouri, et on se sert de l'écraseur pour l'orifice profond où l'hémorrhagie, si elle avait lieu, serait plus difficile à réprimer.

Une dame portait une fistule avec dix-huit orifices externes, je labourai avec le bistouri tous ces orifices, puis je coupai la vraie fistule avec l'écraseur, il ne s'écoula pas alors une goutte de sang.

J'ajouterai que j'ai renoncé à tout pansement avec mèches et autres corps étrangers.

Dans un autre cas de tumeur profondément adhérente du sein, la peau et les couches superficielles furent divisées avec le bistouri, et le muscle grand pectoral de la section duquel on redoutait une hémorrhagie fut coupé avec l'écraseur.

L'écrasement linéaire est donc un mode opératoire des plus importants et qui est appelé à rendre les plus grands services à la chirurgie.

III.

DE L'INSTRUMENT TRANCHANT
COMME MOYEN DE DIÉRÈSE

Par M. JACQUEMET,

Professeur agrégé à la Faculté de médecine de Montpellier.

Dans les deux savantes communications que nous venons d'écouter avec tout l'intérêt qu'elles commandent, l'instrument tranchant a été presque oublié. Que dis-je? on a beaucoup parlé de lui ; mais ç'a été pour le mettre au dernier rang et même pour le condamner. Permettez-moi d'en appeler d'un ostracisme aussi absolu.

Il n'est personne d'entre vous qui ne connaisse la préférence que les chirurgiens de Montpellier continuent à accorder à l'instrument tranchant, dans bon nombre de cas où les opérateurs de Paris et de Lyon croiraient devoir recourir à d'autres moyens de diérèse.

Quelles sont les raisons que chacun, suivant le pays, invoque pour justifier sa préférence ?

M. Philipeaux vient de nous exposer les siennes, et l'esprit pratique de son mémoire n'a pu se défendre de nouveaux élans de tendresse pour la cautérisation. M. Verneuil, dans un entretien si instructif où la richesse du fond n'a d'égal que l'inimitable élégance de la forme, a donné la prééminence à une autre méthode de diérèse, et le charme de sa parole nous a presque rangés à ses entraînantes conclusions en faveur de l'écraseur linéaire. Entre ces deux éminents chirurgiens, l'accord se fera peut-être ; je ne m'en préoccupe pas pour le moment. Ce que je désire maintenant, c'est de rappeler, à mon tour, les motifs qui recommandent l'emploi de l'instrument tranchant à la préférence non moins justifiée des chirurgiens du Midi.

Les chirurgiens de Montpellier ne sont ni étrangers, ni indifférents aux moyens nouveaux que le progrès met au service de l'art opératoire. Ils ont su eux-mêmes en imaginer qui font leur chemin dans le monde chirurgical ; mais comme partout ils sont dociles aux leçons de l'expérience. Or, que leur apprend l'expérience de chaque jour ? Elle leur apprend, Messieurs, que la *réunion immédiate* continue à obtenir les plus avantageux succès dans les plaies opératoires. Elle leur apprend que l'instrument tranchant, que Delpech, Lallemand, Serre, ont manié avec tant de bonheur, n'a point démérité de nos jours, et qu'il reste, entre les mains de leurs successeurs, le moyen de diérèse le plus simple, le plus certain, le plus puissant, pour réaliser les promesses de l'intervention chirurgicale.

Avec le bistouri, en effet, on se maintient dans les conditions indispensables et les plus heureuses pour obtenir la réunion immédiate. Au lieu de les contrarier, on doit seconder les tendances de la nature qui, dans les bonnes conditions de personnes et de milieux, est à peu près toujours disposée à fermer par première intention les blessures qu'elle n'a pas faites elle-même.

Il est inutile que j'énumère les avantages d'une réunion immédiate bien réussie, et que je rappelle qu'avec elle on est à l'abri de l'inflammation, de l'érysipèle traumatique, de la suppuration, de la phlébite, de l'infection purulente, du délire nerveux, du tétanos, de la difformité des cicatrices, des longues convalescences, etc.

L'anesthésie artificielle a supprimé la douleur ; les moyens hémostatiques actuellement en usage conjurent à coup sûr le danger des hémorrhagies ; les ligatures métalliques sont à peine des corps étrangers dans les chairs. Eh bien ! avec ces nouveaux auxiliaires, l'instrument tranchant et la réunion immédiate n'ont jamais été en mesure de rendre autant de services, et des services aussi précieux, aussi inattendus, pour des opérations qu'autrefois l'on n'osait pas tenter et pour lesquelles les méthodes rivales ne sauraient offrir autant de chances de succès.

Il nous paraît donc préférable de rester fidèles aux pratiques traditionnelles de la réunion immédiate, et de ne recourir à la cautérisation ou à l'écrasement linéaire que là où le bistouri perd nécessairement sa supériorité, aux points de vue de la facilité opératoire et de la sécurité des résultats.

La question se réduit pour nous à comparer les cas qui revendiquent l'action de l'instrument tranchant, et ceux pour lesquels les autres moyens de diérèse sont plus avantageux. Or, dans ce parallèle, la liste des indications du bistouri est infiniment plus longue que celle des contre-indications, quand on pratique dans un milieu où la cicatrisation par première intention est la règle, et celle par seconde intention, véritablement l'exception.

Des traditions chirurgicales que j'ai puisées à Paris et à Lyon, toutes n'ont pas survécu dans mon esprit et dans ma pratique actuelle : quelques-unes ont dû céder devant l'évidence des faits dont j'ai été témoin à Montpellier. C'est ainsi que se sont évanouies mes préventions contre l'instrument tranchant, de même que mes préférences jadis acquises à l'école de Bonnet pour la cautérisation. J'ai vu la cicatrisation par première intention s'opérer dans des cas d'amputation, de taille périnéale, d'ablation de tumeurs, de castration, etc. Pas une goutte de pus ne s'est formée dans les plaies, pas une goutte d'urine n'a mouillé le périnée après la cystotomie. Une cicatrisation immédiate après la taille, et cela en plein hôpital ! Il y a là de quoi étonner les opérateurs qui pratiquent dans un milieu où même les plaies sous-cutanées n'échappent pas toujours à la suppuration.

Eh bien ! ces faits étonnants, incroyables pour Paris et pour Lyon, sont très-ordinaires à Montpellier ; chaque jour on peut en voir dans les salles de nos hôpitaux, et vous connaissez les remarquables exemples que les professeurs Bouisson, Benoît, Courty et autres, ont consignés dans leurs publications.

Comment expliquer ce bonheur tout exceptionnel de notre chirurgie ? A quoi sont dus les succès de la réunion immédiate ? Il serait difficile de le préciser ; il me faudrait discuter ici toutes les données qu'on a regardées comme les éléments du problème : ce serait abuser de votre bienveillante attention. Je me bornerai, Messieurs, à vous signaler les soins tout particuliers que nous prenons pour assurer la réunion immédiate, le défaut d'encombrement, les heureuses conditions climatologiques et météorologiques, la tonicité et la sécheresse naturelle des chairs, chez les habitants d'un pays où le lymphatisme et la scrofule sont généralement rares. J'ignore qui concourt le plus efficacement, du chirurgien, de l'opéré, ou du milieu, aux succès de la réunion immédiate ; mais je sais qu'en somme les résultats sont excellents. Les faits doivent passer avant les raisonnements. Aussi pensons-nous qu'à Montpellier la sphère des opérations praticables par l'instrument tranchant est beaucoup moins restreinte que dans le nord et le centre de la France, surtout dans les cités très-populeuses et les vastes salles des grands hôpitaux.

Les successeurs de Delpech et de Lallemand tiennent donc à conserver le bistouri sur le blason chirurgical, et ils sont peu disposés à l'y laisser recouvrir par l'emblème des caustiques ou par l'écraseur linéaire.

IV.

DISCUSSION.

M. PALASCIANO croit à l'excellence de la cautérisation comme préservatif de l'infection putride, mais comme curatif le moyen est inefficace. Il y a deux ans, un malade opéré par incision d'un anthrax du dos fut pris de tous les accidents de l'infection putride. Les symptômes firent croire à une fièvre pernicieuse. Malgré l'emploi du sulfate de quinine, le mal empirait toujours. Appelé en consultation, M. Palasciano proposa l'hyposulfite de magnésie à l'intérieur et la cautérisation qui fut appliquée à cinq reprises différentes. Le malade guérit.

L'écrasement linéaire est, suivant l'orateur, une excellente méthode ; mais il voudrait qu'on le fît suivre de la cautérisation avec le chlorure de zinc qui, mieux que le nitrate d'argent, peut empêcher le développement des accidents consécutifs.

M. DESGRANGES. L'écrasement linéaire est une excellente méthode, et je m'associe complètement aux louanges que lui a décernées M. Verneuil, mais cependant il peut être utile de faire quelques réserves sur certains points. Le tableau qu'on a fait de l'amputation de la langue est un peu trop lugubre. Cette opération peut, dans les cas peu étendus, être pratiquée d'une manière très-réglée. Dans les hémorrhoïdes, l'écraseur offre un vaste champ d'applications très-utiles, mais il ne faut pas aller trop vite. Une demi-heure est un délai à peine suffisant, c'est là l'inconvénient, car on est obligé de prolonger l'anesthésie dans une position incommode qui gêne la respiration.

Dans les polypes utérins, l'écraseur à cordes spécialement est un excellent moyen.

Quant au cancroïde utérin, l'application n'est pas toujours facile. Pour que la chaîne passe facilement, il faut que l'utérus s'abaisse, et on rencontre quelquefois des utérus qui ne descendent pas trop vite à cause de la solidité insolite due aux adhérences morbides produites par l'inflammation. Il est difficile également d'appliquer l'écraseur sur les cancroïdes à forme conique, et de faire agir l'instrument hors des tissus malades.

On a été trop sévère pour la cautérisation, je ne parle pas ici de la cautérisation potentielle qui n'amène que douleurs et inconvénients de plus d'une sorte, mais de la cautérisation au fer rouge, pratiquée à l'aide du spéculum à double fond de Mathieu, qui permet d'avoir un courant d'eau qui arrête l'expansion du calorique.

Comme moyen de diérèse, la cautérisation est une bonne et excellente méthode, mais on a trop voulu en faire une panacée. Ni jamais, ni toujours n'est une expression applicable en chirurgie. Jamais, dit-on, la cautérisation n'a produit l'érysipèle, l'infection putride, l'infection purulente. Sans doute, bien moins qu'avec les autres moyens de diérèse, ces accidents sont à redouter; mais gardez-vous de vous en croire totalement à l'abri. Plus d'une fois, la cautérisation des cancroïdes de la face avec les caustiques divers et le chlorure de zinc lui-même, a amené l'érysipèle. M. Barrier a observé également des faits semblables.

Jamais d'hémorrhagie. — Une foi trop aveugle en cette proposition, peut donner une sécurité trop grande. Dans le goître cystique, par exemple, l'hémorrhagie malgré une cautérisation bien faite viendra ébranler votre confiance, il m'est arrivé de perdre un malade dans un cas de ce genre. — On comprend, qu'au moment où l'eschare se détache, une artère un peu volumineuse puisse n'être attaquée que superficiellement par le caustique, et que cette condition produise une hémorrhagie grave.

Dans une tumeur sanguine de la cuisse attaquée par la cautérisation, survint à la chute des eschares une hémorrhagie telle qu'on fut obligé d'amputer le membre.

La cautérisation, dit-on, prévient l'infection purulente, je l'accorde volontiers, mais je ne crois pas qu'une fois déclarée, elle puisse la guérir. On avait admis théoriquement que la pyohémie était due aux passages des globules de pus dans les veines. Cette opinion ne compte plus guères de représentants, car l'examen microscopique démontre qu'il n'y a qu'hypergénèse des globules blancs. — A l'Hôtel-Dieu, autrefois, tout opéré pris d'un frisson était soumis à la cautérisation. Par déférence pour une haute autorité je suivis cette pratique, et je dois avouer que j'ai constamment échoué.

Une fois, j'ai pu assister au début du premier frisson, j'ai cautérisé énergiquement. — Le malade est mort le cinquième jour.

Une autre fois, j'ai cautérisé avant le premier frisson. Je trouvai chez un amputé de la partie inférieure de la jambe, la plaie grisâtre, le pus un peu jaunâtre ; je cautérisai avec énergie toutes les surfaces. — Malgré cela, le malade prit vingt-quatre heures après un premier frisson qui fut suivi de quelques autres et en définitive de la mort.

En résumé, je ne suis pas, dit M. Desgranges, l'adversaire de la cautérisation ; je l'ai déclarée bonne en commençant, je la déclare excellente en finissant. Mais si le moyen est bon, il n'est pas infaillible, et j'ai voulu m'élever seulement contre quelques exagérations regrettables.

M. BARRIER admet que la cautérisation peut dans des cas exceptionnels être suivie d'érysipèle. Dans les kystes du cou, l'hémorrhagie provient d'artères incomplètement attaquées par le caustique, ainsi que l'a dit M. Desgranges ; mais quelquefois l'hémorragie provient des parois du kyste. En faisant une ponction, on voit d'abord sortir un liquide à apparences diverses, puis à la fin un écoulement sanguin abondant.

M. Barrier, en résumant la discussion précédente, regrette que les orateurs n'aient pas parlé de l'arrachement; ce mode de diérèse ne peut constituer, sans doute, une méthode générale, mais il peut être employé dans certains cas, et il est souvent préférable à la dissection.

M. Gayet fait ressortir l'importance de l'étude des kystes du cou, au point de vue de l'hémorrhagie. Dans deux cas, le procédé de Bonnet lui réussit très-bien; mais dans un troisième, à l'ouverture du kyste, il sortit du sang noir et plusieurs hémorrhagies survinrent; l'application réitérée des caustiques fut impuissante à les arrêter. La ligature extemporanée pratiquée lentement mit fin à l'hémorrhagie, cependant la malade mourut des suites de l'opération peu de jours après.

M. Ollier ne veut pas rentrer dans la question générale, il se bornera à quelques points de détails.

La cautérisation, excellente méthode en général, lui paraît peu applicable aux tumeurs malignes. Les anciens eux-mêmes redoutaient l'action du caustique dans certains cancers. Certaines tumeurs semblent repulluler plus vite après la chute de l'eschare.

Il a vu une fois un malade qui avait eu cependant deux frissons guérir de l'infection purulente, et ce succès l'autorise à concevoir quelques espérances pour l'avenir.

Quant à la réunion immédiate qui est l'idéal de toute diérèse, elle ne doit pas ses succès au climat seul. Cette méthode née à Edimbourg, y compte de nombreux succès. Les conditions hygiéniques favorables sont de la plus haute importance pour la favoriser. Il est peut-être utile de suivre l'exemple de Gensoul, et d'autres chirurgiens qui attendaient pour faire la suture que tout écoulement sanguin eût disparu.

M. Gherini, de Milan, demande aux chirurgiens présents

au congrès s'ils connaissent un moyen de prévenir ou d'arrêter l'infection purulente une fois développée. Si ce moyen existait, on comprend que le bistouri resterait encore préférable à toute autre méthode de diérèse. — M. Polli, de Milan, a bien vanté les bons effets du sulfite de soude à l'intérieur et du sulfite de magnésie à l'extérieur, l'orateur l'a employé plusieurs fois, mais sans succès. J'ai employé, dit M. Gherini, du sulfite de soude pur, après quelques observations de M. Polli, sur la pureté du sel dont je m'étais servi, et je n'ai pas mieux réussi. Cependant plusieurs journaux étrangers ont beaucoup vanté l'emploi de ces deux sels.

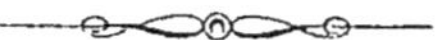

SEPTIÈME QUESTION

De la consanguinité en général, et spécialement des mariages consanguins.

Mémoires lus et communications orales. — MM. Hervier — Rodet — Faivre — Gubian — Jutet.

Mémoires présentés. — MM. Sanson — Dionis de Carrières — Anderson Smith.

Discussion. — MM. Morel — Revillout — Türk — Faivre — Diday.

I.

DE LA CONSANGUINITÉ
ET DES MARIAGES CONSANGUINS

PAR LE Dr HERVIER (de Rive-de-Gier).

Quelques hommes distingués du corps médical, à la tête desquels s'est placé Devay, un des professeurs éminents de notre cité, ont cru reconnaître dans certains rapports des unions matrimoniales consanguines la cause première, jusqu'ici inconnue, des diverses infirmités frappant les enfants qui proviennent de ces unions.

Cette assertion nouvelle ne pouvait manquer d'avoir de nombreux contradicteurs; mais elle a eu aussi ses partisans. De là l'émotion qu'elle a soulevée, non-seulement dans tout le corps médical, mais aussi dans un grand nombre de familles.

De nombreux faits ont été invoqués pour et contre le nouveau principe, et c'est pour prononcer de quel côté vous croyez exister la vérité, que vous vous trouvez aujourd'hui assemblés.

Permettez-moi donc, pour y apporter plus de clarté, d'attirer votre attention sur d'autres vices bien plus capitaux des unions conjugales, et qui, à mon avis, doivent beaucoup mieux que la consanguinité être considérés comme les causes premières et originelles soit de la surdi-mutité, soit du rachitisme, soit de toutes ces déviations organiques, altérations et dépressions de types, etc., etc., qui, à toutes les époques, soit en dehors de la consanguinité, soit simultanément avec elle, ont plus ou moins déshonoré notre espèce.

Parmi ces vices, ou plutôt parmi les causes prochaines de toute stérilité et de toute détérioration organique de notre espèce, on doit signaler l'union d'hommes et de femmes d'un âge prématuré ou disproportionné ainsi que le manque de rapports harmoniques entre les constitutions, les tempéraments, le développement physique, intellectuel et moral des individus des deux sexes destinés à contracter union.

Mais je veux entrer dans quelques détails spéciaux, au sujet du vice capital non-encore observé par les auteurs, et qui n'est pas l'un des moins désastreux au point de vue du maintien de l'harmonie familiale et de la conservation de la pureté organique et typique des races ; ce vice, c'est ce que j'appellerai la *domination constitutionnelle de la femme.*

D'après notre théorie, la femme, par son organisation plus spécialement soumise à l'empire, tant de l'appareil ganglionnaire, principe de la vie végétative, que de celui que nous avons nommé nervoso-spinal, est réellement inférieure d'un degré à l'égard de l'homme. En effet, dans l'homme normal, c'est-à-dire, non détérioré par des générations vicieuses, ce qui doit dominer et domine encore réellement, c'est surtout l'action de l'appareil cérébro-biliaire, principe unique de toute vigueur d'intelligence et de toute énergie de volonté calme et persistante, qualités qui manquent totalement à la femme, même la plus développée, son intelligence étant constamment et uniquement au service de ses sensations et non point d'une raison quelconque, et sa volonté même la plus ardente du moment cédant, ou par caprice à l'attraction la plus légère de la moindre fantaisie, ou par lassitude à la moindre contradiction directe un peu prolongée, au moindre obstacle un peu sérieux.

Telle est dans tous les pays, dans tous les climats et toutes les conditions, la femme même la plus supérieure, et nous ne croyons pas qu'aucun exemple contraire puisse venir infirmer le tableau succinct, mais vrai et suffisant que nous venons d'en tracer. Ajoutons, du reste, qu'il la fallait ainsi pour ses deux rôles d'épouse et de mère qui sont toute sa destinée; aussi nous garderions-nous bien de vouloir la femme ou différente, ou plus parfaite.

Mais, avec une telle organisation, qui ne conçoit très-bien que la femme n'est en réalité propre qu'à un rôle *subalterne* et dépendant, et qu'à toutes les époques de son existence il lui faut indispensablement une tutelle et une direction? Dans l'enfance de la femme, cette tutelle devra lui venir de sa famille, de son père ou de sa mère; après la puberté, ce devra être d'un mari.

Cette nécessité d'un guide et d'un protecteur pour la femme, le bon sens public de toutes les nations l'a tellement sentie, que chez tous les peuples il a frappé d'une réprobation constante la femme prétendue libre qui se présente dans la société sans cette garantie de sa moralité.

La conséquence de tout ceci, c'est que la pensée générale, *vox populi*, ne reconnaît à la femme d'autre destinée que d'être soumise à l'homme et guidée par lui. Or, nous venons de voir que la constitution même de la femme vient justifier cette pensée générale.

Nous pourrions ajouter l'expérience aussi. Il suffit de voir ce que deviennent dans notre société, qui les autorise beaucoup trop, les femmes prétendues libres, et qui vivent en dehors de toute tutelle, ou familiale, ou conjugale.

On m'objectera qu'il y a des hommes dont le caractère n'a pas plus de valeur. J'en conviens; mais ce n'est point là l'homme normal. Ce n'est que l'homme dégénéré par l'influence des causes indiquées ci-dessus, et je ne nie point qu'il ne se rencontre beaucoup de femmes à notre époque qui ne soient *constitutionnellement* supérieures à de tels hommes.

C'est précisément de ces hommes et de ces femmes que j'ai

l'intention de vous parler, pour vous amener à en réprouver comme moi l'union; et pour cela, je vais vous montrer en peu de mots cette union comme l'une des causes les plus préjudiciables à notre espèce, au point de vue de la conservation, tant de l'énergie et de la valeur viriles, que de la beauté et de la pureté typiques soit chez l'homme, soit chez la femme.

Dans la génération, la femme ne peut donner à son enfant que ce qu'elle a. Vous savez, Messieurs, que ce mot a déjà été dit de la plus belle fille du monde. Toujours est-il que c'est déjà à propos d'une femme que le proverbe s'est exprimé ainsi. Ce que donc la femme donne à l'enfant qui doit naître d'elle, c'est uniquement ce qui la constitue elle-même, c'est-à-dire, ce qui dépend des deux appareils ganglionnaire et nervoso-spinal.

C'est à l'influence de l'homme à donner à l'enfant ce qui doit en faire un homme, c'est-à-dire la puissance du cerveau et l'énergie de ses manifestations. Mais pour cela, il faut qu'il soit lui-même dans le plein développement de ses qualités viriles.

Mais si, au contraire, cet homme par sa constitution ou par un épuisement naturel, ou précoce de ses organes, loin d'avoir en lui cette virilité intelligente nécessaire à son rôle d'homme, se trouve lui-même dans la sphère du lymphatisme de la vie enfantine ou du sensitivisme apanage du sexe féminin, il ne pourra rien ajouter de plus que la mère dans l'acte conjugal. En ce cas, qui doute qu'il ne doive y avoir sur l'enfant prédominance de la personnalité et de la constitution de sa mère, et qu'ainsi cet enfant ne doive reproduire ou le sexe de celle-ci, ou du moins sa constitution, ses goûts ou ses habitudes, s'il arrive que la préoccupation de la mère en faveur du père donne naissance à un être masculin.

J'ai à ma connaissance, soit à Lyon ou à Rive-de-Gier, un très-grand nombre de familles où, voyant des enfants d'un aspect fâcheux et dépourvus des conditions de la santé, nés de parents même beaux et nullement consanguins, je n'ai pu trouver la cause de cette dégénérescence que dans l'examen des constitutions du père et de la mère, et j'ai vu qu'il y avait dans ces familles supériorité du côté de la mère.

Quelques cas se sont présentés à mon observation de femmes ayant des enfants de plusieurs pères.

Les premiers souvent des enfants d'amour et par conséquent nés d'hommes de constitution supérieure (car la femme non encore pervertie par la nécessité ou la coquetterie, ne se laisse guère séduire que par ceux-là) étaient généralement de types réguliers et gracieux ; les autres, au contraire, étaient nés de mariages amenés par les besoins du luxe ou d'une nécessité pressante et souvent, en conséquence, d'hommes d'une nature peu délicate, grossière et constitutionnellement inférieure à celle de la femme ; aussi existait-il entre ces enfants et les premiers des différences notables pour la constitution et le caractère, et le plus souvent l'absence de toute qualité aimable, tant au physique qu'au moral, m'a paru être ce qui caractérisait ces derniers.

Il est vrai qu'il n'y a encore là ni surdi-mutité, ni polydactylie. Mais au moins y a-t-il une dégénérescence. Eh bien, que l'on marie ensuite de tels enfants dans les mêmes conditions que l'ont été leurs pères, c'est-à-dire, avec des femmes qui leur soient supérieures, la vitalité de leurs enfants ne pourrat-elle pas être amoindrie ou appauvrie jusqu'à se traduire par de nouvelles et plus complètes défectuosités de leur organisme ?

Et n'est-il pas très-vraisemblable que ces défectuosités pourront aller chez quelques-uns des enfants nés dans de telles conditions, jusqu'à produire ou des déviations humorales (scrofule, rachitisme), ou l'absence de l'un des cinq sens (cécité, surdi-mutité), ou bien encore une vitalité surexcitée sur tel ou tel point, d'où une superfétation dans tel ou tel organe (polydactylie, sexdigitisme, etc., etc.)

Il n'y a point assez longtemps que notre attention a été fixée sur la cause des conséquences fâcheuses, ou plutôt sur la nocuité des mariages consanguins, pour que nous ayons pu vérifier expérimentalement, dans un nombre suffisamment grand de cas, ce dernier point, savoir : que les cas de surdimutité, polydactylie, etc., attribués à la consanguinité proviennent précisément de mariages contractés dans les conditions fausses que nous venons d'indiquer, et notamment d'unions où la femme est trop supérieure à son mari, surtout si ce dernier est né lui-même de parents dans les mêmes conditions. Aussi ne l'affirmons-nous point comme fait absolument certain et officiellement reconnu. Nous nous bornons seulement à vous en faire entrevoir la possibilité, toutefois, en sollicitant pour l'avenir toute votre attention sur ce point.

Et quand tant de causes si naturelles, si légitimes et si prochaines se présentent pour expliquer toutes ces détériorations ou productions anormales, quelle nécessité de recourir à la consanguinité? La statistique, dites-vous, vient vous donner raison......... Mais si la consanguinité est une cause directe d'infirmités, évidemment ces dernières doivent se rencontrer dans la plupart des unions consanguines. Votre affirmation ne va pas jusque là, car vous auriez contre vous la plupart des mariages orientaux et parmi nous ceux des Juifs et des Basques, dont le type est resté jusqu'ici le plus pur et le plus correct. Sans aller si loin, je pourrais vous citer les noms (1) de vingt familles de Rive-de-Gier, ville de 15,000 âmes, toutes unions consanguines dont les enfants vivants présentent la plus belle constitution et la santé la plus florissante. Supposez dans chaque localité de 15,000 personnes, un nombre égal de mariages consanguins ayant aussi bien réussi, et voyez ce que peuvent signifier les 600 cas invoqués à l'appui de votre affirmation sur les dangers des unions consanguines.

Maintenant, s'il m'est permis de vous opposer le grand nombre de cas d'infirmités produites dans les mariages croisés, qui s'élève, pour la surdi-mutité de l'aveu des directeurs des institutions de sourds-muets, aux trois quarts des individus confiés à leurs soins, soit 75 0/0, vous serez forcés de convenir que votre réprobation de la consanguinité dans le mariage n'a plus aucune valeur, et que c'est à d'autres causes (parmi lesquelles celles que j'ai signalées) que doivent être imputées les infirmités susdites.

CONCLUSIONS.

1° Il n'y a pas lieu à blâmer les unions consanguines, ni à attribuer aux relations de consanguinité la cause des cas de

---

(1) Voici ces noms : Bouche...., Bin...., Gel...., Teil...., Remoulet... , Margar...., Reyn....., Buron...., Boud...., Rouss......, Ral...., Desvig....., Bounar...., Mout ..., Ogier...., Roul...., Ger...., And...., Vanc...., etc., etc.

stérilité, de surdi-mutité, de polydactylie, et autres infirmités invoquées contre elle, puisque d'un côté ces cas se rencontrent également dans un très-grand nombre d'unions croisées (j'ai rencontré pour ma part 23 cas de stérilité, 12 de surdi-mutité, 3 de sexdigitisme dans les mariages croisés), et que d'un autre côté de nombreuses unions consanguines existent sans présenter, ni dans les époux, ni dans leur descendance, aucune de ces infirmités (20 à Rive-de-Gier sur 15,000 âmes.)

2° Étant donné comme causes bien plus prochaines de toute stérilité et de toute détérioration organique de notre espèce, le manque de rapports harmoniques entre les constitutions, les tempéraments, les âges, le développement physique, intellectuel et moral des individus des deux sexes destinés à contracter ensemble union, et ce manque d'harmonie existant surtout dans les unions où la femme est constitutionnellement supérieure à l'homme, non-seulement il y a lieu, mais encore il est urgent pour prévenir ou arrêter toute cette dégénérescence, que la science officielle dirige à l'avenir ses recherches vers ce double point, savoir : quelle nature de légère dégénérescence spéciale résulte des unions où la femme est plus ou moins supérieure à l'homme par sa constitution ? Quelles autres natures de rapports conjugaux entre les constitutions, les tempéraments, les âges sont également contraires et nuisibles à la conservation ou au développement normal et régulier de notre espèce, et en conséquence doivent être bannies de toutes les unions conjugales.

3° Ces recherches peuvent être aidées, je le crois, par les travaux tout à fait nouveaux de M. Bertrand, anthropologiste distingué, et je suis heureux de reconnaître ici que les nouveaux points de vue que j'ai dus, soit à ses communications orales, soit à l'étude de quelques-uns de ses écrits (particulièrement le livre qui a pour titre *Le XIXᵉ siècle et l'avenir*) m'ont apporté de vraies lumières et ont singulièrement facilité mon travail.

II.

NOTE POUR SERVIR A L'HISTOIRE
DES MARIAGES ENTRE CONSANGUINS

Par le Dr A. RODET
Ex-chirurgien en chef de l'Antiquaille.

Ce n'est point un mémoire *ex professo* sur les effets de la consanguinité dans les mariages que je viens vous lire, Messieurs, mais seulement une note pour servir à l'histoire des effets de ces mariages sur la progéniture.

Depuis bien longtemps, probablement à cause des prohibitions de l'Eglise, l'opinion attachait une espèce de demi-réprobation ou une idée de malheur à ces sortes de mariages; mais la science restait impassible et muette. Il y a quelques années à peine, un *tolle* général a eu lieu dans le monde scientifique, et cette question est devenue partout à l'ordre du jour, en France comme en Amérique, en Angleterre comme en Allemagne. Et il est arrivé ce qu'il était facile de prévoir, c'est que la science, qui si longtemps avait refusé de s'associer aux idées populaires sur cette question, a dépassé le but du moment qu'elle s'en est occupée. Alors on a vu surgir les plus sombres tableaux, les statistiques les plus effrayantes, et la consanguinité est devenue pour quelques-uns une véritable boîte de Pandore d'où peuvent sortir de toute pièce des maux sans nombre, tels que la folie, l'épilepsie, la cécité, la surdi-mutité, des vices de conformation de tout genre, etc. Puis, comme une réaction dans un sens en appelle toujours une autre dans un sens opposé, nous avons vu apparaître la thèse de M. Bourgeois, les savants écrits de M. Périer et l'habile argumentation de M. Dally, qui ont pris la défense de ce qu'ils ont appelé la consanguinité saine et qui, sous certains rapports, me paraissent aussi avoir dépassé le but.

Quant à moi, c'est sans idée préconçue que j'ai entrepris ce faible travail. Le petit nombre de faits que j'avais observés ne me semblaient nullement justifier les sinistres conclusions des auteurs les plus accrédités qui s'étaient occupés de la consanguinité, et je voulus savoir si d'autres faits viendraient infirmer ou confirmer ceux-là.

Je vais d'abord rapporter sommairement les observations sur lesquelles j'appuyerai mes conclusions; mais, avant d'entrer en matière, je tiens à établir que la véritable question à résoudre n'est pas de savoir si les mariages entre consanguins sont meilleurs ou pires que les autres, mais s'ils sont capables ou incapables de produire de toute pièce, et par le fait même de la consanguinité, des vices de conformation ou des maladies diverses, sans le concours de l'hérédité. Là est le véritable nœud de la question, comme le disait notre regretté confrère, le docteur Devay. Puis, subsidiairement, si les mariages consanguins peuvent engendrer par eux-mêmes des effets fâcheux, il s'agit de savoir quels sont ces effets et dans quelle proportion ils se produisent.

Les observations que j'ai pu recueillir, ou qui m'ont été communiquées par plusieurs de mes amis, sont au nombre de cinquante-six, que je diviserai en six groupes ou catégories, pour qu'il soit plus facile d'en saisir la signification.

Dans un premier groupe, qui se compose de 18 observations, je placerai celles qui concernent des mariages entre proches parents, c'est-à-dire entre oncles et nièces et entre cousins-germains, et d'où sont issus des enfants bien portants.

Dans un deuxième groupe, composé de 13 observations, je placerai les mariages entre cousins issus de germains, et qui ont aussi donné le jour à des enfants bien portants.

Un troisième groupe comprendra les mariages consanguins n'ayant eu qu'une progéniture très-limitée.

Un quatrième comprendra les cas de stérilité.

Dans un cinquième, je ferai entrer les mariages entre parents ayant produit des enfants dont quelques-uns sont atteints de cas pathologiques pouvant s'expliquer par l'hérédité; et *dans un sixième,* enfin, je mettrai les cas où la consanguinité paraît avoir produit des maladies ou des infirmités qui ne s'expliquent pas ou qui s'expliquent difficilement par l'hérédité.

PREMIÈRE CATÉGORIE.

Mariages entre proches parents (oncles et nièces ou cousins germains) ayant produit des enfants sains et bien portants.

1re OBSERVATION. — M. A. (1), âgé de 36 ans environ, épouse sa nièce qui n'en avait que 20. De ce mariage sont nés sept enfants, dont cinq vivent et sont bien portants. L'aînée (une fille) est morte en bas âge d'une méningite. La dernière est morte d'une gastro-entérite, dans les premiers mois après sa naissance.

2° OBS. — M. B... épouse sa cousine germaine, bien portante comme lui et en a cinq enfants, deux garçons et trois filles, tous vivants et bien portants aujourd'hui.

3° OBS. — M. C... se marie avec sa cousine germaine. Les deux conjoints et leur famille jouissent d'une excellente santé (2) et ils ont trois filles très-bien portantes et supérieurement constituées. L'aînée a 22 ans.

4° OBS. — M. D... se marie aussi avec sa cousine germaine. Trois beaux garçons sont nés de ce mariage, et ces garçons non-seulement sont bien portants, mais sont constitués d'une manière herculéenne. L'aîné est à la tête d'une grande industrie. Les deux autres, officiers distingués, ont pris part à nos dernières campagnes.

5° OBS. — M. E.. , marié avec sa cousine germaine. Trois enfants sont issus de ce mariage qui en aurait peut-être produit davantage sans la mort prématurée du mari. Ces trois enfants jouissent d'une parfaite santé.

6° OBS. — M. F... se marie avec sa cousine germaine (fille de la sœur de sa mère), et en a plusieurs enfants qui jouissent d'une parfaite santé (3).

7° OBS. — M. G... épouse sa cousine germaine et en a plusieurs enfants très-bien portants.

8° OBS. — M. et Mme H., cousins germains, se marient et ont sept enfants bien portants et bien constitués, cinq garçons et deux filles.

9° OBS. — M. M. et Mme I..., cousins germains (enfants de deux frères), se marient et procréent trois enfants robustes et bien portants, dont l'aîné a 19 ans.

10° et 11° OBS. — Le fils et la fille de M. J... se marient avec la fille et avec le fils de leur oncle maternel, et chacune de ces deux unions a produit plusieurs enfants sains et robustes.

(1) Je possède le nom et l'adresse de presque toutes les personnes dont je cite les observations, mais je crois devoir ne les désigner que par les différentes lettres de l'alphabet.

(2) Dans les observations suivantes, je m'abstiendrai habituellement d'indiquer l'état de santé des conjoints et de leurs ascendants lorsqu'ils ne laissent rien à désirer.

(3) Le nombre des enfants n'est pas indiqué dans quelques-unes des observations qui m'ont été remises.

12° obs. — M. L..., fils lui-même de cousins germains, épouse sa cousine germaine et en a trois enfants très-beaux.

13° obs. — Mme veuve L... se marie en secondes noces avec son cousin germain et en obtient quatre enfants forts et bien constitués.

14° obs. — M. M... épouse sa cousine germaine. Ces époux sont deux types de développement physique. Taille, santé, vigueur. Ils ont eu deux enfants très-beaux. La dernière est morte récemment de diarrhée, à la suite du sevrage.

15° obs. — M. N..., marié avec sa cousine germaine (fille du frère de son père). Trois enfants. Le premier meurt du croup en bas âge. Les deux dernières (deux filles) sont jumelles et bien constituées.

16° obs. — M. O..., marié avec sa cousine germaine, en a quatre enfants, dont deux sont morts en bas âge et les deux autres sont vivants et très-robustes. Le mari est mort phthisique il y a trois ans.

17° obs. — M. P... épouse sa cousine germaine et en a quatre enfants, dont une fille et trois garçons. Deux meurent en bas âge de méningite aiguë. Les deux autres sont bien portants.

18° obs. — M. R... épouse sa cousine germaine. Ces deux époux sont bien portants, mais d'un tempérament lymphatique, surtout la femme qui est, en outre, affectée d'une légère maladie herpétique. Ils ont eu huit enfants, quatre fils et quatre filles. L'aînée est morte peu d'instants après sa naissance, par suite de dystocie. Deux garçons et une fille ont succombé à une fièvre typhoïde, et une fille a été emportée par une scarlatine compliquée de phénomènes cérébraux. Les trois enfants restants sont bien portants, mais lymphatiques.

DEUXIÈME CATÉGORIE.

Mariages entre cousins issus de germains qui ont donné naissance à des enfants bien portants.

1re obs. — M. A. se marie avec sa cousine issue de germains et en a quatre enfants tous vivants, bien portants et bien constitués.

2° obs. — M. B... se marie aussi avec sa cousine issue de germains et en a huit enfants, dont deux meurent en bas âge et deux après vingt ans, de fièvre typhoïde. Les quatre autres sont vivants et très-forts. Deux sont mariés et ont des enfants robustes et bien constitués.

3° obs. — M. C..., marié avec sa cousine issue de germains. Trois enfants de la plus belle venue et dont l'intelligence égale la santé.

4° obs. — M. D..., marié aussi avec sa cousine issue de germains. Quatre enfants très-bien constitués.

5° obs. — M. E... épouse la cousine germaine de sa mère. Trois enfants très-beaux. L'aînée est morte récemment d'albuminurie, suite de scarlatine. Le deuxième est mort d'une chute de voiture. La troisième vit et se porte très-bien.

6° obs. — M. F..., marié avec sa cousine issue de germains, a trois enfants bien portants et bien constitués.

7° OBS. — M. G,.., marié aussi avec sa cousine issue de germains, a eu deux enfants bien constitués, dont un est mort jeune.

8° OBS. — M. H... s'est marié avec sa cousine issue de germains et en a eu deux enfants bien portants et bien constitués.

9° OBS. — M. I...s'est marié aussi avec sa cousine issue de germains. Sept enfants, dont un est mort d'albuminurie scarlatineuse. Les six autres sont bien portants. L'avant-dernier a été atteint d'une rétraction du tendon d'Achille, qui a nécessité la ténotomie ; mais cette rétraction n'est survenue que six ou sept mois après la naissance.

10° OBS. — M°° veuve J... s'est mariée à son cousin issu de germains et en a eu quatre enfants. Deux sont morts en bas âge et un troisième s'est noyé. Le quatrième est vivant et très-vigoureux. Tous étaient bien constitués.

11° OBS. — M. K..., marié avec sa cousine issue de germains. Trois enfants bien constitués. L'un d'eux est mort en bas âge et un deuxième à 17 ans, de fièvre typhoïde. Le troisième est vivant, marié et père de deux enfants bien constitués.

12° OBS. — M. L... épouse sa cousine issue de germains et en a six enfants, cinq garçons d'une excellente santé et d'une robuste complexion et une fille moins forte mais bien portante. Deux de ces enfants contractent des mariages consanguins, et nous les retrouverons dans un autre groupe (ils n'ont qu'un seul enfant chacun).

13° OBS. — M. M... se marie avec sa cousine issue de germains et en a trois enfants, dont deux meurent en bas âge. Le dernier est vivant, mais encore bien jeune. Tous trois étaient bien constitués. La mère a eu une arthrite d'une épaule, vraisemblablement de nature scrofuleuse.

TROISIÈME CATÉGORIE.

Mariages entre consanguins à divers degrés, avec progéniture saine,
mais très-limitée.

1° OBS. — M. A... se marie avec sa nièce (fille de sa sœur qui, comme lui, provient d'un mariage entre cousins issus de germains) et en a eu un seul enfant qui est sain et bien portant, mais de constitution un peu faible. Cet enfant a actuellement 12 ou 13 ans.

2° OBS. — M. B.... frère du précédent (par conséquent fils de cousins issus de germains), se marie avec sa cousine germaine et n'a qu'un seul enfant qui jouit d'une bonne santé.

3° OBS. — M. C... épouse sa cousine germaine, il y a quinze ans, et n'a qu'un seul enfant qui est bien portant et bien constitué.

4° OBS. — M. D... se marie avec sa cousine issue de germains. Ce mariage ne produit qu'une seule grossesse qui se termine à sept mois.

QUATRIÈME CATÉGORIE.

Mariages entre parents à divers degrés, avec progéniture nulle.

1re obs. — M. A... épouse sa nièce qui a environ vingt ans de moins que lui (l'un a 40 ans au moment de son mariage, l'autre 20 environ). Ils sont bien portants tous deux et n'ont point d'enfant.

2e obs. — M. B... se marie avec sa cousine germaine et n'a point d'enfants.

3e obs. — M. C... se marie aussi avec sa cousine germaine (enfants de deux frères) et n'a point d'enfant.

4e obs. — M. D... se marie également avec sa cousine germaine, et ce mariage demeure stérile.

5e obs. — M. E... épouse sa cousine germaine il y a six ans et demi, et il n'a point encore d'enfant, quoique du côté des organes génitaux et de leurs fonctions rien ne rende compte de cette stérilité.

CINQUIÈME CATÉGORIE.

Mariages entre parents ayant produit des enfants dont quelques-uns sont atteints de cas pathologiques pouvant s'expliquer par l'hérédité.

1re obs. *Chorée héréditaire.* — M. A..., homme fort, robuste et vigoureusement constitué, se marie à 28 ou 30 ans avec sa cousine, bien portante mais lymphatique, et ayant eu dans son enfance une chorée légère. Trois enfants naissent de ce mariage. Tous les trois sont bien constitués, mais l'aîné a été atteint trois fois de danse de Saint-Guy.

2e obs. *Convulsions héréditaires.* — M. B... se marie à 26 ans avec sa cousine germaine, âgée de 20 ans. De cette union naissent six enfants, deux garçons et quatre filles, tous doués d'une constitution magnifique. L'un de ces enfants meurt du croup et un autre des suites d'une fièvre éruptive. Un troisième a eu plusieurs attaques de convulsions ; mais le père, qui, du reste, jouit de la plus belle santé, a eu des convulsions dans son enfance.

3e obs. *Apoplexie héréditaire.* — M. C... épouse sa cousine germaine (fille de la sœur de son père) et en a plusieurs enfants bien constitués et bien portants. L'un de ces enfants (une fille) a eu une attaque d'apoplexie avec hémiplégie, mais son grand-père maternel est mort d'une attaque d'apoplexie.

4e obs. *Surdi-mutité congénitale héréditaire.* — M. D... m'amène sa fille, atteinte de surdi-mutité de naissance, laquelle est le fruit de son union avec sa cousine germaine (fille de la sœur de son père) ; mais le frère de sa mère est idiot et incomplètement sourd. Cet homme a deux autres enfants qui jouissent de tous leurs sens et d'une bonne santé.

5e obs. *Surdité d'une oreille par coarctation du conduit auditif externe, héréditaire.* — M. E..., âgé de 48 à 50 ans, très-bien portant, tempérament sanguin, n'ayant pas eu d'enfant d'un premier mariage, épouse en secondes noces sa nièce âgée de 21 ans, d'une bonne santé, mais d'un tempérament lymphatique. De ce mariage naissent deux enfants, un garçon et une fille. Complexion délicate, tempérament extra-lymphatique. Le garçon présente, dès sa naissance, une coarctation du conduit auditif externe droit et surdité de ce côté. Mais l'oncle paternel de l'enfant est d'une surdité à l'épreuve du canon.

6e obs. *Deux cas d'idiotie héréditaire.* — M. F... épouse sa cousine germaine, bien portante ainsi que lui. Cinq enfants naissent de cette union, trois garçons et deux filles. L'un des garçons et l'une des filles sont affectés d'idiotie et meurent à 30 ans environ ; mais dans la branche maternelle il y a plusieurs aliénés.

7e obs. *Un cas d'idiotie héréditaire.* — M. G... épouse en premières noces sa cousine et en obtient cinq enfants, dont un est un peu idiot ; mais il y a un cas de folie dans la famille maternelle.

Un cas d'idiotie héréditaire. — M. G..., ayant perdu sa femme, convole en secondes noces avec sa nièce qui lui donne encore cinq enfants, dont un petit garçon idiot ; mais la famille maternelle a eu aussi un aliéné comme la précédente.

8° obs. *Un cas d'itiotie héréditaire.* — M. H..., bien portant, épouse, à 25 ans, sa cousine germaine et en a cinq enfants. Le premier est idiot et vit encore. Le deuxième est mort de phthisie à 20 ans. Les trois autres sont bien portants. Mais la sœur du père est atteinte de folie, et deux autres membres de sa famille (une sœur et une nièce) sont bizarres et extravagants.

9e obs. *Deux cas de demi-surdité acquise ou accidentelle, avec hérédité douteuse.* — M. I... se marie avec sa cousine germaine, bien portante, et en a cinq enfants, dont un garçon et une fille sont demi-sourds. Mais il importe de dire que le garçon fit, vers l'âge de quatre ans, une chute d'un lieu élevé, laquelle chute produisit une commotion cérébrale, et que c'est à la suite de cet accident que l'on commença à s'apercevoir de sa surdité. Quant à la fille, c'est aussi vers l'âge de trois ou quatre ans que l'on s'aperçut de sa surdité à laquelle on ne peut assigner aucune cause connue.

Le père de ces enfants avait été affecté dans sa jeunesse d'une lésion indéterminée du côté de la colonne vertébrale ou de la moelle épinière, et l'on prétend qu'il y a eu un cas de folie dans sa famille.

SIXIÈME CATÉGORIE.

Mariages entre parents ayant produit des maladies ou des infirmités qui ne s'expliquent pas ou qui s'expliquent difficilement par l'hérédité.

1re obs. *Un cas d'idiotie et un cas de demi-idiotie non héréditaires.* — M. A... épouse sa nièce (fille de sa sœur), ayant plus de 20 ans de moins que lui. De ce mariage naissent deux enfants, dont l'un est idiot et l'autre peu intelligent.

2e obs. *Cécité congénitale et rachitisme non héréditaires.* — M. B..., bien portant, se marie à 30 ans avec sa cousine issue de germains, bien portante aussi. Deux enfants : l'un atteint de cécité congénitale et l'autre de rachitisme.

3e obs. *Gibbosité et demi-idiotie non héréditaires ; surdi-mutité acquise à six ans.* — M. C..., fort et robuste, épouse sa cousine issue de germains, de constitution peu forte. Dix enfants. Trois sont morts en bas âge ; une fille à 20 ans de la variole ; six vivent encore. De ces six, trois sont bien portants ; une fille est atteinte d'une gibbosité de la colonne vertébrale ; un fils est sourd-muet, mais cette infirmité est survenue à l'âge de six ans, à la suite d'une autre maladie ; un autre fils a l'intelligence très-peu développée. Il n'est pas tout à fait idiot, mais peu s'en faut.

4e obs. *Gibbosité non héréditaire ; grande mortalité de la progéniture.* — M. D..., issu lui-même de cousins germains, est atteint d'une gibbosité peu considérable de la colonne vertébrale. Du reste, bien portant. Il se marie avec sa cousine germaine, bien portante et bien constituée, et a trois enfants qui paraissent d'une bonne venue. Mais les deux aînés meurent à sept mois d'hydrocéphale aiguë ou de méningite tuberculeuse. Le dernier meurt à dix-huit mois de dyssenterie.

5e obs. *Crise épileptiforme non héréditaire.* — M. E... se marie avec sa cousine issue de germains. Quatre enfants. Deux morts à sept ou huit ans, de méningite. Deux vivants. L'aîné a 17 ans, est grand et fort, mais il a eu récemment (il y a quinze jours) une crise épileptiforme. Le dernier a six ans ; il est lymphatique et un peu chétif.

6e obs. *Môle.* — M. F.., marié avec sa cousine germaine. Une première grossesse s'est terminée à trois mois par l'expulsion d'un produit ressemblant à une grappe de raisin à grains de toute grosseur. Une deuxième a donné lieu à une petite fille bien constituée et bien portante.

7e obs. *Bégaiement et déviation de la taille dans une première génération consanguine ; multiplication de ces deux vices dans une deuxième génération consanguine ; idiotie non héréditaire.* — M. G... épouse sa cousine germaine. Tous deux forts et robustes (il est mort à 104 ans et sa femme à 75). Dix enfants, six filles et quatre garçons. Les filles bien portantes. Les quatre garçons bien portants aussi. Cependant l'un est bègue et un autre un peu contrefait (c'est-à-dire qu'il a une légère incurvation de la colonne vertébrale).

L'aîné épouse une étrangère et en a deux fils sains de corps et d'esprit.

Les trois autres épousent trois nièces (filles de leur sœur).

Le premier des trois a deux enfants, une fille très-bien constituée et un fils bègue.

Le deuxième (celui qui est bègue) a six enfants, trois bègues, un idiot et un contrefait.

Le troisième (celui qui est contrefait) n'a que des enfants contrefaits.

Ainsi, Messieurs, sur 56 observations que j'ai pu rassembler, dont quelques-unes m'ont été fournies par mon excellent confrère et ami, le docteur Moulin, de Bourg-Argental, et un bon nombre d'autres par M. le docteur Michel, de Pont-Chéry, observateur intelligent, instruit et consciencieux, ancien interne de nos hôpitaux, sur 56 observations, dis-je, rassemblées sans esprit de parti et sans choix, nous voyons 18 fois la parenté rapprochée et 13 fois la parenté plus éloignée donner des produits normaux et satisfaisants (1); 4 fois les mariages entre consanguins ne fournir qu'un seul rejeton ; 6 fois demeurer stériles ; 9 fois donner lieu dans la descendance à quelques cas pathologiques pouvant s'expliquer par l'hérédité, et 7 fois, enfin, fournir des résultats fâcheux qui ne peuvent pas ou qui ne peuvent que difficilement s'expliquer par cette cause.

Il y a donc eu 5 cas de stérilité et 7 fois des infirmités ou des maladies diverses qui incombent ou qui paraissent incomber à la consanguinité.

Mais 5 cas de stérilité sur 56 mariages font environ 1 cas sur 11, et n'est-ce pas là, à peu près, la proportion qui s'observe dans les mariages en général (2)?

Quant aux infirmités et aux maladies diverses que nous trouvons dans 7 de nos observations et qui ne peuvent pas s'expliquer par l'hérédité, il ne serait pas raisonnable, évidemment, de les mettre toutes et sans examen sur le compte de la consanguinité, car personne n'oserait soutenir que sur 56 mariages croisés, pris au hasard, il ne se rencontrerait aucun fait pathologique de ce genre.

Chose singulière et qui prouve une fois de plus combien les statistiques qui ne reposent que sur un nombre limité de faits peuvent conduire à l'erreur ! Dans ces 56 cas, je n'ai trouvé que 5 exemples de surdi-mutité, et de ces 5 exemples, 2 peu-

---

(1) Dans un certain nombre de ces 31 observations, nous trouvons des enfants qui meurent de méningite aiguë, de croup, de gastro-entérite, de diarrhée, de fièvre typhoïde, de scarlatine, d'accident, etc. Mais je ne pense pas que personne ait l'idée de mettre ces cas de mort sur le compte de la consanguinité.

(2) M. Delasiauve, cité par M. Dally, dit dans son *Journal de médecine mentale*, année 1862, que dans un pays qu'il a longtemps habité, le recensement de 270 ménages n'en accuse que 19 sans enfants, ce qui fait à peu près 1 sur 14. (Bulletin de la Société d'anthropologie, année 1863, p. 544.)

vent s'expliquer par l'hérédité (1) et les 3 autres par des maladies accidentelles. Pas un seul ne peut être attribué d'une manière évidente à la consanguinité (2).

M'est-il permis, d'après ce résultat, de nier l'influence de la consanguinité sur la surdi-mutité ? Sans doute ce résultat a sa valeur et doit être pris en considération ; mais il ne détruit pas les faits contraires et nombreux qui ont été signalés. Cependant, l'avouerai-je ? en le comparant avec les statistiques si effrayantes de MM. Ménière, Chazarain, Boudin, Brochard et Piroux pour la France ; Morris et Bémiss, pour l'Amérique, et Liebreich pour l'Allemagne, je ne puis me défendre d'un doute et de soupçonner que quelque cause d'erreur est venue se glisser dans ces statistiques devenues célèbres. J'en appelle donc à l'observation directe, qui est celle que j'ai employée, pour contrôler les résultats de la méthode indirecte, laquelle, on le sait, consiste à remonter des enfants infirmes aux parents qui leur ont donné naissance.

(1) M. Boudin dit *qu'il n'a pas rencontré un seul exemple de surdi-mutité chez les parents consanguins* des sourds-muets qui composent sa statistique et il en conclut que *la surdi-mutité est tout à fait indépendante de l'hérédité*. (Bulletin de la Société d'anthropologie, année 1862, p. 160). Mais M. Dally, qui a compulsé les mêmes documents, a trouvé que, sur 6 sourds-muets issus de cousins germains, il y avait un parent de la mère sourd-muet, dans un cas, et un cousin germain du père sourd, dans un autre cas. (Bull. de la Société d'anthrop., année 1863, p. 534).

Ces deux cas ne sont-ils pas des exemples d'hérédité, et est-il nécessaire, pour admettre l'existence de cette cause, que le père et la mère soient atteints eux-mêmes de l'infirmité ?

(2) Chose plus singulière encore ! Le docteur Devay donne, dans le chapitre V de son livre sur le *Danger des mariages consanguins* (p. 89 et suivantes), une statistique composée de 121 observations, dans lesquelles on voit, comme conséquences de la consanguinité, des scrofules, des hydrocéphalies, des polydactylies, des pieds-bots, etc., etc., mais pas un seul cas de surdi-mutité. N'est-il pas surprenant, après cela, de voir l'auteur commencer le chapitre VII par ces mots ? « La surdi-mutité congénitale est, sans contredit, une des manifestations les plus fréquentes de la consanguinité dans le mariage » (p. 119). Il est vrai que, depuis la publication de sa première édition, il avait rencontré 30 fois, dit-il, la surdi-mutité chez des enfants provenant de parents consanguins ; mais il faut savoir que le nombre de ses observations s'élevait, à l'époque de de sa deuxième édition, au chiffre énorme de 612.

J'ai voulu aussi faire un essai de cette méthode indirecte, et voici ce que j'ai obtenu : je me suis adressé à la Directrice de notre institution des sourds-muets, laquelle m'a donné avec une obligeance dont je la remercie ici publiquement, une statistique nécessairement incomplète, attendu qu'elle n'est basée que sur ses souvenirs, mais qu'elle m'a promis de compléter en s'appuyant sur des faits positifs.

L'établissement contient actuellement 105 sourds-muets, savoir : 56 garcons et 49 filles. Un garçon et neuf filles appartiennent à des parents consanguins.

Ce serait donc, si cette statistique était confirmée, 10 cas de surdi-mutité provenant de mariages entre consanguins sur 105 cas de toute provenance, soit environ 9 1/2 pour 100 (1).

Sur nos 56 observations, nous trouvons 7 cas d'idiotie et 2 cas de demi-idiotie ; mais 5 fois le fait s'explique par l'hérédité. Les 4 autres fois il n'est pas possible de l'expliquer par cette cause. Est-ce donc à la consanguinité qu'il faut l'attribuer? Cette cause est possible, elle est même probable si l'on veut ; mais je dois dire que, pour que 2 de ces cas (2 frères), la rumeur publique croit, à tort ou à raison, que ces malheureux enfants ne sont pas seulement le résultat de la consanguinité, mais le fruit d'un double inceste !

L'épilepsie ne s'est montrée qu'une seule fois dans ces 56 observations, et encore s'agit-il bien là d'un cas d'épilepsie ? Le sujet en question n'a eu qu'une seule attaque qui date de quinze jours et qui n'a été observée par aucun médecin.

La cécité congénitale s'est rencontrée une fois, et je n'ai pu avoir aucun renseignement sur la nature de la lésion qui a aboli la faculté visuelle.

Les vices de conformation se bornent à quelques cas de gibbosité ou de déviation de la colonne vertébrale et à quelques cas de bégaiement. Et, chose bien digne de remarque, tous ces cas là, à part deux, sont fournis par la même famille dans laquelle

---

(1) La promesse qui m'avait été faite a été tenue. Cette statistique a été vérifiée et elle a été reconnue exacte, à part qu'on a trouvé une jeune fille de plus appartenant à des parents cousins germains. (Ces parents ont un autre enfant atteint de cette infirmité ; mais il n'appartient pas à l'établissement).

nous observons la consanguinité superposée. Ces vices exis-
taient-ils en germes dans les aïeux de cette famille? Je ne sais;
je n'ai pu obtenir aucun renseignement sur ce point. Quoi qu'il
en soit, nous voyons dix enfants naître d'un couple consanguin,
et deux de ces enfants présenter l'un un peu de déviation du
rachis et l'autre un peu de bégaiement. Puis, la consanguinité
se répétant, et se répétant entre très-proches parents (oncles
et nièces), nous voyons ces deux vices acquérir dans la progéniture des proportions effrayantes.

Ne semble-t-il pas que le premier couple a semé le germe de
ces deux vices, même dans ceux de ses enfants qui n'en ont présenté aucune manifestation, et que ces germes ont été ensuite
fécondés et multipliés par la consanguinité répétée?

Il découle de mes observations un fait extrêmement remarquable et que je ne puis m'empêcher de signaler. C'est qu'il
existe des contrées ou des localités dans lesquelles les mariages
entre consanguins possèdent une innocuité à peu près égale à
celle des mariages croisés, et d'autres où ils produisent, au contraire, d'affreux et d'irréparables ravages. Ainsi, ces observations, en faisant abstraction de celles que j'ai recueillies moi-
même à Lyon, proviennent de quatre localités différentes, de
quatre départements, Isère, Drôme, Ardèche et Ain.

Sur 21, qui proviennent d'une première localité (Isère), nous
n'en trouvons que trois produisant des cas pathologiques (2 gib-
bosités, une demi-idiotie, une crise épileptiforme).

Sur 12 fournies par une deuxième localité (Drôme), nous
trouvons dans un cas une idiotie et une demie-idiotie, et dans
un autre, une attaque d'apoplexie.

Sur 6 provenant d'une troisième localité (Ardèche), nous
avons 4 idiots, 1 sourd d'une oreille et 2 demi-sourds.

Enfin 2 tirées d'une quatrième localité (Ain), nous donnent
une idiotie, un cas de rachitisme et une cécité congénitale.

Peut-on trouver l'explication d'une différence aussi remarquable? A mon avis, cette explication se trouve dans l'hérédité.
Que deux ou trois vices héréditaires existent dans une localité
parmi les familles qui ont l'habitude de s'allier entre elles, et
ces vices héréditaires seront non-seulement entretenus et pro-
pagés, mais encore de plus en plus multipliés.

Et ne croyez pas, Messieurs, que cette explication ne soit de ma part qu'une vue de l'esprit. Elle ressort clairement de mes observations.

En effet, dans les 33 observations provenant des deux premières localités et présentant si peu de cas pathologiques, je ne trouve qu'un fait susceptible d'être expliqué par l'hérédité : c'est une attaque d'apoplexie. Dans les 6 qui appartiennent à la troisième localité, tous les vices signalés (idioties et surdités) sont héréditaires, et des 2 qui me viennent de la quatrième, l'une nous fournit un exemple remarquable d'hérédité morbide (1).

J'ai rencontré dans ma pratique 1 cas de phocomélie, 2 cas de sexdigitisme, 2 cas de bec-de-lièvre, 1 cas de pieds-bots, 2 cas d'hydrocéphalie et 1 cas de kyste hydrencéphalique communiquant avec la cavité crânienne, mais tous ces cas, sans exception, existaient chez des enfants provenant de mariages croisés.

Le docteur Michel, qui exerce la médecine dans un canton riche et populeux du département de l'Isère, est arrivé au même résultat que moi. Il a observé 4 cas de sexdigitisme et 2 cas de bec-de-lièvre chez des enfants issus de mariages croisés, et pas un cas de difformité chez les enfants issus de parents consanguins.

Irai-je, à cause de ces faits, attribuer aux mariages croisés une influence morbigène qui n'existerait pas dans les autres ? Non, car c'est le hasard seul qui ne nous a fait rencontrer ces difformités que dans le produit de ces mariages. Mais le hasard aurait pu, tout aussi bien, ne nous les faire rencontrer que dans les produits des mariages entre consanguins, et l'on voit que nous n'aurions pas été en droit d'en tirer des conclusions que d'autres se sont certainement trop hâtés d'en déduire.

Conclusions. — De tout ce qui précède il résulte (autant qu'il est possible de tirer des conclusions légitimes d'un nombre peut-être trop limité de faits), 1° que, dans la grande majorité des cas, la consanguinité est parfaitement innocente des effets désastreux dont on l'accuse ;

____

(1) Cette différence selon les localités me paraît de nature à expliquer au moins dans certains cas, la dissidence qui existe entre les différents auteurs qui se sont occupés des effets de la consanguinité.

2° Que, dans quelques cas cependant, surtout lorsque la parenté est très-rapprochée, ou lorsque les mariages consanguins sont superposés, elle paraît capable de produire, et de produire par elle-même, de funestes effets ;

3° Que les statistiques qui établissent la très-grande fréquence de la surdi-mutité produite par cette cause, ont besoin, avant d'être acceptées, d'être soumises au contrôle de l'observation directe ;

4° Que les mariages consanguins produisent des effets beaucoup plus désastreux dans certaines localités que dans d'autres, mais que ces effets peuvent alors s'expliquer par l'hérédité ?

5° Enfin, que la consanguinité paraît incapable d'engendrer plus de vices de conformation que les mariages croisés.

Mais, de ce que les unions consanguines ne possèdent pas toute l'action délétère qu'on leur attribue, est-ce à dire qu'elles soient aussi hygiéniques que les autres, et qu'on doive les encourager, ou seulement les approuver ? Non, sans aucun doute, car il peut exister dans les familles, ou il peut se produire accidentellement chez l'un de leurs membres, un vice ou une diathèse quelconque, que le croisement peut atténuer et détruire, et que les alliances consanguines peuvent au contraire fixer et propager en les multipliant.

Quant au côté moral et religieux de la question, il a certainement une haute importance, mais je ne veux pas l'aborder dans cette note. Je me bornerai à faire remarquer qu'on s'est complètement mépris en attribuant la tolérance de plus en plus grande de l'Eglise, en ce qui concerne ces unions, à ce motif qu'elle n'y voit plus aujourd'hui les mêmes inconvénients qu'autrefois. Le véritable motif me paraît renfermé dans ces quelques paroles :

» L'Eglise, disait récemment le Souverain Pontife à un ec-
« clésiastique qui avait obtenu de lui une audience, l'Eglise
« n'ignore pas les dangers de ces unions; mais, en France,
« vous me forcez la main. Votre mariage civil, fondé par une
« révolution sur les ruines d'un sacrement, me force à accorder
« toutes les dispenses qui me sont demandées, car on s'en pas-
« serait, ce qui serait pire. »

III.

DE LA NÉCESSITÉ DES CROISEMENTS
ENTRE INDIVIDUS DE LA MÊME ESPÈCE

DANS LE RÈGNE VÉGÉTAL

PAR LE Dr ERNEST FAIVRE

Professeur à la Faculté des sciences et conservateur du Jardin botanique de Lyon.

L'hermaphrodisme, qui est la règle dans le règne végétal, semble un des arguments les plus décisifs en faveur de ce qu'on peut appeler, à défaut d'une expression mieux appropriée, la consanguinité des plantes ; aussi on n'avait guère songé, jusqu'ici, à nier un principe aussi solidement établi que paraissait l'être la fécondation permanente de l'individu végétal par lui-même.

Les praticiens ont élevé les premiers doutes ; l'expérience leur avait appris que la propagation continue de l'individu par lui-même, diminue la vigueur des races, et altère la fécondité. Pour relever la race, un croisement est indispensable, quoiqu'il n'ait lieu parfois qu'à de longs intervalles.

Lorsque la fécondation artificielle fut mise en usage, après la mémorable découverte de Linné, elle confirma ces observations vagues et incomplètes ; elle fournit la preuve de l'abâtardissement des races par des fécondations trop réitérées entre proches alliés, elle donna le moyen de relever les races dégénérées, par l'échange du pollen.

Ces résultats étaient acquis empiriquement à la pratique, mais la science n'en comprenait ni la valeur, ni les raisons, lorsque parurent, il y a quelques années, les observations de Ch. Darwin. Nous nous proposons de vulgariser ces admirables recherches à peine connues parmi nous en France ; elles marquent une date importante en physiologie végétale, et jettent une vive lumière sur la question de la consanguinité.

I.

La nécessité et la réalité des croisements sont clairement démontrées, lorsqu'il s'agit des végétaux dont les sexes sont séparés, soit sur les fleurs d'un même pied, soit sur les fleurs de pieds différent.

Le nombre de ces plantes est grand ; presque tous les arbres de nos pays, les végétaux les moins parfaits en organisation, ceux surtout qui ont vécu en si grande abondance dans les temps antérieurs aux nôtres, offrent cette disposition.

Comme il n'y a point de question à l'égard de ces végétaux à sexes distincts, c'est spécialement sur les plantes hermaphrodites que nous devrons porter notre attention.

Il s'agit d'établir, qu'en général, la réunion des deux sexes dans la même fleur n'exclut point la nécessité des croisements, qu'ils s'effectuent, au contraire, avec fréquence, et que, pour les réaliser, la nature a pris les plus merveilleuses précautions.

Nous savons d'abord que divers moyens sont mis en œuvre pour apporter des obstacles à la fécondation de la fleur par son propre pollen.

Le premier moyen, et le plus direct, est le fait même de l'infécondité d'un certain nombre de pistils sous l'influence du pollen développé dans la même fleur : nul doute pour les orchidées ; en France, M. Rivière a vainement essayé, à plusieurs reprises, de féconder l'Oncidium cavendishianum par son propre pollen ; en recueillant, au contraire, du pollen sur un autre pied de la même plante, l'imprégnation a eu lieu sans difficultés.

Les mêmes faits ont été observés en grand par John Scott, au jardin d'Edimbourg, sur d'autres Oncidium et sur plusieurs genres d'orchidées. Deux fleurs d'Oncidium microchilum ayant été fécondées par leur propre pollen, leur stérilité a été complète (1).

Sur les Amaryllis et sur les Passiflores, W. Herbert avait été témoin de faits analogues ; Darwin les a signalés dans les

(1) *Revue horticole*, 1864.

Linum perenne et grandiflorum, le Lythrum salicaria et quelques orchidées : la fécondation directe fut impossible chez ces plantes ; par le croisement, au contraire, on obtint facilement des produits.

Il arrive souvent que la fécondation d'une fleur par elle-même est contrariée ou rendue impossible.

Chez le Lobelia fulgens, les anthères de chaque fleur laissent échapper le pollen avant que le stigmate soit prêt à le recevoir ; ailleurs, comme dans la Pariétaire ou l'Épine vinette les étamines en s'agitant, lancent le pollen hors de la corolle ; quelques fleurs ont les anthères extrorses ou dirigées en dehors ; chez d'autres, le pollen est imparfait ; plusieurs ont les anthères trop élevées ou trop basses relativement au stigmate ; d'autres fois l'un des organes est partiellement avorté ; ailleurs, de petits appendices foliacés s'élèvent comme une barrière entre les étamines et le stigmate.

Un habile expérimentateur, Conrad Sprengel, avait été frappé, il y a longtemps déjà, de ces obstacles apportés à un mode de fécondation qui semble si normal ; il avait remarqué que dans plusieurs composées, campanulacées et dipsacées, dont les inflorescences sont en tête, en corymbe ou en ombelle, les fleurs sont dressées, et les étamines plus courtes que les stigmates ; dans ces conditions, les stigmates de chaque fleur sont impuissants à être fécondés par leurs propres anthères, mais le transport du pollen s'opère facilement par les fleurs voisines (1).

La présence des glandes nectarifères dans les fleurs, tend à prouver que le plus souvent la fécondation des fleurs hermaphrodites ne saurait avoir lieu directement, et sans le concours d'influences extérieures et spéciales ; des observateurs ont enlevé les nectaires chez les Aconits, les Renoncules, les Fritellaires, et la stérilité a été la conséquence de l'opération (2) ; ce fait s'explique lorsqu'on admet, comme l'ont vérifié, d'ailleurs, Darwin et Sprengel, que le nectar attire les insectes, et qu'en s'introduisant dans les corolles des fleurs, ils concourent indirectement à la fécondation.

---

(1) De Candolle *Physiologie végétale*, t. II. p. 522.
(2) De Candolle. *Op. cit.*, 558.

On sait encore que, dans les haricots, l'imprégnation ne se fait qu'imparfaitement, à moins que la carène ne soit ouverte mécaniquement de haut en bas, ce qui s'exécute le plus souvent par l'action des insectes (1).

II.

Les faits qui précèdent, témoignent des obstacles apportés à la fécondité d'une fleur par son propre pollen ; ceux qui vont être exposés montreront, au contraire, par quels ingénieux moyens sont favorisés les croisements, et réalisées les fécondations à distance.

L'action du vent détermine des croisements fréquents entre individus distincts, pourvus de fleurs hermaphrodites ; dans ce cas les plantes offrent des particularités de structure en rapport avec ce mode de transport ; leur pollen est abondant comme celui des conifères, léger et pulvérulent ; leurs stigmates sont plumeux, leurs anthères pendantes, leur corolle nulle ou rudimentaire ; elles ne sécrètent point ce nectar, dont les insectes se montrent si avides ; tel est particulièrement le cas des céréales, qui viennent d'être, de la part de M. Hooibrenk, l'objet d'une des applications les plus intelligentes et les plus heureuses, du croisement fécond obtenu par les courants d'air.

Il y a longtemps que l'on a remarqué chez les plantes de collections la tendance à l'hybridation, lors même qu'on les a garanties du contact des insectes.

Cette facilité du croisement fait le désespoir des horticulteurs, parce qu'elle est un des plus sérieux obstacles à la stabilité des races obtenues, et il n'est douteux pour personne que l'air ne joue un rôle essentiel dans ces imprégnations à distance.

Nous donnerons une idée de la fréquence de ces croisements si nous disons que, sur 233 plants de choux provenant de variétés bien déterminées et croissant auprès les unes des autres, M. Darwin n'a recueilli après une année que 78 individus des races pures primitives ; tous les autres étaient hybridés.

(1) Darwin. *Gardener's Chronicle*, 1858, p. 828.

M. Naudin a publié un grand nombre d'observations semblables ; on lui doit d'avoir observé chez les Cucurbitacées ce fait étrange, qu'une même fleur peut recevoir en même temps et utilement, le pollen de trois ou quatre variétés distinctes, et offrir à la fois dans les produits les caractères variés des parents (1).

La vitalité du pollen aide efficacement les croisements par l'air, et en assure l'efficacité ; nous nous en sommes assuré par des expériences directes, qui seront rapportées plus loin.

Les mouvements de l'air agissent encore par le moyen des inflorescences, pour déterminer des fécondations croisées entre fleurs hermaphrodites ; dans les ombelles, les épis, les cymes, les corymbes, il arrive le plus souvent qu'une fleur inférieure est fécondée par celle qui est placée au-dessus d'elle et successivement : il est même rare que dans ces conditions les fécondations ne soient pas croisées (2).

On a traité de fables les faits relatifs au rôle des insectes dans la fécondation ; on ne saurait désormais révoquer en doute le concours des insectes, comme agents de croisements entre les fleurs hermaphrodites.

Dans les jardins consacrés à la culture des Courges, des Melons, des Pastèques, on voit les abeilles se précipiter, et dépouiller rapidement les anthères de leur pollen, qu'elles transportent sur les stigmates d'autres fleurs (3).

Les bourdons sont indispensables à la fécondation de la Pensée, et les abeilles à celle de certaines espèces de Trèfles : pour donner des preuves de ce dernier fait, M. Darwin a réalisé l'expérience suivante : vingt têtes de Trèfles hollandais ont été protégées contre la visite des insectes, elles n'ont produit aucune graine ; vingt autres têtes abandonnées à l'action des insectes ont produit, au contraire, plus de 2,000 semences ; il en a été de même à l'égard du Trèfle rouge, cent têtes non protégées ont produit 2,700 graines ; le même nombre de têtes protégées sont demeurées complètement infécondes (4).

<hr>

(1) Naudin. *An. sc. nat.*, année 1856 à 1862.

(2) Lecoq *De la fécondation indirecte dans les végétaux ;* Bulletin de la Société botanique de France, 1862, p. 211.

(3) Decaisne et Naudin. *Traité d'Horticulture,* p. 612.

(4) Darwin. *De l'origine des espèces,* p. 106.

L'action des insectes n'est nulle part aussi remarquable que chez les Orchidées ; chez ces plantes, les insectes enlèvent les masses solides et consistantes du pollen, et les transportent de fleurs en fleurs. Dans un ouvrage récent (1), M. Darwin a accumulé les preuves à cet égard ; il a étudié avec une patiente sagacité les insectes qui visitent chaque genre, il les a surpris à l'œuvre, enlevant, emportant les masses polliniques, il a analysé les dispositions anatomiques des fleurs, et il en a prouvé l'adaptation nécessaire à la fécondation indirecte ; il a établi que tel est le mode normal de propagation des Cypripèdes, des Angræcum, des Vanda ; ces faits sont en partie confirmés par l'impossibilité de féconder directement ces plantes par elles-mêmes.

Au nombre des moyens employés pour faciliter les croisements réciproques, il faut particulièrement citer le dimorphisme dans les organes sexuels, singulière disposition dont on connaissait l'existence, mais dont nul, avant Darwin, n'avait compris la signification.

Les premières observations du savant anglais datent de 1860 à 1862, elles portent sur les espèces du genre Primula (2).

L'auteur vérifia d'abord cette observation, que les individus nés d'un même pied de Primevère commune se partagent en deux formes bien distinctes ; dans l'une, que l'on peut appeler la forme à longs styles, le style est très-allongé, le stigmate globuleux et chagriné ; les étamines sont courtes, les grains de de pollen petits et oblongs, les semences peu nombreuses.

Dans l'autre forme, au contraire, ou forme à style court, les anthères dépassent un style peu allongé que termine un stigmate globuleux et lisse ; les grains de pollen sont volumineux, les graines abondantes.

Il paraissait impossible de pénétrer les motifs d'une disposition semblable ; la sagacité de Darwin a su les découvrir.

____

(1) On the various contrivances, by which Britisch and forcing Orchids are fertilised by insects, etc., par Ch. Darwin. 1 vol. *Londres*, 1862.

(2) Darwin. *Mémoire sur le dimorphisme des espèces du genre Primula.* Lu le 3 avril 1862, à la Société Linéenne de Londres, traduit dans les Annales des sciences naturelles, t. XIX, p. 204.

Darwin eut d'abord l'idée d'isoler chaque forme au moyen d'une gaze, afin de déterminer, sans causes d'erreur, les effets de la fécondation de chaque forme par elle-même ; il reconnut que chez les plantes à style court, la fécondation ne donnait lieu qu'à un nombre limité de graines, que chez les plantes à longs styles la stérilité était constante.

Darwin eut alors l'heureuse idée d'opérer, entre les deux formes de Primevères, des fécondations artificielles, tantôt directes, tantôt croisées.

En fécondant chaque forme par elle-même (union homomorphique), il reconnut que les semences étaient généralement très-abondantes, que toutefois elles l'étaient davantage lorsqu'on évitait de prendre le pollen sur la fleur à féconder, c'est-à-dire lorsqu'on se mettait à l'abri des mauvais effets d'une consanguinité trop rapprochée.

En fécondant chaque forme par le pollen de la forme opposée (union hétéromorphique), Darwin obtint toujours des semences abondantes et fertiles.

Quelques faits nous paraissent nécessaires pour faire ressortir la valeur et le sens de ces expériences.

Dans la Primula sinensis, les bonnes capsules, résultant de l'union de deux formes distinctes, contenaient plus de graines que celles des unions directes, dans la proportion de un contre deux; la différence en poids des graines de 100 capsules des deux formes ne représentait pas moins de 1,200 graines développées en excès, dans le cas d'union croisée entre formes différentes.

Mêmes résultats pour la Primevère du printemps ; les 100 capsules, qui résultent de la fécondation croisée, donnent plus de graines que les 100 capsules obtenues par fécondation directe, dans la proportion en poids de 54 contre 35, ou de 3 contre 2.

Darwin a répété rigoureusement ces mêmes expériences sur la Primula auricula, et il est arrivé à la même conséquence : les unions de deux formes distinctes sont toujours beaucoup plus fécondes que les unions des individus de même forme par eux-mêmes.

Ainsi, les choses se passent dans le genre primula comme si le dimorphisme avait pour but de favoriser les croisements entre individus distincts.

Quelques rigoureuses qu'aient été les expériences de Darwin, elles parurent si nouvelles, si étranges, qu'on les accueillit avec défaveur et que l'auteur crut devoir s'empresser de les confirmer et les étendre ; le 15 janvier 1863, il lut à la Société Linéenne un nouveau travail dans lequel il établit chez les Lins l'existence de deux formes analogues et détermine l'influence de la fécondation réciproque sur leur fertilité. Comme les Primevères, le Lin a des individus issus d'un même pied, les uns ont les styles courts, à stigmates divergents, les autres, les styles allongés à stigmates serrés et droits ; c'est encore le dimorphisme des Primevères, et les conséquences en sont les mêmes au point de vue de la fécondité.

On obtient difficilement des produits si l'on féconde par leur propre pollen les individus à styles courts ; on n'en obtient jamais et la stérilité est complète, si les plantes à longs styles reçoivent directement leur pollen.

Darwin a expérimenté pour établir ces faits, de la manière la plus rigoureuse ; il a placé des grains de pollen de fleurs à longs styles sur leurs propres stigmates, et s'est assuré à l'aide du microscope que ces grains n'émettent point de tubes, ou que, s'ils en émettent, les tubes ne pénètrent point le tissu du stigmate, qu'enfin ces stigmates ne se décolorent et ne se fanent jamais.

Les résultats sont tout autres si les grains de pollen d'une fleur à styles courts sont placés sur les stigmates d'une fleur à styles longs ; cinq à dix heures suffisent pour qu'une multitude de tubes polliniques pénètrent le stigmate, et vingt-quatre heures, pour que les stigmates soient desséchés et flétris.

Comme chez les Primevères, la fécondité s'est toujours montrée beaucoup plus marquée à la suite des fécondations croisées qu'à la suite des imprégnations directes de la fleur.

Chez les Lins comme chez les Primevères, le dimorphisme aurait donc pour but de favoriser les croisements ; si on en juge par les observations déjà faites, il remplirait un rôle analogue chez un assez grand nombre d'espèces.

Le professeur Asa Gray en a signalé quelques cas chez les Rubiacées ; il n'est pas douteux chez plusieurs Plantains, dans quelques genres de Borraginées, dans les Oxalidées, les Labiées, et particulièrement chez les Menthes.

S'il en est ainsi, il est logique de conjecturer que bien d'autres cas analogues de dimorphisme puissent exister chez les Plantains, et recevoir la même interprétation.

Depuis le travail de Darwin l'attention est portée sur ce sujet; nul doute qu'avec le temps on ne fasse d'importantes découvertes dans cette voie; c'est le mérite de Darwin de l'avoir le premier ouverte et parcourue.

III.

Si les fleurs hermaphrodites étaient nécessairement destinées à se féconder elles-mêmes et sans croisements, le pollen qu'elles renferment devrait perdre ses propriétés lorsque l'imprégnation est accomplie, et se dessécher comme se dessèchent les enveloppes florales, les filets et les stigmates.

Et cependant il n'en est pas ainsi, le pollen survit longtemps à l'acte qui met fin à la vie de la fleur sur laquelle il s'est produit. Plusieurs mois, plusieurs années après la disparition de celle-ci, il est apte encore à féconder d'autres fleurs portées par des pieds différents; il y a plus, ces croisements paraissent en favoriser la puissance.

Cette preuve de la nécessité de la fécondation indirecte est nouvelle dans la science; aussi, depuis plusieurs années, nous avons voulu nous assurer de sa valeur en faisant appel à l'expérience. Nous avons recueilli du pollen sur des Gloxinia speciosa, Gesneria cinnabarina, Collumnea lindleyana, et quelques autres plantes exotiques; portés sur le stigmate d'autres fleurs de même espèce, une et même plus de deux années après la maturité, les grains de pollen conservés ont rapidement déterminé la fécondation.

Parmi plusieurs faits, nous citerons comme exemple le suivant :

Le 5 janvier 1862, nous observons à Lyon la fécondation d'un pied de Gesneria cinnabarina, par son propre pollen; nous constatons la lenteur avec laquelle se fait l'évolution de l'ovaire; le pollen en excès est recueilli sur la fleur et conservé; le 2 avril de l'année suivante, il nous est adressé à Paris dans une lettre; nous en faisons l'examen microscopique, et nous fécondons dans les serres du Muséum, avec les grains restants, un pied de Gesneria cinnabarina ; la fécondation pratiquée par le jardinier en chef des serres, avec toute l'habileté et les précautions possibles, donne des résultats immédiats ; en quelques heures les enveloppes florales tombent et se flétrissent ; en quinze jours, l'ovaire est déjà plus développé que ne l'était, après un mois, l'ovaire examiné à Lyon et directement fécondé.

Ainsi le pollen conservé pendant plus d'une année parait avoir agi plus activement, par fécondation indirecte, qu'il n'avait agi sur sa propre fleur.

Comment comprendre une pareille persistance dans la vitalité, une semblable vigueur dans l'action fécondante, si le pollen n'avait à jouer qu'un rôle éphémère et devait se borner à rendre féconde la fleur sur laquelle il se produit? Comment surtout, sans la nécessité des croisements, comprendre le rôle du pollen des plantes annuelles qui possède longtemps aussi son pouvoir fécondant ?

Ce sujet attire notre attention, et nous le soumettons en ce moment au contrôle de l'expérience.

Plus on étudie les phénomènes, plus l'hermaphrodisme végétal, qui semblait à la loi des croisements une objection insurmontable, paraît, au contraire, la confirmer et l'étendre. On dirait que la plupart des plantes sont semblables à ces animaux hermaphrodites qui ne deviennent féconds qu'en s'unissant à d'autres hermaphrodites de leur espèce ; en réalité la nature arrive, par ces étranges détours, à produire la séparation des sexes, chez deux individus, tout en maintenant dans chaque fleur le double organe de la propagation.

Tels sont les faits qui frappent aujourd'hui tous les botanistes et les praticiens, et qui nous autorisent à dire avec Darwin : « Parmi les animaux et les plantes, un croisement entre « des variétés différentes ou des individus de même variété, « mais d'une autre lignée, rend la postérité plus vigoureuse « et plus féconde ; les reproductions entre proches parents diminuent, au contraire, cette vigueur et cette fécondité (1). » Nous acceptons cette règle comme l'expression d'une vérité générale ; mais nous ne saurions la tenir pour une loi absolue.

(1) Darwin. *De l'espèce*, op. cit., p. 136.

Comme il y a souvent chez les animaux des alliances consanguines exemptes de dangers, nécessaires même à l'établissement et au perfectionnement des races, on ne saurait nier non plus, chez les plantes, l'hermaphrodisme parfaitement régulier et normalement fécond ; l'individu se reproduit alors par son propre pollen sans perdre ni sa fertilité, ni sa vigueur.

Ces faits viennent d'être récemment établis avec évidence par un illustre botaniste allemand. Hugo Von Mohl s'est surtout attaché à démontrer que plusieurs plantes ont des fleurs dimorphes sans que ce dimorphisme implique en rien la nécessité des croisements. Chez les Violettes, les Fumeterres, la Balsamine spontanée, on trouve, au voisinage des fleurs ordinaire, des fleurs plus petites, très-fertiles, et dont les organes sexuels sont tellement clos par les enveloppes florales au moment de la fécondation, que pas un grain de pollen étranger n'y saurait pénétrer ; chez plusieurs, un mécanisme étrange atteste la réalité de la fécondation directe ; le pollen se développe sans quitter l'anthère, et son tube pénètre directement dans le tissu du stigmate immédiatement contigu (1).

Ici le doute n'est pas possible ; il ne l'est pas davantage dans le petit groupe de végétaux dont la fécondation s'accomplit dans la fleur avant l'épanouissement des pièces du Périanthe ; nous en avons récemment observé un exemple dans la fleur du Balisier.

L'étamine unique du Balisier s'ouvre dans le bouton. Les enveloppes florales hermétiquement closes l'enferment et la protégent contre tout contact extérieur ; c'est alors que le pollen blanchâtre s'agglutine sur le stigmate, et que s'opère la fécondation. Cet acte est depuis longtemps accompli lorsque le Périanthe s'étale et découvre l'étamine complètement desséchée et vide de pollen.

La fécondation directe est plus certaine encore si, comme nous l'avons fait, on recouvre d'une gaze les jeunes fleurs de Balisier non encore épanouies.

Tels sont les faits auxquels des études attentives ont déjà conduit les observateurs. Ils n'ont point pour base des conjec-

(1) Hugo Von Mohl. Quelques observations sur les fleurs dimorphes. Botan. Zeitung, p. 309, traduit dans les Annales des sciences nat., t. I, p. 200.

tures, mais des réalités ; des hypothèses, mais des expériences :
ils indiquent d'incontestables rapports entre les deux règnes,
sur ce sujet si débattu des croisements entre proches alliés, et
nous autorisent à tirer une conséquence :

Chez les plantes, chez les animaux, les choses se passent
comme si, dans chaque espèce, les croisements entre variétés
différentes ou individus de même variété, mais de lignées distinctes, étaient le principe, la tendance générale, sans être, cependant, ni une loi absolue, ni une règle sans exception.

IV.

DE LA CONSANGUINITÉ

ET DES MARIAGES CONSANGUINS

Par le Dr Louis GUBIAN

La question de la consanguinité rentre dans les préoccupations du jour, comme l'a très-bien dit le professeur Devay, de regrettable mémoire, elle est vaste dans ses conséquences immédiates avec les grands sujets qui touchent au mariage, aux
maladies héréditaires, au croisement des races. C'est un des
aperçus de l'hygiène sociale, la science de l'avenir... Le médecin, le publiciste, le père de famille y sont également intéres-
sés. Les économistes s'en inquiètent : sur la proposition de
M. Legoyt, chef de la division de statistique de France, M.
Béhic, ministre de l'agriculture et des travaux publics, a adressé
aux préfets, le 23 novembre 1863, une circulaire qui, relatant
l'importance donnée par les corps savants à l'influence des mariages consanguins sur l'aptitude physique des générations
qui en sont issues, invite les maires à s'assurer par une interpellation directe aux futurs époux s'ils sont ou non parents aux
degrés de cousin germain et même de cousin issu de germain.

Il est nécessaire de rappeler que les statistiques ne repo-

27

saient que sur une des pièces légales résultant des dispenses exigées seulement pour les mariages entre oncle et nièce, neveu et tante.

Pour ne pas manquer au respect des mémoires illustres, il est des choses qu'il est juste de dire. C'est à Devay, principalement, que revient le mérite d'avoir appelé sur la consanguinité dans le mariage l'attention des philosophes, des physiologistes et des anthropologistes. On ne peut nier qu'il ait épuisé ses forces dans les recherches qui devaient compléter son œuvre ébauchée d'une manière si remarquable dans son livre : *Du danger des mariages consanguins sous le rapport sanitaire.*

Quelles idées philosophiques et religieuses dominèrent dans cette large intelligence si constamment attentive à s'éclairer et à s'enrichir ? Ma reconnaissance personnelle pour un maître éminent aimera toujours à se le représenter soutenu, au milieu de ses souffrances, et dans la solitude des derniers jours, par les fortes pensées qui font l'honneur et le bonheur du sage.

Critique de premier ordre, esprit juste et sensé, intelligence féconde et variée, il pensait que la raison et le bon sens constituent le plus puissant appareil de réduction de l'erreur en tous genres. « Tout homme, disait-il, et surtout le médecin qui tient une vérité en sa main doit la répandre et la propager. » Il est le premier à demander qu'il soit fait une statistique hygiénique de la France. L'intérêt des individus, des familles et de la société entière l'exigerait... « Aujourd'hui que la lumière com« mence à éclairer ce côté obscur de l'étiologie morbide, la « consanguinité dans le mariage est condamnée au nom de « l'hygiène. » Cet arrêt aura-t-il bientôt force de loi, comme l'espérait Devay ? La science a ses assises comme la justice, c'est à elle qu'il appartient de prononcer, après connaissance de cause.

La consanguinité crée-t-elle d'emblée et de toutes pièces la stérilité, les infirmités, les vices de conformation, etc., ou bien développe-t-elle seulement des germes morbides existant à l'état latent dans le même sang qui doit se féconder lui-même, et qu'une régénération par un sang étranger aurait modifiés ou atténués ? Là est la question. Le sujet vaut la peine d'être pris de haut, et l'on nous pardonnera une incursion dans le domaine de l'ethnographie.

Le croisement des races est vanté avec exagération par les uns et est réputé nuisible par les autres. M. Boudin, avec la légitime autorité que lui donne sa vaste expérience, déclare qu'il n'y a pas entre le croisement des familles et celui des races toute la solidarité qu'on a voulu établir, et il se demande si le croisement des races a bien, par lui-même, tous les inconvénients qui lui ont été prêtés.

Pour Lallemand, rien n'est plus favorable au perfectionnement des populations que leur croisement.

M. A. d'Orbigny avance que les croisements entre différentes nations de races américaines ont toujours montré des produits supérieurs aux deux types mélangés.

M. Chipault trouve, dans le *Voyage en Océanie*, de Dumont d'Urville et dans le *Voyage autour du monde*, de Lesson, des documents qui lui prouvent que partout où les alliances sont restreintes, la race s'abâtardit.

M. Périer (dans son *Essai sur les croisements ethniques*) regarde comme infiniment probable que les races les moins mêlées jouissent de certaines immunités morbides, qu'elles sont plus susceptibles d'acclimatement, moins exposées aux infirmités congéniales et douées d'une longévité plus considérable que celles dont le type n'aurait pas conservé le même degré de pureté, ce qui reviendrait, en quelque sorte, à dire que moins un sang est mélangé, moins il est vicié. Il admet enfin des maladies ethniques, c'est-à-dire une pathologie propre aux races comme il en est une propre aux climats, et il en tire cette conséquence que l'immixtion des maladies les unes dans les autres est le résultat du mélange des sangs, et en définitive, que le défaut de mélange n'implique point l'amoindrissement des races humaines. Mais, pour bien saisir les avantages ou les inconvénients des croisements, il faut les considérer dans leurs rapports avec les influences de milieu et les diversités morales. L'accouplement humain réclame une certaine conformité de mœurs, de sentiments. Ainsi les croisements de la race Caucasique avec la race Malaise sont généralement frappés de stérilité. « Mais autre chose est l'amalgame fait au hasard
« de peuples, de races, de tribus, autre chose est la fixité d'une
« famille dans son propre sang. Le croisement à outrance,
« sans aucun doute, enfante des métissages bizarres et quel-

« quefois désastreux, mais la consanguinité altère davantage
« les formes et l'essence de la vie. » (Devay, *ouv. cité*.) Les
facultés physiques parfois extraordinaires présentées par
quelques peuplades sauvages dont l'ethnographie ne peut saisir
les croisements, tiennent à une explication bien simple que
nous trouvons dans le mémoire de M. Broca sur les caractères
physiques des Mincopies. Si le sauvage est faible, ou maladroit,
ou infirme, il a toute chance de succomber dans cette guerre
continuelle que M. Darwin appelle la lutte pour l'existence
(*struggle for life*), tandis que d'autres, mieux partagés que
lui, vivent et transmettent à leurs enfants leurs qualités physiques. C'est ainsi que la *sélection naturelle* développe dans chaque race les aptitudes qui sont en rapport avec son genre de
vie.

En ne niant point les dangers ou les accidents auxquels peuvent exposer les alliances soit entre familles d'une même
classe, soit surtout entre individus issus de mêmes parents,
M. Périer n'est-il pas amené à une contradiction évidente avec
son opinion si nettement formulée, que les races ou populations
dites pures ont quelque supériorité sur les races mêlées ? Si
les races veulent rester pures, les familles devront donc se
mélanger ? Et l'auteur reconnaît lui-même que les unions consanguines peuvent développer l'hérédité morbide ! Tout ce qu'il
avance sur les aristocraties, sur les castes nobles, pour démontrer à l'encontre de Niebuhr, de de Pauw, que les familles nobles,
en s'alliant dans leur sein, transmirent à leurs descendants
non-seulement les titres, mais les qualités qui les différen-
ciaient des métis et des sangs mêlés, ne nous semble nullement
prouvé. M. Benoiston de Châteauneuf, dans ses belles recherches sur les causes du dépérissement des familles nobles en
France, « ne sait comment se rendre compte de *l'effrayante
mortalité des enfants nobles* en bas âge. » L'action de la consanguinité lui a échappé. Esquirol, Spurzheim, Ellis trouvent
dans les unions consanguines la raison de la déchéance de certaines aristocraties et celle de la fréquence de l'aliénation mentale et de son hérédité dans les grandes familles de France et
d'Angleterre. Il est reconnu que l'esprit de caste favorise singulièrement la consanguinité dans le mariage et implique
toutes ses conséquences. Partout où le système féodal s'est

établi sur le continent Européen, il a abouti à la caste. L'Angleterre est le seul pays où l'aristocratie ait conservé toute son énergie. On peut en trouver les raisons dans ces quelques lignes extraites du journal anglais le *Times*, du 4 septembre 1864. — « Ce qu'il importe de constater, dit cette feuille, « c'est que sans un recrutement incessant de nouveaux pairs, « la pairie, — la pairie héréditaire, ou normande ou saxonne, « vieille ou nouvelle — serait morte d'épuisement plusieurs « fois et mourrait également dans l'avenir. Qu'était Nelson? « Un matelot fugitif. Le titre de duc de Malborough a été fondé « par un travailleur soldat; la pairie de Chatham, par un tra- « vailleur politique nommé William Pitt. Des lords chanceliers « ont commencé la vie en balayant un bureau. Tout le monde « né dans nos îles porte une pairie puissante dans son cer- « veau. »

On le voit, tandis que des observateurs habiles attribuent au défaut d'unions croisées la dégénération et l'abâtardissement de certaines castes, quelques autres accusent ces unions, ces mélanges de la défaillance des familles nobles, dans les derniers siècles. Le principe de l'utilité du mélange dans les familles peut donc aussi bien être applicable à la race et surtout à la caste.

Les adversaires de l'opinion qui admet la nocuité des mariages entre époux consanguins pensent que les maladies peuvent s'user avec le temps, qu'elles tendent à disparaître parce que l'état normal dans la succession des êtres tend sans cesse à se substituer à l'état anormal. Mais, disent-ils, la santé physique et morale pour chaque peuple, en des conditions données, est fixe comme le type : elle ne s'altère que chez les individus, sans que la race en ressente un dommage notable ; et si la famille souffre plus que la race, c'est que l'alliance peut n'être pas harmonique. Les raisons d'où procède la nocuité des mariages entre consanguins, suivant les consanguinistes sont individuelles, physiques ou morales, et peuvent tenir à la disproportion des âges, à la précocité, à la tardiveté des unions, à des maladies, à des vices de conformation, à des infirmités que l'on n'avoue qu'en famille, à l'antagonisme des caractères, à des anomalies, à des affections que la parenté seule fait supporter. Les contre-indications peuvent encore dépendre des circonstances ambiantes, du milieu plus ou moins altérant dans lequel vivent les époux.

Ce serait vouloir, à plaisir, répandre de la confusion sur la question de la consanguinité que de faire intervenir les prédispositions ou les maladies héréditaires. Il est trop évident que si l'un des époux seulement est prédisposé ou malade, quelque forme que revête l'affection transmise, il y a toutes les chances possibles pour que le produit de la génération soit plus ou moins vicié, et que les rejetons qui viendront ensuite pourront devoir à cet aïeul un semblable héritage, et à plus forte raison si le père et la mère sont hors la loi physiologique. Il en arrivera nécessairement ainsi même entre époux étrangers l'un à l'autre.

Là n'est point la source des dangers qu'il importe de signaler dans la consanguinité, ou plutôt c'est une question différente que M. Lucas a longuement développée dans son remarquable *Traité philosophique et physiologique de l'hérédité naturelle*, et que M. Michel Lévy, dans son *Traité d'hygiène publique et privée*, a caractérisée d'un mot en disant : « Les mariages, au point de vue physique, devraient être combinés de manière à neutraliser, par l'opposition des constitutions, des tempéraments et des idiosyncrasies, les éléments d'hérédité morbide que l'on peut craindre dans les deux époux. » Il demeure évident que, dans certaines conditions essentiellement pathogéniques, lorsque les individus sont marqués du stigmate d'une dégénération quelconque, et qu'ils ne peuvent se développer qu'au détriment de la race, les mariages, même entre familles différentes, tout autorisés qu'ils sont par les lois, doivent être interdits au nom de l'hygiène qui les condamne, et personne ne peut contester qu'ils doivent l'être surtout entre proches consanguins.

Mais il faut accuser directement la funeste influence de la parenté sur les produits de la génération.

« Ce qu'on reproche aux mariages consanguins, dit très-
« clairement M. Dechambre, ce n'est pas de perpétuer dans les
« familles les maladies susceptibles de transmission hérédi-
« taire. Il est manifeste que la condition de la consanguinité
« en soi n'ajoute rien aux choses d'hérédité morbide, lesquelles
« dépendent de la santé des conjoints et de celle de leurs ascen-

« dants réciproques, et ont la même source dans toute espèce de
« mariage. On accuse les alliances entre parents de même
« souche d'amener, de créer, par le seul fait du non-renouvel-
« lement du sang, une cause spéciale de dégradation organi-
« que, fatale à la propagation de l'espèce. Cette cause spéciale
« de dégradation organique, en se répétant dans une même
« famille, agirait, sous un certain rapport, à l'inverse de l'héré-
« dité morbide. Celle-ci s'épuise avec le temps... Tout au con-
« traire, les effets attribués aux mariages entre parents, sou-
« vent nuls ou peu marqués après une première alliance, se
« multiplient et s'aggravent après une seconde, une troisième,
« et ainsi de suite...

Fodéré (*Traité du goître et du crétinisme*) s'élève contre les
unions consanguines à propos des familles habitant les vallées
basses des Alpes, et chez lesquelles la répétition continuelle des
mêmes germes a altéré la race.

Spurzheim (*Essai sur les principes élémentaires de l'éducation*) fait remarquer que la dégénération des hommes se manifeste bientôt dans les familles qui se marient entre elles.

M. Lucas (ouv. cit.) rappelle l'opinion de M. Girou de Buzaringues, sur l'insuccès ordinaire des accouplements consanguins. Selon MM. Ch. Aubé et Guérin-Méneville (*Mémoire de
la Société d'acclimatation*, 1857), lorsque les animaux,
l'homme compris, abandonnés à eux-mêmes dans des conditions de séquestration restreinte, sont obligés pour répondre
au but de la nature, de s'unir entre parents, il en résulte toujours pour les produits des altérations plus ou moins profondes ;
chez les mammifères : disposition à la cachexie ganglionnaire et
tuberculeuse, aux hydatides du foie, etc. ; chez les autres animaux : diminution dans la taille, altération dans les formes,
état maladif et souvent stérilité complète. Mais ce qui est digne
de fixer notre attention, c'est la tendance bien marquée à la
dégénérescence albine qu'on observe dans ce cas, et surtout
chez les animaux à sang chaud. L'un des habiles zootechniciens
que nous venons de citer a vu, dans les volatiles, beaucoup de
sujets albins tous provenant d'unions successives entre proches
parents.

Nous ne suivrons pas l'auteur dans l'intéressant examen
qu'il fait de la dégradation albine dans tout le règne animal et

des preuves nombreuses qu'il fournit à l'appui de sa thèse : ce sujet nous entrainerait trop loin.

Pour M. Ménière, il est facile de démontrer que la consanguinité des époux est la principale cause de la détérioration des races. Le mariage entre consanguins ne se rencontre jamais plus fréquemment que dans les localités où naissent les sourds-muets en plus grand nombre. Il en donne pour exemple, certaines vallées du canton de Berne, où depuis longtemps toutes les familles sont alliées.

M. Rilliet (de Genève) fait dériver des mariages consanguins :

1° L'absence de conception ;

2° Le retard de la conception ;

3° La conception imparfaite (fausses couches) ;

4° Les produits incomplets (monstruosités) ;

5° Les produits dont la constitution physique et morale est imparfaite ;

6° Les produits plus spécialement exposés aux maladies du système nerveux, et par ordre de fréquence : l'épilepsie, l'imbécillité ou l'idiotie, la surdi-mutité, la paralysie, des maladies cérébrales diverses ;

7° Des produits lymphatiques et prédisposés aux maladies qui relèvent de la diathèse scrofulo-tuberculeuse ;

8° Des produits qui meurent en bas âge et dans une proportion plus forte que les enfants nés sous d'autres conditions ;

9° Des produits qui, s'ils franchissent la première enfance, sont moins aptes que d'autres à résister à la maladie et à la mort.

MM. Bemiss et Morris avancent que 15 pour 0/0 des idiots, 10 pour 0/0 des sourds-muets et 5 pour 0/0 des aveugles placés aux Etats-Unis, dans les établissements hospitaliers sont issus du mariage de deux cousins au premier degré; que sur un chiffre de 757 mariages entre cousins germains, 256 ont produit des sourds-muets, des aveugles, des idiots; que sur 483 autres mariages semblables, un très-grand nombre, près de la moitié, ont été stériles, et 151 ont donné naissance à une progéniture stérile. D'après les conclusions de M. le docteur Guipon, de Laon, dont le travail (*Acad. de méd.*, 12 juillet 1864) repose sur l'observation d'une famille composée de neuf membres : 1° la consanguinité aurait une action déprimante sur la force vitale et notamment sur la puissance de reproduction ; 2° si la stérilité n'atteint pas toujours les consanguins, on la constate fréquemment sur leur progéniture ; 3° la consanguinité porte atteinte aux fonctions de relation et aux organes des sens eux-mêmes ; 4° cette même cause unie à la syphilis et à l'alcoolisme produit des désordres plus énergiques et parfois même l'affaiblissement de l'intelligence et l'imbécillité.

Dans son savant mémoire *sur la nécessité du croisement des familles*, M. Boudin fait remarquer très-judicieusement cette déclaration de M. Ménière (prise dans ses *Recherches sur l'origine de la surdi-mutité*) que la transmission héréditaire de la surdi-mutité, même lorsqu'elle existe à la fois chez le père et la mère, *est une très-rare exception*. Les mariages consanguins pour lui, loin de militer en faveur d'une hérédité morbide tout imaginaire, constituent la protestation la plus flagrante contre les lois même de l'hérédité : « Comment !
« dit-il, voilà des parents consanguins, pleins de force et de
« santé, exempts de toute infirmité appréciable, incapables de
« donner à leurs enfants la santé qu'ils ont, et leur donnant
« au contraire ce qu'ils n'ont pas, ce qu'ils n'ont jamais eu, et
« c'est en présence de tels faits qu'on ose prononcer les mots
« d'hérédité morbide ! »

Les observations d'Adams sont conformes à l'opinion que nous venons de reproduire. Un autre mémoire de M. Boudin attribue explicitement l'énorme proportion des sourds-muets dans la population juive à la tolérance abusive de la loi mosaïque qui autorise des mariages entre cousins germains et entre oncles et nièces. Les mariages consanguins représentent en France environ 2 pour 0/0 de l'ensemble des mariages, tandis que la proportion des sourds-muets de naissance, issus de mariages consanguins est, dans les institutions de Paris, de Bordeaux, (d'après M. Chazarain, *Thèse inaugurale* : Du Mariage entre consanguins considéré comme cause de dégénérescence organique et plus particulièrement de surdi-mutité congénitale); de Lyon, d'après M. le docteur Th. Perrin, et de Nogent-le-Rotrou, d'après M. Brochard, d'environ 30 pour 0/0 de l'ensemble des sourds-muets de naissance. Le nombre des sourds-muets croîtrait avec la somme des facilités accordées aux

unions consanguines par les lois civiles et religieuses. « Les
« parents des sourds-muets, dit M. Brochard, médecin de
« l'Institution des sourds-muets, de Nogent (compte-rendu
« hebdomadaire de l'Académie des sciences, 7 juillet 1862),
« sont bien constitués, bien portants. Rien dans leurs antécé-
« dents de famille ou de santé ne pouvait faire prévoir qu'ils
« donneraient le jour à des enfants sourds-muets. L'alliance
« consanguine des parents doit donc, dans tous les cas, être
« regardée comme la cause principale de la surdi-mutité des
« enfants. »

Dans les Etats d'Allemagne où le recensement se fait par
cultes, la population juive a présenté un nombre proportionnel
de fous et d'idiots très-supérieur à celui de la population allemande, au milieu de laquelle elle vit, et cette supériorité numérique est attribuée par le docteur Martini, à la fréquence plus
grande des mariages consanguins dans la race juive.

A Berlin, d'après M. Liebreich, on compte 3 sourds-muets
sur 10,000 catholiques, 6 sourds-muets sur 10,000 protestants,
27 sourds-muets sur 10,000 juifs, et sur 223 sourds-muets nés
à Berlin, on trouve 23 juifs. D'après le même observateur, les
maladies de la vue en général, et la rétinite pigmenteuse en
particulier, se présenteraient dans l'énorme proportion de 40 à
50 consanguins sur 100 infirmes.

M. le docteur Ph. Faure, inspecteur adjoint de Néris, nous a
raconté avoir vu à Damas une famille juive de 130 membres,
et dont tous les enfants, sans exception, présentaient une altération du système nerveux. (Idiotie, imbécillité, surdi-mutité,
chorée, épilepsie, paralysie, etc.)

L'endémie de polydactylie reconnue par le docteur Potton,
dans un petit village de l'Isère, où les mariages consanguins
étaient fréquents, endémie disparaissant à mesure que les
communications extérieures s'établissent, mérite d'être rappelée.

Nous ne reviendrons pas sur les observations nombreuses
presque toutes empruntées à la pratique des médecins lyonnais,
et renfermées dans le livre de F. Devay. Tous ces cas d'hémi-
térie proviennent de parents consanguins placés dans les
meilleures conditions de santé, et de la conformation la plus
irréprochable. Nous renverrons aussi à son ouvrage les preu-

ves historiques qu'il a groupées pour attribuer à la consanguinité répétée la solution du problème concernant l'origine de ce que M. Francisque Michel a appelé *les races maudites de la France et de l'Espagne*, dans un travail instructif qui porte ce titre.

Nous avons cherché à démontrer que l'hérédité morbide est une hypothèse toute gratuite en contradiction avec la science comme avec l'observation, et non-seulement les documents résultant de l'examen direct, auquel M. Dally dit s'être livré, des dossiers de l'Institut de Paris, sont inexacts, mais encore toutes les citations empruntées à MM. Landes, Piroux et Perrin, et relatives aux institutions de Bordeaux, de Nancy et de Lyon, sont en contradiction avec les documents imprimés et manuscrits qui ont été adressés par les mêmes médecins à M. Boudin, et que celui-ci a présentés à la Société d'anthropologie lors de son éloquente réplique à M. Dally (1). Cette réplique insiste sur ce point singulier que deux des partisans de l'hypothèse de l'innocuité des mariages entre consanguins, MM. Bourgeois (*Thèse inaugurale*, 12 mai 1859) et Séguin (*Mémoire de l'Académie des sciences*, qui avoue un cas de stérilité sur dix mariages consanguins!) sont eux-mêmes d'origine consanguine, et, partant, non complètement désintéressés dans la question.

D'un autre côté, l'immense majorité des agronomes et des physiologistes s'accordent à constater les mauvais effets des alliances consanguines parmi les animaux, surtout quand elles sont continuées. La gastronomie, l'industrie peuvent trouver leurs profits dans certains croisements consanguins temporai-

---

(1) On ne peut contester le talent de polémiste de M. Dally, mais nous espérons avec le docteur Siry (Rapport à la Société médicale de l'arrondissement de l'Elysée à propos des *Recherches sur les mariages consanguins de M. Dally*), que le rôle de critique ne lui suffira pas. « Prétendre que les « mariages consanguins sont sans inconvénients est une doctrine au même « titre que l'opinion contraire, et notre collègue rendra service à la science « lorsque, non content d'examiner les faits et les chiffres qui se produisent, « il en présentera lui-même à l'appui de ses idées. »

res chez les animaux, mais ce n'est jamais sans dommage pour la vigueur et la conservation de l'espèce. Le bœuf Dishley et le Durham obtenus par le *breeding in and in*, ne sont pas plus des types perfectionnés que ce cheval factice que l'entraînement a rendu impropre au travail et à la guerre. Personne ne méconnaîtra, au reste, le danger qu'il y a, à conclure des lois de propagation des races inférieures à celles de l'homme. Les prétendus perfectionnements des races animales érigés en règles et en méthodes par Backwel et les frères Colling, ne peuvent s'appliquer à l'espèce humaine. On sait très-bien et nous l'avons suffisamment démontré, il n'y a qu'un instant, que produire l'extraordinaire, assurer des résultats insolites n'est ni perfectionner, ni travailler à la stabilité de l'espèce. A force de perfectionner une race animale ou végétale, il n'est plus douteux qu'on arrive, le plus souvent, à diminuer d'une manière sensible, à éteindre même chez elle les facultés de reproduction. Il appartient à mon excellent et savant ami, le professeur Faivre, de développer ce sujet.

Buffon, Grognier, Bourgelat, Girou de Buzaringues, d'Houdeville, Sinclair, Sebright, MM. Magne, Guérin-Méneville, les docteurs Ch. Aubé, Richard (du Cantal), MM. Gourdon, Bella, Allié, de Quatrefages, A. d'Orbigny sont des zootechniciens assez autorisés, et des savants d'une assez grande valeur pour les opposer à MM. Sanson, Huzard, Baudement, Gayot, qui ne partagent pas, au sujet de la consanguinité, l'opinion des premiers, partisans déclarés, au contraire, des accouplements zoologiques croisés.

Quant aux mariages consanguins : MM. Raige-Delorme, Périer, Bouchardat, Bourgeois, Dally, Trélat, Lagneau, Séguin, Rodet, Hervier ; MM. Child et A. Smith, en Angleterre, sont les seuls, que nous sachions, qui se soient montrés jusqu'à présent, hostiles aux idées que nous défendons à la suite des hommes éminents dont nous avons rappelé les travaux.

Comme le fait observer M. de Ranse, dans ses lumineuses réflexions à propos de la discussion sur la consanguinité (Société d'anthropologie, séance du 3 décembre 1863) ; personne, ainsi que semble le prétendre à tort M. Dally, n'a soutenu que la consanguinité était constamment et fatalement funeste aux produits ; aussi l'absence d'infirmités chez des en-

fants issus d'un mariage consanguin est évidemment une circonstance probante de l'innocuité dont ces enfants, individuellement, ont pu jouir ; mais elle est impuissante à faire connaître
l'action générale de la consanguinité. M. Dally fournit lui-même
un exemple à l'appui de ce qu'avance M. de Ranse. Il cite le
fait d'un homme, à tempérament scrofuleux, qui épouse sa
cousine germaine, dont il a des enfants bien constitués, *non
scrofuleux*. Et cependant la scrofule se transmet héréditaire-
ment ! « Or, pourquoi, dit M. de Ranse, les circonstances
« favorables qui ont protégé ces enfants contre l'action de
« l'hérédité, ne les auraient-elles pas protégés également
« contre l'influence de la consanguinité ? Concluera-t-on de ce
« fait à la non-hérédité de la scrofule ? Evidemment non ; on
« n'est pas plus autorisé à y voir une preuve de l'innocuité de
« la consanguinité. »

« D'un autre côté, ajoute ce sagace observateur, s'il est des
« faits où le rôle de la consanguinité est difficile à établir, il
« en est d'autres, au contraire, où son influence est incontes-
« table. » Tel est celui qu'il a cité, où l'on voit trois frères
épouser trois sœurs, leurs cousines germaines, et avoir entre
autres enfants quatre sourds-muets, dont deux mariés à des
étrangères, ont eu, à leur tour, des enfants qui entendent et
qui parlent.

Comme M. de Ranse, nous n'attachons pas une grande
valeur à un fait isolé ; mais quand, à côté du premier fait, il
s'en groupe un second, puis un troisième, puis des centaines
ayant tous la même signification, il est rationnel d'accorder de
l'importance au grand nombre. Ce ne sont plus alors des cas
exceptionnels, ce n'est plus le hasard des séries accusé parfois
de fausser les calculs.

Pour que cette thèse encore si controversée de la consanguinité ait toute la valeur désirable, il faudrait examiner comparativement le nombre des accidents qui se produisent respec-
tivement dans les unions consanguines et croisées exemptes de
tout vice constitutionnel ou de toute infirmité. Avec des preuves
numériques aussi abondantes que possible, on arrivera, sans
doute, à établir une loi, à la condition que toutes les circonstances et toutes les influences de lieux, de climats, etc. autres
que la consanguinité ou la non-consanguinité soient absolu-

ment les mêmes, et qu'on opère toujours sur de larges proportions; car l'induction n'étant fondée que sur l'analogie n'atteint jamais, pour ainsi dire, la certitude d'une manière absolue ; elle en approche seulement d'une manière indéfinie, et si elle paraît se confondre quelquefois avec elle, ce n'est qu'autant qu'elle est basée sur un nombre immense de faits se répétant, toujours les mêmes, dans un long espace de temps.

Dans cette question, comme dans presque toutes les questions scientifiques modernes, au siècle de l'observation, on n'observe pas avec assez de patience et de rigueur. Dans l'empressement fébrile où l'on est de saisir la vérité, on ne saisit souvent que son ombre, et l'année suivante voit souvent mourir sans bruit des découvertes dont la précédente année avait proclamé avec beaucoup trop d'éclat la naissance.

Appuyons-nous donc le plus possible sur des faits. Il y a déjà une masse d'observations assez imposante pour satisfaire les plus exigeants, et pour justifier cette déclaration de principes qu'un savant professeur de la faculté de Paris met en tête d'une de ses œuvres les plus importantes. « Je n'appartiens « pas, dit M. Grisolle (dans son *Traité de la pneumonie*), à « l'Ecole de ces superbes qui méprisent les faits, et qui trou- « vent que d'ailleurs la science en est encombrée. Cette exubé- « rance est imaginaire; elle n'existera jamais pour ceux qui « ne se paient pas de mots, mais qui cherchent à savoir les « choses; pour ceux qui, amis, mais amis déclarés de l'induc- « tion, condition essentielle du progrès, veulent cependant « que dans les sciences et dans la médecine en particulier, la « réalité des faits reste toujours la base immuable et solide « de tous nos raisonnements. » Admirable profession de foi scientifique que nous nous honorons de partager.

Nous avons, pour notre part, recueilli, dans des localités diverses, 65 observations d'unions consanguines à différents degrés, et que nous avons comparées à 65 unions croisées prises dans les mêmes localités et dans des conditions d'hygiène, de santé, de position aussi égales que possible.

Nous avons divisé ces 65 unions consanguines en trois catégories :

Dans la première, sont compris les mariages entre cousins germains ou alliés dans les rapports d'oncle et de nièce,

Sur les 45 cas qui la composent, 13 ont offert des produits irréprochables;

8 ont donné lieu à la stérilité;

Les 24 familles restantes ont eu 41 enfants sur lesquels :

14 étaient sains, mais simplement délicats.

Les 27 autres présentaient :

4 des monstruosités (anencéphalie, spina bifida, ectrodactylie, phocomélie.)

2 des becs de lièvre simples.

9 des surdi-mutités.

1 pied-bot varus équin.

5 des maladies du cœur se manifestant avec des traits identiques dans deux familles, chez les 2 enfants de l'une, et chez les 3 de l'autre.

5 enfin, des troubles du système nerveux ayant amené une diminution notable des facultés de l'entendement. (Idiotie, imbécillité, demi-imbécillité accompagnée d'albinisme dans un cas où les aïeux eux-mêmes étaient consanguins.)

La deuxième catégorie comprend douze mariages entre cousins directement issus de germains, et ayant donné lieu :

4 à des produits parfaits.

3 à la stérilité.

2 à des anomalies (hydrocéphalie, polydactylie.)

1 à la surdi-mutité.

1 à l'albinisme.

1 à un affaiblissement de l'intelligence (demi-imbécillité).

Dans la troisième catégorie, nous avons fait entrer huit familles issues de mariages consanguins à des degrés plus éloignés encore; il nous a été alors impossible de reconnaître d'une manière bien évidente l'influence nuisible de la consanguinité. Toutefois, il importe de remarquer que, lorsque le nombre des enfants s'est élevé à 4 ou à 5 dans une même famille, il n'en a survécu que 2 ou 3 au plus. N'est-il pas permis de voir dans cette singulière circonstance une influence éloignée et comme à longue portée de la consanguinité ? Celle-ci, toute puissante chez les sujets de la première catégorie, manifeste encore chez ceux de la seconde, n'a plus qu'un effet discutable sur ceux de la troisième.

Les générateurs pris dans les trois catégories sont doués

d'une belle santé et ne peuvent faire intervenir que la consanguinité pour expliquer l'anormalité du produit des deux premières. Les ascendants directs ou même remontant à deux générations n'étaient entachés d'aucun vice héréditaire appréciable, sauf trois cas dans lesquels les renseignements, de ce côté, ont fait défaut.

Nous avons dit que nous avions opposé ces 65 familles consanguines à 65 familles croisées offrant le plus d'analogie possible avec les premières. Les familles croisées, à générations bien conformées et parfaitement saines ont présenté quelques produits d'une constitution qu'on pourrait trouver affaiblie dans la proportion d'1/18° à 1/20° environ ; mais elles ne nous ont fourni qu'un seul cas tératologique (acéphalie) que l'on peut mettre sur le compte d'une vive impression morale.

Ces diverses observations peuvent, ce nous semble, se passer de commentaires.

Ainsi, les faits abondent en foule pour appuyer les conclusions posées par F. Devay, conclusions auxquelles nous nous rallions entièrement.

Comme corollaire pratique, nous ajouterons pour terminer, qu'à moins de circonstances tout à fait exceptionnelles, d'un ordre essentiellement moral, et à la condition d'une différence absolue dans le tempérament et dans l'idiosyncrasie des deux conjoints parfaitement constitués d'ailleurs, le médecin consulté devra user d'une grande circonspection, rappeler toutes les conséquences qui peuvent résulter des unions consanguines, et insister formellement sur la nécessité de ne point répéter d'alliance entre les descendants directs ou éloignés de la famille entachée déjà de consanguinité.

Eclairer la raison de tous sur leurs intérêts, agir sur l'opinion publique de manière que celle-ci amène à la longue une réprobation universelle de la consanguinité dans le mariage, c'est à cette œuvre, ce nous semble, que doivent s'attacher philosophes et médecins.

V.

NOTES HISTORIQUES ET CRITIQUES
SUR LES ALLIANCES CONSANGUINES
Par M. JUTET (1).

Dans ce travail que son étendue ne nous permet pas de publier *in extenso,* M. Jutet s'est surtout attaché à justifier la mémoire de Devay des imputations erronées ou mensongères dont la doctrine a été l'objet.

Il examine et critique, à ce point de vue, tous les documents historiques et scientifiques relatifs à ce sujet et termine son travail par les conclusions suivantes :

1° On a eu tort, pour ne rien dire de plus, d'appeler les observations fournies par M. Devay *spéculations déclamatoires* (*Gaz. hebd.,* août 1860), *observations choisies à plaisir* (Thèse de M. Bourgeois, 1859), *statistiques attribuées sans preuve à divers auteurs* (*Recherches sur les mariages consanguins et les races pures,* par M. Dally, 1864).

2° La priorité et la prééminence dans la question appartiennent de droit et de fait à M. Devay.

3° La consanguinité n'est pas l'opposé de l'hérédité et ne l'exclut pas du tout, mais au contraire, ne peut avoir d'inconvénients que par le fait de l'hérédité qui est toujours le moyen de transmission soit des vices acquis par les parents par le fait de l'incompatibilité des organismes conjoints, soit des vices déjà hérités des aïeux.

Je regarde comme important ce fait de l'incompatibilité génésique de certains organismes, parce que l'observation prouve qu'il est plus fréquent entre les sujets consanguins qu'entre les autres sujets.

---

(1) Ce travail, qui se complète avec celui de M. Gubian, sera repris plus tard pour être traité au point de vue purement scientifique.

4° Les 80 anticonsanguinistes marchent d'un commun accord, suivant une même ligne, tandis que les consanguinistes, dont je porte le nombre jusqu'à 15, se divisent au moins en trois sectes d'opinions différentes, dans la manière d'expliquer leur commune opposition, les uns pouvant être nommés *zootechniciens*, les autres *héréditaires*, les derniers *consanguinistes absolus*.

5° Si l'on n'admet pas encore que les unions consanguines peuvent, par le fait de leur nature et surtout de leur répétition, devenir souvent dangereuses on ne doit pas trancher la question par la négative sans l'avoir étudiée de nouveau avec conscience, impartialité, savoir, confraternité, et d'après des bases posées en commun, lesquelles seront :

A La définition claire, nette et complète de la consanguinité naturelle ;

B Celle de la consanguinité artificielle ou factice;

C Leurs différences et leurs rapports;

D Les conditions nécessaires à une observation sérieusement prise et rédigée pour qu'elle soit mathématiquement probante.

6° On devra faire, au besoin, avec le secours intelligent de l'Etat, de la statistique non pas seulement numérique, mais aussi interprétative et philosophique.

7° Etant admise la nocuité des alliances consanguines, on devra agir sur les populations par les conseils médicaux, l'enseignement officiel civil et religieux et les démonstrations scientifiques.

IV.

DE LA CONSANGUINITÉ
ET DES MARIAGES CONSANGUINS
Par M. SANSON (de Paris).

La solution que je crois avoir trouvée pour la question de la consanguinité a déjà reçu tant de publicité dans le *Livre de la Ferme*, les *Comptes-rendus de l'Académie des sciences*, les *Bulletins de la Société d'anthropologie de Paris*, la *Gazette hebdomadaire de médecine et de chirurgie*, la *Gazette des Hôpitaux*, le *Moniteur universel*, la *Presse*, le *Recueil de médecine vétérinaire*, sans compter les très-nombreux journaux scientifiques ou politiques qui l'ont reproduite intégralement ou par extrait, en France et à l'étranger ; j'y suis si souvent revenu de toute façon, qu'il m'en coûte beaucoup de céder aux vives et bienveillantes instances qui m'ont été faites pour que je consentisse à exposer une fois de plus cette solution en vue des actes du Congrès médical de Lyon. Je ne suis pas l'homme des sujets rebattus. L'amitié m'impose celui-là encore une fois, en m'assurant que je pourrai, dans cette circonstance, servir la vérité. Comme c'est là ma tâche, au demeurant, il faut bien s'exécuter. Je vais donc formuler de nouveau, le plus brièvement possible, ce que l'étude et la discussion des faits m'ont appris sur ce sujet.

Il convient d'abord de poser la question.

Quelle peut être, sur la constitution de l'individu produit par l'accouplement sexuel, l'influence de la parenté des reproducteurs ? En d'autres termes, quelles peuvent être les conséquences des alliances entre consanguins ?

Sous cet énoncé, le problème est complexe. Il faut d'abord l'analyser. Il présente deux aspects : l'un purement physiologique, l'autre que j'ai appelé et que j'appellerai hygiénique.

Il s'agit, en effet, de savoir d'abord si la parenté des reproducteurs ou leur consanguinité peut en soi, ou *ipso facto*, comme on dit, modifier la loi commune de la reproduction, qui est ainsi formulée : « Les semblables engendrent leur semblable. » C'est le côté exclusivement physiologique de la question. Une fois résolu négativement, ce côté fournit une donnée scientifique intéressante, dont l'hygiène privée peut tirer un grand parti ; mais il laisse entier le problème d'hygiène publique posé par les mariages entre consanguins ; il rend même plus impérieuse la nécessité d'étudier les éléments de ce problème. Si, au contraire, la nocuité absolue des alliances consanguines était établie, elle entraînerait nécessairement, par ce fait même, la solution complète de la question.

Il importait, par conséquent, de chercher dans l'observation avant tout l'exacte détermination du fait simple, du fait physiologique. Ce fait, le genre humain ne pouvait pas le fournir. C'est en vain qu'on le lui a demandé. Les conditions dans lesquelles les sociétés humaines se reproduisent et se perpétuent sont toujours complexes. En outre, je n'ai pas besoin d'insister pour établir qu'il s'agit là d'un phénomène dans l'analyse duquel l'observateur ne peut pas pénétrer. La certitude manque toujours sur l'identité de l'un des reproducteurs. En serait-il autrement, que l'appréciation exacte de la constitution actuelle et des antécédents de l'un et de l'autre, indispensable pour arriver à une solution précise et rigoureuse, ferait le plus souvent défaut.

Les animaux domestiques seuls, dont nous disposons à notre gré, nous fournissent ces conditions. Je les ai donc interrogés. Et c'est à leur aide que j'ai établi la parfaite innocuité de la reproduction entre parents d'une manière que je crois inébranlable, en ne laissant debout aucune des objections qui lui ont été opposées. A moins qu'on ne conteste l'identité des lois de la fécondation et de la reproduction dans la série animale, — ce que je ne me donnerai pas la peine de réfuter ; — à moins qu'on ne considère comme l'un des attributs du prétendu *règne humain*, — ce qui a été fait, du reste, par des physiologistes de circonstance, — la singulière supériorité qui consisterait à résister moins aux influences déprimantes ; à moins de cela, il faut bien admettre que la solution physiologique tirée de l'observation des animaux s'applique également à l'homme.

A cet égard, il n'est point nécessaire sans doute de faire remarquer la confusion trop souvent commise dans cette question, faute d'un suffisant esprit d'analyse, et qui consiste à ne pas voir que chaque fait particulier ne vaut que pour le point spécial auquel il se rapporte. On a beaucoup disserté sur les animaux que nous appelons en zootechnie, améliorés, et l'on m'a reproché de les donner comme des preuves à l'appui de l'innocuité absolue de la consanguinité, tandis qu'ils sont, pour la plupart, dans un état visiblement pathologique. Faut-il donc répéter ce que j'ai écrit à cet égard au rédacteur en chef de la *Gazette des Hôpitaux*, mon excellent ami le docteur Brochin ? Après tout, ce sera le meilleur moyen de montrer les faits avec leur véritable signification, sans les exposer en détail, — ce que j'ai déjà fait trop de fois.

« En effet, ai-je dit, quels sont les résultats attribués à la consanguinité par les statisticiens non observateurs ou les observateurs de sentiment qui proclament ses dangers ?

Les principaux sont :

« 1° La dépression des facultés intellectuelles, la perversion, d'une façon ou de l'autre, des fonctions du système nerveux ;

2° L'infécondité ;

3° L'albinisme, le rachitisme, la scrofule, etc. ; en un mot, l'affaiblissement de la vitalité ou de la constitution.

« Aux premiers, je réponds en montrant une liste de chevaux anglais dits de pur sang, issus de reproducteurs consanguins, et qui comptent parmi les plus célèbres étalons vainqueurs sur l'hippodrome. A cela, l'on m'objecte que les chevaux de course ne se montrent supérieurs que dans leur spécialité. On ne me l'apprend point. Mais en est-il moins vrai que cette spécialité nécessite une puissance nerveuse, physique et intellectuelle portée à son plus haut degré ? On voudra bien prendre garde que les individus cités ont vécu dans le temps où les courses étaient à la fois des épreuves sérieuses de vitesse et de fond ; dans le temps où un *Forester*, par exemple, qui n'avait jamais été vaincu, se voyant, dans une course, dépassé par *Eléphant*, non loin du poteau d'arrivée, saisit ce dernier par la mâchoire avec ses dents, pour ne pas subir cet affront, en se précipitant sur lui d'un bond désespéré. On eut beaucoup de peine à lui faire lâcher prise. C'est dans ce même temps qu'un autre cheval de course, en pareil cas, mordit son antagoniste au jarret pour le retenir.

« Cela n'indique pas, j'imagine, que les chevaux de course, qui donnaient à chaque instant de pareilles marques d'émulation, fussent alors de simples automates ou des idiots.

« A l'opinion qui accuse la consanguinité de conduire à l'infécondité, j'oppose l'exemple de *Favourite*, taureau de Durham, employé dans le troupeau de Charles Colling durant seize années consécutives, en faisant la monte avec six générations de ses filles et petites-filles, et qui releva précisément la fécondité du troupeau, affaiblie par l'influence antérieure d'*Hubback* et de *Bolingbroke*. Ces deux derniers, à cause de leur tendance à l'obésité, et par conséquent à l'infécondité, avaient dû être réformés.

« Enfin, pour établir le peu de fondement des derniers inconvénients supposés, je montre que la race bovine du Morbihan, la plus sobre, la plus rustique, la plus vigoureuse de nos races françaises, se reproduit en général par des accouplements consanguins, et même en l'absence de toute sélection. Je fais voir, en outre, que tous les moutons à laine soyeuse de la variété mérine dite de Mauchamp, qui ne le cèdent en rien, sous aucun rapport, aux autres mérinos, appartiennent à une unique famille consanguine, dont la souche ne remonte qu'à 1828, et que cette souche est un agneau malingre, chétif, mal conformé, né par hasard dans le troupeau de M. Graux avec les caractères particuliers de lainage qui distinguent la variété. La sélection en a fait les beaux animaux que nous voyons aujourd'hui. Et je ne connais pas de plus puissant argument contre les prétendus inconvénients de la consanguinité. »

Tous ces faits simples, précis, rigoureux, authentiques, empruntés à l'histoire des races animales et puisés dans les registres généalogiques, *Stud-Book* et *Herd-Book,* et qui se reproduisent chaque jour sous les yeux des zootechnistes éclairés ; tous ces faits incontestables et incontestés, m'ont conduit à concentrer l'influence physiologique de la consanguinité dans une formule courte, précise et saisissante, aujourd'hui généralement admise par tous ceux qui savent apprécier au juste la valeur d'une démonstration scientifique. Dans la science, il ne suffit pas de prouver qu'une chose pourrait bien être telle qu'on la dit être. Il faut établir qu'elle ne peut pas être autrement. Or, sur le sujet qui nous occupe, la vérité se formule ainsi :

« La consanguinité élève l'hérédité à sa plus haute puissance. »

Je défie qu'on me cite un seul cas, dans lequel un individu issu d'une alliance entre consanguins et présentant un vice quelconque dans sa constitution, ne puisse pas avoir trouvé dans son ascendance l'élément de la reproduction de ce vice. Par contre, je m'engage à en citer tant qu'on voudra, montrant que la consanguinité, considérée comme un cas particulier de la sélection (elle en est le cas le plus complet), n'a fait qu'assurer dans ce produit la reproduction des qualités des reproducteurs.

Ainsi doit être envisagée dans la science la consanguinité. Par son fait, les influences anormales ou morbides ne prennent point naissance. Quand elles existent, leurs chances de transmission en sont seulement augmentées. Au point de vue de l'hérédité, la consanguinité est puissante pour le mal comme pour le bien, et au même titre.

Voilà ce que je crois avoir démontré rigoureusement, et ce qui ne pouvait l'être qu'à l'aide des éléments dont je me suis servi. Ceux qui méconnaissent l'importance de la formule que j'en ai donnée, et qui semblent vouloir prétendre qu'il faut éliminer de la question ce qui concerne les animaux, ceux-là montrent qu'ils n'ont pas assez de netteté dans l'esprit pour comprendre la valeur d'une démonstration scientifique. On pourrait citer des malheurs causés dans quelques familles par l'impression de leurs affirmations inconsidérées, apportant à l'appui d'un préjugé trop répandu les apparences et l'autorité de la science. J'ai eu la satisfaction d'apprendre, au contraire, de mon côté, tout récemment, que ma formule et les démonstrations qui l'appuient ont fait cesser les inquiétudes et les appréhensions produites dans une auguste famille, par l'accomplissement non prémédité d'un mariage entre cousins germains. N'eussent-elles produit que ce résultat, je bénirais la publicité qu'elles ont reçue et qui les a fait parvenir jusqu'aux esprits troublés qu'elles ont ainsi pu rassurer. J'ignore si la

Société est intéressée à la solution que l'on cherche à faire prévaloir avec tant d'ardeur et si peu de rigueur scientifique. Cela ne m'apparaît pas bien clairement. Indépendamment du culte de la vérité, le point de vue auquel je me place moi-même est au moins réel. Les circonstances auxquelles je viens de faire allusion le prouvent suffisamment.

Tout ce qui a été écrit sur la consanguinité dans ses rapports avec le genre humain n'a aucune valeur probante, ni dans un sens, ni dans l'autre. Pour raisonner, il faut avoir d'abord la constatation des faits. La distinction entre la consanguinité proprement dite et l'hérédité n'a jamais été faite, et elle ne pouvait pas l'être, attendu que nous ne savons pas encore apprécier les caractères exacts des vices qui ont été attribués à la consanguinité. Je ne parle même pas des semblants de statistique sur lesquels on a voulu appuyer des conclusions formelles. Jamais la science des nombres, la théorie des probabilités, ce que l'on appelle la méthode numérique enfin, n'avait été pareillement outragée. Outre le peu de soin qu'on a pris dans le choix et la critique des unités, on ne paraît même pas s'être aperçu que le premier fondement de la méthode est cette vérité mathématique : que les plus petits nombres sont nécessairement contenus dans les plus grands, non les plus grands dans les plus petits. Suivant une coutume trop répandue, en médecine surtout, on a conclu bravement du petit nombre au grand, du moins au plus.

Il n'y a pas lieu d'être surpris que la statistique soit une science discréditée, lorsqu'on la voit ainsi pratiquer.

Je laisse de côté la négligence des rapports indispensables à la comparaison des nombres. C'est pitié, pour un statisticien véritable, d'avoir à discuter de pareilles élucubrations.

Encore bien même donc que la première base de tout calcul, celle des faits bien recueillis, précis et rigoureux, ne manquerait pas en cette matière, il n'y aurait nul compte à tenir des travaux de ce genre qui ont été faits sur la question, à cause du radical vice de méthode dont ils sont entachés. Les seuls qui méritent quelque considération, sont ceux dont l'objet principal a été de montrer l'inanité des statistiques dressées avec des éléments faux ou tout au moins incomplets.

Sur l'influence des mariages entre consanguins dans la

société humaine, nous ne savons, quant à présent, que ce qui nous a été appris par l'observation de ce qui se passe chez les animaux domestiques. Nous savons que deux conjoints appartenant à une famille saine et sains eux-mêmes procréent des enfants également sains, et réciproquement pour les cas pathologiques. Nous savons que la consanguinité n'est pas, par elle-même, une influence morbide. S'il se trouve quelqu'un capable de méconnaître l'importance de cette vérité pour l'hygiène privée, et de mettre son amour-propre à la repousser parce qu'elle a été fournie par l'observation des animaux, j'en suis fâché pour lui. Cela ne prouve pas en faveur de son bon sens et de son jugement. C'est que l'esprit scientifique lui est étranger.

Mais nous savons aussi que la consanguinité augmente les chances d'hérédité, et que par là, elle assure la reproduction des vices comme celle des perfections, en vertu de la loi physiologique plus haut formulée. Et cela nous amène au second côté de la question que nous examinons, à celui de l'hygiène sociale.

Les mariages entre consanguins multiplient-ils dans la Société, par voie d'hérédité, les maladies de famille, les vices constitutionnels, la surdi-mutité, la scrofule, l'imbécillité, etc., etc. ?

Nous manquons absolument des éléments nécessaires pour résoudre actuellement ce problème. Le principal et le plus indispensable nous fait défaut.

Nous ignorons quel est, pour chaque degré de parenté, le nombre des mariages contractés annuellement entre consanguins. On s'occupe, depuis le commencement de cette année, de fournir le moyen de le recueillir, en faisant aux officiers de l'état civil une obligation d'interroger les conjoints sur leur degré de parenté, et de consigner leurs réponses sur le registre. On ne peut donc, quant à présent, que poser les termes du problème, le programme des recherches ultérieures qui pourront en fournir la solution. Ces termes sont contenus dans les questions suivantes :

1° Quel est le nombre total des mariages contractés ?

2° Quel est le nombre des mariages entre consanguins ?

3° Quel est le nombre total des cas de l'infirmité considérée ?

4° Quel est le nombre d'infirmes provenant d'unions entre consanguins ?

Si le rapport entre le premier nombre et le troisième est moins fort que celui qui résultera de la comparaison entre le deuxième et le quatrième, il en faudra conclure que la consanguinité, — quel que soit son mode d'action, — est nuisible à l'hygiène sociale ; dans le cas contraire, elle devra être considérée comme heureuse ; si les rapports sont sensiblement égaux, ce sera que l'influence est nulle.

Et dans l'un ou dans l'autre de ces trois cas, il restera encore à déterminer, pour la pratique sociale, si, dans cette matière comme partout, la liberté n'est pas la suprême loi.

Pour mon compte, je n'hésite point, dût l'influence de la consanguinité être des plus heureuses, à sacrifier ses avantages à la liberté. Je veux pouvoir épouser ma cousine ou ma tante, au risque d'avoir des enfants sourds-muets, si cela me convient.

VII.

NOTE

SUR LA VARIÉTÉ DES DIFFORMITÉS QUE PRODUISENT

LES MARIAGES CONSANGUINS

PAR LE Dr DIONIS DES CARRIÈRES
(d'Auxerre).

Les inconvénients, au point de vue médical, de mariages entre consanguins sont manifestes aux yeux de la plupart des observateurs. Il est peu de médecins, en effet, si je m'en rapporte aux aveux de beaucoup de praticiens qui exercent autour de moi, et aux communications de plus en plus nombreuses qui sont faites aux sociétés scientifiques, qui n'aient été frappés dans le cours de leur carrière de quelque monstruosité, survenue à la suite d'alliance faite au degré prohibé, c'est-à-dire, au degré où le mariage ne peut se contracter sans permission ni dispense.

Je viens ici apporter ma pierre à l'édifice, et, sachant de combien peu de temps dispose le congrès, j'en abuserai le moins possible, me contentant de faire connaître ce qui résulte de mon observation, et m'abstenant pour plusieurs bons motifs, dont le principal est mon ignorance des langues étrangères, de tout étalage d'érudition.

Voici les premiers faits qui m'ont frappé :

1° A quelques lieues d'Auxerre, dans un vieux château féodal, habite une illustre famille dont le chef replet, vigoureux, d'un tempérament sanguin, épousa sa cousine germaine. — Pour éviter l'emploi d'expressions qui pourraient donner lieu à une certaine confusion, j'emploierai à l'avenir les termes usités en jurisprudence, et je me servirai du mot *degré* en comptant les degrés depuis un des conjoints jusqu'à l'aïeul commun, et en descendant de l'aïeul commun à l'autre conjoint. — Ainsi les cousins-germains sont parents au quatrième degré. Les trois premiers enfants survenus à la suite de cette union, bien portants du reste, sont *sourds-muets*; le quatrième parle; je ne sais pas comment sont les autres. Je n'ai cité ce fait, d'une manière aussi peu voilée, que parce qu'il est de notoriété publique dans nos contrées.

2° En 1856, j'accouche une jeune femme parente au quatrième degré avec son mari. Elle met au monde un garçon affecté d'un *hypospadias* considérable situé vers le scrotum avec atrophie à la verge, au point qu'un instant j'ai été embarrassé pour déterminer le sexe. — Le lendemain, je constate en outre une hernie congénitale.

Le père et la mère étaient robustes, bien portants, et jouissaient de la plus florissante santé. Ni l'un ni l'autre n'avait de hernie ou d'infirmité cachée. — L'enfant est mort à l'âge de dix-huit mois. — Plus tard est survenue une petite fille, que j'ai vue il y a un an; elle avait 5 ou 6 ans et se portait à merveille.

3° Un jeune homme vient me consulter dans mon cabinet, et me demander un certificat constatant qu'il est malade pour échapper à la visite de la conscription. Il a peur de se désha-

biller devant ses camarades ; en effet, sa verge est petite et de la grosseur du petit doigt à peine ; les testicules sont volumineux, sa voix est faible, ses formes grêles, il n'a jamais d'érection; malheureusement pour lui et les siens, son numéro n'a pas été appelé ; il s'est marié, malgré mes recommandations, et il est inutile de dire qu'il n'a pas d'enfants.

Le père et la mère de ce jeune homme sont parents au quatrième degré. Il a des frères et des sœurs qui se portent bien. Son père est un homme peu vigoureux, aux membres peu développés.

4° Un cultivateur me fait venir près de son fils, idiot, à la tête pointue, aplatie latéralement, au regard niais, au ventre volumineux, qui ne peut marcher et se tient toujours sur les genoux de sa mère. Il m'avoue qu'il est parent au quatrième degré avec sa femme ; il a déjà perdu un enfant tout semblable. Son médecin à cette époque, homme fort honorable, avait voulu en faire l'autopsie, et c'est le motif pour lequel il ne l'a pas appelé pour soigner le second.

5° Dans le même pays, deux jeunes gens parents au quatrième degré, bien constitués, jouissant d'une belle aisance se marient, *pour que le bien ne sorte pas de la famille.* La jeune femme mit au monde un garçon atteint d'une *amaurose congénitale.* — Plus tard elle a eu un second enfant qui se porte bien.

6° Deux parents au quatrième degré, bien musclés, ayant joui pendant longtemps d'une santé florissante, restent mariés vingt-cinq ans et *n'ont point d'enfant.* — Je dois dire que la femme est morte, il y a un an, d'un cancer de l'ovaire.

7° Deux campagnards vigoureux, parents au quatrième degré, se marient et produisent un enfant *hydrocéphale* qui meurt après la première année. Leur second enfant se porte bien.

8° et 9° Deux alliances entre cousins au quatrième degré, ont produit l'une et l'autre une fille imbécile, à peine capable de vaquer aux soins les plus vulgaires du ménage et un fils intelligent.

Je pourrais énumérer quelques faits (cinq), qui me sont connus et qui ne font que corroborer ceux que je viens de citer ; mais, outre que leur publication ne serait pas sans inconvénient pour un praticien exerçant dans une petite localité, elle n'ajouterait rien à ce que je veux démontrer, à savoir : que les maladies résultant de mariages entre consanguins sont diverses et peuvent toutes se traduire par une formule anatomique : *un arrêt de développement ;* de toutes les alliances entre parents au quatrième degré connues de moi, *une seule* n'a pas encore donné de produit défectueux.

En résumé : En m'appuyant sur les faits ci-dessus, sur ceux très-nombreux qui ont été communiqués aux diverses académies depuis 1862, sur le désaccord même qui règne parmi les éleveurs ou les vétérinaires, et malgré les objections spécieuses de quelques critiques éminents, je conclus :

1° Les alliances entre consanguins au quatrième degré donnent *presque toujours* des produits défectueux.

1.° Cette *défectuosité* ne consiste pas seulement dans la surdi-mutité ou dans l'idiotie. Elle consiste surtout dans un *arrêt de développement* portant le plus souvent sur le système nerveux (la surdi-mutité, l'idiotie, l'imbécillité, l'amaurose congénitale), ou bien sur d'autres tissus, (hypospadias, hernies, hydrocéphalie, etc.).

3° Elle se manifeste surtout chez les premiers-nés.

4° Il est à remarquer que ces infirmités se constatent le plus souvent dans les campagnes, là, il est vrai, où les mariages entre consanguins sont les plus fréquents et les plus facilement connus, mais aussi où la population est presque exempte des affections chroniques et héréditaires, qui semblent donner raison à ceux qui incriminent la consanguinité à l'exclusion de toute autre cause.

5° Ces alliances sont quelquefois stériles.

6° La procréation de produit défectueux par des parents au quatrième degré étant un *fait fréquent constaté par tous,* interprété diversement, il est vrai, il importe que le législateur y mette un terme, ou pour parler comme nos adversaires, on doit en étudier les causes sur une grande échelle. Une enquête a été ordonnée par S. Ex. M. le Ministre de l'agriculture ; elle ne sera de quelque utilité qu'autant qu'un élément local important, le conseil d'hygiène de canton ou d'arrondissement par exemple, en aura trié les faits de consanguinité pure de ceux qui peuvent être attribués à l'hérédité.

VIII.

DES MARIAGES CONSANGUINS

PAR LE Dr ANDERSON-SMITH (de Londres).

(RÉSUMÉ.)

« *Anguis anguibus gignuntur.* » Telle est l'épigraphe du travail de M. Anderson-Smith. L'auteur pense que, dans l'appréciation des résultats des unions consanguines, on a trop souvent confondu le *post hoc* et le *propter hoc*. Il reproche aussi à la plupart des auteurs qui regardent la consanguinité comme une cause de dégénérescence, d'avoir recueilli leurs statistiques parmi des peuples bien connus pour être déjà dégénérés, ce qui ne peut rien prouver, car il est bien évident que les individus sains ne naissent pas ordinairement des individus malsains.

Quant à lui, il n'a jamais observé, dans les mariages entre proches parents, que la consanguinité ait eu en elle-même une influence fâcheuse sur la progéniture, quoiqu'il en ait observé un grand nombre.

Ce n'est que depuis peu de temps qu'il a pris note des cas qui se sont présentés à son observation. Ces cas, au nombre de 25, se trouvent résumés dans le tableau ci-contre :

N. B. — Voici la valeur des signes indicateurs de la nature et du degré de la parenté des conjoints :

A. Cousins-germains. Le mari est fils d'un fils et la femme est fille d'une fille du même père et de la même mère.

B. Cousins-germains. Le mari et la femme sont les enfants de deux frères.

C. Cousins-germains. Le mari et la femme sont les enfants de deux sœurs.

D. Cousins-germains. Le mari est un fils d'une fille et sa femme est une fille d'un fils du même père et de la même mère.

E. Divers autres degrés de parenté.

Quelques-unes de ces unions n'avaient pas encore fini de produire des enfants.

N° D'ORDRE	NATURE ET DEGRÉ DE PARENTÉ DES PARENTS	NOMBRE ET ÉTAT DE SANTÉ DES ENFANTS.		ÉTAT DE SANTÉ ET CONDITIONS DIVERSES DES PARENTS.
1	A	3	Tous sains.	
2	A	3	Tous sains.	
3	C	4	Un mourut de phthisie, un autre de petite vérole, les deux autres sains.	La femme mourut de phthisie.
4	C	1	Sain.	La femme mourut peu de temps après l'accouchement.
5	A	6	Tous sains.	
6	C	5	Un mourut de phthisie, les autres sains.	Le frère du mari est excentrique et impuissant.
7	C	11	Tous sains.	
8	E	9	Tous sains.	
9	C	2	Tous deux sains.	La femme a été épousée en 2es noces, déjà âgée.
10	B	3	Tous sains.	
11	C	2	L'un et l'autre sains.	
12	E	8	Plusieurs de mauvaise santé.	La femme et ses deux frères moururent de phthisie.
13	D	4	Tous sains.	
14	B	11	Tous sains.	
15	B	5	Tous sains.	
16	E	9	Plusieurs phthisiques.	La femme folle et plusieurs de ses parents phthisiques.
17	E	2	Tous deux sains.	
18	B	3	Tous sains.	
19	C	0		Le mari, né d'un père allemand et d'une mère anglaise, se maria trois fois. De sa première femme il eut un fils qui devint fou. La seconde union fut inféconde, comme celle qu'il contracta en troisième lieu avec sa cousine germaine.
20	B	7	Tous sains.	
21	B	3	Tous sains.	
22	B	2	L'un et l'autre sains.	
23	E	6	Tous sains.	
24	B	1	Sain.	Séparation des époux peu de temps après le mariage.
25	E	0		Le mari, d'une famille maladive, dont plusieurs membres furent inféconds. Les parents eurent quatre enfants, dont trois fils qui moururent en bas âge et une fille qui fut stérile de filles.
TOTAL... 110 enfants.				

Les enseignements qui résultent de ce tableau sont aussi catégoriques que possible. L'innocuité, au point de vue de la progéniture, de la consanguinité dans le mariage s'y manifeste avec la plus grande netteté, et la loi d'hérédité y trouve une éclatante confirmation : « *anguis anguibus gignuntur.* »

On a dit que, parmi les formes de dégénérescence dues à la consanguinité, la surdi-mutité est celle qu'on est le plus exposé à rencontrer. L'éditeur d'un journal qui fait la revue de ces relations entre la consanguinité et la surdi-mutité est même allé jusqu'à dire : « Si les mariages consanguins étaient uni- « versellement pratiqués, je crois que tous les hommes, après « un certain laps de temps, perdraient tout à fait la faculté « du langage. » Prodige plus affreux et plus terrible que celui décrit par le poète de Mantoue, s'écrie en raillant M. Anderson-Smith !

> .... *Pecudesque locutæ*
> *Infandum !*   *(Géorg.*, lib. I.)

L'auteur s'élève contre cette opinion, en faisant remarquer d'abord que, dans les familles dégénérées, presque tous les genres de décadence se trouvent associés, et qu'on ne comprendrait pas qu'il en fût autrement dans les dégénérescences produites par la consanguinité.

Il s'attaque ensuite à l'exactitude du fait en lui-même. En effet, dans le tableau ci-dessus, on ne trouve aucun exemple de surdi-mutité, et parmi les sourds-muets que l'auteur a connus, il n'a pu en trouver aucun qui ne fût né de mariage croisé. Si donc on rencontre des sourds-muets dans des familles issues d'unions consanguines, en examinant avec soin la généalogie de ces familles, l'auteur se fait fort d'y découvrir les indices de dégénérescence.

M. Anderson-Smith, élevant ensuite thèse contre thèse, cherche à établir que l'influence de la génération, considérée comme cause de dégérescence, se fait surtout sentir dans les mariages croisés, quand ils ont lieu entre époux appartenant à des races très-éloignées l'une de l'autre, ou seulement même à des nations différentes, quoique de même race. Il montre, par un exemple particulier, cette fâcheuse influence de l'intro- duction du sang étranger dans les familles, exemple où les heureux effets de la consanguinité se trouvent démontrés comparativement.

Un exemple très-général lui est ensuite fourni par la comparaison des populations des grandes villes et celle des campagnes. Les villes sont de grandes communautés de populations hétérogènes, où les unions entre parents rapprochés sont relativement rares. Dans les petits villages, au contraire, ces unions sont nécessairement très-fréquentes. Or, ces populations hétérogènes et croisées des villes s'éteindraient bientôt, si elles n'étaient pas renouvelées par l'émigration des campagnes qui, se dépouillant de leur meilleur sang, versent incessamment dans les villes la partie la plus forte et la plus énergique de leur population homogène et consanguine.

M. Anderson-Smith termine en exprimant le vœu que, dans toutes les statistiques entreprises sur ce sujet, on tienne le plus grand compte, dans l'histoire et la généalogie des familles, du mélange des races, ainsi que des causes locales et indigènes de dégénérescence. Sans quoi, ces statistiques ne peuvent avoir aucune valeur, aucune importance.

———

IX.

DISCUSSION.

M. Morel, de St-Yon, rappelle que dès 1857, il s'est occupé de cette question dans son *Traité des dégénérescences*; mais déjà les recherches auxquelles il s'était livré lui avaient appris que la consanguinité seule, chez des parents d'ailleurs bien portants, n'avait pas l'influence fâcheuse qu'on lui attribuait. Les cas de surdi-mutité qu'il avait rencontrés ne se trouvaient guères que dans des familles où la consanguinité était, pour ainsi dire, accumulée. Les conditions essentielles du problème, continue l'orateur, ne sont pas toujours faciles à déterminer ; tel cas pathologique paraît dépendre de la consanguinité, qui, en réalité, reconnaît d'autres causes productrices.

Ainsi, un homme épouse sa cousine germaine : il en a quatre enfants, les deux premiers parfaitement sains ; des deux der-

29

niers, l'un est à demi-idiot, l'autre a des instincts tellement dépravés qu'on est forcé de l'interdire.

Que s'est-il passé dans ce cas ? Y a-t-il là l'influence consanguine ? On pourrait le croire, si on s'en tenait à un examen superficiel ; mais, en allant plus profondément, on apprend que le père,. enrichi brusquement par d'heureuses spéculations, a abandonné ses habitudes d'ordre et de travail, qu'il s'est livré à des excès alcooliques, et que c'est depuis ce temps qu'il a eu ces deux derniers enfants.

Se plaçant sur le terrain de l'anthropologie, l'orateur montre des colonies prospères, quoique issues de consanguins, dans les pays où se sont conservées les habitudes de moralité, qui ont maintenu l'espèce (certaines familles du Cap, de l'île Bourbon, etc.); au contraire, des populations abâtardies, des croisements inféconds, dans certaines colonies espagnoles et portugaises, où l'immoralité des premiers conquérants a introduit des habitudes de désordre qui ont affaibli la race. Le même résultat s'observe, sur. une échelle plus restreinte, il est vrai, chez les enfants trouvés de nos pays ; d'où il est facile de conclure que l'espèce s'abâtardit à mesure que l'éducation morale et intellectuelle diminue.

Il est une science, dit M. Morel, une science qu'on doit appeler l'*anthropologie morbide*, dont l'étude est destinée à jeter de vives lumières sur la question. Elle enseigne que dans certaines consanguinités de *mauvaise nature*, les prédispositions morbides s'accumulent, forment peu à peu chez les descendants des maladies, qui vont s'aggravant de plus en plus, et qui finissent par constituer une race maladive et décidément dégénérée ; c'est ce qu'on observe notamment chez les crétins, où la consanguinité s'exerce d'une manière tellement fatale, qu'on a demandé des lois prohibitives pour empêcher les mariages dans ces familles, et qu'on a été jusqu'à proposer la castration. Mais il est facile de voir que là l'hérédité joue le plus grand rôle, et que, si la consanguinité est mauvaise, c'est parce qu'elle accumule sur les descendants les prédispositions morbides héréditaires d'une longue suite de parents.

Il n'y a pas longtemps qu'on s'occupe de cette hérédité morbide ; mais qu'on veuille bien l'étudier complètement, comme M. Morel l'a fait lui-même pour l'alcoolisme. C'est là qu'on

trouvera le meilleur moyen de prévenir les diverses dégénérescences, en même temps qu'on aura la clef du problème de
la consanguinité. En effet, celle-ci est mauvaise, là où l'hérédité est mauvaise; bonne au contraire, lorsqu'elle n'apporte
que des éléments sains dans la famille.

Les conséquences sociales de cette loi de l'hérédité sont
immenses, et le rôle du médecin consiste justement à les saisir
et à tirer parti de leur connaissance dans les conseils qu'il est
appelé à donner soit pour les mariages, soit pour l'hygiène et
l'éducation des enfants. C'est ainsi, dit en terminant M. Morel,
que la médecine pourra recouvrer sa légitime influence, et
s'élever à la hauteur d'une véritable institution sociale.

M. Revillout, fils, commence par repousser l'assimilation
que M. Faivre a tenté de faire entre les animaux et les plantes.
Suivant lui, les lois de la reproduction des végétaux ne sont
pas applicables à l'homme, chez lequel il ne s'agit jamais
d'auto-reproduction.

Parmi les végétaux eux-mêmes, continue l'orateur, et
d'après les données de M. Faivre, il faut distinguer plusieurs
groupes, et si les uns, comme les orchidées, semblent exiger
pour se reproduire le pollen d'une plante étrangère ; d'autres,
au contraire, comme les baguenaudiers, les figuiers, les violettes, les fumeterres se fécondent toujours par leur propre
pollen. En ce qui regarde les lins, primevères, etc., objet des
recherches de Darwin, on ne peut sans abus de langage comparer les fécondations entre fleurs de même type aux unions
consanguines, par opposition à celles qui s'opèrent entre
fleurs de types différents, puisque d'après les propres termes
de M. Faivre, les deux types peuvent être issus d'un même
pied.

Si donc on tient à comparer ces espèces végétales à l'espèce
humaine, il faut voir entre ces deux types des différences analogues à celles qui séparent les blonds des bruns, et qui, se
rencontrant dans les mêmes familles, n'empêcheraient pas
d'être consanguines les unions de parents qui les présenteraient. Or, d'après MM. Faivre et Darwin, ce ne serait point ici
l'identité de provenance, mais bien celle de type qui influerait
le plus sur les produits; et encore ne serait-ce point en les

rendant malingres ou difformes, comme on l'a prétendu au sujet de la consanguinité humaine. La fécondité en serait diminuée, chose qui ne s'est point présentée dans les familles observées par M. Rodet, puisque très-peu sont restées infécondes, tandis que plusieurs ont fourni 7, 8 et même jusqu'à 10 enfants.

Qu'on n'oppose pas à la statistique de M. Rodet celle de M. Gubian, car cette dernière est illusoire. Lorsqu'on a commencé par choisir à son gré un nombre voulu de ménages, dont les conjoints ne soient pas parents pour les opposer au même nombre de ménages consanguins, et que l'on compare le nombre, l'état de santé, la mortalité des enfants issus des premiers, au nombre, etc. des enfants des autres; on ne prouve rien, les éléments n'étant pas comparables. Pour tirer quelque fruit de la méthode numérique, il faudrait ou bien l'appliquer à un nombre immense de familles prises au hasard et non pas choisies, ou bien, comme l'a fait M. Rodet, renonçant à tout vain parallèle, prendre en eux-mêmes les ménages consanguins, étudier toutes les influences héréditaires et constitutionnelles, et sans parti pris grouper les résultats ainsi obtenus dans un tableau qui laisse à chaque famille sa physionomie individuelle.

La conséquence d'un pareil travail, fait comme il doit l'être, a été, pour M. Rodet, de le rendre plus favorable aux mariages entre parents. Il a vu que la plupart des maladies, etc., qu'un esprit distrait ou superficiel eût rapportées à leur influence, provenaient de l'hérédité, dont les effets en pareil cas se faisaient sentir doublement, agissant à la fois par les deux lignes. Cette question de l'hérédité est en effet la principale, et pour en bien sentir toute l'étendue, il faut étudier non-seulement les maladies toutes faites, mais aussi les prédispositions morbides que présentaient les ascendants.

Ainsi, si le père et la mère ont été soumis l'un et l'autre aux mêmes influences déprimantes: chagrins prolongés, travail intellectuel excessif, etc., etc., qu'ils soient ou non de même famille, les enfants qui vont naître d'eux ressentiront très-vivement les suites de ces mauvaises conditions. J'en ai vu de frappants exemples à la suite de mariage d'amour, qu'une ressemblance d'éducation, de goût, d'études, etc., avait fait conclure entre conjoints de race différente. Que l'enfant d'un homme de lettres et d'une femme auteur soit tellement nerveux qu'il en devienne épileptique, c'est tout simple; que celui des deux époux dont les ascendants, communs ou non, ont présenté une affection constitutionnelle, naisse avec cette même affection, c'est encore tout simple. Du moment où les mêmes prédispositions se rencontrent des deux côtés, ce n'est pas la consanguinité, mais l'hérédité qui est en jeu.

Ceci nous permet de comprendre la prompte extinction des races nobles, des aristocraties surtout riches et puissantes. Un orateur précédent disait qu'il fallait en accuser les unions répétées entre parents; mais bien au contraire : les mariages consanguins étaient plus rares et ont toujours été plus rares dans les familles aristocratiques que dans la plèbe de certains villages, car les alliances augmentaient la puissance des familles aristocratiques, et même les moins nombreuses telles que celles de Venise, l'étaient toujours assez pour n'être pas réduites à se passer d'alliances; tandis que dans certains villages les circonstances conduisent les paysans à se marier toujours entre parents. Eh! bien, quel en est le résultat pour les populations de ces villages? En sont-elles moins vigoureuses ou moins prolifiques? Pas le moins du monde, s'il n'existe pas d'influences anti-hygiéniques qui les affaiblissent et les déciment. Voici quelques exemples : Sur la côte de Bretagne, près du Croisic, il existe une population qui se livre exclusivement à l'exploitation des marais salants, cette population ne s'unit jamais à celle de la côte voisine. Les paludiers ne se croient pas même d'origine bretonne, ils se figurent être Saxons. Leur langue très-différente de celle des côtes voisines, se rapproche beaucoup plus de l'idiome parlé à l'extrémité du Finistère ; et il paraîtrait, en effet, d'après d'anciens titres, qu'ils ont été transportés de là sur les marais salants qu'ils exploitent. Ils se marient toujours entre eux, et le plus souvent le jeune homme cherche sa future au plus près, dans le même hameau, et s'il est possible dans la même famille. En effet, toujours occupés à la récolte du sel, à l'entretien des étiers, etc., etc., les jeunes gens n'ont guère le temps de songer à l'amour, et lorsque le temps est venu d'entrer en ménage, ils le font pour être capables de prendre à ferme un marais, où mari, femme, enfants, chacun aura son rôle; les gains ne sont pas considérables, quatre cents francs au plus pour un ménage qui doit sur cette somme entretenir un cheval. Il est vrai que le cheval est aussi sobre que les maîtres. Eh bien, toute cette population issue de mariages consanguins sans cesse répétés de temps immémorial est bien la plus belle que j'aie vue.

Tandis que les affections scrofuleuses sont très-communes dans les villes et dans les ports du voisinage, au Croisic, à Guérande, etc., c'est à peine si chez les paludiers des marais salants on rencontre, lorsqu'ils sont très-jeunes, quelques traces de lymphatisme. À partir de l'adolescence, ils jouissent en général de la santé la plus florissante, quoique ne buvant jamais de vin, de cidre, de bière, ou de liqueurs, et se nourrissant exclusivement de pommes de terre et de poissons salés. Ici l'influence des mariages consanguins n'a pas été certainement de créer, mais de maintenir intactes la vigueur et la beauté exceptionnelles de cette race.

La même chose se remarque pour les Foiratins, colonie d'Irlandais prisonniers, établis par un roi de France dans un pays très-sain, entre St-Amand et Bourges. Ils se marient aussi toujours entre eux, vivant du commerce des fruits que les hommes transportent dans les marchés, tandis que les femmes restent toujours au village, et quand mon père les voyait habituellement ils se distinguaient de tous leurs voisins par une constitution magnifique.

L'influence de la consanguinité se réduit donc en définitive à multiplier les conséquences de l'hérédité. Si les conditions hygiéniques où vit la famille sont mauvaises, s'il y règne des maladies héréditaires, etc., la race devra dépérir et finir peut-être par s'éteindre. Si au contraire, les conditions hygiéniques sont excellentes, la consanguinité finira par produire à elle seule les mêmes résultats que la sélection proprement dite. Non-seulement par elle la race s'entretiendra, mais elle paraîtra s'améliorer, parce que le mélange d'un autre sang ne venant pas porter de nouveaux vices, ceux qui existaient à l'origine pourront finir par disparaître.

M. Turck, de Plombières, fait remarquer que depuis Abraham, et d'après leur loi, les Juifs se sont toujours unis entre eux. Or, il n'est pas de race, qui, malgré les persécutions dont elle a été l'objet à d'autres époques, se soit conservée plus pure et plus belle. Leur intelligence n'a pas baissé non plus, ni leur activité qui les fait paraître plus nombreux qu'ils ne sont en réalité, et partout en France, dans toutes les sphères, ils ont su se placer aux premiers rangs.

Les Turcs, au contraire, qui ne se marient presque pas entre eux, qui vont chercher, acheter leurs femmes bien loin, partout où ils en trouvent de belles, ne marchent pas moins vite, malgré ces croisements, à la décadence physique, intellectuelle et morale. Le précepte de Confucius : *Mariez-vous à une femme honnête et saine*, doit être, en cette matière, le résumé du code médical.

M. Faivre répond en quelques mots aux critiques dont a été l'objet le travail qu'il a présenté. Ce travail, dit le savant professeur, porte sur des faits très-complexes, très-difficiles à observer, il est vrai, mais de la réalité desquels il est parfaitement sûr. En somme, il demande à n'être réfuté que par des expériences contraires.

M. Diday craint qu'on ne se hâte trop de décréter la complète innocuité des unions consanguines; d'un autre côté, il repousse l'opinion de ceux qui, même en admettant l'influence préjudiciable de cette cause, veulent cependant laisser aux individus placés dans ces conditions la liberté entière de se marier à leurs risques et périls. La sécurité sociale lui paraît, dans ce cas, devoir primer la liberté individuelle. Si le médecin a le devoir de s'opposer, autant qu'il le peut, au mariage d'un syphilitique, ou d'une femme mal conformée, à plus forte raison ne doit-il pas chercher à empêcher les unions consanguines, en avertissant les familles et les individus des dangers auxquels ils s'exposent ? D'ailleurs en empêchant le mariage entre cousins, il ne condamne pas chacun d'eux à rester célibataires, ils peuvent facilement chercher ailleurs d'autres alliances.

HUITIÈME QUESTION

De la genèse des parasites communs à l'homme et aux animaux, considérée plus particulièrement dans ses rapports avec l'hygiène publique.

Mémoires lus et communications orales. — MM. Bertolus. — Henri Rodet — Diday — Gailleton.

Discussion. — MM. Türck — Bouchard — Diday — Gailleton.

⸻ ✦⬥✦ ⸻

I.

QUELQUES MOTS

SUR LES ACCIDENTS PATHOLOGIQUES ATTRIBUÉS

A LA GENÈSE DES CESTOIDES QUI HABITENT L'INTESTIN

DANS L'ESPÈCE HUMAINE,

PAR FEU LE DOCTEUR BERTOLUS

Dans le courant de l'année dernière, nous eûmes, dans une circonstance particulière, l'occasion de constater l'effroi (le mot n'est pas trop fort) qu'inspire à l'homme, même à l'homme que la science a dû mettre à l'abri des préjugés, l'envahissement de l'économie par les cestoïdes qui, dans l'espèce humaine, habitent l'intestin grêle.

La circonstance à laquelle nous voulons faire allusion mérite d'être rappelée. C'était à l'époque où nous nous occupions du développement du bothriocéphale de l'homme. Une étude expérimentale incessante, poursuivie pendant plusieurs années, nous avait permis de reconnaître les premières phases de l'évolution de l'œuf du bothriocéphale ; et, à la suite de cette étude, nous avions été amené à supposer que l'embryon, résultat de l'incubation de cet œuf, pénètre dans l'organisme des poissons du genre *salmo*, et s'y transforme en un petit animal décrit à tort comme une ligule sous le nom de *ligula nodosa ;* que cette ligule enfin n'est autre chose que la larve du bothriocéphale.

Il s'agissait alors de vérifier expérimentalement cette hypothèse. L'expérience à faire était très-simple : faire manger à l'homme un poisson infesté de ligules noueuses, suivre les résultats de cette ingestion et voir, en définitive, si ces ligules se transforment dans l'intestin de l'homme en *bothriocéphales*. Mais il fallait des sujets d'expériences, et ces expériences ne pouvaient se faire *in animâ vili*, c'était à l'homme lui-même qu'il fallait recourir. C'était le cas de nous adresser à l'amitié éclairée, au dévouement intelligent des confrères initiés à l'intérêt de ces études.

La plupart déclinèrent notre proposition. L'innocuité d'une pareille expérience ne parut pas démontrée à nos excellents amis. Deux objections nous furent présentées.

Et d'abord n'est-il pas prouvé que les grands cestoïdes (tœnias ou bothriocéphales) qui habitent l'intestin de l'homme causent, par leur présence même, des accidents qui peuvent dans certains cas atteindre une gravité exceptionnelle ?

. En second lieu, l'organisme de l'homme ne peut-il être infecté de vers cystiques résultant du développement des œufs des tœniens habitant l'intestin ?

De ces deux objections, la première nous semblait bien propre à exercer une grande influence sur l'esprit des gens du monde, des gens du peuple surtout, chez qui se trouvent répandus les préjugés les plus enracinés sur les phénomènes et les ravages causés par le *ver solitaire*. Mais nous pensions que le médecin doit bien savoir à quoi s'en tenir aujourd'hui sur ces prétendus ravages. Depuis que l'on sait à Lyon que ce sujet constitue l'une de nos études de prédilection, un grand nombre de nos confrères se sont fait un plaisir de nous communiquer toutes leurs observations sur le tœnia ou le bothriocéphale de l'homme. Beaucoup de médecins étrangers ont eu la même attention, et nous avons pu ainsi recueillir un nombre assez imposant de documents sur cette intéressante question. Or, d'après ces documents, il nous paraît démontré que, dans les trois quarts des cas peut-être, les individus porteurs de tænias conservent la santé la plus florissante. Et ce fait d'innocuité prend encore une signification plus accentuée, quand on l'étudie comparativement dans toute la série des animaux qui peuvent être infectés de tænias. Cette étude comparative, nous l'avons faite, autant qu'il était en notre pouvoir, sur les animaux sauvages et les animaux domestiques. Toujours le fait de l'innocuité, non pas relative cette fois, mais à peu près absolue, s'est constamment révélé à nous comme résultat final de notre observation. Il serait oiseux de relater toutes nos preuves. Nous nous contenterons de consigner ici celles qui résultent de notre étude des tænias du chien, étude dont nous nous sommes occupé avec une véritable prédilection, et qui nous a donné les plus intéressants résultats.

Il n'y a pas moins de sept espèces différentes de tænias qui habitent l'intestin du chien domestique, et ces tænias pénètrent si facilement dans leur habitat que, sur dix chiens abattus spécialement en vue de rechercher leurs entozoaires, *deux* seulement n'ont offert aucun vestige de tænias. Or, ces deux chiens étaient justement des animaux maladifs, souffreteux. Tous les autres, et parmi eux, il en est chez qui l'on avait trouvé jusqu'à 30 et 64 tænias de 1 mètre 50 centimètres de longueur, tous les autres se trouvaient en excellent état de santé.

N'est-ce pas une preuve irrécusable de notre proposition sur l'innocuité de la présence du tænia dans le tube intestinal?

Maintenant, il est bien certain que, dans quelques cas, la présence du tænia est gênante, chez l'homme, pour les sujets qui lui servent d'habitat ; il est incontestable qu'il peut en résulter des symptômes d'irritation intestinale, des troubles nerveux réflexes, quelquefois graves. Mais encore faut-il bien reconnaître que, chez beaucoup de malades, ces malaises sont enfantés par le travail de l'imagination. Nous connaissons particulièrement un artiste distingué, d'un jugement solide, qui la veille nous donnait le spectacle de sa vigoureuse santé, et qui, le lendemain, tombé dans la plus lamentable hypocondrie, accusait les troubles les plus variés, parce que le matin il avait, par hasard, découvert dans ses selles un proglottis de tænia.

Du reste, tout en reconnaissant cette nocuité relative du tænia, nous ne voulons pas concéder qu'elle puisse jamais constituer un danger grave, capable de faire reculer devant des tentatives d'expérimentation personnelle, car aujourd'hui on a des moyens sûrs de tuer les tænias et le botriocéphale, et l'on sera toujours à même d'y recourir quand on voudra se débarrasser de ces hôtes incommodes.

Quant à la seconde objection, elle est plus sérieuse et mérite d'être examinée avec grand soin, car c'est une étude qui se lie d'une manière étroite à la question du mode de développement des cestoïdes.

On connaît maintenant à fond la genèse du tænia solium de l'homme ; on sait que les œufs de cet animal, avalés par le porc, se développent, dans le tissu intermusculaire, en un animal cestoïde qui constitue le *cysticercus cellulosæ*, cause de la maladie désignée sous le nom de *ladrerie*. Personne n'ignore enfin que ce cysticerque, avalé par l'homme, se complète par la pullulation rapide d'une série d'anneaux à la suite de la partie fondamentale de l'animal, celle qu'on regarde communément comme la *tête* du sujet, d'où résulte la constitution définitive du *ver solitaire*.

Or, l'homme est aussi sujet à la *ladrerie ;* on trouve chez lui, comme chez le porc, le *cysticercus cellulosæ*, souvent au nombre de plusieurs milliers d'individus, comme nous avons pu le constater chez un sujet mort, il y a deux ans, à l'Hôtel-Dieu de Lyon ; et la présence de cet animal, souvent inoffensive, peut quelquefois déterminer des accidents graves, quand, ce qui n'est pas rare, il envahit les centres nerveux.

Si ce cysticerque est bien, comme tout le monde le croit aujourd'hui, et comme nous sommes tenté de l'admettre, malgré les réserves que nous avons faites à ce sujet dans un autre travail, si ce cysticerque est bien le même que celui du porc, il a certainement la même origine, il provient du *tænia solium ;* et l'on se trouve en présence de cette question, à savoir si le *ver solitaire* peut infecter de cysticerques l'individu même qui en est porteur. Les œufs du tænia se retrouvent en effet, à l'état libre et en grande quantité, dans la dernière portion du tube intestinal. Ces œufs ne peuvent-ils y subir les premières phases de leur genèse comme dans le tube digestif d'un autre sujet appartenant à une des espèces propres au développement du *cysticercus cellulosæ ?* Telle est la question que nous nous proposons d'examiner, et que ce travail a surtout pour but de résoudre.

Le développement de tous les animaux du genre tænia s'opérant identiquement par le même procédé, il n'était pas nécessaire, pour résoudre cette question, de faire directement nos recherches sur le *tænia solium* et le *cysticercus cellulosæ.* Nous avons expérimenté avec le *tænia serrata* qui vit dans l'intestin du chien et qui a pour larve le *cysticercus pisiformis* du péritoine du lapin.

L'œuf du tænia séparé de la cellule, au sein de laquelle il s'est formé, se compose d'une coque sphéroïdale très-résistante constituée par de courtes baguettes prismatiques juxtaposées perpendiculairement à la surface, coque qui enveloppe l'embryon ovoïde hexacanthe, origine de l'animal cystique auquel correspond le tænia d'où l'œuf procède. Pour que cet embryon puisse se développer, il faut de toute nécessité que la coque épaisse et solide qui le renferme le laisse échapper. Où et comment s'effectue ce phénomène? C'est dans l'éclaircissement de ce point particulier que gît la solution que nous poursuivons. En effet, si nous parvenons à démontrer que la coque de l'œuf du tænia ne se détruit que dans une région du tube digestif où les œufs de tænia ne se rencontrent jamais à l'état libre, nous aurons rassuré contre les menaces de ladrerie les individus atteints de ver solitaire, et notre programme sera rempli.

Or ces faits se passent effectivement comme nous venons de le supposer.

Quand on fait avaler à un lapin un ou plusieurs proglottis de tænia serrata, voici ce qui se passe : la substance propre des proglottis est digérée complètement dans l'estomac, et tous les œufs deviennent libres ; ces œufs ne subissent dans l'estomac lui-même aucune altération. Mais à peine ces œufs imprégnés de suc gastrique pénètrent-ils dans le duodénum, où ils rencontrent le fluide biliaire, que leur coque se détruit en présentant un phénomène singulier ; elle se détruit, non pas par dissolution totale de sa substance, mais par dissolution de la

matière qui maintient fortement agglutinés les prismes dont
elle se compose. Ces prismes se désagrègent, se dispersent, et
c'est ainsi que l'embryon devient libre et peut alors, en traversant les parois intestinales, pénétrer dans les vaisseaux qui le
transporteront dans le lieu où il doit se développer.

Que si, au lieu de faire avaler les œufs au sujet d'expérience,
on les introduit directement dans l'intestin grêle, même dans
un point assez rapproché du pylore, par une fistule pratiquée à
cet effet, ces œufs ne subissent aucune altération, leur coque
reste intacte, et ils sont expulsés avec les fèces.

Ainsi, les œufs de tænia, pour devenir aptes à se développer,
sont donc nécessairement obligés de passer par l'estomac et
le duodénum et d'y subir l'action des sucs gastrique et biliaire.
Or, si l'on veut se rappeler que les proglottis mûrs du ver solitaire, ceux qui ont des œufs complètement developpés, n'existent qu'à l'extrémité terminale de la chaîne formée par l'animal ; que cette chaîne a une dizaine de mètres de longueur ;
qu'elle est étalée suivant la longueur de l'intestin grêle, la tête
en avant fixée par les ventouses à un point de la paroi, l'extrémité terminale en arrière, c'est-à-dire tournée du côté du
cœcum, et par conséquent à une distance considérable du pylore ; si l'on tient compte de tous ces points, on comprendra
que l'infection ladrique, autogène de l'homme l'infection par
son propre tænia, soit une impossibilité ; on reconnaîtra que,
dans tous les cas où le cysticerque ladrique a été trouvé chez
l'homme, les œufs qui ont servi au développement de cet animal ont dû venir du dehors.

Il est un cas cependant où le ver solitaire pourrait infecter
de cysticerques l'individu même qui le porte. Des tænias ont été
vomis par l'homme. Ce sont des faits rares, très-rares même,
mais dont il faut cependant tenir compte. Que peut-il arriver
dans ce cas, au point de vue particulier qui nous occupe ? Rien
de grave, pensons-nous. Si, en effet, un tænia poussé par les
contractions antipéristaltiques de l'intestin arrive dans l'estomac et se trouve ainsi dans les conditions indispensables à la
mise en liberté des embryons contenus dans les œufs, il ne
faut pas oublier que c'est sans inconvénient pour le malade,
puisque la présence anormale du tænia dans l'estomac y provoque immédiatement des efforts de vomissements qui expulsent

l'animal au dehors. Ces expériences ne sont-elles pas tout à fait propres à rassurer contre les éventualités d'infection ladrique les sujets qui hébergent des cestoïdes dans leur intestin ?

En résumé, la présence des tænias ou du bothriocéphale dans l'intestin de l'homme ne constitue pas, par elle-même, un sérieux inconvénient, car dans la grande majorité des cas elle est d'une parfaite innocuité, et quand elle détermine des désordres, il est toujours facile d'y remédier en provoquant l'expulsion du ver. Quant à la question du danger de l'infection ladrique autogène, elle est tout à fait résolue dans le sens de l'innocuité absolue, les expérimentations démontrant que le *tænia solium* ne peut jamais faire développer le *cysticercus cellulosæ* sur l'individu qui en est porteur.

II.

NOTE POUR SERVIR

A LA THÉRAPEUTIQUE DE LA TRICHINOSE

Par M. H. RODET, interne des hôpitaux.

Vous savez, Messieurs, que l'on a donné tout récemment le nom de trichinose à une affection produite par la présence dans les muscles de l'homme ou de certains animaux, d'un petit ver appelé *trichina spiralis*.

Nous ne ferons que rappeler les terribles ravages que cet helminthe a déjà causés dans certaines localités de l'Allemagne, notamment à Plauen (Saxe), où l'on a compté 2 morts sur 30 individus atteints de trichinose; à Heshtads, près de Magdebourg, où 31 personnes sont mortes sur 135; à Brig, où on a eu 11 décès sur 51 trichineux. Chez tous ces sujets, la maladie était survenue à la suite de l'ingestion de la viande crue de porcs, dont les muscles contenaient une grande quantité de trichines; mais les expériences ont prouvé que la cuisson détruit sûrement ces petits êtres, et qu'alors l'ingestion de la viande cuite n'offre aucun danger.

En France, la trichinose n'a été observée que deux fois. Une fois par M. Cruveilhier (1), sur un cadavre de l'amphithéâtre, et une seconde fois sur un sujet présenté par M. Kœberlé (2), à la Société de médecine de Strasbourg, en 1862.

En présence de cette effrayante mortalité qui s'est fait sentir de l'autre côté du Rhin, les médecins allemands se sont aussitôt mis à la recherche de quelques médicaments capables d'arrêter le progrès de la maladie ; mais le nombre vraiment prodigieux de remèdes qui ont été essayés nous a fait voir combien cette affection est rebelle et résiste souvent à la thérapeutique la mieux entendue.

Nous avons fait de notre côté quelques expériences sur des lapins, dans le but de nous assurer de l'action des médicaments que l'on a le plus particulièrement prônés, et d'étudier quelques agents nouveaux.

Avant tout, le traitement doit se proposer deux choses :

1° Tuer ou chasser les trichines intestinales ;

2° Ou bien détruire les trichines musculaires.

On sait de quelle manière le trichina spiralis appelé communément trichine, arrive dans l'intestin. Un individu avale de la chair crue provenant d'un porc trichineux, la viande est digérée dans l'estomac, mais les trichines échappent à l'action du suc gastrique et arrivent bientôt dans le duodénum et la première portion de l'iléon. Arrivées là, elles s'y fixent, prennent un accroissement rapide, et vers le neuvième ou dixième jour, la trichine est arrivée à son état le plus parfait. On dit alors qu'elle est à l'état adulte.

A cette période, la trichine mâle a une longueur de 1 mil. 50, tandis que la trichine femelle, au contraire est bien plus considérable et mesure de 3 à 4 mil. Sa forme est celle d'un lombric roulé en spirale. Son enveloppe, qui est transparente, laisse voir dans son intérieur de 1,000 à 1,200 œufs ou embryons suivant le temps, car elles sont vivipares. Entre le dixième et le douzième jour, ces embryons, dont la ténuité ne dépasse

(1) *Anatomie chirurgicale*, tome II, page 64.
(2) *Gazette médicale de Strasbourg*, page 39, année 1862.

pas de 10 à 12 millièmes de mill., s'échappent de leur mère qui bientôt est détruite et expulsée avec les selles ; ils sont pris, suivant les uns, par les veines ou les vaisseaux chylifères, pour être transportés dans le système musculaire volontaire, perforent, au contraire, suivant les autres, les parois de l'intestin, cheminent dans les interstices du tissu cellulaire et vont se loger dans les muscles.

Là, la trichine se développe et acquiert sa plus grande longueur, qui est de 1 mil. environ au bout d'un mois à peu près, on dit alors qu'elle est à l'état de larve ; puis elle s'entoure d'un kyste entre le quarante-cinquième et le soixantième jour.

Quelle est la médication qu'il faut employer contre les trichines intestinales ?

Fiedler et Knoch ont essayé les différents anti-helminthiques que l'on emploie quotidiennement la santonine : l'huile éthérée de fougère, l'écorce de grenadier ; les évacuants tels que le calomel, l'huile de ricin, etc., et n'en ont obtenu aucun résultat.

D'autres médecins ont employé le soufre, le phosphore, l'arsenic, et n'ont pas mieux réussi.

Nous avons nous-même essayé les pilules d'aloès sur deux lapins qui avaient des trichines intestinales. L'un des lapins est mort asphyxié en avalant une pilule le quatrième jour de l'expérience, et le microscope nous a fait voir les trichines contenues dans le mucus intestinal, bien vivantes et assez développées. Le second a été pris d'une diarrhée intense, et nous l'avons sacrifié le neuvième jour de l'expérience. A l'autopsie, nous avons pu voir que le mucus intestinal contenait une quantité innombrable de trichines bien vivantes, et la plupart sur le point de laisser échapper leur progéniture.

Ces échecs ne doivent pas être surprenants pour ceux qui connaissent la résistance vitale de ces helminthes, même hors de l'organisme.

C'est ainsi que le professeur Mosler a constaté, que l'huile de térébenthine ne les tuait qu'au bout de 30 heures d'immersion.

Le chloroforme au bout de 5 à 6 heures.

La liqueur arsenicale de Fowler, seulement au bout de 20 heures.

L'eau ne les tue pas à la température de 50 ou 60 degrés centigrades, mais l'eau bouillante les tue d'une manière certaine.

Knoch les a vues résister à un froid de 6 degrés au-dessous de zéro.

Nous les avons vues dans une solution de bichlorure de mercure, ne périr qu'au bout de 18 heures, et le perchlorure de fer liquide les faire mourir plus rapidement.

La putréfaction ne les tue que très-lentement, et nous nous rappelons les avoir trouvées encore bien vivantes sept jours après la mort d'un lapin, alors que les chairs de cet animal étaient toutes putréfiées ou rongées par les vers. Nous fîmes avaler quelques lambeaux de cette viande à deux jeunes lapins, et l'autopsie nous fit voir que l'infection avait très-bien réussi.

L'électricité que nous avons aussi essayée n'a pu les faire périr. Nous avions isolé des fibres musculaires qui contenaient cinq ou six trichines chacune, et nous avons fait passer à travers un courant électrique très-énergique, puisque ce n'était qu'en éprouvant de violentes douleurs qu'on parvenait à garder dans les mains les deux électrodes de la pile. Après plusieurs séances dont les unes ont duré depuis un quart d'heure jusqu'à une heure et demie chaque fois, il nous a été impossible de les faire mourir par ce moyen.

Cependant deux médicaments ont attiré, dans ces derniers temps, l'attention des observateurs, la glycérine et la benzine, préconisées par MM. Kestner et Zundel, de Mulhouse, et par le professeur Esbosler.

Voici le résultat de nos expériences.

Nous avons fait avaler de la chair trichineuse à un cochon d'Inde. Le lendemain nous lui avons fait prendre 20 centig. de glycérine, et nous avons élevé graduellement la dose de 20 centig. chaque jour. Au bout de 20 jours, alors que depuis quelque temps déjà il avalait 2 gr. à 2 gr. 50 de glycérine, nous avons examiné quelques fibres musculaires de cet animal, et nous avons constaté qu'elles contenaient une assez grande quantité de ces trichines. Le résultat était donc nul.

Le même jour, sur un lapin qui avait ingéré 6 gr. environ de viande trichineuse, nous avons commencé par lui faire avaler

25 centig. de benzine pure en capsule et tous les jours, nous augmentons la dose du médicament de 10 centig. Le lapin meurt asphyxié en avalant une capsule le onzième jour de l'expérience, au moment où il était arrivé à prendre 1 gr. de benzine, et l'autopsie que nous avons soigneusement faite, nous a fait voir qu'il n'y avait aucune trichine soit dans le tissu musculaire, soit dans le mucus intestinal.

Mais une fois que les trichines se sont logées dans le tissu musculaire, alors les difficultés thérapeutiques augmentent, et malgré la foule de médicaments que l'on a vantés, il n'en est peut-être pas un qui ait donné des résultats satisfaisants.

D'après le professeur Leuckart, de Giessen, M. Mosler, dont nous avons parlé, serait parvenu, à l'aide de la benzine, à tuer les trichines musculaires dont un porc était infecté. Cependant elles ne furent pas toutes tuées puisque on put infecter quelques lapins avec la chair de cet animal, et on ne put arriver à ce résultat incomplet qu'en tuant le porc par la dose énorme de benzine qu'il prenait.

Nous avons administré la benzine à un lapin dont les muscles étaient farcis d'helminthes. La dose au début a été de 30 cent., et nous l'avons portée à 1 gr. 20 centig., le lapin est encore en vie, et depuis quinze ou seize jours qu'il est soumis à la médication, les trichines sont encore vivantes ; l'examen microscopique que nous avons fait, d'une parcelle de muscle nous a fait voir qu'elles n'avaient pas ressenti l'action de ce médicament.

S'il est permis de tirer quelques conclusions du petit nombre de faits que nous avons cités, nous dirons que la benzine tue et chasse les trichines intestinales. Mais, que nos différents agents connus jusqu'ici en thérapeutique ont paru être sans action sur les trichines musculaires.

III.

TRAITEMENT DE LA MENTAGRE EN UNE SÉANCE
Par le Dr P. DIDAY.

La séance, il faut l'avouer, est longue et laborieuse ; mais, je l'ai reconnu par expérience, il n'est point de sacrifices qu'on ne soit sûr d'obtenir des pauvres mentagreux.

Pour abréger, je borne ma communication à transcrire l'ordonnance que, depuis peu, je délivre à tous ces malades, parmi lesquels j'ai pu déjà constater deux guérisons solides :

1° Faire tomber les croûtes au moyen de cataplasmes de farine de lin, maintenus sur la partie qui, préalablement, a été couverte d'une couche d'axonge ;

2° Arracher, avec une pince à épiler, tous les poils ;

3° Prendre un bain de la partie, de demi-heure de durée, dans de l'eau tiède ;

4° Immédiatement après ce bain, la partie ayant été essuyée, la bassiner, pendant *quatre heures* de suite, avec un linge mouillé d'une solution de bi-chlorure de mercure.

Si cette solution était trop concentrée, on opèrerait une astriction de la couche superficielle du tégument, et les parasites ne seraient pas suffisamment atteints par la liqueur parasiticide. Il importe donc que la solution soit, pendant la première heure, employée assez faible pour ne déterminer qu'une cuisson très-modérée, à peine sensible.

On réalise ce but en faisant usage de deux solutions de sublimé : l'une au millième, qu'on emploie d'abord pure ; l'autre au trentième, dont on se sert en en ajoutant, goutte par goutte, dans la première, jusqu'à ce que, peu à peu, une cuisson assez sensible se prononce par le contact de ce liquide additionné. Mais, je le répète, — et c'est là une importante condition pour le succès, — il faut que, durant la première heure, le malade n'ait éprouvé presque aucune sensation par le contact du liquide qui le baigne.

IV.

DES AFFECTIONS CUTANÉES
PRODUITES PAR LE TRICOPHYTON

Par M. le Dr GAILLETON
Chirurgien en chef de l'Antiquaille.

Parmi les végétaux parasites vivant sur la peau, le tricophyton se fait remarquer :

1° Par l'activité de son pouvoir contagieux ;

2° Par les formes diverses sous lesquelles il se présente et qui peuvent être autant de causes d'erreur ;

3° Par la ténacité qu'il oppose aux médications les plus rationnelles, lorsqu'il a envahi le système pileux.

La forme la plus grave de cette affection parasitaire (teigne tondante) s'observait autrefois rarement; dans son traité de Dermatologie, M. le Dr Baumès dit l'avoir rencontrée trois fois seulement à l'Antiquaille sous forme d'herpès tonsurant, et la physionomie spéciale et si frappante de cette singulière affection n'eût pas échappé à l'observation attentive de ce savant maître. Aujourd'hui, l'herpès envahit les grandes villes, les écoles, voire même certaines localités tout entières, notre cité paye largement son tribut à la contagion. Ces divers motifs m'ont engagé à vous soumettre quelques réflexions au sujet de la prophylaxie et du mode de production de la tricophytie.

I. — HISTOIRE NATURELLE DU TRICOPHYTON.

Les végétaux parasites qui naissent et croissent sur la peau de l'homme vivant, sont des plantes appartenant aux espèces les plus inférieures de la famille des champignons. Leur organisation est des plus rudimentaires.

A l'œil nu, ces parasites forment de petits amas de poussière jaune et concrète (favus), de lamelles gris blanchâtres (herpès tonsurant), et des débris informes se distinguant à peine des résidus épidermiques (vitiligo, pityriasis versicolor, etc.)

L'examen microscopique nous révèle une organisation des plus simples. La partie fondamentale de la plante consiste dans une cellule arrondie ou ovalaire, n'atteignant pas dans la plupart des espèces, les dimensions des globules du sang ($0^m,003$ à $0^m,006$). Cette cellule nommée spore, sporule, sporidie, ira par multiplication engendrer des quantités innombrables de cellules semblables à elle; le pouvoir fécondant de ces êtres inférieurs est en effet incalculable, et c'est par centaines qu'on compte les spores sur une préparation microscopique bien réussie.

L'aspect brillant, stellaire des spores, leur résistance à l'action des alcalis caustiques qui détruisent les substances organiques; au chloroforme, à l'éther qui dissolvent les matières grasses, les différencient nettement des éléments et des produits anatomiques normaux.

La consistance de ces petits corpuscules est considérable, et leur est fournie par l'enveloppe extérieure dure, coriace qui ne se laisse pas déformer et aplatir par une pression modérée. Cette propriété nous explique leur pénétration dans les pertuis les plus étroits. Agissant à la façon des corps étrangers, ils pressent sur les éléments qu'ils rencontrent, et finissent par cheminer dans les tissus en suivant les conduits des orifices pileux et sébacés ou en usant les couches situées sur leur passage.

D'un poids spécifique médiocre, ils flottent sur la surface des eaux, restent suspendus dans les corpuscules des poussières de l'air atmosphérique, et peuvent être transportés par les vents à de grandes distances.

Comme parties complémentaires de cette cellule, viennent s'ajouter des éléments que j'appellerai de perfectionnement. Ce sont des tubes rameux et entre-croisés remplis de spores, et qui portent le nom de sporophores, réceptacles, et qui servent à la germination.

Enfin, les tubes vides, flexueux, inclinés en divers sens, entremêlés, forment un substratum qui, se fixant sur les tissus, unit par une chaîne organisée le parasite au tissu sur lequel il est implanté : ce sont les organes de végétation, de fixation.

Le tricophyton possède les trois ordres que nous venons d'énumérer, — spores, tubes sporophores, mycélium. M. Robin, cependant, ne parle pas du mycélium, et en cela, il a été suivi par beaucoup d'auteurs. Cet oubli tient à ce que les observateurs n'ont pas examiné le parasite à un moment favorable. C'est au début de l'apparition de l'herpès qu'il faut chercher le mycélium pour le rencontrer, sa présence est alors constante. On voit alors les spores en petite quantité relativement et un assez grand nombre de tubes renfermant des spores, ou bien complètement vides, flexueux. Ces tubes disparaissent ensuite. M. Bouchard a le premier bien étudié cette disposition et indique la cause de l'erreur où sont tombés les observateurs.

Les champignons d'un ordre plus élevé, dans la série végétale, ne diffèrent en rien par leur composition histologique du tableau que nous venons de tracer. Des appareils spéciaux de perfectionnement sont surajoutés ; mais la structure intime, la base fondamentale restent les mêmes.

Le parasite mis en contact avec la peau commence à se développer dans les couches les plus superficielles de l'épiderme, et envahit successivement les diverses couches des cellules épidermiques. Par sa présence, il produit une irritation qui se révèle par une tache rosée, bientôt suivie de la desquamation d'une poussière fine et blanche. Arrivé sur les poils follets, le tricophyton attaque la gaine épidermique du poil.

Si l'on examine à ce moment la peau malade, on retrouve le tricophyton dans les poussières qu'on recueille par le grattage à la surface de la peau et dans la gaine du poil arraché. Le végétal se présente sous forme de spores libres quelquefois, articulées en chapelet ; mais au début, on reconnaît une notable quantité de tubes variant entre 4 et 7 millièmes de millimètres de largeur, et d'une longueur variable.

Ces tubes sont : les uns vides, flexueux, anastomosés ; d'autres parfois renferment de petites spores. A une époque plus reculée on n'observe plus les tubes vides ; mais il est assez fréquent de rencontrer encore des tubes sporophores. — Dans l'expérience de M. Bouchard, qui sera indiquée plus loin, on a reconnu ce fait capital que si l'avulsion des poils était pratiquée à la période de début, la germination du poil acquérait une activité très-grande, et que le follicule pileux devenait rapidement malade ainsi que l'intérieur du poil.

De là, ce précepte important de respecter le poil au début de l'affection et de ne pas exposer une ouverture béante aux chances de contagion.

Dans la teigne tonsurante, les cheveux sont envahis par les spores isolées ou réunies en chapelets du cryptogame, — plus d'aspect de tubes vides dans cette forme de la maladie.

Dans la mentagre, les filaments végétaux abondent à l'extérieur du poil, mais rarement ils pénètrent dans la profondeur; ils glissent le long de la gaîne jusque dans le follicule qu'ils enflamment et font suppurer. — Ils finissent même par disparaître à la suite de la suppuration, expulsés au dehors avec le liquide purulent, car on ne les retrouve plus dans la période avancée de la mentagre soit dans le poil, soit dans les exsudats plastiques.

II. — SYMPTOMATOLOGIE.

Phénomènes produits par le parasite. — Les parasites cantonnés sur la peau donnent lieu à une double série de phénomènes :

1º Symptômes occasionnés par le développement et la multiplication du parasite lui-même ;

2º Symptômes de réaction fournis par l'organisme, et qui accusent l'impression ressentie soit sur le lieu malade, soit même pour certaines espèces sur des lieux plus éloignés par action réflexe.

Le tricophyton est accompagné d'un cortége de symptômes, qui diffèrent assez, suivant le siége, pour qu'il soit utile de créer ici une division, et de décrire successivement les effets du parasite sur la peau nue et sur les parties couvertes de poils (cuir chevelu, barbe, pubis, aisselle).

Tricophyton cutané. — Les affections cutanées produites par la germination et le développement du tricophyton sur la peau appartiennent aux espèces suivantes : *Herpès circiné*, —

herpès nummulaire, — herpès iris, — lichen circumscriptus, — pilaris, — certaines formes d'impétigo.

Dans la forme la plus ordinaire, après une incubation variable entre dix et vingt jours, une légère tache rosée apparaît sur la peau ; ce point presque imperceptible d'abord s'agrandit bientôt et prend la figure d'un disque de la dimension d'un centime. La couleur s'accentue, devient rouge sombre, et la plaque commence par s'élever légèrement en relief. Un prurit modéré, mais persistant, une sensation de cuisson analogue à celle résultant de piqûres d'épingles, annoncent les premiers effets physiologiques de l'éruption.

La plaque continue à envahir les parties saines en conservant sa forme circulaire ; le bord se détache nettement sous forme d'un bourrelet visible à l'œil et nettement reconnaissable au toucher ; la couleur du limbe est plus prononcée, et quelques vésicules très-petites apparaissent du sixième au dixième jour sur cette circonférence. Le plus souvent on les reconnaît aux aspérités de la peau, plutôt qu'à l'inspection directe ; mais avec une loupe on les aperçoit distinctement. La durée de leur existence est éphémère, leur enveloppe se déchire, le contenu limpide et séreux s'écoule, et le liquide mélangé aux débris de l'épiderme forme de petites lamelles ténues, adhérentes, et qui sont un des meilleurs signes pour arriver au diagnostic.

Si le mal continue, une zone érythémateuse vient déborder la circonférence, et s'élever à son tour, en suivant les mêmes phases que la précédente ; pendant ce temps, les points primivement affectés recouvrent leur apparence normale et guérissent dans l'ordre successif de leur apparition. L'herpès est alors réellement *circiné*, et présente cet évidement central qui a servi de type à sa description classique.

Arrivé à un certain degré de développement, l'herpès s'arrête et reste stationnaire pendant une période plus ou moins longue. D'autres fois on n'observe plus cet évidement central, la plaque demeure uniformément rouge avec un rebord plus ou moins accentué ; mais, circonstance remarquable, elle offre un aspect velouté, cotonneux, caractéristique, et qui n'offre rien de comparable dans les éruptions exanthématiques ou vésiculaires ordinaires. C'est l'*herpès nummulaire.*

Si dans le cours de sa marche, les circonférences successives décrites par l'éruption persistent pendant un certain temps, alors, en raison des modifications inégales produites par la marche naturelle du mal, la coloration des cercles concentriques est différente, et ainsi se produit l'*herpès iris*.

Enfin, dans un petit nombre de cas, la réaction est plus nettement accusée, et les petites vésicules de l'herpès sont remplacées par de véritables pustules d'impétigo éparses irrégulièrement sur le lieu malade, ou rangées circulairement dans son tiers externe; c'est la forme *impétigineuse*.

Un exanthème avec production de vésicules ou de pustules a constitué un premier groupe de lésions. Nous en trouvons un second où des papules sont le résultat de l'influence parasitaire. Chez certaines personnes, dans les régions où les poils follets ont acquis un certain développement, on voit surgir des papules ou petites éminences pleines, solides, de la dimension d'un pois, légèrement élevées, traversées à leur centre par un ou plusieurs poils, et qui conservent ce caractère pendant toute leur durée en n'offrant qu'une prise médiocre à l'agrandissement centrifuge. De là, le lichen *pilaris et circumscriptus*.

Tricophyton. — Parties couvertes de poils. — Sur les parties couvertes de poils, le cuir chevelu, la barbe, etc., les phénomènes, résultat de l'apparition du tricophyton, conservent avec quelques changements les caractères déjà signalés, et de nouveaux symptômes viennent s'ajouter simplement aux précédents.

Ainsi, nous voyons l'herpès circiné se comporter comme à l'ordinaire au cuir chevelu, à la barbe, suivre une évolution normale et disparaître; mais, c'est là un cas exceptionnel. Le plus souvent, les poils altérés témoignent par les modifications survenues dans leur texture de l'influence du parasite. — Ils deviennent secs, ternes, grisâtres, puis se fendillent à leur extrémité libre, et après un temps variable se cassent à deux ou trois millimètres de la surface de la peau. — D'autres fois, les cheveux se brisent ras la peau; l'ouverture du follicule se présente sous la forme d'un point noir, comme dans l'acné simplex, et de la réunion de ces points résulte un aspect piqueté tout à fait caractéristique.

Au début du mal, quelques cheveux sont seuls atteints, puis la dépilation s'agrandit et se montre sous forme de plaques annulaires le plus ordinairement ; de là, le nom d'*herpès ton-surant* donné à cette forme de la maladie. Le parasite après s'être fixé sur le cuir chevelu, et après avoir par la germination microscopique amené ces altérations devient lui-même visible, et se reconnaît à des écailles blanches adhérentes à la surface malade, à une gaîne neigeuse qui entoure la partie restante du poil, au volume et à la blancheur des cheveux envahis par une végétation qui a pris ses racines dans l'intérieur du poil lui-même, et dans sa gaîne épidermique.

Tonsure, gaînes blanchâtres, tuméfaction du poil, tels sont les signes de cette première variété d'herpès tonsurant. — Les anneaux varient par leurs dimensions, les uns ne dépassent pas le diamètre d'une pièce de dix centimes, d'autres couvrent une partie du cuir chevelu, et dans certains cas invétérés, on a vu la tête toute entière envahie par le parasite,

Mais cet herpès n'affecte pas toujours la forme de tonsure, je l'ai vu souvent débuter par de petits points isolés, épars dans le cuir chevelu, n'ayant pendant plusieurs semaines aucune tendance à l'envahissement. Des pustules s'élèvent, une croûte impétigineuse recouvre la peau, et il faut un examen attentif pour saisir les altérations des cheveux. — Ces exemples se rapprochent de ceux fournis par la variété impétigineuse de la peau nue. — Dans des circonstances exceptionnelles, une desquamation abondante a lieu sur les parties affectées, et le mal revêt les caractères du *pityriasis*.

Après un temps des plus variables suivant les individus, les cheveux repoussent grêles d'abord, plus solides ensuite, et la guérison survient sans alopécie. J'ai toujours vu guérir l'herpès tonsurant *sans calvitie.* Lorsque des pustules impétigineuses ont compliqué l'affection, une alopécie temporaire a pu en être la conséquence ; mais toujours avec le temps, les cheveux ont repris leur apparence primitive.

Sur la face, plusieurs variétés de mentagre dépendent du tricophyton. L'herpès circiné ordinaire amène la *mentagre érythémateuse.* Le tricophyton avec complication pustuleuse produit la *mentagre proprement dite.* — Mais ici, un nouvel élément, l'épaisseur du cheveu, modifie la marche du mal en opposant une barrière difficile à franchir pour le parasite. Celui-ci se contente de germer à l'extérieur du poil, dans le

follicule pileux, et amène par sa présence une inflammation de
ce follicule qui se traduit par des pustules, du gonflement de la
peau, de véritables exsudations plastiques, connues sous le
nom de tubercules, (*mentagre pustuleuse, tuberculeuse*). Chez
les sujets restés sans traitement, négligeant tous les soins de
propreté, ces tumeurs peuvent s'ulcérer, suppurer et devenir
de véritables ulcères, depuis longtemps déjà connus dans la
science (*mentagre ulcéreuse, végétante*). Dans la généralité
des observations, le mal débute par quelques points isolés qui
vont en s'agrandissant et se recouvrent de croûtes jaunâtres,
épaisses, adhérentes, agglomérant les poils. — Çà et là, on
voit des pustules, le plus souvent isolées, qui s'élèvent dans
la barbe.

La mentagre étant une affection bien connue dans ses symptômes, je n'entre pas dans de plus longs détails sur ses caractères.

Les cils sont quelquefois envahis, et une blépharite ciliaire
avec pustules d'impétigo est la conséquence de la genèse parasitaire. (*Voir obs.* 4.)

Je signalerai, pour en terminer avec cette description, une
altération remarquable des ongles, provenant de l'action du
tricophyton.

L'ongle augmente d'épaisseur, se divise en feuillets facilement séparables à la superficie; plus profondément une substance grisâtre, caséeuse remplace le tissu unguéal, et dans son
développement le parasite se substitue aux éléments normaux.

Dans ce court exposé symptomatique, je me suis peu arrêté
à la description des symptômes que l'on trouvera exposés dans
les ouvrages de Baeresprung, Robin et surtout de M. Bazin,
dont les travaux remarquables ont vulgarisé en France les
connaissances sur cette partie spéciale de la science. Je ferai
remarquer seulement à ceux qui trouveraient bien étendu le
champ d'action du parasite dans les nombreuses affections que
je viens d'examiner : 1° que c'est un fait confirmé par l'expérience de tous les jours, et qui, par conséquent, pourrait se
passer d'autres preuves; 2° que dans d'autres maladies parasitaires les choses se comportent exactement de la même manière. La gale, par exemple, outre le sillon et l'acarus, amène
à sa suite non-seulement des éruptions vésiculeuses, mais des

pustules, des bulles, des papules, des ulcérations profondes même, chez certains sujets. Il n'y a donc rien d'étonnant à voir le tricophyton suivant le terrain sur lequel il est implanté, et le mode de réaction de l'individu, produire tour à tour l'herpès circiné, nummulaire, iris, l'impétigo, le lichen, etc.... Ces éruptions consécutives ne se rapportent pas plus aux espèces simples de lichen et d'impétigo que les vésicules et les pustules de la gale ne pourraient être confondues avec l'eczéma ou l'ecthyma vulgaires.

Est-il facile de reconnaître leurs caractères? Dans la majorité des cas, le diagnostic est simple. Ainsi, l'*herpès circiné vrai*, qu'il ne faut pas confondre avec certaines formes de pityriasis et de psoriasis évidé, est toujours parasitaire. — L'herpès nummulaire s'observe sous forme de gouttes souvent multiples, situées sur des parties découvertes (face, cou, avant-bras); son aspect est cotonneux, velouté. La circonférence s'élève en relief, ou dans quelques cas plus rares, le centre proémine; la cuisson est assez marquée et le prurit fréquent. Le psoriasis guttata et surtout nummulaire en diffère par l'hypertrophie légère de la peau sur le lieu malade, les squames vraies qui recouvrent la plaque, l'aspect rude au toucher, l'absence complète de vésicules ou de relief. Et si ce dernier caractère existe, le centre est évidé, si le bord a toujours des squames qui révèlent la lésion primitive. L'impétigo parasitaire paraît sur la peau nue après avoir été précédé d'une rougeur érythémateuse; il débute surtout par la circonférence de la plaque et l'envahit progressivement ; la plupart des pustules sont isolées les unes des autres. On retrouve quelques-uns des caractères de l'herpès circiné sur certains points ; enfin, il est ordinairement unique, peu étendu, rarement étendu à plusieurs régions; il siége sur les parties découvertes. L'altération des poils accompagne toujours l'herpès tonsurant, le lichen pilaris parasitaire. — Il y a sans doute des cas difficiles où l'examen microscopique est nécessaire pour arrêter définitivement le diagnostic, mais ce sont les plus rares. Presque toujours les commémoratifs, le siége, les phénomènes actuels permettent de reconnaître la nature du mal.

III. — CONTAGION ; IDENTITÉ DE LA CAUSE MORBIDE.

Contagion des affections cutanées tricophytiques. — L'herpès circiné est contagieux; les nombreux exemples cités par les auteurs, les faits observés journellement dans les hôpitaux, les écoles où la présence d'un seul malade suffit à la propagation du mal, ne permettent aucune hésitation à cet égard.

L'herpès tonsurant possède au plus haut degré ce pouvoir contagieux, mais cette propriété a été longtemps méconnue en France ou rapportée à d'autres lésions. Décrit par les Anglais sous les noms de Ringwurm, de Porrigo scutulata, l'herpès tonsurant est confondu, dans les descriptions de Willan et de Bateman, avec diverses éruptions simples d'impétigo et d'eczèma. Sa propagation dans les colléges anglais, sur des sujets bien nourris et d'une bonne constitution, avait frappé l'attention, mais il faut arriver aux recherches de Mahon jeune pour trouver une bonne description de cette affection (1829).

La maladie décrite par Mahon attira peu l'attention, et les auteurs français qui avaient supprimé la famille des teignes se trouvaient fort embarrassés d'expliquer certains faits de contagion par des maladies qui n'étaient pas la teigne faveuse.

La plupart supprimèrent la difficulté et préférèrent, sinon nier la réalité des observations, du moins invoquer une erreur de diagnostic. Le favus seul était contagieux; lui seul devait l'être; mais, en 1840, M. Cazenave eut à soigner, dans un collége de Paris, un certain nombre de pensionnaires atteints d'une altération particulière des cheveux, et il lui fut impossible de ne pas reconnaître la teigne de Mahon, le Ringwurm des Anglais. Il décrivit donc l'herpès tonsurant et eut l'occasion de le retrouver de nouveau un certain nombre de fois.

La propriété contagieuse ne fut plus contestée.

La mentagre donne lieu aux mêmes considérations. Mais indépendamment des cas nettement tranchés qui appartiennent à l'espèce vulgaire, et doivent la faire placer dans une catégorie particulière, on est exposé à se trouver en présence de faits complexes, à physionomie transformée; ainsi certains impétigos limités, certaines formes de pityriasis, quelques tubercules cutanés jouissent du pouvoir contagieux.

La contagion invoquée dans ces cas par le malade était le plus souvent repoussée par le médecin, qui s'obstinait à voir dans ces cas l'influence de la diathèse herpétique.

Au lieu de nier les faits qui sont d'observation vulgaire, il faut les constater et les expliquer. Or, toute affection contagieuse suppose une cause spéciale qui, par cela seul, lui donne un cachet à part.

Abstraction faite de toute théorie, les pityriasis, les impétigos contagieux ne peuvent être décrits avec leurs homonymes.

Il existe donc une classe de maladies se présentant sous forme d'herpès circiné, nummulaire, iris, impétigo, lichen pilaris et circumscriptus, herpès tonsurant, impétigineux, ulcéreux ou végétant, qui est de nature contagieuse.

Il nous reste à démontrer que ces affections reconnaissent une même cause, que le contagium est identique dans tous ces cas, et qu'il appartient au même parasite, — le tricophyton.

Identité de l'agent contagieux. — Les diverses affections dont nous venons de tracer l'histoire appartiennent-elles à une cause unique ou sont-elles sous la dépendance de contagiums différents ?

Le meilleur réactif des maladies contagieuses est l'organisme humain. Toutes les fois que des effets identiques se manifesteront, nous supposerons avec vérité l'unité de la cause génératrice. Nous examinerons successivement les preuves fournies par la clinique, la médecine vétérinaire et l'expérimentation.

1° *Coexistence de l'herpès circiné et de l'herpès tonsurant.* — Il est fréquent d'observer chez le même sujet la coïncidence de l'herpès circiné et de l'herpès tonsurant. Une simple visite dans un hôpital spécial démontre ce fait.

30 fois nous avons pu suivre jour par jour la marche du mal chez des enfants qui ont été infectés et qui ont contracté, à l'hôpital même, l'herpès tonsurant, et, dans tous ces cas, nous avons noté l'apparition d'herpès circiné en plaques plus ou moins nombreuses qui siégeaient le plus souvent à la nuque et présageaient l'invasion du cuir chevelu.

Chez l'adulte, on observe aussi la coïncidence de la mentagre et de l'herpès circiné. Ce fait est beaucoup plus rare que dans le cas précédent. Je l'ai observé six fois seulement : quatre fois la plaque herpétiforme siégeait à l'avant-bras, une fois à la nuque, une fois au cou.

2° Coexistence sur la même plaque des deux herpès simple et tonsurant. — Sur quelques malades, on observe manifestement, sur une même plaque, l'herpès circiné et l'herpès tonsurant ; à la nuque, par exemple, la moitié du cercle repose sur la peau nue — herpès circiné; — l'autre moitié attaque les cheveux — herpès tonsurant. — Pourrait-on admettre que la nature de la maladie changeât subitement sur une même plaque de l'étendue d'une pièce de un franc ?

Ces faits avaient déjà été notés par Mahon, par M. Cazenave. M. Bazin les a signalés, et tous les spécialistes les ont cent fois rencontrés.

3° Transmission de ces différentes formes les unes par les autres. — La clinique prouve que des malades atteints d'herpès tonsurant transmettent l'herpès circiné et réciproquement. Cette proposition a été démontrée par les observateurs déjà cités. Deux fois j'ai suivi en grand la preuve dans deux maisons d'orphelins. La contagion fut apportée par un enfant atteint d'herpès tonsurant, et ce mal se propagea à la plupart des pensionnaires sous deux formes principales, herpès circiné, herpès tonsurant. Dans une observation que je cite plus loin, des poils d'herpès tonsurant communiquèrent un herpès circiné, un impétigo, une blépharite ciliaire parasitaire. (V. obs. 4.)

On observe fréquemment au cuir chevelu la transformation sur place de l'herpès circiné en tonsurant.

4° Transmission des animaux à l'homme sous différentes formes. — La médecine vétérinaire nous offre une preuve bien frappante de cette identité.

Plusieurs animaux domestiques, et spécialement le veau, le bœuf, le cheval, le chien, le chat, le lapin, sont sujets à l'herpès tonsurant, et, en raison de la structure de la peau, l'herpès affecte toujours cette forme. Eh ! bien, ces affections, en se transmettant à l'homme, le seront toujours du moins dans l'immense majorité des cas, sous la forme d'herpès circiné. M. Malherbe, qui a décrit cette affection endémique dans la Vendée, l'a vu paraître au poignet, à l'avant-bras, au menton et au bord de la bouche, chez des enfants qui avaient l'habitude d'embrasser les jeunes veaux confiés à leur garde. (Malherbe et Letenneur, Nantes, 1852.)

Des faits semblables avaient déjà été relatés par Lavergne et Carrère (*Journal des vétérinaires du Midi*, 1838); par Verheyen (*Journal vétérinaire de Belgique*, 1842); par Cazenave (*Annales des maladies de la peau et de la syphilis*, 1851); en Allemagne, par Kœlreutter (*Méd. Correspond. Blatt*, 1836); Ritter (même journal, 1846); Ritter (*Hufeland's Journ.*, 1841), et bien d'autres que j'omets de citer, ne voulant pas allonger cette notice déjà trop longue. M. Bazin a indiqué ce caractère, mais d'une manière assez confuse, au point de vue des signes microscopiques.

Enfin, M. Raynal a lu en 1858, à l'Académie de médecine, un mémoire important dans lequel il prouve qu'il existe chez le cheval et le bœuf une affection contagieuse que l'on peut désigner sous le nom de dartre tonsurante, contagieuse, que cette affection est transmissible à ces différents animaux entre eux, et qu'elle peut se communiquer des animaux à l'homme.

Ces observations diverses s'accordent à prouver qu'il existe chez certains animaux domestiques des affections caractérisées par la germinaison du parasite végétal, le tricophyton, et qu'elles se transmettent de l'animal à l'homme sous forme d'herpès circiné ou impétigineux, comme j'ai eu occasion de le voir.

5° *Preuves expérimentales de l'identité.* — L'expérimentation directe sur l'homme a confirmé cette identité. A l'époque où M. Bouchard était mon interne à l'Antiquaille, il fit sur lui-même, à l'Antiquaille, une expérience que je rappellerai sommairement et qu'il a publiée dans la *Gazette médicale de Lyon*, 1859.

Inoculation le 27 juillet 1859, avec de l'herpès tonsurant sur deux points de l'avant-bras.

7 août, dix jours après, tache rose, prurit.

8 août, onzième jour, élevure du derme.

10 août, treizième jour, évidement du centre. L'aspect circiné se dessine.

Le quinzième jour de l'éruption, apparition des vésicules sur la surface; plus tard survinrent des pustules isolées d'impétigo et des plaques de lichen circonscrit. Cette observation importante dans l'histoire de la tricophytie, car elle a permis d'étudier beaucoup d'autres points intéressants de son histoire, démontre de la façon la plus formelle qu'un herpès tonsurant inoculé a produit un herpès circiné et du lichen pilaris, circumscriptus.

Sans être ausi directe, l'observation de l'endémie qui règne à l'Antiquaille est bien aussi une preuve expérimentale. Dans cet hospice, où les enfants sont mélangés sans distinction, teigneux, dartreux et scrofuleux, rien n'est plus fréquent que de voir des enfants sains être pris d'herpès.

Dans l'espace de trois ans, on compte cinquante cas de contagion dans l'hospice même, et je n'ai noté que ceux où l'affection rebelle a exigé des soins spéciaux et un long traitement pour être dissipée.

Sur ces cinquante enfants, douze étaient d'une bonne constitution, bien portants, affectés de maladies de la peau, trentehuit étaient plus ou moins scrofuleux, parmi eux vingt-deux étaient dartreux, seize atteints d'ulcères, caries, engorgement, glandulaires, etc.

Ainsi donc, nous voyons la contagion transmettre indifféremment l'herpès circiné, la teigne tonsurante, la mentagre et cela indifféremment.

Une affection qui se présente avec un pareil cortége symptomatique, un ensemble d'altérations microscopiques tout à fait identiques, nous paraît donc devoir se rattacher à une seule et même cause.

Est-ce à dire cependant que rien ne modifie ces conditions et que le mélange soit aussi confus qu'il le paraît au premier abord ? Le plus souvent un certain ordre s'établit. L'herpès circiné apparaît d'abord, éphémère ou persistant ; il peut être suivi plus tard de teigne tonsurante sur les parties couvertes de poils. La forme impétigineuse n'est qu'une complication ; le lichen pilaris circonscrit s'observe sur les parties couvertes de poils follets ou isolés comme à la nuque.

Une circonstance qu'il importe de préciser, c'est la rareté des éruptions tonsurantes au cuir chevelu, chez l'adulte. Autant cette affection est fréquente chez le jeune enfant, autant elle est rare à un âge plus avancé. Je ne l'ai pour mon compte observée que trois fois et cette circonstance est d'autant plus singulière qu'à la barbe le tricophyton élit son domicile, et que la mentagre ou sycosis se rencontre fréquemment sans dépasser la région qui l'a vu naître.

A quoi tient cette singulière disposition?

La contagion chez l'enfant s'opère surtout à la tête par le bonnet; chez l'adulte au menton et à la joue par le rasoir; mais cela en rendant compte du siége primitif n'explique pas pourquoi, chez le premier, une plaque d'herpès circiné laisse toujours craindre l'envahissement du cuir chevelu et que le sycosis ne s'accompagne presque jamais de cette complication. La difficulté de la contagion en raison de la rudesse, de l'épaisseur du poil entre bien en ligne de compte, mais il reste néanmoins toujours une inconnue, et je ne veux pas trop m'appesantir là-dessus, craignant d'entrer dans le domaine de l'hypothèse pure.

IV. — CONDITIONS DE PROPAGATION. — PROPHYLAXIE.

Mode de développement. — Le contact direct est le mode de contagion le plus fréquent; les rapports continus entre enfants qui vivent dans les mêmes salles, le changement de bonnets, les jeux, etc., facilitent singulièrement le transport des molécules contagieuses.

Dans les hôpitaux spéciaux, les sœurs chargées du service, les infirmières, les médecins sont placés dans des circonstances trop favorables à la contagion pour y échapper. Deux fois j'ai contracté l'herpès circiné, les deux infirmières épileuses en ont à plusieurs reprises été atteintes, et plusieurs sœurs hospitalières sont dans le même cas.

Le pouvoir contagieux dans la tricophytie existe donc à un bien plus haut degré que dans le favus qui est considéré comme le type des teignes contagieuses. A l'Antiquaille, j'ai vu cinq fois seulement le favus se transmettre.

Sous le rapport de l'état de santé des malades contagionnés, je n'ai rien noté de spécial.

Dans les hôpitaux d'enfants, la proportion des sujets lymphatiques est très-grande, et c'est ce qui nous explique le grand nombre des contagionnés parmi les malades appartenant à cette catégorie.

Dans les providences, les mêmes remarques sont applicables; un établissement qui comptait une majorité notable d'enfants vigoureux a été envahi en entier, et j'ai vu le même résultat dans une autre maison qui ne recevait que des infirmes.

Dans la clientèle civile, les malades atteints d'herpès étaient plutôt vigoureux que débiles.

En somme, l'influence du tempérament, de la constitution joue un faible rôle dans la production du mal. Il en est tout autrement de l'âge pour l'herpès tonsurant, ainsi que nous l'avons vu.

Faut-il cependant rapporter tous les exemples de contagion à un contact direct ? Je n'oserais l'affirmer ; ainsi dans ces derniers temps l'analyse de l'air atmosphérique, des poussières recueillies dans le service des enfants, nous ont révélé des faits de nature à accuser l'influence de l'air.

M. Lemaire a fait l'expérience suivante à St-Louis.

« Je plaçai, dit-il, à 50 centimètres de la tête, deux vases allongés remplis de glace et reposant sur une petite cuvette. Alors un courant d'air fut établi de manière à transporter la poussière favique vers les vases.

Je fis agiter les cheveux et les croûtes en les faisant gratter par le malade et l'air emporta à une assez grande distance des parcelles de matière favique, visibles à l'œil nu, dans lesquelles le microscope me permit de constater l'existence de l'achorion. — Ce premier résultat avait son intérêt, mais celui que j'attendais des vases de glace devait en avoir un autre plus important. En effet, le courant d'air qui passait sur la tête du malade venait frapper ces réfrigérants, y déposait l'eau qu'il tenait en suspension, et cette eau découlant le long des parois se réunissait dans la cuvette. C'est dans ce liquide que j'ai trouvé un grand nombre de spores isolées. Il est difficile de préciser la distance à laquelle ces spores peuvent être transportées, mais on ne saurait douter qu'elles ne puissent l'être fort loin. (*Acad. des sciences*, 19 juillet 1864.)

Cette expérience est trop simple pour être probante, et il

est évident qu'elle devait réussir. En poussant des corpuscules de favus vers un vase voisin on devait amener nécessairement la découverte du parasite dans le liquide.

Les expériences que nous avons faites de concert avec M. le docteur Dron sont beaucoup plus explicites. Nous avons recueilli les poussières accumulées sur une horloge élevée, et dans d'autres points de la grande salle des enfants. Ces poussières, indépendamment des corpuscules ordinaires qu'elles renferment, contenaient des spores transparentes, incolores, d'un diamètre variable entre 4 et 5 millièmes de millimètre, réfractaires à l'action de la potasse, de la soude caustique et du chloroforme. Ces spores étaient isolées, non disposées en forme de chapelets, aucune n'était tubulée.

Elles étaient mélangées à beaucoup d'autres substances de nature organique, fils de charpie, coton, substances minérales, charbon, etc. Nous avons examiné les poussières contenues dans des verres renfermant une légère couche d'eau, et nous avons obtenu les mêmes résultats.

Prophylaxie, traitement. — Les déductions pratiques que nous tirons des faits précédents sont :

1° L'isolement des malades teigneux.

Il est facile d'apprécier les conséquences désastreuses du mélange d'enfants atteints de maladies diverses. Nous demandons que les enfants atteints de tricophyton soient isolés, séparés des autres malades, et qu'un pavillon ou des salles spéciales leur soient affectés. — Dans les écoles, ils doivent être immédiatement renvoyés.

Cette mesure seule arrêtera l'endémie que nous avons observée et qui se continue malgré les efforts persévérants de M. le docteur Dron, mon successeur dans le service des enfants.

2° Dans les familles, une médication abortive sera faite toutes les fois qu'elle sera possible. Si une ou deux plaques d'herpès existent seules, on passera le crayon de nitrate d'argent, ou bien on appliquera un emplâtre de Vigo, qui agit tout à la fois comme parasiticide et comme moyen de protection.

3° Dans le traitement de la teigne tonsurante, on emploiera de préférence les topiques adhésifs qui opposent une barrière à la dissémination des spores (emplâtre de M. Baumès).

Si on se sert de pommade, de lotions, etc., on recommandera au malade de tenir toujours la tête couverte, — et il sera utile de lui faire porter en permanence une calotte de papier.

Traitement. — Je serai très-bref sur le traitement.

L'herpès circiné guérit spontanément sous l'influence des moyens les plus divers, après un temps plus ou moins variable, 15 à 40 jours.

Les meilleurs agents à employer sont : les pommades avec le turbith minéral, le soufre, les lotions avec une solution de sublimé, d'acétate de plomb, les teintures aromatiques, les bains sulfureux. La crème fraîche, le fromage mou sont très-utiles dans les herpès enflammés.

Dans l'herpès tonsurant, aux moyens précédents on ajoutera l'épilation lorsqu'elle sera praticable, car il est des cas où il est impossible de saisir un seul cheveu à la pince sans le casser.

L'épilation à la pince seule nous a donné de médiocres résultats, aussi ne la conseillons-nous maintenant que lorsque la maladie est déjà avancée, et encore l'associons-nous à l'épilation par l'emplâtre de M. Baumès, que nous appliquons immédiatement après.

L'épilation des cheveux voisins de la plaque pour empêcher la propagation du mal est sans aucune influence sur sa marche. Elle ne doit jamais être employée à titre de préventif.

Après cet exposé, M. Gailleton fait passer sous les yeux des membres du Congrès une série de dessins représentant les différents malades observés à l'Antiquaille et qui montrent les différentes formes de la tricophytie.

Obs. 1. — *Herpès circiné simple.* — *Contagion par herpès impétigineux.*

Une jeune femme (30 ans) vient me consulter portant deux plaques sur la partie latérale du cou. Ces plaques sont arrondies, d'un rouge vif, élevées au-dessus de la peau; leur centre légèrement convexe est recouvert d'une poussière blanche, et les bords sont couverts de vésicules très-petites reposant sur un liseré rouge à peine élevé. Aspect que j'appellerai cotonneux, aucune trace d'évidement central. Prurit continu. L'affection date de huit jours. A l'examen microscopique, spores libres, en chapelets, tubes de mycélium. Traitement par la pommade au turbith au 60ᵉ seulement, en raison de la finesse et de la susceptibilité de la peau. Bain sulfureux tous les trois jours; lotions à l'eau de lavande étendue d'eau. — Guérison le vingtième jour.

En recherchant l'origine de cette affection, je reconnus sur l'avant-bras d'une domestique de la maison une plaque d'impétigo qui occupait la région dorsale de l'avant-bras à la partie inférieure et empiétait un peu sur la région antérieure. La surface malade est irrégulière, quadrangulaire, mais le mal avait commencé par un petit point rouge qui s'était successivement agrandi depuis un mois. Plusieurs poussées de pustules s'étaient faites depuis le début du mal à diverses reprises, et au moment de mon examen, sur toute la surface existaient des croûtes jaunâtres d'impétigo avec sécrétion abondante d'un liquide puriforme, sur les bords de l'éruption ; gonflement manifeste, œdémateux. Sur de petites lamelles d'épiderme prises en divers points je pus reconnaître quelques spores rares, il est vrai, mais suffisantes pour nous renseigner sur la nature du mal. Traitement par la pommade camphrée, les cataplasmes de fécule ; bains émollients (mauve et sureau) pendant cinq jours ; puis, pommade et lotions à l'acétate de plomb; le vingtième jour, la malade allait assez bien, mais elle partit et je ne la revis plus.

Dans cette observation, nous voyons le tricophyton revêtir la forme impétigineuse, se transmettre par contagion et donner lieu à un herpès circiné simple. Il eût été intéressant de connaître l'agent primitif de la contagion. La domestique accusait un chat qui était couvert de croûtes et qu'elle avait soigné, mais l'animal ne put être retrouvé.

 OBS. 2. — *Herpès circiné de la barbe.*

Un homme âgé de 50 ans vint me consulter pour une éruption datant de quinze jours environ. Il avait aperçu un point rouge au milieu de la barbe du côté droit, et le mal en s'agrandissant avait envahi tous les favoris du même côté droit. Un cercle unique occupait cette région et s'arrêtait à trois ou quatre centimètres de la ligne médiane du menton. La moustache avait été respectée. La circonférence était d'un rose vif, son bord élevé, saillant, pour ainsi dire à pic, mais on ne distinguait aucune vésicule. Au dire du malade, cette circonférence s'était agrandie progressivement, et à mesure qu'elle s'étendait, le centre perdait son aspect inflammatoire. Prurit assez intense ; sensation de tiraillement de la peau de la joue ; pas de traces de pustules d'impétigo, ni de réaction inflammatoire, excepté sur le cercle extérieur. Pommade au turbith le soir ; lotions 5 0/0 acétate de plomb dans la journée ; application de crème fraîche le matin. Un mois de traitement a suffi pour faire disparaître entièrement les symptômes du mal.

Cette éruption est un des plus beaux cas d'herpès circiné que j'aie vus. Ici, rien de semblable à la description ordinaire de la mentagre. Une particularité à noter, c'est la limitation si tranchée de l'affection à une moitié de la figure.

OBS. 3. — *Herpès circiné à marche rapide. — Lichen pilaris.*

Une jeune fille de 20 ans voit apparaître quelques légères taches érythémateuses sur la peau des joues et du menton. Elle n'apporte pas grande attention d'abord à cet état, mais ne tarde pas à s'inquiéter sérieusement en voyant bientôt la peau du cou et de la poitrine se couvrir de ces efflorescences. Elle vient me consulter, il y a un mois et demi. A ce moment, la peau de la joue, du menton, de la nuque, de la partie antérieure du cou, est couverte d'une éruption générale confluente pour la face, où elle affecte la forme d'un pityriasis aigu; avec quelques débris de cercles encore apparents et d'anneaux accolés les uns aux autres pour le cou et la nuque. Ces plaques arrondies, du diamètre d'une pièce de un franc, sont rouges sur toute leur étendue ; elles présentent un léger rebord saillant, mais peu accusé néanmoins. Une plaque isolée sur la partie antérieure de la jambe présente plus nettement les signes de l'herpès circiné. Bord saillant, élevé ; quatre à cinq vésicules plutôt perceptibles au toucher qu'à la vue. Un prurit continu et des plus incommodes pousse sans cesse cette jeune fille à se gratter et ce fâcheux symptôme n'est pas un de ceux qui sont le moins désagréables à la malade. Je reconnais l'herpès circiné et l'examen microscopique confirme le diagnostic en montrant une quantité considérable de spores et de tubes dans les débris d'épiderme ramassés à la surface de la peau.

Prescription : pommade calomel 4/30 ; bain sulfureux tous les deux jours ; lotions sous-carbonate de soude 5/100. Quatre jours après cette prescription, les plaques existantes sont devenues plus rouges, d'une couleur vineuse, la démangeaison persiste, les membres inférieurs sont envahis dans toute leur étendue par des plaques nombreuses qui couvrent les jambes, les cuisses, les fesses et laissent à peine quelques intervalles de peau saine entre leurs anneaux. A la partie supérieure du cou, et un peu au-dessus de la ligne d'implantation des cheveux on aperçoit une dizaine de points arrondis, rouge sombre, saillants, rudes au toucher, couverts de petites surfaces blanchâtres, traversés par les poils et qui forment des gouttes convexes (lichen pilaris parasitaire, spores nettement visibles). Même pommade ; tisane amère ; purgatifs légers, séné, huile de ricin ; bain sulfureux et gélatineux; lotions, eau de lavande une cuillerée à bouche dans un verre d'eau.

Sous l'influence de cette médication, le prurit diminue, mais la coloration rouge persiste, la peau devient sèche et rude et ses mouvements de glissement sont douloureux.

Le quinzième jour du traitement, on commence l'emploi du turbith minéral et du soufre en pommade 1 gramme de chaque sur 30 grammes d'axonge ; un bain sulfuro-gélatineux tous les jours : application de crème fraîche sur la peau de la face.

son tour, à être contagionnée, et lorsque la guérison du petit malade était confirmée, deux plaques d'herpès parurent chez la mère, une à l'avant-bras, l'autre à la jambe. Ces deux plaques furent immédiatement cautérisées au nitrate d'argent, et malgré ce traitement, d'autres cercles ne tardèrent pas à se produire, et dans l'intervalle d'un mois les bras, les cuisses, les jambes, la poitrine, toutes les parties du corps, à l'exception de la tête et des extrémités inférieures furent couvertes d'anneaux circinés. Cette dame était alors enceinte de six mois, etmalgré tous les traitements externes employés, pommade au turbith, au soufre, à l'acétate de plomb, bains sulfureux, rien ne put faire rétrograder l'affection. La maladie resta à la période érythémateuse, quelques rares vésicules apparaissaient de temps à autre sur les cercles d'herpès, mais l'affection était atonique, si l'on peut se servir ici d'une pareille expression. Quinze jours après l'accouchement, tout disparut spontanément et sans qu'aucun traitement eût été fait depuis un mois.

4° Une autre enfant, plus débile et plus chétive cependant que le frère dont nous avons parlé plus haut, fut prise aussi d'herpès, mais elle en fut quitte pour une seule plaque au dos de la main qui disparut huit jours après une cautérisation à la pierre.

RÉFLEXIONS. — Nous voyons dans cette observation quatre personnes atteintes par contagion d'herpès circiné et la filiation des accidents est des plus faciles à suivre. Mais ce qui doit attirer notre attention, c'est la marche différente de la maladie chez les divers sujets. La bonne, d'une constitution assez robuste, mais lymphatique, a une herpès à forme impétigineuse ; le petit garçon, après une petite plaque, voit une blépharite pustuleuse survenir et démontrer une fois de plus l'identité de l'herpès circiné et tonsurant. Enfin, chez la mère l'affection est des plus tenaces, l'état puerpéral a-t-il été une condition favorable à la germination du parasite ? Il est permis de le penser en considérant avec quelle facilité le microscoporon se développe sur les femmes enceintes (masque des femmes enceintes). La disparition rapide de l'éruption après l'accouchement confirme cette manière de voir, surtout si l'on considère que les symptômes étaient jusqu'alors complètement stationnaires et rebelles aux agents thérapeutiques ordinairement si puissants contre une affection légère. La cautérisation, même à une époque rapprochée du début du mal, a été impuissante pour en arrêter le développement. Peut-être serait-il permis de penser que la contagion d'emblée multiple avait ainsi empêché l'action d'un moyen héroïque et qui arrête vivement les progrès du parasite.

V.

DISCUSSION.

M. Turck fait une communication verbale sur les ascarides lombricoïdes et les accidents qu'ils peuvent déterminer, et en particulier de ceux qui se produisent sur les organes génito-urinaires. Il cite brièvement trois observations à l'appui, une de paraplégie chez une jeune fille et deux de métrite.

M. Bouchard a fait quelques recherches et un certain nombre d'expériences sur le développement des trichines. Il croit que c'est par les voies de la circulation que s'introduisent les trichines. On retrouve, en effet, les embryons de ces animaux dans le liquide sanguin.

Sur des animaux sacrifiés au bout de 10 jours, M. Bouchard n'a pas observé les trichines dans les muscles, mais dans la veine porte, la veine cave, entre le foie et le cœur. Enfin on les a retrouvées dans les capillaires des muscles.

Au sujet de la guérison de la mentagre en une seule séance. M. Bouchard demande à M. Diday sur quoi il se fonde pour croire à une guérison radicale, et les faits rapportés lui paraissent si importants qu'il le prie de vouloir bien publier les observations, afin de permettre d'apprécier la nature et l'état de l'affection guérie.

M. Diday répond qu'il a voulu chercher un remède à une affection souvent rebelle aux différentes médications et qui, malgré les promesses des micrographes, ne cède pas à la destruction des spores.

M. Gailleton partage l'étonnement de M. Bouchard sur la rapidité insolite d'une guérison dans une maladie si tenace. Mais il veut répondre surtout à cette proposition de M. Diday que l'affection ne cède pas, malgré la destruction des spores.

Jamais les micrographes n'ont soutenu une doctrine aussi absolue. Ils ont dit que la condition essentielle et capitale de la guérison, c'était la destruction du parasite ; mais ils ont aussi démontré qu'indépendamment du cryptogame, il y a, dans une affection parasitaire, un autre élément dont il faut tenir compte : la réaction symptomatique. Quand on a tué l'acarus, on a mis le malade en bonne voie de guérison, mais on n'a pas fait disparaître du même coup les pustules et les bulles qui se rencontraient sur son tégument.

Les affections parasitaires déterminent chez quelques individus une poussée indépendante de la lésion primitive ; ainsi se produisent certains eczémas et lichens fort tenaces après la gale. Il faut donc bien distinguer ces deux ordres de faits : destruction du parasite, disparition de l'éruption qui l'accompagne. Dans la très-grande majorité des cas, cette éruption artificielle s'évanouit spontanément ; mais dans d'autres, elle subsiste en vertu de certaines conditions individuelles. Dans la mentagre, le parasite détruit, il reste encore l'inflammation du follicule pileux à faire disparaître, et ce n'est pas toujours facile.

Enfin, les micrographes admettent précisément diverses variétés de mentagre, parmi lesquelles une seule est parasitaire. Si on applique le même traitement à tous les cas, on échouera nécessairement, mais la doctrine nouvelle n'y sera pour rien.

Enfin, si quelqu'un vient déposer en faveur de cette théorie parasitaire, c'est bien M. Diday qui a cherché et a trouvé un moyen de prolonger le plus longtemps possible le contact entre le champignon et le liquide parasiticide.

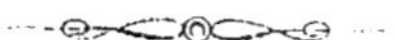

NEUVIÈME QUESTION

Qu'y a-t-il de contagieux dans l'organisme d'un sujet syphilitique ? A quelles conséquences pratiques peut conduire l'étude de cette question ?

Mémoires lus et communications orales. — MM. Rollet — Diday — Viennois.

Discussion. — MM. Palasciano — Rollet — Gailleton — Laroyenne — Monin — Diday.

———————⋗-◦-⋖——————

I.

INOCULATIONS

PRATIQUÉES AVEC LE VIRUS SYPHILITIQUE

ASSOCIÉ A D'AUTRES MATIÈRES CONTAGIEUSES

OU INOCULATIONS MIXTES

Par M. le Docteur ROLLET

Ex-chirurgien en chef de l'Antiquaille.

Le virus syphilitique n'est pas neutralisé par les matières contagieuses de la blennorrhagie et du chancre simple, ni par celle de la vaccine. Il peut donc se faire que tous ces principes soient transmis accidentellement dans les mêmes circonstances. En tout cas, on les a maintes fois inoculés ensemble artificiellement, et c'est des effets produits par ces inoculations mixtes que nous allons nous occuper maintenant.

Inoculation du virus syphilitique associé à la matière con-tagieuse de la blennorrhagie. — Le principe contagieux de la blennorrhagie ne s'inocule qu'à la surface de certaines mu-queuses ; il ne produit aucun effet dans la trame des tissus, lorsqu'on l'y insère avec la pointe de la lancette ; il était donc tout naturel qu'en inoculant, par simple piqûre sous-épider-mique ou sous-épithéliale, un mélange de virus syphilitique et de muco-pus blennorrhagique, on n'obtînt que les effets du virus syphilitique. C'est ce qui est arrivé à Hunter dans l'ex-périence dont nous avons déjà parlé, et que voici rapportée tex-tuellement.

OBSERVATION 1re (de Hunter). — L'expérience suivante a été faite dans le but de constater plusieurs faits relatifs à la maladie vénérienne. Elle a été commencée en mai 1767.

Deux piqûres furent faites, l'une sur le gland, l'autre sur le prépuce, avec une lancette chargée de pus vénérien provenant d'une gonorrhée.

Cette opération fut pratiquée le vendredi, et le dimanche suivant ces par-ties étaient le siège d'un violent prurit qui dura jusqu'au mardi suivant. En même temps, ces parties étant examinées fort souvent, elles parurent offrir plus de rougeur et d'humidité qu'à l'ordinaire, ce que l'on attribua au frot-tement auquel elles avaient été soumises.

Le mardi matin, la partie du prépuce où la piqûre avait été faite était rouge, épaissie, et offrait une petite tache.

Le mardi suivant, la tache avait gagné en étendue et sécrétait un peu de pus. Il y avait un peu d'engorgement aux lèvres du méat urinaire, et une légère douleur y était perçue au moment du passage de l'urine, de sorte qu'on s'attendait à voir survenir un écoulement urétral. La tache fut alors touchée avec le nitrate d'argent et pansée ensuite avec l'onguent mercuriel.

Le samedi matin, l'eschare tomba ; une nouvelle cautérisation fut faite, et une autre eschare se sépara le lundi suivant.

Dans la nuit précédente, le gland avait été le siège d'un prurit assez intense, et le mardi, une petite tache blanche fut remarquée dans l'endroit où la pi-qûre avait été faite. Cette tache ayant été examinée avec attention, on re-connut qu'elle était constituée par une petite vésicule remplie de matière jau-nâtre. Cette tache fut touchée avec le caustique et pansée comme l'autre.

Le mercredi, l'ulcère du prépuce était jaune, c'est pourquoi on le toucha de nouveau avec le caustique.

Le vendredi, les deux eschares se séparèrent ; l'ulcère du prépuce était rouge et sa base était moins dure ; mais le samedi son aspect était moins fa-vorable, il fut cautérisé de nouveau, et quand l'eschare produite par cette dernière cautérisation fut tombée, on le laissa se cicatriser, ainsi que l'autre, et il laissa après lui une dépression sur le gland.

Quatre mois après, le chancre du prépuce se rouvrit et l'on essaya des applications très-stimulantes. Mais ces topiques ne parurent pas agir favorablement et, toute application ayant cessé, il se cicatrisa. Il se rouvrit plusieurs fois dans la suite, mais toujours il se cicatrisa sans aucune application. Celui du gland ne se reproduisit jamais.

Pendant que les ulcères existaient sur le prépuce et sur le gland, une des glandes de l'aine droite se tuméfia. Depuis quelque temps, il m'était venu à la pensée que des frictions mercurielles sur la cuisse et sur la jambe du côté malade devaient être le moyen le plus efficace pour faire disparaître un bubon, parce qu'on devait ainsi établir un courant de mercure qui passerait à travers la glande enflammée. J'avais souvent réussi par cette méthode, mais c'était le cas de la soumettre à une critique plus attentive. Les ulcères de la verge furent guéris avant qu'on entreprît de résoudre le bubon. Peu de jours après qu'on eut commencé à faire usage du mercure d'après cette méthode, la glande diminua considérablement. On suspendit alors le traitement, car on n'avait pas l'intention de guérir le bubon complètement à cette époque. Quelque temps après, la glande recommença à augmenter de volume, et on employa en frictions la quantité de mercure que l'on jugea suffisante pour la réduction entière de la glande. Mais on eut soin de se borner à guérir la glande localement sans employer assez de mercure pour empêcher la constitution d'être infectée.

Environ deux mois après la récidive du bubon, une petite douleur lancinante et aiguë se fit ressentir dans une des amygdales pendant la déglutition. L'inspection des parties fit reconnaître la présence d'un petit ulcère qu'on laissa marcher jusqu'à ce que sa nature syphilitique eût été constatée, et alors on eut recours au mercure. Le mercure fut introduit par la même jambe et la même cuisse que précédemment, afin d'agir avec plus d'efficacité sur la glande qui avait été le siége du bubon, bien que probablement cela ne fût pas nécessaire.

Aussitôt que l'ulcère fut cicatrisé, l'emploi du mercure fut suspendu, parce qu'on ne voulait pas détruire entièrement le poison, mais au contraire observer quelles seraient les parties qui seraient affectées ensuite.

Environ trois mois après cette époque, il se forma sur la peau des taches de couleur cuivrée et l'ulcère de l'amygdale se reproduisit. On employa une seconde fois le mercure pour combattre les nouveaux effets du poison sur la constitution, mais encore dans la vue de pallier le mal.

Le mercure fut abandonné une seconde fois, et l'on s'occupa d'observer dans quelle partie la maladie se manifesterait ensuite ; mais il se reproduisit de nouveau dans les mêmes parties. Comme il ne paraissait pas qu'il y eût d'autres renseignements à obtenir en palliant seulement la maladie une quatrième fois dans l'amygdale et une troisième fois dans la peau, le mercure fut alors pris en quantité suffisante et pendant un temps assez long pour compléter la guérison.

L'expérience dura environ trois ans à partir de l'inoculation du virus jusqu'à la guérison complète (Hunter ; *loc. cit.*, p. 562).

» Cette expérience, ajoute Hunter, prouve d'abord que le pus de la gonorrhée peut produire un chancre. »

Oui certes, Hunter devait avoir cette conviction, car le vent n'était pas alors à la pluralité, et il ne pouvait pas lui venir à l'esprit qu'il eût affaire à deux maladies coexistantes. Mais, cette conviction malheureuse, et pourtant payée si cher, qui oserait aujourd'hui la partager ?

Il est évident que la matière blennorrhagique, inoculée par Hunter, avait été recueillie sur un sujet syphilitique. Hunter ne nous dit rien de ce malade ; en sorte qu'on ignore sous quelle forme le virus syphilitique était associé, dans ce cas, à la matière blennorrhagique, si c'était du sang syphilitique, ou la sécrétion d'un accident primitif ou secondaire qui entrait dans le mélange.

Quoi qu'il en soit, cette matière inoculée simultanément par deux piqûres, sous l'épiderme du prépuce et sous l'épithélium, a produit, aux deux points inoculés, un chancre, et consécutivement, au gosier et à la peau, des accidents syphilitiques secondaires.

Les chancres se sont montrés après une incubation de 5 à 12 jours sur le prépuce, et de 19 jours environ sur le gland. Hunter dit, il est vrai, que le chancre du prépuce s'enflamma et suppura en un peu plus de 3 jours, et celui du gland au bout de 10 jours environ ; mais je crois qu'en s'exprimant ainsi, Hunter a voulu parler du travail qui s'est opéré dans les chancres à partir du moment où ils ont apparu jusqu'à celui où ils ont suppuré. En s'en rapportant exclusivement au texte de l'observation, et en comptant jour par jour, on arrive aux chiffres que j'ai indiqués comme marquant, pour chacune des deux lésions primitives, la durée approximative de l'incubation.

C'est pendant que les chancres duraient encore, c'est-à-dire avant le 23e jour à partir de l'incubation, qu'une adénite se forma dans l'aine droite.

Il est difficile de préciser l'époque où survint l'ulcération secondaire de l'amygdale ; en tout cas, ce fut au moins trois mois après l'inoculation. Il y eut plus tard des manifestations à la peau, des récidives au gosier, et au total la maladie dura 3 ans.

Cette syphilis, dont l'évolution fut passablement irrégulière, n'est pas sans avoir quelque analogie avec celle du malade de M. Belhomme. Dans les deux cas, l'irrégularité est due à l'influence du traitement mercuriel.

Mais avant de commencer l'usage du mercure, Hunter fit un traitement local très-énergique, qui consista en cautérisations répétées des deux lésions primitives. Ces cautérisations, faites dès la première apparition du mal, n'ont pas prévenu l'infection générale : preuve remarquable de ce fait que le temps d'incubation n'est pas une période d'inertie pour le virus, et que le chancre primitif est déjà un effet général de la maladie se manifestant tout d'abord au point inoculé.

Il n'y a pas d'exemple d'inoculation artificielle, de blennorrhagie et de syphilis, opérée simultanément dans les conditions où chacune de ces maladies est apte à se développer, c'est-à-dire par l'application de la matière blennorrhagique à la surface d'une muqueuse, et de la matière syphilitique sous l'épiderme ; mais il existe bon nombre d'observations cliniques de ce genre. Dans ces cas, on voit les deux maladies suivre chacune de son côté, sa marche habituelle : la blennorrhagie, n'ayant pas, à proprement parler, d'incubation, apparaît la première ; puis, quelques semaines après, vient la syphilis avec son accident primitif et ses manifestations consécutives.

Hunter rapporte l'observation suivante : « Voici un fait, dit-il, qui tend à prouver que le chancre peut être la conséquence de la gonorrhée. A. B. contracta une gonorrhée vers le commencement de janvier 1788. L'inflammation disparut, mais l'écoulement persista. Un mois après cette époque, il apparut sur le gland un chancre pour lequel le malade prit du mercure et qui fut guéri au bout d'un mois. » (*Loc cit.*, p. 172.)

M. Gibert (*Manuel des maladies vénériennes*, p. 199) dit aussi : « Plus d'une fois nous avons eu occasion d'observer des malades qui n'étaient d'abord affectés que de blennorrhagie et chez lesquels des chancres se formaient aux parties génitales une ou deux semaines plus tard. Alors, on pouvait supposer que la blennorrhagie et les chancres étaient le résultat d'une seule infection, dont les effets multiples ne s'étaient pas développés en même temps. »

32

Cette manière d'interpréter les choses était en effet la plus naturelle et la plus vraie. Seulement M. Gibert aurait dû aller plus loin, et se demander si dans cette infection unique, suivie, à une ou deux semaines d'intervalle, d'effets si différents, il n'y aurait pas eu (ce qui aujourd'hui ne fait doute pour personne) inoculation simultanée de deux principes contagieux distincts.

M. de Castelnau a publié une observation analogue (*Annales de la syphilis et des mal. de la peau,* t. 1, p. 368). J'ai recueilli moi-même beaucoup de faits semblables ; mais, comme dans cette question des inoculations mixtes, je tiens à m'effacer le plus possible, je me borne aux citations qui précèdent.

Inoculation du virus syphilitique associé à la matière contagieuse du chancre simple. — On a pratiqué ce genre d'inoculation de trois manières différentes, les trois seules possibles : A. On a inoculé, dans une même piqûre un mélange de virus syphilitique, et notamment d'un chancre syphilitique primitif ; B. On a inoculé du virus syphilitique à la surface du chancre ; C. On a inoculé du pus de chancre simple à la surface d'une lésion syphilitique, et notamment d'un chancre syphilitique primitif. Voici la relation de ces expériences :

A. *Inoculation, dans une même piqûre, d'un mélange de virus syphilitique et de matière contagieuse du chancre simple.* — C'est à Melchior Robert que nous empruntons l'observation suivante, la seule de ce genre qui existe dans la science, car il ne faut pas compter les deux inoculations analogues faites par MM. Maratray et Danielssen, qui malheureusement manquent de détails suffisants.

Obs. 11. (de Melchior Robert). — Malade K..., salle Saint-Paul. Entré le 22 mars 1858 et couché au n° 10. Chancre induré très-volumineux derrière le gland à droite ; adénites multiples à droite, inguinales et bi-latérales. Chancre induré exubérant à la lèvre supérieure, près de la commissure droite ; adénite sous-maxillaire droite très-volumineuse, douloureuse et sub-inflammée ; roséole discrète (invasion de deux mois).

Le 25, inoculation, à la cuisse gauche du malade, du pus emprunté au chancre du gland.

Le 26, papule légère.

Le 28, petite pustule.

Le 30, élargissement de la pustule.

Le 31. je reprends du pus sur la pustule produite. et je l'inocule à la cuisse droite ; j'inocule pareillement à la cuisse droite du pus du chancre induré de la verge.

Le 1er et 2 avril, la première inoculation est remplacée par un chancre ayant cinq millimètres de diamètre, chancre très-engorgé et entouré d'une aréole inflammatoire. Les deux dernières inoculations ont occasionné une papule prurigiforme.

Le 6, le premier chancre inoculé est remplacé par une ulcération taillée à pic et très-enflammée. Les deux autres sont moins enflammées et moins étendues.

Le 10, des trois chancres, les deux qui viennent directement du chancre induré du prépuce sont en activité et assez larges.

Le 14, les trois inoculations suppurent abondamment. La roséole est confluente. D'autres symptômes se manifestent ; les chancres se cicatrisent.

M. C..., étudiant en médecine, atteint dans le moment de chancre simple et de bubon, voulant vérifier sur lui-même expérimentalement la doctrine du chancroïde, à laquelle je l'avais initié dans mes cliniques, s'inocule le 31 mars 1858 le pus de la première pustule d'auto-inoculation développée sur la cuisse du précédent malade.

Le 3 avril, pustule sur la cuisse gauche, bientôt remplacée par une ulcération en emporte-pièce qui, au 14 avril, a atteint de grandes dimensions et est très-enflammée.

La base de cette ulcération reste molle jusqu'au 22 avril, époque à laquelle j'aperçois une légère induration.

Le 2 mai, la cicatrisation est presque complète et l'induration est assez prononcée.

Le 12, je perds le malade de vue jusqu'au 22. A cette date, le chancre d'inoculation s'est réulcéré, peut-être à cause de la marche. A un centimètre de lui, en dedans, existe une ulcération.

La surface de ces deux ulcérations est pultacée et un peu enfoncée. Ses bords forment bourrelet, l'engorgement de la base est très-dur et très-étendu. La région inguino-crurale est le siége d'un ganglion engorgé assez volumineux, très-long dans la direction longitudinale et presque perpendiculaire au pli de l'aine.

Il n'y a encore aucun symptôme d'infection générale.

Le 10 juin, le chancre a les dimensions d'une pièce de cinq francs, sa surface est recouverte de bourgeons charnus, la base en est très-dure ; adénite cruro-inguinale multiple ; adénite post-cervicale, ulcération gutturale, syphilide papuleuse générale.

Un traitement approprié, scrupuleusement suivi, dissipe tous ces symptômes, non sans récidive ; mais, à la faveur de soins intelligents, notre courageux confrère recouvre la santé, jurant qu'on ne l'y prendrait plus, et avec la persuasion que le chancroïde né du chancre induré peut très-bien donner le chancre infectant. (Quelques considérations sur l'auto-inoculation du chancre infectant, 1862.)

Cette expérience est, je le répète, la seule de ce genre un peu complète, qui existe. On aurait pu, sans doute, l'instituer avec plus de méthode, mais il y aurait à la renouveler de tels dangers, qu'on nous saura gré de l'utiliser de notre mieux en cherchant à mettre en lumière et à dégager ses points les plus saillants.

Melchior Robert trouve dans ce fait la preuve : « que le chancroïde, né du chancre induré, peut très-bien donner le chancre infectant. » On pourrait encore mieux soutenir, en s'en tenant au résultat apparent de l'expérience, que ce fait est la preuve que le chancre simple peut donner naissance au chancre syphilique. Hunter se fondant, comme nous venons de le voir, sur un fait analogue, se croyait aussi autorisé à faire naître le chancre syphilitique de la blennorrhagie.

Ce que nous expliquons par une simple coexistence, les partisans de l'unité vénérienne sont forcés de l'expliquer par une filiation avec métamorphose : c'est une nécessité qui s'impose aussi bien aux partisans de l'unité du chancre, comme Melchior Robert, pour ne citer que lui, qu'à ceux de l'identité de la blennorrhagie et de la syphilis, comme Hunter, ou pour choisir un exemple plus près de nous, comme M. Sperino. (*Loc. cit.*, p. 533.)

Ceci dit, on ne peut pas nier que le malade, sur lequel a été recueillie la matière qui a servi à l'inoculation, n'eût à la fois la syphilis et un chancre simple. Il y avait chez lui, comme lésions syphilitiques, au moins un chancre induré (celui de la lèvre), des adénites indolentes et une roséole. Quant au chancre simple, il était derrière le gland, à droite, greffé peut-être sur un second chancre induré ; mais à coup sûr il était là, car le pus pris à cette place a pu être réinoculé avec succès aux deux cuisses sous forme de pustules chancreuses caractéristiques.

C'est sur la première de ces pustules, devenue un chancre de 5 millimètres de diamètre, qu'a été recueillie la matière contagieuse qu'on a inoculée à l'étudiant M. C... Celle-ci était en apparence constituée par du pus du chancre simple ; mais le sujet sur lequel on l'a prise était syphilitique, et, comme dans le cas précédent de Hunter, du virus syphilitique s'était trouvé mêlé à la matière inoculée. Ce qui a été inoculé à M. C.., c'est donc un mélange de pus de chancre simple et de virus syphilitique.

Qu'a produit cette inoculation mixte ? Elle a produit, ce qui était facile à prévoir, les effets réunis du pus de chancre simple et du virus syphilitique ; c'est-à-dire qu'un chancre simple s'est montré de suite au siége de l'inoculation, sous forme de pustule chancreuse développée sans incubation. Puis, après une incubation de 23 jours (du 31 mars au 12 avril), le chancre syphilitique a apparu sous le chancre simple avec son induration caractéristique. Un peu plus tard, environ six semaines après le début de l'accident primitif, sont venus les accidents secondaires, une angine syphilitique et une syphilide papuleuse confluente.

Il y a donc eu chez M. C..., au siége de l'inoculation, deux chancres superposés, ou, si l'on aime mieux, une lésion complexe formée par la coexistence au même point du chancre simple et du chancre syphilitique, lésion que j'ai qualifiée du nom de chancre *mixte*.

La seule différence qui existe entre cette inoculation et la précédente, c'est que, dans l'expérience de Hunter, l'une des matières contagieuses, celle de la blennorrhagie, a été inactive, parce qu'elle n'était pas susceptible d'être inoculée avec succès par piqûre ; tandis que dans celle de Melchior Robert les deux matières contagieuses se trouvant aptes à être inoculées avec succès par le même mode, toutes deux ont produit leurs effets habituels. Ces matières n'ont donc pas été neutralisées l'une par l'autre, au contraire, elles ont été l'une et l'autre aussi actives ensemble que si on les avait inoculées séparément.

B. *Inoculation du virus syphilitique à la surface d'un chancre simple.* — L'observation suivante est de M. Lindwurm ; si on laisse de côté les essais incomplets tentés dans le même sens par Melchior Robert, on peut dire qu'elle est aussi seule de son espèce. C'est qu'une expérience pareille est loin d'être inoffensive : elle rentre complètement dans la classe de ces inoculations pratiquées avec du virus syphilitique sur des individus vierges de la syphilis, et dont nous avons dit que nous en profiterions, que nous les utiliserions, mais sans les approuver, et en faisant, au contraire, des vœux pour qu'on ne les renouvelât pas.

Obs. III (de Lindwurm). — M. D..., fille d'une forte constitution, âgée de 18 ans, est admise le 22 août 1861. Elle portait plusieurs chancres simples à la vulve, et à la cuisse droite un autre chancre assez grand et assez profond, ce dernier paraissait dû à une inoculation spontanée.

Le 24 août, on inocula le pus de ce chancre à la même cuisse, et le résultat fut positif, puisque après trente-six heures la pustule d'inoculation s'était déjà développée.

Les chancres, excepté le dernier, provenant de l'inoculation, furent traités par une faible solution de chlorure de zinc.

Le 28 août, on transporta sur le chancre d'inoculation du pus d'un chancre induré, inoculé à la cuisse d'une malade, malade à laquelle on donna tous les symptômes de la syphilis constitutionnelle par cette inoculation ; cette infection méthodique d'un chancre simple par du virus syphilitique ne parut d'abord amener aucun changement dans sa marche. Plus tard, il s'étendit en largeur et en profondeur jusqu'à ce que, quatre semaines après, il se guérit par des pansements au chlorure de zinc comme les précédents. Seulement, il laissa après lui une cicatrice rougeâtre, saillante et assez grande, quoiqu'elle ne pût pas se comparer à l'étendue et à la profondeur du chancre.

Le 21 septembre, la malade, regardée comme guérie, reçut son exeat.

Le 11 décembre 1861, après trois mois d'absence, la malade rentra dans le service portant un chancre simple à la fourchette, lequel, d'après son dire, datait seulement de quatorze jours. Mais, de plus, chez elle, la syphilis constitutionnelle était caractérisée par des plaques muqueuses assez volumineuses aux parties génitales et à l'anus, par l'engorgement des ganglions inguinaux, cervicaux et occipitaux, ainsi que par un exanthème maculeux sur la poitrine et sur le bas-ventre.

Les cicatrices des anciens chancres étaient à peine visibles, et la cicatrice du chancre spontané de la cuisse droite ne paraissait plus que comme une légère tache rougeâtre.

Par contre, la cicatrice du chancre inoculé à la cuisse droite et sur lequel on avait mis du virus syphilitique, ne faisait que croître et paraître davantage. Elle était notablement plus étendue et plus saillante que trois mois auparavant, d'un rouge intense, sans ulcération.

Au dire de la malade, huit jours après sa sortie, la cicatrice s'était rouverte, suppura d'une manière insignifiante et s'étendit simplement en largeur et en hauteur, et avec des lotions de chlorure elle se guérit de nouveau au bout de quelques jours.

Maintenant cette cicatrice a une grande ressemblance avec un large condylome sec, comme on en voit souvent à la face interne des cuisses (*loc. cit.*, p. 174).

Cette expérience de M. Lindwurm est très-probante : elle démontre une fois de plus que la matière contagieuse du chancre simple et le virus syphilitique ne se neutralisent, quoi qu'on en ait dit, aucunement. Le chancre simple où le virus syphilitique a été déposé, n'a été pour ce dernier qu'une surface absorbante toute préparée, une plaie d'inoculation comme toutes les autres, au fond de laquelle il s'est développé régulièrement.

Il y a eu une incubation de quatre semaines, qui a donné au chancre simple, pansé méthodiquement, le temps de se cicatriser.

Le premier effet du virus syphilitique s'est manifesté immédiatement après, dans la cicatrice même du chancre, qui est décrite ici comme saillante, rougeâtre, et rappelant assez bien la lésion papulo-tuberculeuse que les expérimentateurs ont notée comme marquant le début de l'accident primitif dans la plupart des inoculations précédentes.

Cette saillie rougeâtre, d'abord assez étendue, a pris peu à peu plus de développement. Au bout de huit jours, au dire de la malade, elle s'est ulcérée ; elle a suppuré et, trois mois après, revue par l'inoculateur, elle ressemblait, selon ses propres expressions, à un *condylome sec*.

En d'autres termes, la papule initiale n'avait pas tardé à devenir un chancre, lequel avait subi à la longue la transformation *in situ* en plaque ou tubercule muqueux, comme on l'observe assez souvent chez la femme.

Les accidents secondaires n'avaient pas fait défaut, car la malade, au moment de sa rentrée à l'hôpital, avait des plaques muqueuses aux parties génitales et à l'anus, et un exanthème maculeux sur la poitrine et le bas-ventre.

Dans cette expérience, l'inoculation syphilitique a donc été suivie d'effets réguliers, que les chancres simples concomitants n'ont nullement obscurcis ni altérés.

C. *Inoculation de la matière contagieuse du chancre simple à la surface d'une lésion syphilitique, et notamment d'un chancre primitif.* — Autant il est dangereux d'inoculer le virus syphilitique à la surface d'un chancre simple, autant il l'est peu de greffer le chancre simple sur le chancre syphilitique. C'est une expérience qui a été pratiquée bien souvent à l'Antiquaille, et qui n'est pas moins inoffensive que la réinoculation du chancre simple, par exemple, telle que l'a si largement pratiquée l'école de M. Ricord.

Si on peut greffer le chancre simple sur le chancre syphilitique, on peut aussi sans inconvénients, mais sans que l'expérience présente un intérêt scientifique aussi important, inoculer le chancre simple sur un autre point de l'organisme syphilitique.

En faisant l'inoculation sur un point dépourvu de lésion apparente de syphilis, on obtient un chancre simple dont les caractères physiques n'ont rien de spécial.

En choisissant comme siége de l'inoculation une lésion syphilitique secondaire, une plaque muqueuse, par exemple, on a encore pour résultat un chancre simple qui conserve sa souplesse.

Dans l'un et l'autre cas, on produit le chancre mou des syphilitiques, maladie facile à créer artificiellement, mais qui est aussi le résultat assez fréquent de la contagion naturelle, et dont M. Fournier (*loc. cit.*, p. 301), entre autres, a rapporté plusieurs observations.

Nous avons vu, par l'expérience citée plus haut de Melchior Robert, que ce chancre, alors même qu'il n'est superposé à aucune lésion syphilitique apparente, peut fournir une matière contagieuse mêlée de virus syphilitique. Il peut se faire aussi que le mélange n'ait pas lieu ; car nous mentionnerons bientôt d'autres expériences dans lesquelles cette sécrétion a été inoculée sans autre résultat que le chancre simple.

La greffe du chancre simple sur le chancre syphilitique est suivie d'effets immédiats.

Lorsqu'on applique à la surface d'un chancre syphilitique du pus de chancre simple, l'ulcération ne tarde pas à changer de caractère. Au bout de deux ou trois jours, le chancre syphilitique est comme transformé : il prend un fond grisâtre, comme le chancre simple, et des bords déchiquetés, taillés à pic ; la suppuration qu'il fournit devient plus abondante, sanieuse ; et surtout il devient réinoculable, sous forme de pustule chancreuse caractéristique.

L'inoculation peut aussi s'opérer profondément, gagner les vaisseaux et les glandes lymphatiques et amener la lymphite, et surtout le bubon chancreux.

Mais, en même temps que le chancre syphilitique revêt les caractères du chancre simple, il ne perd pas les siens propres : il conserve l'induration, qui reste toujours son signe en quelque sorte pathognomonique; l'adénite multiple persiste aussi, et alors même que les ganglions deviennent chancreux d'un côté (ce qui du reste est assez rare), comme le bubon chancreux est généralement unilatéral, et l'adénite syphilitique, au contraire, habituellement bilatérale, on a encore de l'autre côté l'adénite indurée comme signe persistant de la nature de la maladie. Y a-t-il besoin d'ajouter que les effets consécutifs du chancre syphilitique ne sont nullement modifiés par cette inoculation, et que la syphilis secondaire n'en éclate pas moins à son époque et sous sa forme habituelle?

De nombreuses expériences de ce genre ont été faites à l'Antiquaille, depuis 1858. Parmi celles qui ont été publiées, après avoir été faites sous mes yeux, je citerai plus particulièrement celles de M. Laroyenne (*Annuaire de la syphilis et des maladies de la peau*, 1850); celles de M. Basset (*Thèse de Paris*, 1860), et celles de M. Nodet (*Thèse de Montpellier*, 1863).

MM. Cusco, A. Guérin et Picard, dans les hôpitaux de Paris; MM. Sigmund, Bœrensprung, Lindwurm, en Allemagne; H. Lee, à Londres; Pellizari, à Florence, d'autres encore, ont reproduit les mêmes faits en procédant de la même manière.

Comme ces expériences ne sont pas des inoculations syphilitiques, et que d'ailleurs le résultat en est aussi simple qu'il était facile à prévoir, je me dispense de les relater ici. Je reviendrai plus tard sur ce sujet, lorsqu'il sera question du chancre mixte envisagé au point de vue clinique.

Ce que nous devons surtout retenir pour le moment, c'est que l'application de la matière contagieuse du chancre simple à la surface d'un chancre syphilitique, rend ce dernier réinoculable à la manière du chancre simple, c'est-à-dire sous forme de pustule chancreuse caractéristique.

Maintenant, si nous reprenons, où nous l'avons laissée tout à l'heure, la question de la réinoculabilité du virus syphilitique, nous remarquerons que ce virus peut être réinoculable en apparence sans l'être en réalité; et que telle lésion syphilitique a paru à quelques observateurs susceptible de se réinoculer, parce que la pustule chancreuse était le résultat de la réinoculation.

Nous en avons déjà cité un cas (celui de M. Richet) qui passe encore, auprès de certaines personnes, pour un des exemples

les moins contestables de réinoculabilité des accidents syphilitiques secondaires. Ce qui est vrai pour la syphilis secondaire
l'est bien mieux encore pour la syphilis primitive.

En effet, dans les essais de réinoculation des lésions syphilitiques secondaires, lorsqu'on est induit en erreur par la coexistence d'un chancre simple, c'est au chancre mou des syphilitiques dépourvu d'induration qu'on a affaire. Or, ce chancre offre
beaucoup moins de difficultés de diagnostic que le chancre mixte
proprement dit, c'est à dire que le chancre simple implanté sur
la base indurée du chancre syphilitique. D'ailleurs, la coexistence des deux chancres est plus fréquente que celle du chancre
simple et des lésions syphilitiques secondaires.

Aussi l'irréinoculabilité du chancre induré a-t-elle été niée
par des expérimentateurs très-exercés, et de la meilleure foi du
monde, uniquement parce qu'il leur a manqué de faire les mêmes distinctions que nous.

Les syphilisateurs qui ont prétendu réinoculer des chancres
syphilitiques primitifs, MM. Melchior Robert, Sperino, Boek
et Bidenkap, et qui avouent tous avoir obtenu dans ces cas,
comme résultat de la réinoculation, la pustule chancreuse normale, ont bien réinoculé quelques chancres vraiment indurés,
mais des chancres mixtes, c'est-à-dire des chancres syphilitiques doublés de chancres simples.

On n'a qu'à lire, pour s'en convaincre, les observations de ce
genre relatées *in extenso* par Melchior Robert et longuement
discutées par M. Nodet dans sa thèse inaugurale. Ces observations, où l'on voit la pustule chancreuse caractéristique résulter
toujours de la réinoculation, sont purement et simplement des
cas de chancres mixtes.

J'ai déjà fait remarquer, à propos du chancre simple inoculé,
que M. Sperino n'avait obtenu, lui aussi, dans ses inoculations,
que la pustule chancreuse caractéristique. Peut-on douter qu'il
n'ait eu souvent l'occasion de réinoculer des chancres mixtes,
quand on sait qu'il faisait ses expériences sur des prostituées,
chez lesquelles les différentes maladies vénériennes devaient
coexister avec une fréquence extrême, puisque ces maladies
coexistaient, chez elles, avec la gale dans des proportions énormes, beaucoup plus fortes que celles que nous observons à Lyon
(20 cas de gale chez 96 femmes affectées de maladies vénériennes).

Ce qui est vrai pour MM. Sperino et Melchior Robert, l'est aussi pour MM. Boeck et Bidenkap qui, dans leurs quinze inoculations positives de chancres indurés ou de plaques muqueuses *(Recherches sur la syphilis,* Christiana, 1862, p. 65), n'ont jamais obtenu, comme du reste tous ceux qui en ont fait l'épreuve, que la pustule chancreuse classique, ou des pustules dites éphémères.

J'ai fait à l'Antiquaille plusieurs centaines d'essais de réinoculation du chancre syphilitique, et, moi aussi, j'ai vu assez souvent la pustule chancreuse se développer d'emblée au point inoculé. C'est même pour me rendre compte de ces exceptions apparentes qu'ont été instituées nos expériences de greffes chancreuses. Peu à peu nous avons appris à diagnostiquer d'avance les chancres indurés qui devaient être ainsi réinoculables.

Quoi qu'il en soit, il résulte de toutes nos tentatives de réinoculation, que les chancres indurés qui fournissent la pustule caractéristique sont, aux autres chancres syphilitiques primitifs, dans la proportion de 6 à 100.

Le chancre *mixte,* qui est en définitive le chancre syphilitique primitif réinoculable sous forme de pustule chancreuse, n'est donc pas une anomalie. La règle est que le virus syphilitique est irréinoculable ; les exceptions, nous les avons fait connaître. Quant à la réinoculabilité du chancre mixte, elle est aussi la règle, car ce qui se réinocule alors, ce n'est pas le chancre syphilitique, mais le chancre simple greffé sur lui.

Inoculation du virus syphilitique associé au virus vaccin.

Inoculation du vaccin, du muco-pus blennorrhagique et du pus contagieux du chancre simple, recueillis sur des sujets syphilitiques, sans mélange de ces matières contagieuses avec le virus syphilitique. (Voyez, pour le développement de ces deux propositions, mon *Traité des maladies vénériennes,* page 580 et suivantes.)

II.

DE QUELQUES SOURCES INSIDIEUSES DE LA SYPHILIS

Par le Dr P. DIDAY.

§ I.

Le programme du Congrès médical de Lyon a posé la question suivante : *Qu'y a-t-il de contagieux dans l'organisme d'un sujet syphilitique ?*

A cet énoncé, l'expérience et la clinique, aujourd'hui enfin d'accord, répondent :

Sont contagieux : 1° le fluide des lésions syphilitiques (le chancre et les accidents auxquels jadis on réservait le nom de constitutionnels, tels que plaques muqueuses, acnés, ecthymas, etc.); 2° le sang ; 3° le sperme.

Mais la solution ainsi formulée n'aurait ni intérêt, ni portée, si, à côté de la question précédente, on ne posait celle-ci : *Ces divers éléments contagieux, le sont-ils à un égal degré ?*

En effet, cette seconde question, qui comprend la détermination des voies et moyens de la contagion, explique les divergences des auteurs sur le pouvoir transmissif de telle ou telle lésion ; elle dicte les mesures à prendre contre les différentes chances de transmission ; enfin, et avant tout, elle fait rentrer la présente étude dans les lois de la pathologie générale.

La syphilis, en effet, on peut le dire, offre dans son cadre un exemple de chacune des conditions qui sont capables d'exercer sur la contagion une influence quelconque. Pendant les douze ou quinze mois qu'il demeure syphilitique, un homme a tant d'occasions de mettre tant de parties de son organisme en contact, de tant de matières, avec tant de personnes si diversement prédisposées soit localement, soit généralement, l'art expérimental a ajouté tant de procédés perfectionnés à ces procédés naturels que l'histoire générale de la contagion a trouvé

dans les travaux des syphiligraphes modernes au moins autant
de lumières qu'elle leur en a données.

On est aujourd'hui bien fixé sur les diverses influences qui
facilitent la contagion. Elles se rapportent au sujet contaminant, au sujet exposé et au mode de contact. Pour abréger, je
dirai seulement : que les chances de transmission augmentent
lorsque le fluide provient d'une lésion appartenant aux premières périodes de la syphilis ; lorsque ce fluide a été déposé
en abondance et sans avoir eu le temps de perdre sa constitution histologique ; lorsqu'il est appliqué et maintenu en permanence sur une large surface dénudée ; lorsque, à défaut de
dénudation, cette surface était, au moment du contact, le siége
d'une hypérémie et d'un éréthisme nerveux aussi intenses,
aussi durables que possible.

Ce programme ne sert pas seulement à comprendre pourquoi
telles lésions, tels fluides, auxquels manque l'occasion d'un
contact suffisant, ont pu longtemps être réputés non contagieux.
Il permet de classer, en quelque sorte, les diverses lésions syphilitiques sous le rapport de leur contagiosité. Si, en effet,
certaines lésions, les plaques muqueuses, quoique se trouvant
très-fréquemment dans les conditions les plus favorables pour
transmettre, n'opèrent l'infection que d'une manière comparativement rare, n'est-on pas en droit de dire que c'est parce
qu'elles sont moins contagieuses?... Sous un autre rapport, si
l'on n'est encore parvenu qu'une seule fois à prouver expérimentalement le pouvoir transmissif du sang de syphilitique,
cela dépend-il de ce que ce pouvoir transmissif est faible?... Ne
serait-ce pas plutôt parce que, ainsi qu'on le voit dans la trans-
fusion, le sang est, pour la contagion comme pour la vie, le
plus fragile, le plus instable des véhicules?...

Cette *échelle de contagiosité*, tout en satisfaisant le théori-
cien, a encore l'avantage de mettre le praticien sur ses gardes
en lui montrant comment un même fluide, que l'on tenait
pour inoffensif, peut révéler à l'improviste sa propriété contagieuse lorsqu'il trouve un ensemble de circonstances propres à
lui donner son summum d'action.

Cette manière, que je crois irréprochable, de mesurer la contagiosité va me donner occasion de rechercher si elle existe

dans trois sources où on l'avait méconnue jusqu'ici. Je veux parler : 1° des lésions communes se transformant en lésions syphilitiques ; 2° du sperme par son action directe sur la femme; 3° des parasites animaux :

1° *Action contagieuse des lésions communes en voie de transformation.* — Les sécrétions normales d'un syphilitique (salive, lait, larmes) ne sont pas contagieuses. Je m'en suis assuré, il y a trois mois, en inoculant à deux jeunes gens sains les larmes recueillies sur la conjonctive d'un homme en pleine éclosion secondaire et jusque-là non traité par le mercure. Résultat nul.

Les sécrétions morbides, non spécifiques, d'un syphilitique (pus, matière catarrhale, sérosité de l'eczéma, etc.) ne sont pas non plus contagieuses. J'ai également, et à la même époque, inoculé, sans succès, à une jeune dame saine, la matière d'une pustule d'acné iodique, prise chez un syphilitique en plein début de poussée secondaire, non encore mercurialisé.

Mais ce qu'il ne faut pas oublier, c'est que, assez souvent, une de ces lésions communes qui se manifeste sur un syphilitique devient chez lui la cause occasionnelle du développement *ipso loco*, d'une lésion syphilitique. Ainsi j'ai cité une contusion du front, sur le siège de laquelle naquit une plaque pustulo-crustacée. Ainsi j'ai vu tout récemment un arrachement accidentel de l'épiderme du bord de l'ongle, chez un syphilitique, se transformer en onyxis.

Eh bien ! cette lésion qui hier était simple, qui demain sera syphilitique, ne pourra-t-elle pas, à un moment donné, offrir l'aspect simple et cependant avoir le fond syphilitique ?... Avant que le travail morbide spécial qui va en faire un accident secondaire lui ait donné, pour l'observateur, l'apparence extérieure caractéristique de ces accidents-là, ne peut-il pas déjà y avoir altéré les fluides au point de les rendre contagieux ?...

Un homme, dans une rixe, est mordu à la lèvre par son adversaire, qui était porteur de plaques muqueuses à la bouche. La morsure offre durant quelques jours la marche, les caractères physiques d'une plaie simple. Puis, plus tard, on y découvre ceux d'un chancre. Or, — je le demande à M. Rollet, à qui j'emprunte cet exemple, — cette plaie n'a-t-elle pas pu être déjà contagieuse à un moment où, pour tout œil non prévenu, elle n'avait encore que l'aspect d'une plaie simple ?... On n'hésitera pas à répondre oui, si l'on se rappelle que le chancre se produit souvent sous forme d'une érosion insignifiante à peine perceptible, et que cependant dès qu'elle est apparente, dès qu'on peut la voir, cette érosion si minime est déjà contagieuse.

Autre exemple que vient de me raconter M. Gailleton, actuellement chirurgien en chef de l'Antiquaille. Un de ses malades avait un phymosis récent d'où sortait du pus. Voulant savoir ce que renfermait ce pus, M. Gailleton l'inocule à la cuisse du malade. Au point inoculé, il vient une chancrelle. A peine était-elle guérie, que le sujet — qui, sous son prépuce, cachait chancre et chancrelle — présente l'invasion d'une syphilis secondaire ; et en même temps sur la récente cicatrice de la chancrelle d'inoculation, se manifeste une papule syphilitique, parfaitement caractérisée.

Eh bien ! supposez que ce malade eût ajourné son entrée à l'Antiquaille, que par conséquent l'inoculation n'eût eu lieu que quelques jours plus tard. Sa chancrelle d'inoculation n'aurait pas été guérie au moment où le processus syphilitique se déclara sur ce siége ; et si l'on avait alors voulu inoculer ce qu'on aurait cru n'être qu'une chancrelle, c'est le fluide d'une papule syphilitique en voie d'éclosion, par conséquent c'est la syphilis qu'on aurait inoculée du même coup.

Toutes ces lésions, dont l'apparente bénignité rassure, sont donc une source possible de transmission de la syphilis. Mais si, dans ces divers cas, le fait est éventuel et le danger fortuit, il en est un où la contagion est plus à craindre parce que l'art s'attache intentionnellement à la provoquer ; je veux parler de la vaccination.

Lorsque éclate une de ces épidémies de syphilis vaccinale, dont M. Viennois a si bien éclairé l'histoire, que se passe-t-il ? Je ne recherche pas, pour le moment, ce qu'a fourni le premier enfant, le vaccinifère (qu'on pourrait plus justement nommer vaccino-syphilifère). J'admettrai bien volontiers que c'est par le sang de sa pustule vaccinale que la syphilis va se propager.

Mais comment, sous quelle forme se propage-t-elle ?... Sous la forme d'un chancre qui apparaît sur le bras de chacun des vaccinés. — Or, ce chancre serait très-facile à reconnaître et à éviter, s'il était seul; mais comme il succède à la pustule vaccinale, son début peut passer inaperçu, couvert qu'il est sous l'apparence normale de cette pustule.

Sans doute les choses ne ne passent pas toujours ainsi : fort souvent la pustule est cicatrisée, ou du moins elle est en desquamation, lorsque le chancre se manifeste sur la place qu'elle occupait. Mais dans d'autres cas, il n'en est pas de même, et le chancre naissant existe sous la pustule bien avant que la pustule ait cessé de sécréter de la lymphe vaccinale. Ainsi le raconte M. Lecoq : « A partir du quatrième jour de la vaccination, dit-il, la marche de l'éruption a été irrégulière ; au lieu d'une pustule normale, nous avons vu paraître une pustule non-ombiliquée se recouvrant promptement d'une croûte épaisse sous laquelle existait une ulcération. » Ainsi en témoigne également M. Laroyenne : « Trois des pustules vaccinales de l'enfant, dit-il, s'agrandirent et persistèrent environ 70 jours, à compter du jour de l'opération. »

En pareil cas, la méprise est presque inévitable. Vous voyez une pustule vaccinale régulière en apparence ; vous croyez y prendre de la lymphe normale, et malgré toutes les précautions, votre lancette y rencontre mêlée la sécrétion du chancre qui commence.

D'ailleurs, en expliquant quelques transmissions vaccino-syphilitiques par une pustule vaccinale en voie de se chancrifier, je ne rejette point la propriété infectante du sang périvaccinal d'un syphilitique. Je ne conteste point non plus que la lymphe vaccinale, développée chez un sujet déjà syphilitique, puisse être pure, incapable de contagionner. Il suffit, en effet, pour qu'elle reste pure — et le fait doit être fréquent — que la pustule vaccinale n'ait pas provoqué, à l'endroit précis où elle se développe, l'éclosion d'une lésion syphilitique, ou qu'elle ne l'y ait provoquée qu'après que la suppuration vaccinale a cessé.

La conclusion, au point de vue prophylactique, est facile à tirer. J'ai prouvé expérimentalement qu'un bouton vaccinal qui ne compte que 45 heures à partir de l'inoculation qui lui a donné naissance, fournit déjà de quoi reproduire une pustule normale (1). D'autre part, il est très-rare qu'un chancre appa-

____

(1) *Histoire naturelle de la syphilis* (Notes).

raisse avant cinq ou six jours à partir du moment du contact infectant. Donc, tout en examinant soigneusement le bouton vaccinal avant d'y puiser, tout en évitant d'inoculer une lymphe qui serait mêlée de sang, il importe, en outre, d'employer, pour y puiser, les pustules vaccinales aussi récentes, aussi *jeunes* que possible. À cet âge — gravons par un seul mot cette maxime dans nos souvenirs—elles transmettront déjà la vaccine et ne transmettront pas encore la syphilis.

2° *Action contagieuse du sperme sur la femme.* — Jadis, lorsqu'une femme était infectée par son mari, la seule explication admise était celle-ci : C'est que le mari avait un chancre.

Bientôt on sentit la nécessité d'aller plus loin, et la même faculté fut reconnue aux lésions dites constitutionnelles. L'extension était légitime ; mais, dans l'espèce, elle restait presque sans application, les lésions secondaires étant très-rares sur les organes génitaux de l'homme.

Plus tard, on invoqua le pouvoir contagionnant du sang. Rien de plus légitime encore en théorie ; mais rien de moins commun en fait. Il faut pour cela, en effet, que l'homme et la femme se fassent ensemble l'un l'excoriation qui verse le sang contagieux, l'autre l'excoriation qui l'absorbe ; il faut que ces deux excoriations se rencontrent ; il faut que la seconde ne saigne pas assez pour empêcher l'absorption ; enfin tout ceci n'arrive, au plus, qu'une seule fois dans la vie des conjoints.

D'ailleurs, un autre fait d'observation demandait aussi à la théorie son explication. Beaucoup de femmes ont la vérole sans que le médecin puisse trouver dans leurs souvenirs, pas plus que sur leurs orifices accessibles ou ailleurs, la trace d'un chancre, d'un accident initial quelconque. Elles ont eu la syphilis, ou elles l'ont ; on en est sûr : et pourtant elles nient avoir eu auparavant, au terme voulu, quoi que ce soit qui ressemble à un accident primitif !

Or, je n'ai jamais été, on le sait, de l'école qui croit les malades sur parole ; mais je ne suis plus de celle qui leur impose silence. Je suis maintenant de celle qui les écoute ; et je sais plus d'une découverte contemporaine qui aurait été faite il y a quelque vingt ans, si l'on n'avait pas alors systématiquement fermé les yeux et les oreilles à ce que les malades vous montraient de tout leur pouvoir, vous criaient sur tous les tons.

Je reviens. Ce grand fait de *véroles acquises sans lésions primitives* fait particulier au sexe féminin, m'avait frappé vers 1858. Je l'expliquai alors par la conception, par l'action contagionnante qu'exerce sur la mère l'enfant qu'elle porte dans son sein. « Le germe s'étant développé, ne fût-ce que pendant quelques semaines, disais-je, si ce germe était infecté de par le père, il a pu, grâce aux connexions sanguines utéro-placentaires, infecter à son tour la mère (1). » Ce n'était là qu'étendre aux grossesses interrompues l'influence infectante, par choc en retour, des grossesses complètes, mécanisme dont la réalité est aujourd'hui généralement admise.

Mais cette explication ne rend pas compte de tous les cas de véroles féminines sans lésion inaugurale, et l'expérience commande, ce semble, de faire un pas de plus dans le champ des possibilités avouées par la physiologie.

Eh bien! le sperme, ou plutôt les spermatozoïdes (cette essence organique qui, portée dans les organes génitaux de la femme, y conserve d'une manière exceptionnellement longue ses mouvements, c'est-à-dire sa vitalité propre), ne peuvent-ils pas, s'ils proviennent d'un homme syphilitique, être des véhicules de contagion?

D'abord, ils le peuvent évidemment pour l'ovule qu'ils fécondent. L'expérience de tous les jours le prouve par les cas de fœtus infectés de par leur père. Mais l'état de l'ovule ne doit pas être considéré uniquement sous le rapport de l'enfant qui va naître de son développement. L'ovule, il ne faut pas l'oublier, fait partie de l'organisme maternel; et c'est — remarquons-le — pendant qu'il en fait partie, pendant qu'il est encore dans l'ovaire, que souvent les spermatozoïdes exercent sur lui leur action.

Or, cette action, pour qu'elle devienne, le cas échéant, infectante, est-il nécessaire qu'elle soit complète, c'est-à-dire fécondante?... Telle est la question; et je n'espère pas plus la résoudre définitivement qu'aucune de celles qui ont trait au mystère de la génération. Mais tout en la laissant pendante,

***

(1) *Exposition des nouvelles doctrines sur la syphilis*, 1858, p. 462.

retenons ce fait : que le contact des spermatozoïdes avec l'ovule offre différents degrés d'intimité, puisqu'on en a trouvés tantôt simplement à la surface des ovules, tantôt dans la couche albumineuse dont l'œuf est entouré, tantôt dans l'intérieur même de l'ovule. Or ce contact à plusieurs degrés ne semble-t-il pas impliquer une action à plusieurs degrés? Parmi ces actions inégales, n'y en aurait-il pas une insuffisante pour féconder, suffisante pour infecter (1)? Et la syphilis transmise par le sperme à la femme, sans conception, est-elle une hypothèse absolument démentie par les vraisemblances?... Voilà tout ce que je me demande ; et je ne crois la question ni oiseuse, ni inopportunément posée en présence des nombreuses véroles féminines qu'on voit se développer sans accident primitif.

3° *Action contagieuse des parasites animaux.* — Parmi les parasites, quelques-uns pénètrent accidentellement la peau de l'homme (puces, punaises, moustiques); d'autres séjournent, vivent, engendrent dans les couches mêmes du tégument humain, en y opérant un travail pathologique plus ou moins profond, plus ou moins durable.

Les morsures, piqûres de ces parasites, les excoriations, les vésicules ou pustules auxquelles leur présence donne lieu peuvent, on le comprend, servir à la transmission de la syphilis, si, ces lésions étant une fois produites, de la matière contagieuse syphilitique vient à y être déposée soit par les doigts de l'individu parasitaire, soit par tout autre moyen médiat ou immédiat.

Mais on s'est demandé si ces parasites ne pouvaient pas devenir eux-mêmes les agents de la communication morbide? Aucun motif n'empêche de le croire. Une puce, un moustique, une guêpe, qui vient de sucer le sang d'un syphilitique ou de le piquer, a, l'un ses organes de succion, l'autre son aiguillon, empreints d'un liquide contagieux. Si, à ce moment, ils piquent un sujet sain, ils mettent ces organes en rapport avec les vaisseaux capillaires de ce dernier, et il n'y a rien d'anti-physio-

(1) Je donne comme exemple de ces actions-là l'influence du sperme, qui aboutit à la production d'hydatides déterminant, à s'y méprendre, tous les symptômes de la grossesse.

logique à supposer que l'absorption du fluide contaminant pourra avoir lieu.

Mais le sang, surtout lorsque, comme ici, il n'agit qu'en minime quantité, le sang ne doit pas aisément réaliser le transport de la maladie d'individu à individu. L'acarus paraît être plus à même de le faire. Remarquons qu'il se nourrit aux dépens du réseau vasculaire où s'opèrent les sécrétions normales ou pathologiques de la peau ; remarquons en même temps que, chez presque tous les syphilitiques, il existe un moment où la peau est le siége d'un travail fluxionnaire qui engendre une éruption générale, exanthématique, papuleuse ou pustuleuse. Remarquons enfin que le siége de prédilection des acarus et celui des syphilides est le même, c'est-à-dire la paroi abdominale antérieure et les membres dans le sens de la flexion. Et concluons que les acarus sont alors on ne peut mieux placés pour s'imprégner du fluide de la sécrétion syphilitique qui s'opère.

Or si, à ce moment, ils viennent à émigrer d'un sujet syphilitique sur un sujet sain, que produiront-ils ?... On peut le pressentir ; mais je préfère vous en donner une idée par l'observation suivante.

Un jeune homme, âgé de 28 ans, s'était trouvé placé dans des rapports assez intimes (je ne suis pas autorisé à en dire davantage) avec une fille âgée de 20 ans qui, depuis peu de temps, portait à peu près tous les accidents secondaires qui se manifestent dans les régions génito-anales, plus une éruption papuleuse générale et des ulcérations de l'arrière-gorge.

Un mois environ après, il éprouvait des démangeaisons qui, l'ayant inquiété pendant quelques jours, éveillèrent enfin son attention ; il reconnut alors que sa peau servait de domicile à une nombreuse famille d'acarus. Un traitement au savon noir et à la pommade d'Helmerich, répété deux fois, fit justice de ces parasites.

Où avait-il pris la gale ?... Telle fut la première interrogation qu'il s'adressa, et elle fut bien vite résolue ; car en examinant cette fille, on constata qu'elle avait la gale.

Or, trois mois après, le jeune homme fut surpris par une éruption papulo-squameuse dont on ne voulut pas de suite s'avouer le caractère spécifique. On eut recours aux bains sulfureux, aux

tisanes sudorifiques, aux pastilles soufrées. Sous l'influence de
cette médication, l'éruption ne devint que plus accentuée, et
en même temps de nouveaux accidents se développèrent ; des
pustules plates se produisirent encore dans le sillon des fesses
et s'y multiplièrent presque à l'infini ; quelques douleurs dans
la diaphyse du tibia troublèrent le sommeil et s'accompagnè-
rent d'un petit gonflement périostal. Alors enfin, on ne douta
plus ; l'existence de la syphilis constitutionnelle était évidente.
Un traitement mercuriel l'en délivra.

Or, et c'est ici que commence l'intérêt du récit, ce jeune
homme n'avait jamais été atteint d'aucun des accidents qui sont
réputés syphilitiques ou vénériens. Jamais sur nulle région, il
n'avait, jusqu'à l'éclosion des symptômes syphilitiques généraux, observé chez lui d'ulcération, d'érosion, de bouton, de
plaque suspecte d'aucune espèce !...

Je comprends votre impatience ou votre incrédulité, Messieurs. Le chancre, précédent obligé, dit-on, de toute vérole
acquise, n'a-t-il pas pu passer inaperçu pour l'œil peu exercé
du malade ? surtout si l'on réfléchit que ce malade n'ayant découvert sa syphilis qu'au bout de trois mois, ne s'est sans
doute fait examiner par un médecin qu'à une époque où toute
trace d'un chancre aussi ancien était, devait être méconnais-
sable ?...

J'approuve fort cette sage défiance ; souvent moi-même je
me félicite d'en avoir donné l'exemple. Mais ici, elle n'est point
applicable, car le malade était un médecin ; bien plus, il était
un spécialiste. Ecoutez tout : il avait passé un an, attaché
comme élève, à l'hôpital du Midi, dans le service de Ricord ;
de Ricord, dont l'ingénieuse habileté à dénicher, dans toute
vérole, le chancre initial le plus insidieusement larvé est passée en proverbe, et n'avait sans doute point été perdue pour
l'instruction de son disciple. Et cependant ce disciple, sur la
propre peau de qui a eu lieu cette expérience négative, est là,
avec tous ses souvenirs et toute son autorité ; il déclare avoir
eu la vérole, et n'avoir pas eu de chancres !

Il y a un complément. Un ami intime de ce médecin, alléché
par les charmes de la jeune galeuse, eut avec elle des rapports
que, cette fois, je puis dire complètement intimes. Eh bien ! la
même série d'accidents se manifesta chez lui, et selon les

mêmes phases ; gale d'abord, puis période de santé apparente, puis vérole dont son ami le débarrassa, sans que, chez ce second sujet non plus, et malgré une exploration très-attentive de chaque jour, on ait pu découvrir l'existence d'un accident primitif.

Je dois dire encore, Messieurs, que je crois, moi, complètement à la réalité de ce fait, dont l'auteur m'offre en surabondance toutes les conditions de sincérité, de compétence scientifique, et j'ajoute d'absence d'enthousiasme (1).

En présence de ce fait si singulier, on se demande tout d'abord : Pourquoi n'y a-t-il pas eu de lésion initiale, de chancre?

Cette question rappelle immédiatement à notre esprit la seule vérole qui n'ait pas de chancre, la vérole héréditaire. Or, le caractère propre de celle-ci, quant au mécanisme de sa production, c'est, on le sait, que le rapport entre le contagium et la surface sur laquelle il opère a lieu par une action intime, calme, prolongée, sans aucune espèce de déchirure traumatique.

Eh bien ! cette action me paraît ressembler assez exactement — du moins quant à la douceur de son mode — à l'élaboration normale par laquelle l'acarus *commence* l'œuvre de son installation sous l'épiderme. Je dis *commence*, car, ne nous y trompons pas, Messieurs, la gale n'est pas d'emblée, dès l'arrivée de l'acarus sur notre tégument, une maladie douloureuse. L'arachnide s'enfonce dans la couche épidermique sans nous faire éprouver aucune sensation pénible ; et l'endroit par où il a pénétré ne peut être reconnu qu'à une petite abrasure de l'épiderme, dont la présence de quelques pellicules épidermiques

(1) Voici une autre observation qui est venue à ma connaissance depuis la lecture de ce travail. Un monsieur, âgé de 34 ans, vient me consulter le 10 octobre 1864, pour une syphilide palmaire et plantaire et un onyxis à quatre doigts. Il a eu, en mai de la même année, une éruption que M. le docteur Thiry, de Bruxelles, et M. le docteur Bazin, de Paris, ont déclarée être la gale. D'ailleurs, il a communiqué à sa femme cette éruption, que M. Bazin a également, chez elle, diagnostiquée *gale*. Or, cet individu, intelligent, sachant s'observer, assez inquiet de son état pour s'en rappeler l'origine, affirme n'avoir jamais eu de chancre, de bouton aux lèvres ou à l'anus, de furoncles, de mal de gorge, en un mot rien qui ressemble à un accident primitif. Il s'est aperçu, pour la première fois, fin juillet, des plaques qu'il porte actuellement, pour tout symptôme de syphilis, aux pieds et aux mains.

excessivement ténues accuse seule le siége. Il faut un temps assez long, une incubation (que feu mon ami le docteur Albin Gras avait portée à 15 jours, et plus) pour que le sillon devienne apparent, pour que la vésicule se forme et que la démangeaison éclate.

Eh bien ! dans ce long travail latent, qui n'éveille chez le porteur ni douleur, ni même sensation d'aucune sorte, voyez-vous beaucoup d'analogie avec la brusque effraction de l'épiderme, qui est la condition du mode de contagion ordinaire ? N'en verriez-vous pas quelque peu davantage avec l'action physiologique du sperme sur l'ovule, ou avec la communication vasculaire qui a lieu de la mère au fœtus, communication si peu directe que l'échange des deux sangs s'opère à travers les parois des vaisseaux, et communication qui cependant suffit à transmettre la syphilis ?... Je n'ai pas la prétention de vous dicter votre réponse, Messieurs. Veuillez seulement remarquer que, selon le sens vers lequel elle inclinera, mon observation précédente de *vérole sans chancre inaugural* vous paraîtra ou un fait tellement étrange qu'on ne saurait trop tôt le reléguer parmi les fables, ou la chose la plus naturelle du monde.

§ II.

Une seconde question a été posée, au Congrès, en ces termes : *A quelles conséquences pratiques peut conduire l'étude de la contagion syphilitique ?*

On peut, *à priori*, se faire une idée assez exacte de la force de diffusion de la syphilis, en considérant qu'elle dure, terme moyen, plus d'un an ; que ses lésions, toutes contagieuses, sécrétant à ciel ouvert et comparativement indolentes, occupent justement les organes par lesquels ont lieu nos principaux rapports avec nos semblables. Mais ce n'est pas tout.

Dans les autres maladies transmissibles, le danger diminue ou disparaît par cela seul qu'il est connu ; et d'un commun accord chacun prend ses précautions soit pour ne rien communiquer, soit pour ne rien recevoir. Dans la syphilis, au contraire, le plus souvent, donneur et preneur courent au péril avec la même avidité ; et c'est en faisant à l'envi chacun plus de la moitié du chemin que la coupe empoisonnée et les lèvres se rapprochent. Comment en serait-il autrement quand l'instinct de la conservation a, comme ici, pour antagoniste le penchant auquel la nature n'a voulu aucun contrepoids égal, l'instinct de la reproduction ?

Encore si les imprudents étaient toujours avertis ! Mais non, la seule voix qui pourrait signaler le danger, la parole du médecin, est presque toujours empreinte d'indulgence. Au début du mal, naturellement, nous avons réconforté par un peu d'espoir le client désolé. Nous nous y croyons autorisé, d'ailleurs ; nous croyons — c'est la science classique (1) — que, avec un traitement mercuriel régulier, la guérison radicale est assurée. Nous avons beaucoup promis. Aussi, lorsque, après trois, quatre ou six mois de docilité irréprochable, ce client revient un beau matin, avec quelques plaques muqueuses récidivées, nous demander — et d'un ton où le reproche menace de se mêler à la crainte, — s'il pourra bientôt être époux, s'il pourra bientôt être père, souvent nous fléchissons sous le souvenir de la responsabilité de notre premier pronostic trop favorable ; souvent, devenus partie dans la cause où nous devrions rester juge, nous nous laissons aller à dire *oui*, quand une voix tout à fait désintéressée n'hésiterait pas à répondre : *plus tard*.

Il y a une prophylaxie syphilitique *privée* et une *publique*.

Vis-à-vis des individus, notre devoir est tracé par les notions précédentes. Rappelons, et non-seulement à ceux qui nous consultent, mais à chacun de ceux qui abordent avec nous ce sujet d'entretien :

Que toutes les lésions de la syphilis doivent être considérées comme contagieuses, pendant toute leur durée ;

Que, non transmises par une certaine voie, par un certain mode de contact, elles peuvent se transmettre par une autre voie, par un autre mode ;

Que l'aptitude d'un homme à transmettre la syphilis, surtout par génération, survit parfois, et longtemps, à l'extinction chez lui de toute lésion apparente.

____

(1) Inutile ici de dire que ce n'est pas celle que je professe. Voyez mon *Histoire naturelle de la syphilis*, 1863.

D'après ce que j'ai vu, d'après les résultats non-seulement de ma pratique, mais de celle de mes plus éminents confrères, je pose comme strictement nécessaires les deux préceptes suivants :

1° Interdire les contacts dangereux (coït, baisers intimes, nourrissage, rapports obligés dans certains métiers) à toute personne ayant eu *depuis moins de trois mois* un chancre ou une plaque muqueuse sur la partie qui est destinée à se mettre en contact ;

2° Interdire le coït fécondant, en d'autres termes le mariage, à toute personne ayant eu la syphilis, avant qu'elle n'ait offert, et hors de toute influence thérapeutique, *pendant cinq années*, une absence complète de symptômes spécifiques; absence constatée à intervalles suffisamment rapprochés, (au moins deux fois l'an) par un médecin expérimenté.

Mais ces lois se trouvant à chaque pas incompatibles avec l'humaine faiblesse, il faut bien transiger. Sans les abroger, sans y admettre, en principe, d'amendement, voici donc, lorsqu'on a la main forcée, comment on peut réaliser une sécurité moyenne, qui se trouve le plus souvent suffisante :

Indépendamment des involucres spéciaux, apprendre aux malades et aux ex-malades à cautériser puis à recouvrir d'une triple couche de collodion, immédiatement avant le contact obligé, toute lésion même douteuse.

Le sang d'un homme syphilitique pouvant infecter sa femme si celle-ci est excoriée, instruire, en pareil cas, le fiancé à user largement, pour le premier coït, de ménagements et d'oléagineux ; à remplacer la force par la patience, par la ruse même, au besoin ; c'est-à-dire à substituer, s'il y a lieu, les dilatants non vitaux à l'embout normal.

Lorsque, pour certains tempéraments et dans certaines situations sociales, il devient impossible de s'abstenir du coït, obtenir des malades qu'ils le pratiquent non fécondant (il y va de la santé de la mère aussi bien que de celle de l'enfant). Se défier de l'air d'intelligence avec lequel plus d'un client novice accueille cet avis, et leur expliquer, non pas à demi-mots, mais en mettant les points sur les i, le mécanisme de cette infraction flagrante, mais temporairement indispensable, à la loi sociale et religieuse.

Je trace ces règles d'après mon expérience et ma conscience; mais, je ne le cache pas, avec peu d'espoir de les voir suivies. Tel est l'attrait du plaisir ou l'empire de l'habitude que la moindre gêne, même imposée au nom de ses plus chers intérêts, devient pour chacun de nous un fardeau que jamais il ne chargera qu'à son corps défendant. Ne vient-on pas de le voir à Rive-de-Gier, où les verriers, quoique décimés, littéralement décimés, par la vérole professionnelle transmise de bouche à bouche, ont refusé l'emploi de l'ingénieux et commode embout préservatif de M. Chassagny, malgré l'actif et philanthropique apostolat de ce cher confrère, homme de génie et homme de bien !

Aussi la prophylaxie publique est-elle de tout point préférable. Elle seule, avec les mesures qu'elle peut édicter, avec la surveillance qui lui est si facile, avec la pénalité dont elle use à la fois pour intimider, moraliser et guérir, elle seule me semble capable de combler les lacunes que l'insouciance personnelle laissera toujours dans cette hygiène spéciale.

Malheureusement à l'ensemble de ses moyens il a manqué jusqu'ici une volonté capable d'en obtenir ce qu'ils peuvent donner. La société, je l'ai plus d'une fois pensé, se pique sans doute d'imiter la Providence? Car, comme son modèle, on la voit ici sacrifier le bien-être de l'individu à la conservation de l'espèce, s'inquiétant beaucoup moins, à ce qu'il semble, d'avoir des enfants vérolés que des femmes stériles.

Avant de livrer un étalon pour la remonte, on fait constater officiellement son état sanitaire, tandis qu'un père n'a absolument d'autre garantie de la santé de ses petits-fils que la conscience de son gendre. Mais je n'insiste pas sur ce fait. Ne réclamons pas trop haut des restrictions, quand il s'agit de la liberté individuelle ; heureuse si, partout comme ici, c'était par respect pour son inviolabilité qu'on lui laissait ses dangers !

Mais que, du moins, là où la société a résolu d'intervenir, là où elle a déclaré qu'il y aurait danger pour elle de s'abstenir, là où les cadres de son corps d'observation sont tout formés, elle ne désarme pas de fait ! Je veux parler — et je termine par là, — des visites de filles publiques.

L'Administration croit, et avec raison, atteindre par ce moyen les agents principaux de la transmission syphilitique. Pour en assurer l'exécution, elle a une législation spéciale, un personnel spécial, un budget spécial. L'organisation de ces visites réalise chaque jour quelque progrès nouveau. Elles sont aujourd'hui, dit-on, sous beaucoup de rapports, presque parfaites.

« Elles sont presque parfaites.... » et elles sont presque stériles! En dépit de toutes ces améliorations, voyez si nos cabinets deviennent déserts! Voyez si un seul lit reste vacant dans les hospices de vénériens!

Pourquoi cette contradiction? Pourquoi si peu de rapport entre les efforts et les effets? Pourquoi... Je le dirai franchement : c'est que très-souvent ces visites sont faites d'une manière à peu près illusoire. Je le savais déjà d'après leur résultat négatif : je le sais aujourd'hui *de visu*. Il m'a été donné récemment, étant en voyage, d'assister deux jours de suite, dans une de nos grandes villes les plus populeuses, à la *visite des filles*. Eh bien! je le déclare sur l'honneur, dans aucune de ces visites, portant chacune sur une vingtaine de filles, pas une seule fois le médecin, d'ailleurs homme fort instruit, n'a employé le spéculum; pas une seule fois il n'a examiné la bouche, la bouche, ce foyer principal de la contagion syphilitique!

Et le remède, me demandera-t-on?... Le remède, je l'ai indiqué ailleurs. C'est celui que, de temps immémorial, les Administrations emploient quand elles veulent sérieusement une gestion sérieuse : c'est une inspection. Supposez un inspecteur, choisi parmi les spécialistes dont le nom fait autorité — on voit que je ne pose pas ma candidature. — Que, arrivé dans une ville, à l'improviste, le jour même où la visite y a été faite, il procède à une contre-visite. S'il trouve des lésions contagieuses sur quelques-unes des femmes qui viennent d'être marquées *saines* par le médecin, que ce médecin soit averti; si le fait se renouvelle, que ce médecin soit révoqué.

Par ce mécanisme, dont je ne fais qu'ébaucher ici le plan, la santé publique est assurée sans que la confraternité ait reçu d'atteinte. D'ailleurs, les exécutions seront rares. Mais, les sachant possibles, chacun agira de manière à éviter ce qui serait à la fois pour lui une humiliation et un préjudice (1) ; et là, comme dans tout système de répression bien organisée, c'est la crainte de la peine plutôt que la peine qui fera la discipline.

III.

DE LA CONTAGION VACCINO-SYPHILITIQUE

Par le Dr A. VIENNOIS.

(résumé.)

M. Viennois, dans une communication orale, passe rapidement en revue les principaux faits connus de syphilis transmise dans l'acte de la vaccination; il en fait connaître deux nouveaux survenus récemment en Italie, près de Bergame, et dont un seul compte 23 victimes par la propagation de la maladie des vaccinés aux personnes voisines. Il rappelle, à l'occasion de ces faits, l'explication qu'il en a autrefois donnée, à savoir que le vaccin sans mélange de sang ne donne que le vaccin, lors même qu'il est pris sur un sujet syphilitique, et que lorsqu'il survient un chancre infectant au point d'inoculation, c'est le sang du vaccinifère qu'il faut accuser, sang recueilli par la lancette dans une vaccination de bras à bras. M. Viennois propose alors de renoncer à cette coutume et d'emprunter désormais la matière vaccinogène aux animaux.

(1) Je parle de *préjudice* ; il serait, en effet, très-sensible, si j'en juge par l'ardeur avec laquelle sont briguées de pareilles places. Dernièrement, à Lyon, l'une d'elles étant devenue vacante, le registre ouvert à la préfecture à cet effet n'a pas compté moins de 18 candidats inscrits.

IV.

DISCUSSION.

M. Palasciano. — Je demande la parole pour rapporter quelques faits importants, au point de vue de la prophylaxie de la syphilis vaccinale. Dans mon pays, nous sommes à l'abri de cette fâcheuse éventualité, car nous employons depuis longues années la vaccine animale au lieu du vaccin de l'homme. Cette pratique ne s'est pas répandue cependant sans difficulté, voici les faits :

Il existait à Naples une commission officielle chargée de la pratique de la vaccination et de la centralisation des documents relatifs à ce sujet. Ses agents vaccinaient de bras à bras, et comme plusieurs fois il était survenu divers accidents, la commission avait publié une série de volumes pour prouver que sa méthode était excellente et bien préférable à celle que nous allons décrire. A l'époque de la propagation de la vaccine, il y a une cinquantaine d'années, Gabiati inocula le cow-pox à des vaches et continuant une série d'inoculations, fournit depuis ce moment du *vaccin de vache* aux médecins napolitains. Cette méthode n'avait pas eu les honneurs d'une sanction officielle, mais la faveur publique l'accueillit : aussi était-elle fort décriée par les membres de la commission de vaccine payés par l'Etat.

Malgré les efforts de la commission, tous les habitants de Naples qui pouvaient payer s'adressaient au cow-pox de vache, et les indigents seuls étaient vaccinés de bras à bras par les vaccinateurs officiels. Un exemple montrera le degré respectif de confiance accordé aux méthodes. Le roi Ferdinand II, protecteur naturel de la commission royale et du vaccin qu'il distribuait gratis à ses sujets, faisait pourtant vacciner ses enfants avec le cow-pox de vache ! Lorsque les Piémontais devinrent possesseurs du royaume des Deux-Siciles, ils comprirent bien vite l'utilité de cette méthode, et maintenant dans la sixième division militaire, dont Naples est le chef-lieu, toutes les revaccinations dans l'armée, les colléges militaires et autres établissements de l'Etat, se font avec ce même cow-pox.

On a fait à ce mode de vaccination diverses objections bien vite réfutées par l'expérience.

Ainsi, la prétendue différence entre les effets des deux vaccins est depuis longtemps démentie par les faits et une supériorité incontestable appartient, au contraire, au cow-pox.

Il est difficile, dit-on, d'inoculer le cow-pox à la vache; mais, d'après M. Palasciano, rien n'est plus facile. A Naples, Gabiati a toujours réussi et le médecin qui lui a succédé continue avec succès. Depuis cinquante ans, le cow-pox est donc en permanence. Une seule vache fournit quelquefois près de cent pustules; si vous avez besoin de vaccin, vous écrivez au fournisseur, il amène la vache, coupe la pustule, et vous la présente au bout d'une pince. Vous donnez cinq francs et vaccinez à votre aise. On ne peut donc invoquer une difficulté dans le mode opératoire.

D'autres opposants ont dit : il ne sera pas facile de trouver des vaches : sans doute, si on les cherche à titre gratuit. Mais comme l'inoculation du cow-pox n'altère en rien la santé de l'animal, le fournisseur napolitain qui les achète gagne environ de quatre à cinq cents francs et les revend après sans aucune dépréciation dans leur prix. C'est donc une bonne spéculation.

M. ROLLET demande à M. Palasciano quelques explications pour savoir comment on a pu se procurer les vaches qui ont fourni le vaccin, et si on a eu recours au vaccin de l'homme pour inoculer les animaux.

M. PALASCIANO répond que la succession n'a jamais été interrompue, et qu'il est très-facile de se procurer les animaux, comme le prouve l'expérience journalière.

M. ROLLET. — Les observations, rapportées par M. Diday, de contagion par les parasites, sont des contagions médiates. Les exemples de ce mode de contagion abondent dans la science, et la transmission a dû avoir lieu dans ces cas par du virus recueilli sur divers points de lésions syphilitiques.

M. Rollet ne peut admettre d'ailleurs que la syphilis ait paru sans chancre primitif; il a dû exister ce chancre, il a pu passer inaperçu, mais il a existé.

M. GAILLETON. — Dans cette recherche des parties contagieuses, on n'est pas bien fixé. D'abord, on a nié toute autre contagion que celle par l'accident primitif, puis on a admis la contagion par la sécrétion du pus syphilitique émanant de plaques muqueuses, acné, ecthyma syphilitiques.

Dans ces dernières années, on a prouvé la contagion du sang. M. Laroyenne croit à la contagion par la sérosité du sang; à voir la marche des choses on finira par admettre la contagion des autres sécrétions. Peu importe d'ailleurs. Au point de vue de la pratique, on doit se garder de tout syphilitique et de ses lésions.

Quant à la syphilis vaccinale, indépendamment des précautions ordinaires à prendre dans le choix du vaccinifère, du procédé à employer, il faut avoir soin de choisir un vaccinifère de 2 ans environ. A cet âge, en effet, la syphilis n'est plus héréditaire, elle est acquise, et il sera toujours facile avec un peu d'attention de la reconnaître dans cette circonstance.

M. LAROYENNE. — La syphilis est caractérisée par des lésions de divers âges, toutes constituées par un produit morphologique identique au fond. Ce produit appelé tantôt induration chancreuse, tantôt papule, tantôt gomme, peut ou se résorber ou subir une régression accompagnée de suppuration; celle-ci accompagne presque toujours (peut-être même peut-on dire toujours) le chancre infectant.

Le fluide exhalé par les lésions syphilitiques peut être contagieux à tous les âges de la maladie et quelle que soit la forme offerte par ces lésions. Le chancre infectant conserve cette propriété alors même qu'elle semblerait devoir être complètement disparue. Ainsi : l'induration, persistante en partie et recouverte d'une pellicule cicatricielle, s'exulcère de nouveau spontanément ou artificiciellement, et le fluide qu'elle émet est contagieux. Cette opinion est admise par quelques syphiligraphes, et je pourrais l'appuyer d'un certain nombre de faits irrécusables.

Pour ce qui est des accidents secondaires, leur contagion est partout admise aujourd'hui, grâce surtout aux travaux des maîtres de l'école de Lyon.

Les lésions tertiaires sont contagieuses ; j'ai rappelé dans un travail inséré dans la *Gazette médicale de Lyon*, des exemples empruntés à divers auteurs de parents arrivés à la période tertiaire de la maladie, qui ont procréé des enfants syphilitiques.

Les lésions tertiaires se montrent moins souvent contagieuses à cause de leur siége qui en rend le contact moins habituel.

L'étude de cette maladie constitutionnelle ne montre-t-elle pas que ses manifestations sont loin d'apparaître dans un ordre absolument rigoureux (M. Bassereau a insisté sur ce point), et qu'il serait difficile d'affirmer *à priori* que certaines de ces lésions qualifiées de tertiaires sont dépourvues de contagium ?

Parmi les sécrétions normales des syphilitiques, j'examinerai rapidement si deux d'entre elles, la salive et le lait, peuvent devenir les agents de transmission de la maladie. La salive sans doute peut jouir de cette funeste propriété, si elle se trouve contaminée par des sécrétions syphilitiques de la bouche ou de l'arrière-bouche. Mais ce que je veux avant tout bien préciser, c'est qu'en l'absence même de ces lésions, la sécrétion d'un érythème guttural syphilitique, sans ulcération aucune, peut fournir un contagium dont la salive devient le véhicule. On pourrait alors croire à tort que la salive normale est contagieuse, alors qu'elle est ramollie par le produit d'un érythème guttural spécifique.

Il en est de même du lait. Ce liquide peut être contagieux; ainsi, en suçant le mamelon, le nourrisson peut l'excorier, et si la nourrice est syphilitique, le lait en passant sur cette excoriation sanglante peut y prendre de quoi devenir infectant.

La contagiosité de certaines sécrétions d'un syphilitique peut s'expliquer par son mélange avec le plasma du sang. Ce plasma du sang syphilitique est contagieux, comme je crois l'avoir démontré ailleurs. Ainsi, une femme enceinte de trois ou quatre mois, je suppose, contracte la vérole ; elle la communique à son enfant par le passage du plasma (et non des globules) des vaisseaux maternels dans les vaisseaux du fœtus. Cette contagiosité du plasma, du liquide incolore du sang, donne la clef de la contagiosité de certains liquides puisés sur des syphilitiques, quoique ne dérivant pas de lésions spécifiques.

Tel est le vaccin. On ignore si ce liquide, emprunté à un syphilitique et sans être mélangé à du sang, est contagieux. Eh bien! en pratique, on ne peut plus l'ignorer, lorsqu'il est démontré que le plasma de sang syphilitique est contagieux; car aucun vaccinateur ne peut être certain, quelque précaution qu'il prenne, de ne pas charger sa lancette de ce plasma infectant, en plongeant celle-ci dans la pustule vaccinale.

Le vaccin recueilli dans les tubes, examiné au microscope, contient presque toujours (je n'ose pas dire toujours) des globules sanguins; mais n'en trouvât-on pas trace que la preuve ne serait pas faite de l'absence du plasma dont je viens de rappeler le pouvoir infectieux.

S'il n'existe aucun moyen de s'assurer que le liquide vaccinal est exempt de toute transudation plasmatique et invisible du sang, il va de soi qu'on doit rejeter l'emploi dans la vaccination de tout vaccin pris sur un syphilitique.

La syphilis, que M. Diday attribue à l'action directe du sperme sur l'ovule, peut être considérée comme le résultat d'une infection causée par une grossesse de quelques jours, et par les échanges qui s'établissent alors entre l'ovule fécondé ou l'embryon et la mère, avant que l'avortement ovulaire ou embryonnaire se soit effectué. Cette explication, qui du reste, je crois, appartient à M. Diday, rend la nouvelle théorie de ce chirurgien inacceptable jusqu'à plus ample informé.

Quant à certaines preuves que M. Diday apporte en faveur de la transmission de la syphilis par les parasites, M. Laroyenne pense qu'elles peuvent recevoir une autre interprétation.

Ainsi, la gale et la syphilis coexistent souvent, il est vrai, mais cette coexistence ne démontre pas que l'acare soit le véhicule du virus syphilitique; mais cette papulo-vésicule de gale siégeant sur la verge peut devenir la porte d'entrée de la vérole.

M. MONIN trouve bien sévères les conditions demandées par M. Diday, pour permettre le mariage des syphilitiques; le délai de cinq ans lui paraît bien long. M. Monin donne ensuite quelques détails sur les causes d'erreur qui peuvent tromper le médecin, surtout le médecin de campagne par suite de la dissimulation des malades ou de leur ignorance.

M. Diday répond en quelques mots aux objections présentées par M. Rollet. Il s'étonne de voir M. Gailleton partager des doctrines contagionnistes si avancées sans preuves expérimentales.

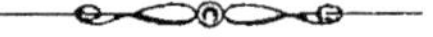

DIXIÈME QUESTION

Quelles sortes de services l'accoucheur doit-il demander au forceps? — Comment les diverses variétés de forceps imaginées jusqu'à présent répondent-elles aux diverses indications?

Mémoires lus et communications orales. — MM. Bernard — Chassagny — Bouchacourt — Berne — Debauge — Raffaele — Boucaud.

I.

ÉTUDE COMPARÉE
DES DIVERSES VARIÉTÉS DE FORCEPS

Par M. Camille BERNARD

Médecin de l'Hôtel-Dieu d'Apt.

Le forceps, dont le nom a été francisé, est un instrument obstétrical à l'aide duquel on extrait du sein maternel l'enfant vivant. Il remplit son but, sans endommager ni les organes de la mère, ni ceux du fœtus. Le forceps est donc essentiellement un agent de conservation.

Ce rôle de sauveur par une délivrance opportune de deux êtres à la fois, fait du forceps l'instrument le plus utile de la chirurgie. Nous réservons donc ce nom à l'extracteur qui respecte l'intégrité du fœtus. La pince destinée à réduire le volume de la tête ne peut porter que le nom de céphalotribe.

L'accoucheur ne doit donc jamais perdre de vue le service qu'il demande au forceps : extraire l'enfant vivant, sans nuire à la mère.

L'accomplissement de cette double intention est limité *du côté du fœtus* par le degré et par la durée de la compression que la tête peut supporter, et par la réduction qu'elle peut subir ; *du côté de la mère,* par la pression que les parties molles peuvent endurer sans inconvénient.

Ces limites atteintes, il faut abandonner l'entreprise au moyen du forceps. Mais ces limites, rien ne les fixe ; l'appréciation individuelle en est arbitraire : aussi a-t-on à regretter quelquefois de voir l'opérateur, dont les forces sont insuffisantes, s'adjoindre un aide qui le soutienne dans ses efforts de traction immodérée peut-être, car elle est aveugle. C'est rarement sans quelque préjudice qu'a lieu cette extraction par trop forcée, et c'est une espérance presque vaine, que d'attendre du forceps une réduction du diamètre selon lequel la tête a été saisie. Sans doute, dans un travail prolongé, sous des efforts énergiques, le diamètre occipito-frontal s'allonge aux dépens du diamètre transverse ; mais sans parler de la tumeur de présentation qui accroît en apparence cet allongement, la réduction a lieu sous une pression, qui de la part de l'arcade du pubis s'exerce sur une plus grande étendue que celle qu'occupe le forceps ; aussi est-elle moins redoutable. Sans réduire à néant le service que le forceps peut rendre par la compression, nous croyons que c'est à peine quelques millimètres que l'on gagne, quand on a défalqué l'épaisseur des cuillers.

Au détroit supérieur, la diminution du diamètre bi-pariétal peut s'opérer sous les efforts utérins, mais il ne faut pas l'espérer de la compression par le forceps. Celui-ci agissant sur le diamètre oblique occipito-frontal tendrait plutôt à faire renfler les pariétaux, dont l'un répond à l'angle sacro-vertébral par trop proéminent. C'est donc par la traction et non par la compression qui réduit, que doit agir le forceps au détroit abdominal.

Sans doute une compression est exercée au détroit inférieur, c'est celle qui résulte médiatement du passage artificiel de la tête sous l'arcade du pubis. Celle-là c'est la filière osseuse qui la détermine. Quand la tête a été solidement saisie, des tractions d'une haute puissance parviennent à diminuer le volume du diamètre bi-pariétal par l'enfoncement des bosses pariétales ; mais alors, le forceps quittant le nom d'extracteur bienfaisant, joue le rôle d'écraseur. Or, un écraseur doit assez bien remplir sa tâche pour qu'il ne nécessite plus dans l'extraction des efforts de traction considérables. Du moment que le fœtus est mort, ou qu'il a subi les chances d'une compression très-probablement fatale, c'est bien le moins que l'extraction ait lieu sans préjudice pour la mère. Si nos manœuvres exposent celle-ci à quelques contusions du pourtour du bassin, à des inflammations suivies d'eschare, doit-elle au moins trouver dans la conservation de son fruit un dédommagement à peu près certain. Je dis à peu près, car nous nous trouvons sur des limites non tracées encore, ne sachant là où il faut s'arrêter, là où il convient de franchir les barrières.

C'est à la science de réduire cet important problème, d'une part en calculant la force déployée ; de l'autre, en fixant expérimentalement la force de compression que peuvent supporter la tête et le bassin.

Mais durant cette attente dont l'humanité demande la prompte cessation, répétons que le forceps doit, dans tous les cas, conserver l'intégrité des organes du fœtus et de la mère, et ne jamais empiéter aveuglément sur les attributions du céphalotribe.

Voilà, Messieurs, le genre de services que nous devons demander à cet instrument. Ce principe qui, dans la pratique, sauvegarde deux existences, va nous servir de flambeau dans l'examen des diverses variétés de forceps.

Un mot d'abord des indications à l'emploi du forceps. Elles découlent de deux genres de causes. Les unes sont dynamiques : c'est l'inertie de l'utérus, c'est sa torpeur, c'est quelque accident du côté de la mère ou du côté du fœtus. Les autres sont mécaniques, elles comprennent une trop grande exactitude de rapports entre la tête et le bassin, par excès de volume, par position vicieuse de la tête, ou par angustie pelvienne.

Dans la première catégorie, ordinairement les obstacles ne sont pas considérables ; il ne s'agit que de la résistance des parties molles. Au détroit inférieur, que la tête soit arrivée en position directe, ou qu'elle n'ait point encore exécuté son mouvement de rotation, l'opération est facile, et ce sont les cas qui justifient cette assertion par trop large : que tous les forceps peuvent à la rigueur atteindre le but, extraire la tête.

Mais ce but, on peut l'atteindre dans les cas de possibilité, et plus sûrement, et plus vite, et d'une manière plus douce pour la mère. Un examen comparé nous montrera la supériorité de certains forceps sur certains autres. Avant de les passer en revue, parlons des conditions générales que tous les forceps doivent remplir.

1° Tout forceps doit être introduit facilement ;
2° S'appliquer avec exactitude sur la tête ;
3° S'accommoder à la conformation du bassin ;
4° Exercer une compression méthodique ;
5° Garder solidement sa prise ;
6° Enfin être d'une extraction facile.

Au point de vue des dimensions de l'instrument, en prenant pour base de l'indication le lieu où repose la tête, un petit forceps est mieux approprié aux applications inférieures ; un forceps de moyenne grandeur aux intra-pelviennes, et un grand forceps aux applications au détroit abdominal.

Si le grand forceps peut à la rigueur remplir l'indication d'extraire la tête placée dans l'excavation pelvienne et au détroit inférieur, un petit forceps tout au plus pourrait-il atteindre le centre du bassin ; et sera-t-il impuissant à aller saisir une tête très-élevée ? D'où il suit qu'il faut reconnaître pour forceps indispensable quand on n'en a qu'un, celui dont la longueur s'adapte à la plus grande hauteur à laquelle la tête puisse être placée.

Cette grande élévation est la source d'une autre indication bien importante. Il ne suffit pas que le forceps soit assez long pour atteindre au-dessus du détroit abdominal ; il faut encore qu'il réponde au centre de ce détroit ; or, il ne le peut que si l'axe longitudinal du forceps longe parallèlement de bas en haut l'axe des détroits du bassin. D'où résulte la nécessité de donner aux cuillers du forceps une courbure de champ, en rapport avec cet axe. C'est ce que firent au siècle dernier Levret et Smellie.

Le volume de la tête réclame aussi la fixation d'un minimum et d'un maximum dans l'espace compris entre les cuillers. D'après la présentation qui a lieu, d'après l'espace que rencontrent les cuillers, la largeur de celles-ci doit être plus ou moins considérable. Leur longueur n'est pas sans influence aussi sur la manière dont l'indication est remplie ; c'est ce que nous déterminerons.

Ce n'est point une évocation complète des deux cents forceps qui ont été imaginés que je vais faire ici, Messieurs. Dans mon parallèle, je serai sobre de noms propres et de détails historiques. Quelques classes, quelques sections vont renfermer les forceps dont j'ai à m'occuper.

L'extraction du fœtus à l'aide du forceps est une opération complexe qui se compose :

1° De l'introduction de l'instrument et de sa mise en rapport avec la tête ;

2° De la prise solide de celle-ci ;

3° De son extraction.

L'introduction du forceps s'opère ou en deux temps, c'est-à-dire par succession des deux branches ; ou elle a lieu en un seul temps, par l'intromission des deux branches à la fois.

Dans le cas de l'introduction simultanée, les branches peuvent être séparées, et elles peuvent être réunies.

Dans une troisième catégorie, les branches du même forceps peuvent, au gré de l'accoucheur, être introduites, tantôt séparément, tantôt simultanément, leur réunion ne les empêchant pas d'être séparables.

Des forceps à branches disjointes, les uns sont croisés, les autres parallèlement juxta-posés.

C'est à ces deux classes et à ces sections que peuvent être synthétiquement ramenés tous les forceps connus.

PREMIER PRINCIPE. — *Disjonction des branches ; introduction successive.*

A. *Croisement des branches.* — A cette classe appartient comme chef de file le forceps dont Mesnard, de Rouen, eut, en 1743, la malheureuse pensée de croiser les branches. Les mains de Palfyn juxtaposées devinrent dès lors une simple pince à cuillers non fenêtrées. C'est de là que datent les difficultés de l'introduction de la seconde branche du forceps, difficultés d'autant plus grandes que la vulve et le vagin sont plus resserrés, que la tête est plus à l'étroit dans le bassin ou plus élevée et plus mobile.

C'est de là que viennent et la nécessité du concours d'un aide qui tienne la seconde branche en rapport avec la tête, et les efforts de celui-ci pour empêcher la branche d'être expulsée ou directement, ou en se renversant, et l'impossibilité pour l'opérateur d'introduire la main conductrice de la seconde branche, sans forcer la première à se déranger, car elle barre le passage en le coupant à angle aigu.

Inutile d'assigner aux forceps croisés, grands ou petits, un ordre de défectuosités. Le croisement les marque tous du même cachet et au même degré.

Mais après plus ou moins de labeur, après avoir vaincu, par des tentatives répétées, la résistance des parties molles, la seconde branche est mise en place. Il s'agit d'ajuster les deux branches et de fermer l'instrument. L'expérience universelle a dit les difficultés de ce temps de l'opération, je ne fais que les signaler ; et en quittant ce paragraphe, je constate que les forceps à branches disjointes et croisées ne répondent point à cette règle générale : que le forceps soit introduit facilement. Les difficultés même sont telles que les accoucheurs les plus exercés, Mme Lachapelle entre autres, conseillent de recourir à la version, lorsque la tête est mobile et très-élevée.

Par la deuxième condition, le forceps doit s'appliquer avec exactitude sur la tête, s'adapter à la forme du bassin, et pour cela avoir dans ses cuillers une largeur, une longueur et une courbure convenables.

Quel que soit le forceps que nous venions d'appliquer, il doit répondre aux exigences qui précèdent. Or, le désir que l'on a de simplifier les instruments, de les faire servir à des usages multiples, est cause qu'en se prêtant à plus d'une intention, ils les remplissent toutes imparfaitement.

Quant à la courbure de face, au détroit supérieur qui a subi une viciation antéro-postérieure par la proéminence de l'angle sacro-vertébral, la tête placée presque transversalement est saisie par le diamètre occipito-frontal, ou diagonalement. Eh bien ! dans ce cas, elle n'est prise que par l'extrémité des cuillers. La courbe décrite par la tête ne répond point à la plus grande largeur de l'axe transversal des cuillers. Aussi, pour peu que les tractions soient énergiques, le forceps lâche prise, la tête s'échappe horizontalement ou bascule par le segment antérieur ou postérieur.

Ainsi la courbure de face du forceps adaptée au diamètre occipito-mentonnier ne l'est plus au diamètre transverse ou oblique, d'où nous pouvons conclure que les forceps en usage ne peuvent, dans tous les cas, remplir cette condition de s'adapter exactement aux diamètres de la tête. Pour les applications transverses ou obliques, par rapport à la tête, les cuillers doivent avoir une courbure plus prononcée vers leurs extrémités, et les extrémités doivent être plus rapprochées l'une de l'autre.

La courbure de face répond bien, dans les forceps en usage, à la courbure de la tête saisie par son diamètre longitudinal, mais on est désarmé dans les autres cas.

Les cuillers doivent s'adapter à la forme du bassin. Le forceps est construit pour être appliqué bilatéralement. La courbure de champ le met parfaitement en rapport avec les axes du bassin et avec celui de la tête, quand la tête, en position directe, est en rapport avec la partie médiane du bassin. Mais, d'une part, dès que la tête est placée obliquement, ses rapports avec les cuillers perdent de leur exactitude, c'est ce que nous venons de constater ; et de l'autre, si l'on veut faire correspondre les cuillers, l'une à la symphyse sacro-iliaque, l'autre au trou ovale, le bénéfice de la courbure de champ est presque tout perdu.

Pour obvier à cet inconvénient, Dugès avait imaginé des cuillers tournantes sur des branches qui conservaient leur courbure de champ. J'ai eu dans les mains, à Paris, une ébauche de ce forceps que son auteur n'a point conduite à parfaite exécution.

Quant à la largeur des cuillers, une large cuiller saisit mieux la tête, mais elle ne peut s'adapter à la forme des bassins ayant des proportions au-dessous de la moyenne. Plus d'un exemple prouve que la résistance peut provenir de l'agent chargé de la vaincre.

Enfin la longueur des cuillers devient parfois aussi une

source d'embarras. C'est lorsque, au détroit supérieur, la tête a été saisie du bregma au cervix. Au moment où l'on veut ramener le forceps dans la direction du diamètre occipito-mentonnier, le col barre le passage, si les branches sont par trop longues, et surtout si l'axe de la plus grande largeur mesurée par la courbure de face répond au milieu des cuillers.

Il s'agit ensuite d'assurer la prise de l'instrument par une pression méthodique. L'élasticité des branches leur faisant perdre une partie de leur pression, à mesure que la résistance augmente, on a cherché à obvier à cette perte par une barre transversale qui réunisse les deux cuillers. Ce moyen a son avantage. J.-L. Petit employait une crémaillère, et le docteur Jallaguier, de Montpellier, avait adapté une vis qui empêchait les cuillers de s'écarter.

Enfin, pour régler la compression, on a réuni les crochets par une tige transversale dite céphalomètre. Ces deux moyens ont leur utilité. Le premier assure la prise de la tête ; le second empêche le forceps croisé de presser par trop aveuglément et de réduire la tête à cet aplatissement qui, après trois ou quatre échappements, fait cesser l'indication au forceps et force à recourir à l'emploi des crochets aigus.

L'exagération de la courbure de champ a aussi ses inconvénients. Si le forceps vient à lâcher prise, un des bords pourra, selon Mme Lachapelle, sillonner l'orifice utéro-vaginal, pour peu qu'il soit tendu et contracté. Nous avons posé ailleurs les règles sur lesquelles est fondée cette courbure ; elle est de 81 millimètres (3 pouces).

Je passe à l'ordre des forceps juxtaposés parallèlement.

B. *Parallélisme des branches.* — Nous trouvons là le forceps primitif de Palfyn, type de celui dont Heister a donné la figure et dont je parlerai tout à l'heure.

Celui-ci, réuni par les extrémités postérieures, est évidemment le modèle du forceps non croisé dont se servaient naguère les accoucheurs lyonnais, et auquel le docteur Thénance a donné son nom.

Ce forceps, dont Martin le jeune a augmenté la courbure de champ, allongé les branches et mieux courbé les cuillers, est assurément d'une application bien plus facile, au détroit supérieur surtout, à cause du parallélisme des branches. Delpech avait ajouté à ce forceps une vis centrale qui assurait leur juxtaposition. M. le docteur Mattéi a adopté ce parallélisme.

SECOND PRINCIPE. — *Jonction des branches ; introduction simultanée.*

Nous voici, Messieurs, au principe de l'application des deux branches à la fois.

Jusqu'en 1747 on n'avait parlé que du forceps dont les branches étaient introduites l'une après l'autre, lorsque Jean-Daniel Schlichting, médecin à Amsterdam, publia un ouvrage intitulé : *Embryulcia nova detecta*, dans lequel il donne la figure d'un instrument à deux branches, introduites sur la même main, lesquelles, une fois placées, sont juxtaposées et réunies à leur extrémité postérieure par une goupille. C'est évidemment l'idée-mère du forceps lyonnais.

Bientôt, à la pensée de l'introduction des deux branches vient s'ajouter celle de leur jonction. C'est Burton, en Angleterre, qui la réalise dans un forceps dont l'application n'a jamais pu avoir lieu.

Enfin ce principe de l'introduction simultanée des deux branches réunies et juxtaposées, en 1836 je l'ai réalisé et fait entrer dans ma pratique, après avoir porté sur les forceps à branches disjointes et croisées le jugement suivant.

La séparation des branches du forceps obligeant l'accoucheur à l'emploi alternatif des deux mains, à cause d'une double introduction, et rendant indispensable l'assistance d'un aide, enlève à l'opération toute sa simplicité.

C'est dans ma première application de forceps, en 1824, qu'en saisissant de la main la tête au-dessus du détroit supérieur, je conçus la pensée d'un instrument qui se déploierait à l'instar de la main autour de la tête. Je réalisai cette conception, après m'être proposé la question suivante :

Sans le secours d'un aide, et sur une seule main, introduire conjointement les deux branches du forceps ;

En faire l'application, aussi bien au-dessus du détroit supérieur que dans l'excavation pelvienne ;

Régler leur application d'après les variétés des diamètres du bassin, d'après le volume de la tête;

Mesurer le diamètre selon lequel elle a été saisie;

Exercer sur la tête une compression méthodique;

Conserver la séparabilité des branches.

Tels sont les divers membres de cette question complexe.

Après bien des essais, j'obtins un forceps dont les cuillers superposées n'ont ensemble qu'à peu près la largeur d'une seule cuiller des forceps en usage.

Introduites simultanément, elles se déploient sous l'effort d'une seule main agissant sur l'un des crochets, en décrivant un arc de cercle dont l'étendue peut être instantanément réglée d'après le volume de la tête, d'après la capacité du bassin. Je le nommai forceps assemblé, mot qui exprime l'idée du nouveau principe : la jonction préalable des branches.

Dans son application, le forceps assemblé passe par ces quatre situations :

1° *Ouvert*, il est présenté à la vulve et introduit obliquement sur la main conductrice.

2° *Décroisé* par le pouce et les autres doigts agissant en sens inverse, il s'avance sous la tête comme une seule cuiller.

3° *Développé* par la rotation de l'un des crochets, il arrive au maximum de développement.

4° Enfin, *déployé en entier* par les deux mains qui font tourner les crochets, il arrive à saisir la tête.

Le forceps se ferme de lui-même par un piton à ressort, ou on pousse un verrou; la tête est comprimée au point voulu à l'aide d'un écrou courant sur une vis curviligne, et l'extraction peut commencer.

L'état assemblé du forceps est contre-indiqué par certaines circonstances du côté de la femme et du fœtus; ce sont : 1° une pression par trop considérable de la tête dans l'excavation, par l'effet d'une angustie pelvienne, du gros volume de la tête, de la présence d'une tumeur incompressible et inamovible, du défaut de concavité du sacrum, qui empêche de convertir en directes les positions obliques de la tête; voilà des cas où le placement des branches successives peut être préférable. Néanmoins, sur cent sept applications de forceps assemblé que j'ai faites depuis 1836, une seule fois j'ai recouru à la disjonction;

il s'agissait d'une femme ayant l'excavation pelvienne rétrécie à la suite d'un arrêt de développement causé par une luxation spontanée. Cependant j'avais appliqué le forceps assemblé dans un accouchement précédent chez le même sujet.

Dans le principe, un haut degré de proéminence de l'angle sacro-vertébral me semblait devoir contre-indiquer l'état assemblé ; l'expérience m'a démontré que cet angle répondant au vide laissé par les cuillers qui se fuient n'était pas un obstacle.

Tous les cas de contre-indication ne sont pas absolus ; mais il est une circonstance qui rend impossible l'état assemblé. C'est lorsque le torse étant dehors et la face en haut, le menton repose sous la symphyse pubienne. Dans ces cas on désassemble, et le forceps rentre dans la classe des forceps non croisés, dont la supériorité est évidente.

Il me reste, Messieurs, à dire comment les forceps remplissent le temps de l'extraction au détroit supérieur. Evidemment les forceps ayant 45 centimètres (16 pouces) peuvent seuls saisir la tête et l'amener en lui faisant suivre l'axe du bassin. Mais au détroit inférieur la courbure devient inutile et même préjudiciable : de là, la nécessité d'avoir un grand et un petit forceps. Le premier portant de champ une courbure de 81 millimètres (3 pouces) ; le second presque droit, à l'effet de l'appliquer dans l'excavation pelvienne transversalement, et de ramener le menton en avant comme l'a pratiqué dans deux cas M. Danyau, dans les présentations de la face.

Mais, quel que soit le forceps, la manœuvre pour extraire la tête est la même ; quant à la puissance déployée, évidemment elle est plus grande avec un long forceps.

Cette puissance, Messieurs, doit avoir parfois une élévation considérable. En admettant que les cuillers ne soient point par leur largeur au-delà de 49 millimètres (20 lignes), une cause de résistance, ni dans le bassin, ni sous l'arcade du pubis, la tête exige quelquefois pour cheminer une traction considérable. Ici, Messieurs, se présente le problème dont j'ai parlé au début. Exercer des tractions intelligentes calculées qui amènent la tête sans être nuisibles. Les forces de l'opérateur suffisent-elles, ou devraient-elles toujours suffire ? Question de la plus haute gravité ! Et alors qu'elles ne suffisent pas, que vaut-il mieux ? S'adjoindre un confrère qui soutienne les efforts de l'accoucheur, ou invoquer le secours d'agents mécaniques ? Je touche, Messieurs, à une question brûlante, celle de la force multipliée dans les opérations chirurgicales.

Cette question, je l'ai traitée dans le temps à l'occasion d'un mémoire sur *l'emploi chirurgical du dynamomètre*. Je ne l'aborderai point ici (1); il me suffit de dire que devant les difficultés de l'extraction de la tête par le forceps, devant les efforts incalculés que j'étais obligé de faire, devant cette force perdue par l'effet de la mobilité de la femme et des aides, je me suis maintes fois demandé : pourquoi à l'instar de ce que nous faisons dans la réduction des luxations, nous ne prenions pas des points d'appui sur des endroits parfaitement fixes; points d'appui qui augmenteraient avec avantage les forces personnelles de l'opérateur, et surtout s'opposeraient à leur déperdition ?

Ces *desiderata* je les avais vus, depuis que j'avais étudié les règles de l'emploi de la force dans les opérations dynamiques, mais sans avoir eu le temps de chercher à les combler, lorsque les journaux m'apportèrent l'annonce du système de traction soutenue appliquée à l'extraction du fœtus, par M. le docteur Chassagny, de Lyon, et aussitôt je me dis que cet honorable confrère avait abordé un problème bien important, bien diffi-

---

(1) Je me posai alors la question suivante que je transcris textuellement :
« Calculer la résistance vitale et physique des organes, leur opposer une force méthodique, c'est-à-dire réglée par des formules circonscrites, entre un *minimum* au-dessous duquel il ne faut pas rester pour réussir, et un *maximum* qu'il ne faut pas dépasser, pour ne pas nuire ; tel est le but que doit se proposer le chirurgien dans toutes les opérations médiates (manuelles) ou immédiates (instrumentales) qui réclament l'emploi de la force comme agent thérapeutique. Tel est aussi le problème dont la solution serait un immense service rendu à la chirurgie. »

L'appréciation dynamique, je la réclamai et pour la pathologie chirurgicale, et pour les actes physiologiques. Je pensai qu'on pourrait calculer l'intensité des contractions utérines, l'étendue de l'inspiration pulmonaire, la force déployée dans l'accouchement artificiel, dans le taxis, dans les luxations. Enfin je signalai la nécessité d'un système dynamique complet, dans lequel se trouvait comprise la traction extractive du fœtus.

(*Gaz. méd. de Montpellier*. 1842.

cile et digne d'un examen approfondi. J'espérai que l'accoucheur pourrait trouver dans les moyens proposés par M. Chassagny d'utiles secours, pourvu que ces moyens eussent une intime connexité avec nos propres forces, et que l'intelligence pût, ainsi que je l'avais formulé ailleurs : « 1° Arriver par le dyna- « momètre, à étudier toutes les modifications de l'emploi de « la force dans les tractions, son degré, sa durée, sa continuité, « son intermittence, sa marche ascendante puis descendante « après une durée déterminée, ou brusquement portée à son « apogée; » 2° varier le sens des tractions pour chercher le plus favorable ; 3° modifier instantanément la position de la tête, si besoin en est.

Je me suis empressé, en arrivant à Lyon, de voir l'appareil de M. Chassagny. Je dois à son obligeance toute confraternelle de l'avoir vu fonctionner. J'attends impatiemment de l'inventeur lui-même les documens théoriques et cliniques propres à former notre opinion.

Dans la question que je viens d'effleurer, j'arrive, Messieurs, aux conclusions suivantes.

Quant au premier membre de la question, le forceps est un instrument conservateur, qui doit agir par des tractions intelligentes, mesurées ; par une pression méthodique, et non point un agent de réduction, quand celle-ci doit être un peu marquée.

La science doit chercher par le dynamomètre à calculer, d'une part, ce que la tête et le bassin peuvent supporter de pression; de l'autre la force corporelle, seule ou accrue par des adjuvants, que l'opérateur peut et doit déployer.

Dans le second membre, le principe du croisement des branches du forceps me paraît la source des plus graves embarras, embarras communs aux forceps parallèles.

Le forceps de Lyon avec crémaillère qui empêche les cuillers de s'écarter, est préférable aux forceps croisés.

Enfin, j'attribue à l'assemblage des branches, à leur introduction simultanée une grande supériorité sur les forceps à branches séparées; une série de *cent six applications du forceps assemblé* me permet d'émettre cette opinion ; cependant, quelques contre-indications de l'état assemblé, m'ont fait admettre sur le même instrument et le principe de la jonction, et le principe de la séparation des branches, seulement celui-ci est devenu l'exception.

Démonstration. — Il ne reste plus, Messieurs, qu'à mettre en présence ces deux principes.

Nous avons à saisir au détroit supérieur une tête mobile. Les conditions exigées sont qu'une seule main sera introduite une seule fois, et que l'opération aura lieu sans secours étranger.

Evidemment avec le forceps disjoint, le problème qu'il est difficile de résoudre, et qui, parfois, est insoluble à l'aide des deux mains, ne pourra être résolu à l'aide d'une main seule ; tandis que, avec le forceps assemblé, la tête, qui dans l'utérus ne sera jamais plus mobile que celle renfermée dans ma main, est saisie, comprimée au point voulu, et mise à même d'être extraite en aussi peu de temps qu'il en faut pour appliquer la première branche du forceps disjoint.

Une contre-indication se présente-t-elle ? En quelques secondes voilà le forceps à branches séparées.

II.

DES DIVERS MODES D'ACTION DU FORCEPS

Par le Dr CHASSAGNY

Conformément à toutes les idées reçues, on peut dire que l'accoucheur ne doit demander au forceps d'autre service que de lui faciliter l'extraction de la tête :

1° Dans les cas d'urgence lorsqu'un danger sérieux menace la mère ou l'enfant ;

2° Dans les cas d'absence, d'insuffisance ou de mauvaise direction des forces expulsives ;

3° Lorsqu'il s'agit de rectifier une mauvaise présentation ;

4° Enfin, lorsqu'il y a une disproportion plus ou moins marquée entre le volume de la tête et les dimensions du bassin.

La seconde question est beaucoup plus vaste, et je me garderai bien de l'agrandir encore en décrivant toutes les variétés du forceps, en signalant toutes les modifications plus ou moins heureuses qui ont été tentées jusqu'à ce jour.

Pour moi, ce luxe de nos arsenaux d'obstétrique n'est pas l'indice d'une véritable richesse ; il témoigne bien plutôt d'une extrême pénurie, et il affirme hautement des desiderata et des aspirations d'autant plus difficiles à satisfaire qu'elles sont plus vagues et moins bien définies.

Je crois faire un travail plus fructueux en étudiant attentivement les fonctions du forceps et en basant sur cette étude une classification sérieuse dans laquelle je pourrai choisir, ou avec laquelle je pourrai, au besoin, créer l'instrument le plus apte à remplir les différentes indications.

Or, quelles sont les fonctions d'un forceps ? Il est évident qu'il doit être avant tout un instrument de préhension. Mais pour peu qu'il s'agisse d'une dystocie sérieuse, quelque opposée que puisse être ma manière de voir avec les idées généralement reçues, je n'hésite pas à affirmer qu'il doit devenir directement ou indirectement un agent de réduction.

35

Mais comme ces deux fonctions sont indissolublement liées, je les réunirai sous le même chef et j'étudierai d'abord le forceps comme instrument de préhension et de réduction de la tête, puis je l'examinerai comme instrument de traction.

On a longtemps agité la question de savoir si le forceps devait être un agent de réduction. Un grand nombre d'auteurs, Baudelocque, Flamand, Gerdy, Pétrequin, ont essayé de la résoudre expérimentalement ; mais tous ont eu le tort de n'avoir en vue qu'un forceps spécial ; il n'est venu à la pensée d'aucun d'eux qu'avec un autre modèle la compression pouvait varier, ne pas porter sur les mêmes points et devenir non-seulement plus complète, mais encore plus inoffensive.

C'est pour n'avoir pas eu l'intuition de ces différences que tous ceux qui se sont occupés de modifier le forceps n'ont eu qu'un but, celui de le rendre léger, portatif, d'en faire un instrument de poche ; c'est en oubliant les notions les plus élémentaires de la géométrie et de la mécanique que l'on est arrivé à faire ces miniatures, ces bijoux d'obstétrique si prisés de nos jours, c'est en continuant de glisser sur cette pente funeste que l'on a pu entendre les professeurs les plus éminents, les accoucheurs les plus autorisés formuler ce précepte : que le forceps ne doit jamais être un instrument de réduction, précepte monstrueux au point de vue de la logique et du bon sens, et cependant rationnel au point de vue d'un instrument vicieux dont on subit à son insu les imperfections, sans même essayer d'en pénétrer les causes.

Je viens de parler de données géométriques et mécaniques ; qu'il me soit permis de rappeler en peu de mots les plus simples, les plus élémentaires et en même temps les plus méconnues.

Si l'on fait pivoter deux lignes droites, A B et A C (figure 1), sur un centre commun A, elles décrivent en s'écartant et en se rapprochant l'une de l'autre des arcs de cercle d'autant plus étendus qu'ils sont plus éloignés du centre.

Si elles décrivent deux arcs de cercle à une certaine distance d'un de l'autre, la différence entre ces deux arcs sera d'autant plus grande qu'ils seront plus rapprochés du centre.

Cette différence est frappante entre les figures 1 et 2.

Dans la figure 1, on a décrit à 10 centimètres du centre un arc de cercle dont D E représente la corde ; on voit la différence

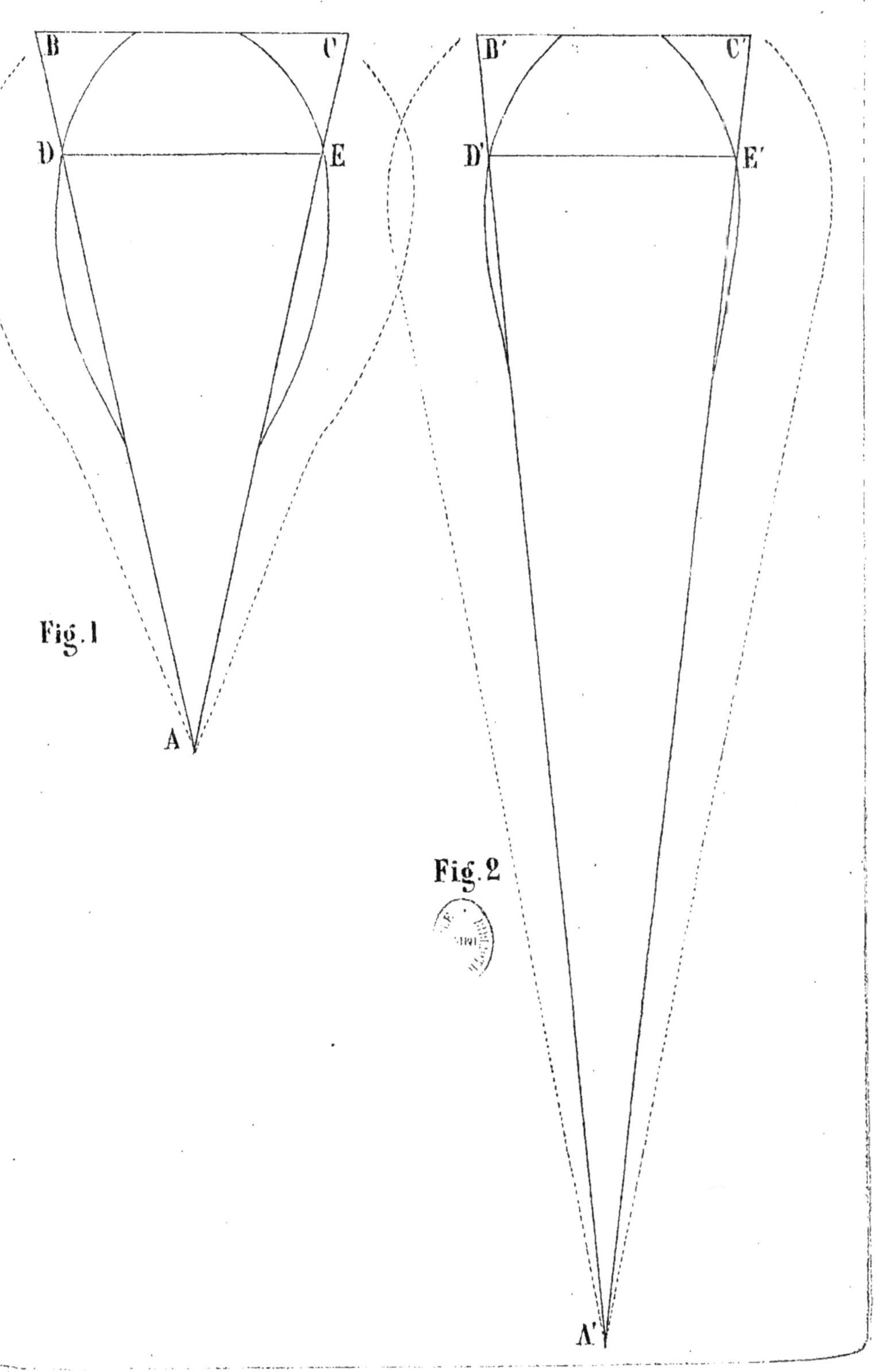

B
C
D
E
A
Fig.1
B'
C'
D'
E'
A'
Fig.2

qui existe entre cette corde et celle de l'arc décrit plus loin en
B C.

Dans la figure 2, à 20 centimètres du centre A', on a décrit
un arc de cercle dont la corde D' E' est de même grandeur que
D E, et il est facile de constater que la ligne B' C', tracée à la
même distance que dans la figure précédente, est bien moins
grande que la ligne correspondante B C.

Il est impossible de ne pas être frappé à première vue de la
différence qui existe dans ces deux figures par rapport aux
espaces circonscrits par les cordes et les lignes latérales. Cet
espace, dans la figure 2, se rapproche bien plus d'un quadrilatère régulier, les lignes latérales sont bien plus parallèles.

Je vais essayer de faire comprendre l'immense portée de ces
différences.

En premier lieu, si l'on veut contourner ces lignes latérales
pour en faire une pince susceptible d'embrasser un corps rond
ou ovoïde d'un certain volume, il suffira de recourber légèrement en dedans l'extrémité des lignes A' B' et A' C', et de leur
donner en arrière une courbure presque insignifiante.

Dans la première figure, au contraire, il faudra, pour loger
un corps de même forme et de même dimension, recourber
fortement en avant et en arrière les lignes A B et B C, et l'on
pourra se convaincre que la courbure sur le plat des branches
d'un forceps n'est pas facultative, mais qu'elle est, pour ainsi
dire, imposée par le plus ou moins de longueur de ces branches.

En second lieu, si pour loger dans ces deux figures un corps
plus volumineux, j'écarte les branches d'une égale quantité en
D E pour la figure 1 et en D' E' pour la figure 2, on observe
qu'à l'extrémité de ces branches, l'écartement est bien plus
considérable dans la figure 1 que dans la figure 2 ; en d'autres
termes, dans cette dernière figure, les branches s'écartent et
se rapprochent d'une manière bien plus parallèle que dans la
première, et l'espace circonscrit par elles peut varier d'une
manière notable, quant à son étendue, sans être sensiblement
modifié quant à sa forme, tandis que dans la première figure
le moindre changement, quant à l'étendue, amène une complète
déformation.

Ces différences sont assez tranchées, elles exercent sur les
fonctions de l'instrument une influence assez grande pour

m'autoriser à ranger les forceps dans deux grandes divisions et à placer dans l'une les forceps croisés et dans l'autre les forceps droits.

Les premiers, à branches relativement courtes, comprendront le forceps de Levret et ses innombrables modifications ; les seconds, à branches relativement plus longues, comprendront les forceps d'Assalini, Thénance, Martin, Montain, etc., et enfin celui que je représente dans les figures 3, 4 et 5.

Je choisirai ce dernier modèle comme type et comme terme de comparaison, non pas à cause des modifications de volume, de forme, d'articulation, que j'y ai apportées, mais à cause d'un élément nouveau que j'y ai introduit, de l'élasticité, de la flexibilité des branches qui lui créent des aptitudes toutes spéciales et en font un instrument sans analogue dans l'arsenal obstétrical.

Examinons comment chacune de ces variétés va fonctionner dans les différentes positions, suivant lesquelles la tête peut être saisie.

Etudions d'abord les applications bi-pariétales. Admettons une tête descendue dans l'excavation et retenue par l'étroitesse du détroit inférieur; si nous supposons le forceps croisé appliqué exactement sur les côtés de la tête, mais ne dépassant pas les rebords du maxillaire, l'extrémité des cuillers reposant sur les joues, il est évident que si l'on opère le rapprochement des cuillers soit en serrant les manches, soit par les tractions, faisant faire au détroit inférieur l'office d'un anneau coulant, c'est à l'extrémité des branches que s'exercera le plus grand effort, et les parties saillantes de la voûte, celles qui constituent l'obstacle sérieux à l'accouchement, ne pourront être réduites que lorsque l'on aura exercé une pression considérable et dangereuse sur des parties où elle ne doit produire aucun effet utile.

Si nous substituons le forceps droit, en le supposant appliqué de la même manière et sur les mêmes points, le rapprochement des branches va se faire d'une manière plus parallèle, l'extrémité des cuillers exercera une pression moins forte, et de plus, lorsqu'elle aura rencontré un peu de résistance, la partie moyenne des branches va plier et comprimer surtout les parties qu'il importe de réduire et qui se prêtent le mieux à cette réduction.

J'ai démontré ce fait par plusieurs expériences que je ne répèterai pas ici ; on pourrait s'étonner non-seulement que ces expériences aient été contestées, mais encore qu'elles aient pu être nécessaires. Les idées que je viens d'émettre sont trop simples pour qu'il soit nécessaire de leur donner d'autre sauvegarde que celle du bon sens et de la raison.

Ce défaut du forceps croisé est loin d'être le seul que l'on puisse lui reprocher, jusqu'ici j'ai supposé que les deux instruments saisissaient la tête de la même manière ; or, dans bon nombre de cas, le forceps croisé la saisit d'une manière beaucoup plus désavantageuse, c'est ce qu'il me sera facile de prouver après avoir exposé quelques considérations générales de la plus extrême simplicité.

Saisir suivant son diamètre occipito-mentonnier une tête descendue dans l'excavation avec l'occiput dirigé en avant sous le pubis, ou en arrière dans la concavité du sacrum, est une opération qui ressemble beaucoup à celle par laquelle on voudrait saisir un œuf par sa grosse extrémité pour lui faire franchir une ouverture plus ou moins rétrécie.

Il est évident que la pince dont on va se servir sera d'autant plus rationnelle que ses branches se rapprocheront davantage de la tangente au diamètre de la grosse extrémité de l'œuf, et qu'au contraire, plus ces branches s'éloigneront de cette tangente, plus elles feront un angle aigu avec ce diamètre, moins elles seront parallèles au diamètre longitudinal, plus la pince deviendra défectueuse ; en d'autres termes, l'œuf sera beaucoup mieux saisi par un instrument ayant la forme d'un U que par un instrument ayant la forme d'un V, et dans ce dernier cas, les imperfections augmenteront en raison directe du volume de l'œuf et de la petitesse du V.

Il est évident encore, que la préhension sera d'autant plus sûre que les extrémités recourbées de la pince s'appliqueront plus avant sur les côtés de l'œuf ; l'idéal de la perfection consisterait certainement à les dépasser et à se recourber au devant de la petite extrémité.

Si nous poursuivons la comparaison, le gros côté de l'œuf va être représenté par les saillies pariétales, le petit par le contour du maxillaire, et l'application du forceps sera d'autant meilleure que les cuillers s'appliqueront plus avant sur les joues, elle sera irréprochable si elles dépassent le rebord du maxillaire.

Voyons maintenant dans quelles conditions chacun des deux forceps va se trouver pour remplir ce programme.

Si nous supposons une tête d'un diamètre bi-pariétal de dix centimètres, l'extrémité des cuillers ne pourra atteindre et dépasser le rebord maxillaire qu'à une condition : c'est que ce diamètre bi-pariétal pénétrera au moins à 10 ou 12 centimètres de cette extrémité.

Or, si nous ouvrons les deux forceps de manière à obtenir cet écartement aux points désignés, c'est-à-dire en A B pour le forceps droit, et en A' B' pour le forceps croisé, nous voyons d'une part que les branches du forceps droit sont bien plus parallèles, et que, par conséquent, elles sont presque tangentielles au diamètre bi-pariétal ; de l'autre, que les branches du forceps croisé forment avec ce diamètre un angle assez aigu ; le forceps droit en se rapprochant tendra donc à conserver la tête dans ses cuillers, le forceps croisé, au contraire, tendra à la chasser comme un noyau de cerise ou d'abricot et cela d'autant plus facilement que les extrémités des cuillers sont très-écartées l'une de l'autre, et ne sauraient par conséquent s'opposer à ce mouvement de projection de la tête en avant pendant lequel ces extrémités se rapprochent rapidement l'une de l'autre, mais pas assez cependant pour retenir le rebord maxillaire, car elles n'arrivent au contact que sur les joues aux point C et D, constituant déjà un instrument de préhension bien moins parfait et ne tardant pas à devenir un instrument de réduction des plus dangereux ; car si les cuillers ne sont pas rapprochées par les côtés du bassin, si elles ne sont pas énergiquement serrées par l'opérateur, ou si elles ont un peu d'élasticité, la tête agira comme un coin pour les écarter, et le forceps glissera jusqu'à ce que ses extrémités rencontrent une saillie pour les retenir, ou un point faible du crâne où elles s'implanteront en le déprimant et même en le fracturant.

Le raisonnement qui précède s'applique également bien aux cas dans lesquels l'obstacle n'est pas créé par le détroit inférieur, mais où il résulte de l'enclavement du diamètre occipito-frontal dans le diamètre antéro-postérieur de l'excavation.

On ne manquera pas de m'objecter, que dans ce cas il faut

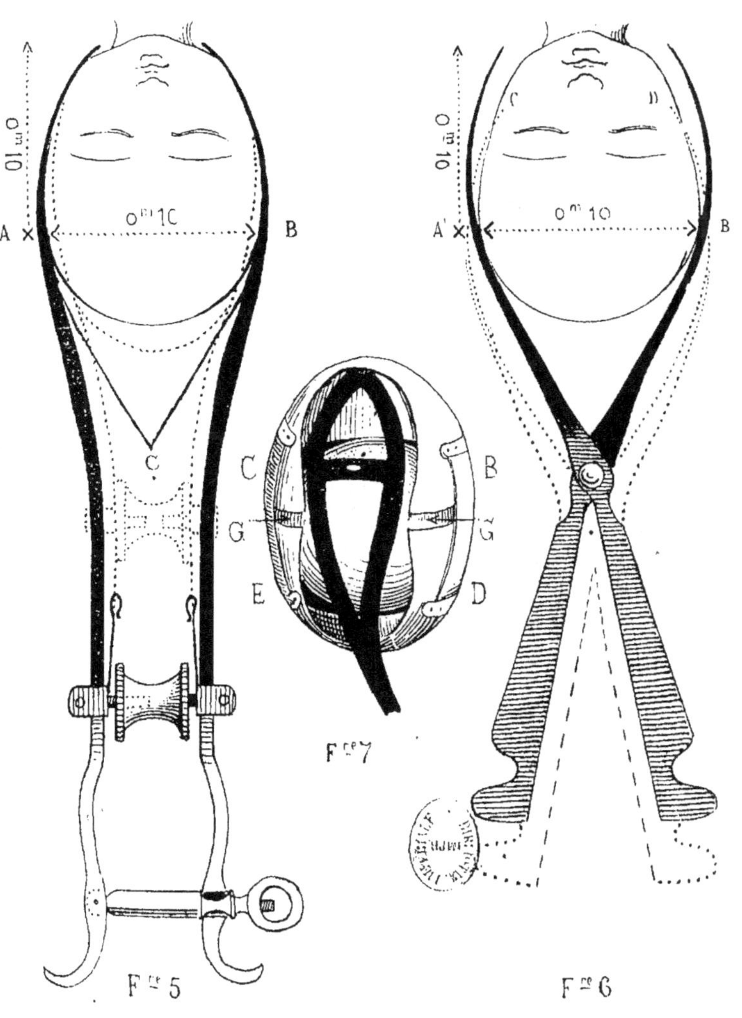

0m 10
0m 10
A
B
o m 1C
C
C
B
G
G
E
D
F re 7
F re 5
A'
0m 10
0m 10
B
o m 10
F re 6

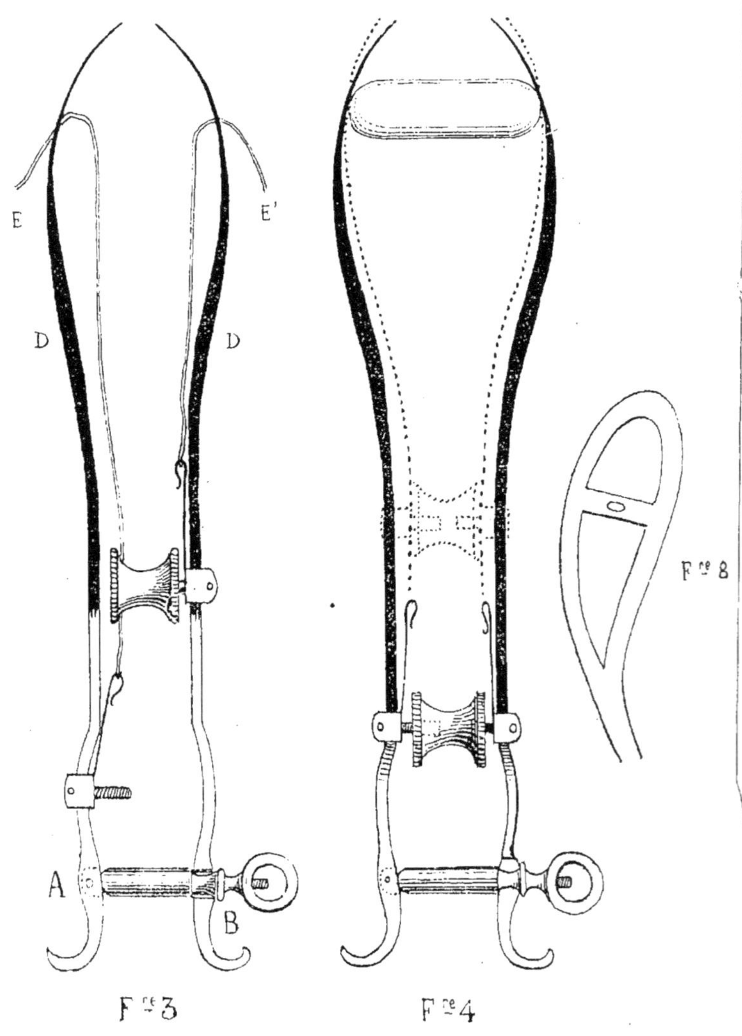

E
E'
D
D
A
B
F^ce 3
F^ce 4
F^ce 8

éviter soigneusement d'exercer sur la tête une compression
qui n'aurait d'autre résultat que d'agrandir le diamètre opposé,
et par conséquent d'augmenter l'enclavement. Je ferai observer que le plus souvent dans les expériences de Baudelocque et
des autres expérimentateurs, la compression d'un diamètre
n'a pas pour résultat d'augmenter le diamètre opposé, et que
dans certains cas, au contraire, elle le diminue.

Il est évident que si l'on pouvait se placer toujours dans les
conditions où a lieu cette diminution, toutes les objections contre la nécessité et l'utilité de comprimer la tête tomberaient
immédiatement ; or, ce sont ces conditions que je réalise par les
modifications que j'ai apportées au forceps.

Baudelocque, en appréciant la théorie de la réductibilité de
la tête, avait très-judicieusement observé que cette réductibilité est limitée par le contact des points du bassin opposés à la
compression, et, disait-il, la tête ne saurait, *comme dans la
nature*, s'allonger de sa base à son sommet parce que le sinus
de l'instrument ne laisse pas *en bas* la place nécessaire pour
cet allongement ; c'est de cette condamnation si bien motivée
et en apparence si irrévocable, que j'ai fait appel par mon nouveau forceps.

Il est facile de se convaincre à la vue de la figure 5, que
les branches de ce forceps sont presque parallèles à l'axe longitudinal de la tête, et qu'elles laissent une place considérable
dans laquelle cette dernière peut facilement s'allonger, si en
faisant glisser l'anneau coulant on rapproche les branches, on
met en jeu leur flexibilité et l'on voit que la tête est attirée
dans l'instrument où elle prend la forme indiquée par la ligne
pointée, tandis qu'elle serait au contraire repoussée par des
branches qui s'articuleraient au point C.

Cette nouvelle fonction du forceps est trop importante, elle
joue un rôle trop sérieux dans les véritables dystocies, elle
peut dénouer trop de situations que l'on a l'habitude de trancher, pour que je ne me sois pas fait un devoir de l'établir autrement que par un dessin et des données théoriques, et d'en
fournir une irrécusable démonstration expérimentale.

La figure 7 représente un ballon de caoutchouc A, ce ballon
est enfermé dans deux demi-coques de bois C B et E D qu'il
remplit exactement, ces deux coques sont ouvertes sur les

côtés pour mettre à nu les parties du ballon qui doivent être réduites par le forceps, elles sont reliées l'une à l'autre par une bande de caoutchouc B D et C E qui en permet à volonté l'écartement.

Or, si l'on saisit cet appareil avec mon forceps le ballon ne pouvant se déprimer sans qu'il augmente de volume dans un autre sens, les deux coques s'écartent l'une de l'autre et l'on remarque l'espace indiqué aux points G.

Si au contraire, on agit avec un autre forceps croisé quel qu'il soit, ses extrémités s'appuient sur la partie non ouverte de la coque, on ne constate aucune réduction du ballon et par conséquent aucun alongement de l'appareil dont la partie inférieure tend à être repoussée par les branches croisées au-devant de lui.

Du reste, la réalité et surtout la nécessité de cette fonction m'ont souvent été démontrées par la clinique, et il y a peu de temps encore je présentais à la Société de médecine un enfant extrait à l'aide de mon forceps, la tête était énorme et ossifiée au point que les sutures et les fontanelles avaient presque complètement disparu, la fontanelle antérieure existait seule, elle était tellement effacée qu'elle fut prise pour la postérieure, le diamètre occipito-mentonnier mesurait 17 centimètres, et l'on ne pouvait pas mettre cet allongement énorme sur le compte des efforts de la nature, sa forme, sa disposition en cylindre tronqué, l'absence complète de thrombus, tout prouvait que le forceps en avait été le seul agent.

Il me reste à examiner comment le forceps doit agir lorsqu'il saisit la tête par son diamètre transversal pour lui faire franchir le détroit supérieur.

Il est bien évident qu'il ne doit pas comprimer le diamètre occipito-frontal, et cependant c'est surtout comme agent de compression que nous allons le faire intervenir, mais cette compression aura pour résultat de faire exécuter à la tête un mouvement de bascule qui amènera sa flexion sur le col et produira ce premier temps de l'accouchement que l'étroitesse du détroit supérieur avait rendu impossible.

Ce mouvement sera facilité d'abord par le peu de courbure des branches et par le redressement qui se produit à leur extrémité, lorsque la partie moyenne des cuillers rencontre un corps solide, comme on le voit dans la figure 4. En prenant cette nouvelle forme, la branche qui est en rapport avec l'occiput l'attire en bas, tandis que la branche opposée laisse au front toute sa liberté pour servir de centre à ce mouvement de pivot.

Un forceps très-recourbé aura au contraire l'immense désavantage de saisir la tête par l'extrémité de ses cuillers de manière à l'immobiliser, et à la tirer fatalement dans la position où elle a été saisie, avec les chances de voir la branche qui est en rapport avec le front et qui a sur lui une prise bien plus solide, l'entraîner et aggraver la position en défléchissant la tête.

Le défaut d'espace me force à écourter les considérations qui se présentent en foule sur l'action du forceps comme instrument de préhension et de réduction de la tête, il m'empêche également d'aborder l'examen des fonctions de traction. Je renverrai pour cette importante question à un mémoire sur la rupture des symphyses, publié dans la *Gazette médicale de Lyon*, dans le courant de 1864, mémoire dans lequel j'expose longuement les dangers des tractions à la main et les moyens de les rendre aussi inoffensives que possible, qu'il me suffise de dire aujourd'hui qu'en tirant sur les manches d'un forceps l'accoucheur est armé d'une puissance considérable pour imprimer à la tête une direction différente de celle que lui imprimerait la nature, et que le seul moyen de ne pas commettre des écarts qui peuvent devenir si dangereux, c'est d'abandonner complètement la direction du forceps et de le laisser conduire par la filière du bassin en organisant une force qui lui laisse son entière liberté ; c'est ce que j'ai réalisé en tirant, soit avec les mains, soit à l'aide d'un appareil à tractions placé sur les genoux de la malade, non pas les manches du forceps, mais des cordons E E' (figure 3). Ces cordons sont attachés par une de leurs extrémités à l'anneau coulant qui opère le rapprochement des branches du forceps, ils se réfléchissent dans un trou percé dans une traverse ménagée au milieu de la cuiller, de manière à ce que la traction s'exerce exclusivement sur ce point et qu'elle ait pour résultat de tirer la tête et en même temps de la comprimer en raison directe de la résistance à vaincre et de la solidité à donner à la prise (1).

(1) Dans une seconde partie, M. Chassagny, considérant comme suffisam-

III.

DE L'ACTION ET DES AVANTAGES DU FORCEPS

ÉTUDIÉS AU POINT DE VUE
DU MÉCANISME DE L'ACCOUCHEMENT LABORIEUX.

Par le Dr BOUCHACOURT

A cette première question : Quelles sortes de services l'accoucheur doit-il demander au forceps ? je ne vois pas d'autre réponse que celle-ci : les services que la nature rend elle-même au fœtus et à la mère dans le travail de l'accouchement spontané ou naturel, autrement dit physiologique.

Engager la tête dans la filière pelvienne, la mouler sur sa forme et ses dimensions, réduisant certains diamètres dans le sens des parties rétrécies au bénéfice de ceux qui trouvent à s'étendre dans les portions restées intactes ou élargies, en produisant la rotation si elle est nécessaire, et enfin le dégagement et l'expulsion, voilà ce que fait la nature, c'est-à-dire la contractilité utérine, soutenue de l'action du diaphragme et des muscles abdominaux, non seulement dans les cas simples, mais souvent dans des conditions difficiles, et voilà ce que l'accoucheur, armé du forceps, doit chercher à reproduire s'il est possible, avec une extrême fidélité. Toutefois qu'il ne s'attende pas avec un bassin déformé, non seulement rétréci, mais encore modifié dans sa direction et dans les rapports de ses diamètres entre eux, à trouver une marche régulière qu'on pourrait appeler en quelque sorte marche classique de l'accouchement. Il y a sous certains rapports un mécanisme propre à

ment connue et acceptée la théorie des tractions soutenues, discutait les propositions émises par M. Berne dans son mémoire. Le Comité de publication a dû supprimer cette discussion, qui n'avait pu avoir lieu au sein du Congrès, vu l'heure avancée de la séance l'accouchement difficile, comme il y a un mécanisme de l'accouchement normal, ce à quoi on n'a pas toujours réfléchi. Et de même qu'on a pu étudier non seulement l'anatomie, mais aussi la physiologie des difformités du système osseux (J. Guérin), de même, il y a un rôle spécial des difformités du bassin dans le mécanisme de l'accouchement. C'est, en sens inverse, ce qui arrive pour un fœtus acéphale, anencéphale ou même hydrocéphale dont la tête ne progresse pas selon les mêmes conditions, dans un bassin bien conformé, suivant les mêmes temps d'évolution qu'une tête normale quant à son volume, sa forme, sa consistance et la régularité de sa surface.

Voyez néanmoins comment la nature agit dans ce cas avec lenteur, avec énergie, mais sans violence. C'est une action incessamment progressive, avec des intervalles d'un repos qui n'est pas complet, puisque la pression s'exerce d'une manière continue par le corps utérin contracté, dans cet état que Barthez aurait appelé *force de situation fixe*. La progression ne suit une marche ni régulièrement horizontale, ni oblique, avec une inclinaison qui soit en rapport avec celle des plans du bassin, mais elle se fait souvent d'une manière inégale, irrégulière, ce qui peut modifier, non pas les présentations, mais au moins et jusqu'à un certain degré les positions, en inclinant diversement les sutures, en produisant des irrégularités ou des anomalies dans les rapports des fontanelles avec les points déterminés dans la circonférence ou les surfaces du bassin.

Souvent par le fait seul de la marche du travail, il se produit des réductions, des rotations inattendues, qu'on observe également sous l'influence de la pression et des tractions exercées par le forceps. Que l'instrument fasse un tout solide avec la tête, et alors il tourne avec elle, que moins serré primitivement, ou relâché après quelques tractions, et dans ce cas c'est entre les cuillers que le mouvement s'opère, toujours est-il que l'expérience a montré que, sous ce rapport, l'accouchement artificiel pouvait espérer d'imiter les procédés de l'accouchement naturel, et que ce n'était pas trop tenter que de chercher à en réaliser les conditions.

Dans les considérations qui précèdent, nous avons surtout fait allusion à la dystocie par déformation pelvienne; dans le cas de simple inertie, ou dans ceux d'hémorrhagie, de convulsions qui réclament une prompte terminaison du travail, le mécanisme doit rester parfaitement régulier, et dans l'accouchement artificiel on doit s'étudier à le reproduire, aussi fidèlement que possible. Je ne parle pas de ces cas dans lesquels le réveil des contractions utérines a lieu sous l'influence de l'action directement excitatrice du forceps sur la contractilité utérine (Lobstein) ou d'une action réflexe, alors qu'il presse et distend avec une certaine violence les parois vaginales, avant même que les cuillers soient convenablement rapprochées et articulées.

En dehors de ces conditions exceptionnelles, je suis bien persuadé qu'il est fort difficile de suivre exactement les règles posées jusqu'ici pour la direction, le caractère et la force des tractions; c'est le cas de dire qu'on fait comme on peut et de considérer comme bonnes toutes les méthodes qui font réussir, pourvu que les dangers qu'elles font courir à la mère et à l'enfant ne l'emportent pas sur les avantages, et qu'en fin de compte on arrive, quand même, au résultat désiré.

Un point de pratique, sur lequel on est loin d'être d'accord, est celui de l'engagement de la tête par le forceps. En France on ne voit pas d'inconvénient, en général, à la saisir au dessus du détroit supérieur, pour la faire descendre dans l'excavation et l'extraire ensuite comme si elle eût été prise plus bas. En Allemagne et en Angleterre, on aime mieux ou attendre, ou pratiquer la version, même dans des cas de rétrécissement assez prononcés. M. Simpson a repris cette idée et n'hésite pas à aller chercher les pieds, même quand le diamètre sacro-pubien descend un peu au dessous de 9 centimètres. M. Stoltz ne s'y fierait pas et n'oserait pas conseiller cette pratique. Pourquoi ne pas faire alors avec la main ce que l'on redoute d'exécuter avec le forceps, non pas la version, mais l'engagement céphalique? Pourquoi ne pas attendre, à moins de danger prochain occasionné par une hémorrhagie, des convulsions, une procidence du cordon? En favorisant l'engagement de la tête par des manœuvres extérieures, il est permis d'espérer qu'il se fera assez tôt ou assez bien, pour pouvoir en peu de temps donner lieu à une prise plus facile et plus sûre du forceps? C'est bien autre chose d'avoir un commencement d'engagement, même léger ; on procède alors avec plus de sûreté, moins de tâtonnements et beaucoup moins de dangers. « Il faut avant tout, dit Mme Lachapelle (*Pratique des accouchements*, tome I., p. 75), bien distinguer les cas où la tête est au dessus du détroit abdominal de ceux où elle est déjà engagée dans le détroit. Ces derniers, un peu plus difficultueux que si la tête était dans l'excavation, n'exigent guère de soins particuliers. Mais, continue l'illustre accoucheuse, lorsque rien n'est engagé dans l'excavation, l'application devient très-difficile et souvent dangereuse ; on a bien plus de facilité alors à aller chercher les pieds, et plusieurs fois j'ai été forcée d'en venir là après avoir cherché sans succès à employer le forceps. Je ne condamne point pourtant tout à fait son usage, mais je crois qu'il exige beaucoup de sagacité et d'habitude. »

Quoi qu'en ait dit Baudelocque et son école, il n'est ni impossible, ni dangereux de chercher à obtenir une certaine réduction dans les diamètres de la tête serrée suivant sa largeur et son épaisseur, en prévoyant que la facilité, les avantages et l'innocuité de cette réduction seront en raison composée du volume de la tête, de sa souplesse ou de sa flexibilité, et de la capacité du bassin. A mesure qu'on arrive à 9 centimètres dans le diamètre sacro-pubien, et qu'on descend au-dessous pour se rapprocher de 8, il est plus prudent de n'y pas trop compter, sous peine de se heurter contre des exceptions décevantes ou dangereuses. Je ne dis rien de la souplesse, de l'extensibilité et de la dilatabilité des parties molles, ni de l'influence sous ce rapport d'un ou de plusieurs accouchements antérieurs. Toutes ces circonstances sont trop généralement signalées et appréciées pour qu'il ne soit pas superflu de les développer davantage.

On peut donc demander beaucoup au forceps, mais il faut être assez prudent, assez discret, si je puis ainsi dire, pour ne pas trop exiger. C'est non seulement une question de raisonnement et d'expérience, c'en est une aussi de tact obstétrical et presque de sensibilité.

Les dimensions de la base du crâne dans tous les sens donnent, en résumé, la clef des difficultés à vaincre, c'est là que s'arrête la réductibilité, il est même plus sûr de ne pas aller jusque là.

Rappelons, avant d'aller plus loin, que, dans la recherche des indications, il importe de distinguer les indications essentielles, capitales, de celles qui ne sont que secondaires ou accessoires. Les indications essentielles sont fournies par le fait en lui-même, soigneusement observé et décomposé pour ainsi dire dans les différents temps du travail naturel. Aux indications secondaires se rattachent les principes relatifs à l'introduction de telle branche, plutôt que de telle autre, à leur réunion suivant tel procédé, au mode, à l'intensité, à la durée et à la direction des tractions. Nous touchons par là aux questions instrumentales, aux procédés opératoires, et nous aurons à y revenir tout à l'heure, lorsque nous aurons pris un parti sur le choix de l'instrument. Ceci nous amène à l'étude de la seconde question :

Comment les diverses variétés de forceps imaginées jusqu'à présent répondent-elles aux diverses indications ?

Il me paraît hors de doute que si nous avons à choisir un forceps au milieu de cette surabondance d'instruments imaginés, perfectionnés et souvent altérés depuis Chamberlayne jusqu'à nos jours, nous ne devons pas examiner comparativement au point de vue de leurs avantages, de leurs inconvénients, de leur facilité d'emploi, etc. , les deux cent cinquante à trois cents forceps signalés par les historiens de cet instrument, entre autres par Mulder jusqu'en 1794, par Rist de 1794 à 1817, enfin par M. Sontagg, élève de M. Stoltz, de 1817 à 1850 ; les deux dernières séries comprenant par conséquent les forceps imaginés ou perfectionnés à Lyon, celui de Thénance, le forceps droit réhabilité par Imbert, le forceps courbé latéralement sur une de ses branches seulement, par Baumers; plus récemment le forceps simple ou céphalotribe de M. Valette et le forceps à tractions soutenues de M. Chassagny ont été décrits ailleurs. Vous venez d'entendre au sujet de ce dernier une savante et complète exposition. Quant au forceps assemblé, dont M. Bernard, d'Apt, vous a entretenus, en faisant précéder sa description d'une étude clinique fort intéressante sur les indications de son emploi, je ne veux rien ajouter à la figure donnée par Kilian dans son atlas et à ce que vous a si bien dit son inventeur. Je pourrais citer encore quelques autres forceps imaginés ou corrigés dans ces dernières années ; mais en consultant à ce sujet les recueils et les publications scientifiques, vous ne trouverez pas, je pense, qu'il y ait de l'exagération dans le chiffre que j'ai donné. Ne nous laissons ni éblouir, ni décourager par cette fécondité ; choisissons un forceps convenable, suffisamment résistant, d'une assez forte courbure pour arriver sans peine au détroit supérieur, s'articulant facilement et solidement, offrant une bonne prise aux manches, qui seront à nu dans les forceps français, garnis de bois ou d'ébène dans les forceps allemands. M. Stoltz a muni de petites charnières les crochets ou oreilles latérales que présentent ces derniers, ce qui permet en les relevant et les appliquant contre les cuillers de porter celles-ci beaucoup plus haut dans le bassin, si cela est nécessaire. Abaissées, elles donnent une plus forte prise et permettent d'exercer plus tôt et plus librement le mouvement de bascule qui, en élevant les manches, fait descendre la tête avec l'extrémité des cuillers. N'y aurait-il pas avantage à choisir dans quelques cas le forceps droit pour ramener en avant l'occiput ou le menton restés complètement en arrière ? Plusieurs y ont songé et en ont même donné le conseil, très-rarement suivi.

Je crois être dans le vif de la question, en insistant plus particulièrement sur le forceps à tractions soutenues de notre ingénieux et savant confrère M. Chassagny. Je n'ajouterai rien à la brillante démonstration que vous venez d'entendre, mais théoriquement et pratiquement je ne puis être complètement de son avis, s'il s'agit de remplacer, avec cet appareil volumineux, compliqué, lourd et coûteux, l'instrument de Levret, resté avec ses perfectionnements les plus acceptables, d'un mécanisme simple, d'un emploi facile et inoffensif. J'ai donné dès l'abord une assez franche adhésion aux idées de notre habile collègue, pour qu'il veuille bien, en y réfléchissant, ne pas prendre en mauvaise part l'opinion restrictive, ou plutôt réservée que je vais émettre à leur sujet.

Et d'abord, sans vouloir diminuer en rien le mérite de l'instrument comme invention, je rappellerai la construction du singulier forceps du professeur Hermann père, de Berne, et l'idée qui est venue à l'esprit de plusieurs et que plusieurs ont réalisée d'attacher un lien quelconque à la partie inférieure des fenêtres du forceps ordinaire ou autour de son articulation. Ne

serait-ce pas l'idée mère des tractions soutenues, indépendan-
tes de l'action des manches, et venant à leur aide ? Moins le
treuil, cependant, qui, avec une plus faible dépense de forces,
permet de graduer assez exactement la somme des efforts produits. Je suis persuadé que ce treuil restera ; mais appliqué
au forceps ordinaire (j'avoue, quoique Lyonnais, que j'ai peu
d'attrait pour le forceps Thénance), comme l'a fait M. Berne,
comme je l'ai employé moi-même, ne pourrait-il pas donner
d'aussi bons résultats ? C'est une série d'expériences et d'études que je signale à l'esprit inventif de M. Chassagny. Evidemment il y aura lieu de se préoccuper de l'avantage que
présente le rapprochement ou l'éloignement du centre des
efforts de traction qu'il a portés dans son dernier modèle,
celui que j'ai entre les mains, aussi loin, aussi haut que possible. Cette question ne me semble pas complètement résolue.

Je n'ai pas assez de faits personnels, M. Chassagny n'en a
pas publié lui-même un assez grand nombre, pour que je puisse
ici porter sur son instrument un jugement définitif. Et d'ailleurs
avons-nous une bonne statistique de l'emploi du forceps ordinaire quant à son immunité pour la mère, quant à la préser-
vation du fœtus ? Est-il possible, aujourd'hui, de réunir et de
coordonner, en leur donnant un caractère démonstratif, les
éléments de ce problème ? Sans être plus sévère pour M. Chassagny que pour l'école d'obstétricale moderne, demandons-lui
de ne pas conclure trop vite. Je vois au surplus un danger à
son entraînement, et pour le moins un inconvénient : le danger,
c'est d'arriver par une pente insensible, involontairement en
quelque sorte, à faire de la céphalotripsie, au lieu d'une application de forceps ; l'inconvénient, c'est le double emploi avec
le forceps ordinaire qui va si bien, qui réussit presque toujours,
on peut le dire, à amener un enfant vivant sans faire le plus
léger mal à la mère, en agissant en temps opportun, assez tard
pour bien saisir la tête, assez tôt pour que, ni le fœtus ni la
mère, n'aient souffert d'une pression trop violente ou prolongée. C'est précisément entre ces deux écueils que j'aimerais à
voir naviguer M. Chassagny, et c'est aussi entre le forceps
ordinaire classique et le forceps céphalotribe, perfectionné
comme il l'a été dans ces derniers temps, que j'aimerais à placer son instrument. J'en préconiserais d'autant plus l'emploi,

que je suis peu partisan de la céphalotripsie pratiquée sur le vivant. En éloigner le moment toujours, la rendre souvent inutile sans qu'on ait besoin pour cela de recourir ni à l'opération césarienne, ni à la symphyséotomie, voilà certes d'assez belles espérances pour encourager et récompenser le zèle de notre laborieux collègue, qui me pardonnera, j'espère, mon attachement à la tradition, si je lui accorde que nous aurions besoin encore d'être éclairés et réformés sur plus d'un point de pratique.

Mais, si je fais ces réserves, si je maintiens les droits incontestables de l'ancien forceps, ses avantages dans beaucoup de cas, c'est à la condition qu'il soit bien appliqué, que sa manœuvre, bien comprise, soit sûrement et adroitement exécutée. Avant de chercher de nouveaux instruments et de nouvelles théories, ne perdons pas de vue les règles que le temps a sanctionnées, et qui ont rendu l'usage d'anciens instruments complétés et perfectionnés, si souvent heureux, presque toujours sûr et sans danger lorsqu'on s'y est soigneusement conformé. S'il y a quelques points de détail fautifs, mal compris ou mal exécutés, accusons l'artiste, étudions mieux les préceptes, exerçons-nous pour devenir plus habiles, mais ne jetons pas l'instrument de côté, réformons, sans révolutionner. J'ai de la peine, je l'avoue, à renoncer tout à fait à ces petits mouvements de latéralité si naturels et si utiles à un moment donné des tractions ; je veux bien croire qu'il y aurait de l'inconvénient à suivre sans réflexion et aveuglément le conseil classique de tirer, au début, en bas et en arrière; j'aime mieux m'en rapporter à celui de Levret et de Smellie, et diriger les tractions en bas, surtout en commençant, suivant l'axe du corps. Et d'ailleurs, le forceps ne nous donne-t-il pas l'indication du sens dans lequel nous devons tirer, par la direction qu'il prend de lui-même pour ainsi dire, lorsqu'il est introduit, fixé et abandonné à son propre poids ? Sachons mettre à ces tractions plus de souplesse que de force, plus de patience que de violence; agissons sur l'articulation comme sur un centre autour duquel doivent tourner les manches pour remonter sur le ventre et les cuillers pour descendre et traverser le détroit supérieur. Au résumé, j'éprouve une grande peine à renoncer pour toujours à un appareil simple, léger, facile à transporter, qui a rendu des services nombreux et incontestés, à l'exclure à tout jamais de l'arsenal de l'accoucheur ; je craindrais de commettre une ingratitude, et je redouterais de m'exposer pour l'avenir à de sérieux dangers.

Ayant eu le dessein d'étudier pratiquement la question du forceps posée dans le congrès, j'ai laissé de côté les considérations historiques et purement instrumentales, pour me placer plus particulièrement au point de vue de la recherche des indications. J'ai négligé ce qui semblait accessoire pour m'attacher aux points essentiels, désireux surtout de mettre en relief les côtés par lesquels cette question de thérapeutique obstétricale ressemblait à toute autre de thérapeutique médicale ou chirurgicale ; c'était, je crois, le moyen le plus sûr de donner à la discussion sa véritable portée, en ne négligeant rien du double aspect scientifique et pratique sous lesquels elle pouvait se présenter. J'ai essayé, dans cette communication, de poser quelques jalons, d'indiquer la méthode à suivre, n'ayant nullement la prétention de traiter à fond dans un temps aussi court un sujet difficile, qui constitue à lui seul un des chapitres les plus importants de l'art obstétrical.

IV.

DU FORCEPS A TRACTIONS CONTINUES

Par le Docteur BERNE
Chirurgien en chef de la Charité.

Placé à la tête d'un service obstétrical des plus importants j'ai dû examiner sérieusement la question du nouveau forceps présenté par notre confrère, le docteur Chassagny. N'est-il pas du devoir d'un chef de service de se rendre compte autant que possible de la valeur des nouvelles méthodes proposées et de l'utilité des nouveaux instruments pour en faire bénéficier les malades confiés à ses soins ? Depuis plusieurs années j'ai

eu dix-huit à vingt fois l'occasion d'utiliser l'appareil de
M. Chassagny. Il m'a semblé que ce nombre d'observations,
malheureusement encore restreint, pourrait permettre cependant de juger dès maintenant l'importance de la méthode, d'en
apprécier les avantages, d'en montrer les dangers, d'en signaler les désidérata, d'en limiter les indications. Jusqu'à ce jour,
inventeur autant convaincu que passionné, et cela se comprend, M. Chassagny a cherché surtout à démontrer par le
raisonnement la valeur de sa méthode.

Aujourd'hui, comme l'affirmait dernièrement un de nos maîtres dans une récente discussion à la Société de médecine, c'est
avec des faits que M. Chassagny parviendra le plus sûrement
à démontrer la prééminence de son instrument. Aussi ai-je
pensé qu'une étude clinique sur les résultats obtenus dans un
grand service méritait de fixer l'attention du congrès. J'aurai
atteint mon but si ce travail peut, malgré son imperfection,
contribuer à vulgariser la manière de faire de notre confrère ;
je la crois digne en effet d'un succès sérieux, tout en lui recon
naissant dans quelques circonstances des dangers, soit pour
l'enfant, soit pour la mère.

Je ne veux pas examiner ici en quoi consiste l'appareil de
M. Chassagny. Ses divers mémoires, les discussions qui ont
eu lieu dans les Sociétés savantes ont, je crois, suffisamment
appris à le connaître. Je ne veux pas non plus revenir sur ce
qui a été dit et écrit à propos de l'opportunité du choix du
forceps Thénance, et des modifications que notre confrère lui
a fait subir, je ne veux pas répéter ici les appréciations déjà
faites par bien d'autres.

Je désire surtout appeler l'attention sur la possibilité qu'a
désormais l'accoucheur de développer, grâce au nouveau mécanisme de traction, une force lente, graduée, continue, avec
un appareil qui peut aider puissamment lorsqu'il s'agit d'extraire une tête engagée déjà dans l'excavation pelvienne, et
qui doit être employé avec un peu plus de réserve sans être cependant rejeté lorsqu'il s'agit d'une application de fers au détroit supérieur.

Le sens dans lequel M. Chassagny dirige les tractions a été
de la part des accoucheurs l'objet d'une discussion sérieuse.
Pour ma part, lorsque la tête est dans l'excavation pelvienne,

au-dessous du détroit supérieur, je ne vois pas d'inconvénient à tirer directement en avant, comme le conseille M. Chassagny. Les tractions faites dans ces conditions avec son instrument sont évidemment moins douloureuses pour la mère, elles sont plus lentes, mieux graduées, et n'exposent certainement pas, comme les tractions manuelles, à léser le périnée lorsque les cuillères viennent à lâcher prise. Lorsque j'ai eu recours à l'appareil de notre confrère dans des cas semblables, j'ai eu presque toujours la conscience d'avoir été utile à mes malades. Il n'en est plus tout à fait de même lorsqu'il s'agit, comme il arrive quelquefois, de tirer sur une tête placée encore au détroit supérieur.

Les tractions faites simplement en avant me semblent alors ne pas s'exercer dans un sens convenable. J'ai regretté plusieurs fois en pareil cas de ne pouvoir prendre tel autre point d'appui que celui des genoux qui m'eût permis de diriger les tractions plus en arrière et en bas, dans un sens se rapprochant davantage de l'axe du détroit supérieur.

Si nous cherchons à nous rendre compte de l'influence de la position que l'on donne habituellement aux femmes que l'on opère, sur la direction des plans et des axes du bassin au moment de l'accouchement, nous voyons que les cuisses étant tenues horizontalement et continuant l'axe du corps, les jambes fléchies perpendiculairement, le dos reposant sur un plan horizontal, mais se cambrant légèrement comme il arrive toujours, le plan du détroit supérieur devient alors à peu près parallèle à l'horizon, et, les manches de l'instrument pendant à la vulve plus ou moins obliquement, si nous faisons les tractions directement en avant comme le conseille notre confrère, nous constatons toujours, ou à peu près toujours, un mouvement ascensionnel des manches de l'instrument qui, inférieurs d'abord aux cordes, finissent par s'élever au-dessus d'elles.

Dans le but d'étudier l'action de l'appareil de M. Chassagny, j'ai fait de nombreuses expériences avec son forceps sur le bassin artificiel qu'il a fait construire, et dans ces expériences j'ai pu m'assurer toujours, et le démontrer à plusieurs de mes collègues, que l'on a besoin d'une force moindre lorsque, faisant une application de fers au détroit supérieur, on sait tirer plus intelligemment dans le sens de l'axe de ce détroit, c'est-à-dire plus en bas et plus en arrière. Je ne dis pas qu'il faille diriger les cordes complètement en bas et en arrière, et les rendre alors perpendiculaires, par exemple, au forceps. J'entends simplement par ces mots que les cordes doivent alors se diriger seulement un peu plus en bas, un peu plus en arrière que dans les opérations faites suivant les préceptes de M. Chassagny, et passer au-dessous du forceps au lieu de passer au-dessus de lui comme il arrive lorsque l'on tire directement en avant.

Je trouve, dans le premier mémoire de M. Chassagny, une phrase qui vient en aide à la doctrine que je soutiens sur l'opportunité de tirer plus en arrière qu'il ne le fait dans les applications au détroit supérieur. La face postérieure de la symphyse pubienne, dit-il, représente réellement la direction de l'axe du détroit supérieur (page 31, ligne 34). En tirant en avant, il est bien évident qu'on tire presque perpendiculairement à la direction de cette symphyse des pubis, et par conséquence on doit agir moins utilement en opérant ainsi que si l'on tirait suivant une ligne parallèle à cette symphyse et à l'axe du bassin, suivant une ligne dirigée un peu plus en bas et un peu plus en arrière.

Je ne suis pas le premier du reste à faire cette observation à M. Chassagny.

Nous trouvons, dans la *Gazette hebdomadaire* de 1862, une appréciation de son appareil par M. Jacquemier. « Il nous est « agréable, dit l'auteur, de reconnaître que M. Chassagny a « fait preuve d'un esprit ingénieux et inventif qui mérite des « encouragements; nous ne sommes pas éloignés de croire que « l'on pourra tirer quelque parti de son invention en la simpli- « fiant. Nous avons cherché à montrer que le forceps Thé- « nance modifié n'offre réellement pas les avantages que l'au- « teur lui a attribués. Nous ne rejetterions pas absolument « l'appareil à tractions s'il pouvait s'accrocher au devant du « pivot d'un forceps ordinaire. Seulement nous voudrions « que cet appareil pût prendre son point d'appui ailleurs que « sur les genoux de la femme, sur le bord du lit, par exemple, « de manière à pouvoir diriger les tractions plus en arrière. »

Cette indication a, je crois, été réalisée par M. Joulin, de Paris, qui a fourni plusieurs observations à l'appui de l'efficacité de son instrument. Je n'ai pas vu fonctionner l'appareil de M. Joulin, je ne puis le juger encore, mais il me semble qu'une modification de la méthode de M. Chassagny, dans le sens que je viens d'indiquer, pourrait servir puissamment à la vulgariser.

En résumé, il me semble donc que M. Chassagny est allé trop loin en paraissant autoriser l'accoucheur à ne plus rien regarder une fois le forceps appliqué, et à ne tenir aucun compte de la direction du forceps et de la conformation particulière de tel ou tel bassin. Il me semble qu'il n'aurait pas dû donner simplement le précepte de tirer directement en avant. Non, même avec son appareil, et tant mieux pour sa méthode, il ne faut pas abandonner tout contrôle de direction ; il faut savoir à propos, suivant tel ou tel cas, modifier la direction de l'instrument ; elle ne doit pas être la même à tous les moments de l'opération, elle doit être influencée par la hauteur de la région où est faite l'application, et par le plus ou moins d'avancement de la tête.

Au début, M. Chassagny établissait le point d'attache des cordes de son appareil assez loin de l'extrémité des cuillers; des discussions nombreuses l'ont engagé à modifier ce détail, et maintenant les cordes prennent leur point d'attache au milieu même des cuillers, dans un point très-rapproché de la tête fœtale. C'est là déjà une importante et bien utile amélioration.

Pourquoi n'en ferait-on pas maintenant une autre tout aussi importante dans le procédé opératoire? Ne serait-il pas bien facile de reconnaître avec le doigt la direction de la face postérieure des symphyses et de chercher, pendant les premières tractions, à rendre les cordes autant que possible parallèles à cette face postérieure des pubis? Elles seraient alors, de l'aveu de M. Chassagny, parallèles à l'axe du détroit supérieur, puisqu'il reconnaît que la direction de cet axe est celle de la symphyse. Ce serait là, je crois, le véritable sens à donner à la direction de la force employée pour amener l'enfant. Lorsqu'on cherche à réaliser cette indication dans une application au détroit supérieur faite sur le bassin artificiel, j'ai toujours vu les cordes passer au-dessous des manches de l'instrument et se diriger en bas et en avant, beaucoup moins horizontalement qu'elles ne le font lorsqu'on opère comme l'indique M. Chassagny, comme je l'ai fait moi-même en agissant d'après ses idées.

Il y aurait possibilité, je crois, dans les applications de fers au détroit supérieur, de donner aux tractions la direction convenable, tout en les faisant horizontalement, d'arrière en avant. Il faudrait pour cela avoir recours à une précaution que je ne vois indiquée par aucun accoucheur et dont cependant l'observation clinique m'a démontré l'importance. Il faudrait changer l'attitude ordinaire de l'opérée. En repliant fortement les cuisses de la malade sur le ventre et en ayant le soin de ne mettre sous la tête aucun oreiller, de faire tenir, au contraire, l'accouchée dans une position tout à fait horizontale, la tête même, s'il est possible, un peu plus basse que le siége, on arrive à donner au plan du détroit supérieur une direction presque verticale, son axe devenant alors à peu près parallèle à l'horizon, ainsi que la symphyse pubienne dont la face antérieure devient face supérieure, et alors en tirant directement en avant, on observe la règle que nous avons formulée plus haut de tirer suivant la direction de la symphyse, et l'on se trouverait, je crois, dans les meilleures conditions pour faire franchir le détroit supérieur à la tête du fœtus. La pensée de cette application m'a été suggérée par l'examen de la disposition du bassin sur le cadavre. J'ai voulu expérimentalement, et au lit du malade, me rendre compte par des faits de la valeur de cette idée, et l'observation clinique m'a confirmé l'utilité et l'avantage de la pratique que je conseille ici. On amena, il y a quelques mois, dans mon service une malade ayant un bassin vicié; le diamètre sacro-pubien n'avait pas plus de 7 centimètres et demi; la tête n'était nullement engagée, elle ne dépassait pas de plus d'un centimètre la surface du détroit supérieur. Des tractions énergiques avaient déjà été faites et n'avaient eu aucun résultat.

Je donnai à la malade la position dont je viens de parler, et grâce à elle il me fut possible d'amener en sept ou huit minutes une tête placée en occipito-postérieure. La force employée n'avait pas dépassé 8 à 9 kilogrammes, et l'enfant vivait parfaitement. Inutile de dire qu'une fois le détroit supérieur franchi, j'avais peu à peu fait replacer la malade dans la position habituelle pour ramener au fur et à mesure de la progression de la tête les tractions dans le sens de l'axe de la partie inférieure de l'excavation pelvienne.

Il y aurait peut être quelque difficulté à appliquer l'appareil à tractions continues sur une femme placée dans cette position ; le point d'appui des genoux manquerait, mais M. Chassagny a l'esprit assez inventif pour tourner cette petite difficulté et nous trouver un autre point d'appui.

Après avoir cherché le sens le plus convenable à donner aux tractions, je crois devoir laisser de côté toute discussion nouvelle sur l'instrument de M. Chassagny. L'expérimentation au lit du malade permettant toujours mieux que les discussions les plus prolongées de juger la valeur d'une méthode, mon intention est surtout de soumettre à l'appréciation du Congrès une étude clinique, et je vais donner ici le tableau des faits que j'ai pu observer dans ma pratique et qui démontreront, sans aucun doute, l'utilité et l'importance de la méthode de notre confrère, tout en faisant apprécier, je crois, les dangers qu'elle peut avoir. Je regrette que la statistique que je vais présenter ne soit pas plus en faveur de la méthode de notre collègue.

J'ai eu dix-huit fois l'occasion d'appliquer l'appareil à tractions continues. Mais je crois devoir ne pas comprendre dans ma statistique deux accouchements suivis de mort pour la mère, parce qu'il m'a semblé probable que la mort de ces deux malades devait être attribuée à l'état puerpéral et à une épidémie qui régnait à ce moment dans nos salles plutôt qu'au traumatisme dont pourraient être accusées les manœuvres faites pour amener la traction de l'enfant.

Une de ces deux malades succombait deux jours après l'accouchement à une métro-péritonite et les tractions employées chez elle avaient été de moyenne intensité.

L'autre était une femme chez laquelle j'avais, à une grossesse précédente, provoqué l'accouchement avant terme à cause d'un rétrécissement ; j'avais été assez heureux pour voir l'enfant survivre. Un second accouchement, à terme cette fois, avait nécessité l'emploi des fers ; l'enfant n'était venu qu'après des efforts énergiques et avait succombé pendant le travail. A une troisième grossesse je voulais avoir de nouveau recours à l'accouchement prématuré ; le conseil d'un de mes confrères m'en avait détourné, et au terme de la grossesse je dus délivrer la malade en m'aidant de l'appareil Chassagny, malheureusement l'enfant ne vécut pas. Quatre jours après la malade succomba.

Je le répète, je n'ai pas voulu comprendre ces deux cas dans une statistique donnée en vue de l'appréciation de l'appareil de M. Chassagny. Je ne veux pas faire peser sur sa méthode une gravité qui me semble dépendre surtout de l'état puerpéral qui sévissait alors. J'ai dû cependant relever ces deux observations. Si en effet on voulait à un moment donné examiner parallèlement un certain nombre d'observations d'applications de fers simples et d'applications faites suivant la méthode de notre confrère, il faudrait bien tenir compte de tous les résultats et mettre ces deux observations en regard de celles où j'ai vu des malades, qui avaient subi les tractions à la main et avaient été accouchées facilement, succomber à la fièvre puerpérale sans qu'il y eût possibilité d'en accuser les manœuvres faites au moment de l'accouchement, ce que M. Chassagny pourrait faire cependant.

Voici le résultat des 16 accouchements que je maintiens dans notre statistique.

Quatre fois, dans des cas difficiles, la méthode de M. Chassagny a été mise en pratique avec succès pour la mère et pour l'enfant.

Une fois j'ai vu la mère succomber après des tractions qui avaient été longtemps continuées et avaient dû certainement déterminer un traumatisme fatal.

Quatre fois dans des cas très-difficiles, j'ai vu les tractions échouer complètement et j'ai été obligé d'avoir recours à la céphalotripsie.

Dans trois de ces accouchements M. Chassagny est venu me prêter son assistance, et après des tentatives nombreuses et très-longtemps prolongées, il a dû reconnaître l'impossibilité d'extraire l'enfant sans pratiquer la perforation du crâne.

Dans le quatrième accouchement j'ai moins attendu avant d'en venir à la céphalotripsie; les cordes à boyaux ayant cassé de bonne heure j'ai renoncé aux tractions assez à temps pour que la mère n'eût aucune lésion, et les suites de couches ont été exemptes de toute complication. Sept fois, dans des rétrécissements assez considérables il m'a été possible d'extraire l'enfant sans préjudice pour la santé de la mère, mais la pression subie par la tête avait été trop considérable, et dans ces sept cas j'ai vu l'enfant succomber soit immédiatement, soit quelques jours, quelques heures après l'accouchement.

Deux des enfants morts au moment de la parturition avaient le crâne fracturé, le forceps avait été placé directement au détroit supérieur.

Cette statistique se trouve assez en rapport avec celles qu'a fournies l'auteur de la nouvelle méthode. Ainsi, en réunissant trois observations qui sont consignées dans le premier mémoire de M. Chassagny, huit que nous trouvons dans une thèse récemment soutenue par M. Talichet, nous arrivons à un total de onze observations, sur lesquelles nous avons cinq enfants morts. Pour ne pas faire double emploi, je sors de ce tableau un fait qui m'est personnel, et il reste quatre enfants morts sur dix accouchements. Un de ces quatre enfants avait aussi une fracture de la tête.

Obligé de ne livrer qu'une partie de mon travail à l'impression, je transcris ici seulement le résumé de mes observations.

Ire SÉRIE. — Succès pour la mère et l'enfant.

1° Mme P..., accouchée le 18 novembre 1862. — Rigidité du col; inertie utérine rendant l'intervention nécessaire après la dilatation complète. — Application du forceps ordinaire sans succès — Emploi du tracteur Chassagny. — Succès pour la mère et l'enfant.

2° Mme ***, accouchée au mois de janvier 1862. — Enfant très-volumineux. — Application de l'appareil à tractions continues au détroit inférieur. — Succès pour la mère et l'enfant. — Suites de couches cependant assez graves.

3° F... C..., accouchée à la Charité le 6 mai 1864. — Bassin normal. — Enfant volumineux. — Tractions continues. — Succès pour la mère et l'enfant.

4° Mme L..., accouchée à la Charité le 9 septembre 1863. — Diamètre sacro-pubien de 8 centimètres et demi. — Tractions continues. — Succès pour la mère et l'enfant.

IIe SÉRIE. — Insuccès pour l'enfant et pour la mère

M... Bassin vicié. Diamètre sacro-pubien réduit à 8 centimètres. Allongement anormal de la symphyse pubienne. — Rapprochement des branches ischio-pubiennes. — Tractions à l'aide de l'appareil Chassagny. — Enfant vivant au moment de l'accouchement, succombant le lendemain. — Mort de la mère.

IIIᵉ SÉRIE. — *Tentatives de tractions continues, terminées par la céphalotripsie.*

M... Dystocie par le fœtus. Bassin normal. Enfant très-volumineux. 8 ou 9 fois application de l'appareil Chassagny sans succès. Perforation du crâne aussi simple que possible. Extraction facile après. Mort de la malade.

L... C... Rétrécissement du bassin évalué à 7 centimètres et demi. Plusieurs tentatives d'extraction inefficaces même avec le treuil. Tractions encore inefficaces après la perforation du crâne. Broiement de la tête et extraction à l'aide de crochets et de fortes pinces. Suites de couches très-graves. L... passe à l'Hôtel-Dieu dans un état désespéré.

A... B... Bassin vicié de 8 centimètres et demi. Tractions avec l'appareil de M. Chassagny. Insuccès. Crâniotomie. Même après la crâniotomie, les tractions sont inefficaces. Emploi des crochets. Tête de fœtus très-volumineuse et irréductible. Mort de la mère.

C... Bassin vicié, 7 centimètres à 7 centimètres et demi au diamètre antéro-postérieur du détroit supérieur. Tentatives infructueuses d'extraction arrêtées par la rupture des cordes de l'appareil Chassagny. Céphalotripsie. Succès pour la mère, malgré la complication de crises éclamptiques pendant le travail.

IVᵉ SÉRIE. — *Insuccès pour les enfants.*

Mᵐᵉ ***. Rétrécissement de 8 centimètres et demi. Application de l'appareil Chassagny. Insuccès pour l'enfant. Fracture du crâne.

A... C... Diamètre sacro-pubien réduit à 8 centimètres environ. Application de fers au détroit supérieur. Tractions énergiques. Enfant mort. Fracture du crâne. Suites de couches très-graves. Guérison cependant de la mère.

C... L... Bassin rétréci. Application de fers au tiers supérieur de l'excavation pelvienne. Tractions énergiques. Enfant amené vivant, mais succombant au bout de quelques minutes à la suite de convulsions.

M... C... Bassin déformé ; diamètre sacro-pubien de 8 centimètres et demi. Application de l'appareil Chassagny au détroit supérieur. Succès pour la mère. Mort de l'enfant douze heures après l'accouchement.

Mᵐᵉ P... Bassin normal. Présentation de la face en mento-iliaque droite transversale. Application de l'appareil Chassagny. Succès pour la mère, insuccès pour l'enfant.

M... D... Bassin déformé à un faible degré. Rapprochement des tubérosités ischiatiques. Tractions avec l'appareil Chassagny. Succès pour la mère, insuccès pour l'enfant qui succombe, au bout de sept jours, aux suites de la compression de la tête par le forceps.

Mᵐᵉ L... Rétrécissement de 8 centimètres et demi. Insuccès pour l'enfant. Fracture du crâne. Suites de couches passables.

Ces observations me permettent de poser les conclusions suivantes :

1° L'instrument de M. Chassagny mérite une approbation sérieuse ; son utilité est incontestable dans bien des cas.

2° Il serait à désirer que tout accoucheur à la tête d'un grand service fût pourvu de ce moyen d'action. Les applications nombreuses que M. Chassagny en a faites, celles que nous avons opérées nous-même démontrent suffisamment que l'on peut y avoir recours sans crainte d'être nuisible aux malades pour lesquelles on l'emploie.

3° Ce qui nous semble important surtout dans la méthode de M. Chassagny, c'est la traction lente, graduée qui, dans les cas difficiles, peut amener les résultats les plus avantageux.

4° La direction des tractions que fait M. Chassagny me semble devoir être modifiée au détroit supérieur. En tirant plus convenablement, dans le sens de la face postérieure de la symphyse pubienne, c'est-à-dire dans le sens de l'axe du détroit supérieur, M. Chassagny aurait besoin d'une force moins grande, et l'on aurait peut-être moins de morts d'enfants à déplorer.

5° Chercher à faire du forceps de Thénance un agent plus convenable de compression ne me paraît pas devoir réaliser complètement les espérances de l'auteur, et à l'appui de notre opinion nous n'avons qu'à répéter quelques observations formulées à ce sujet par la *Gazette hebdomadaire :* « Pour que « la pression instrumentale pût être utile, il faudrait qu'elle « s'exerçât sur les points du crâne par lesquels celui-ci est re- « tenu. Or, 99 fois sur 100 peut-être, la tête est retenue entre « le promontoire et un point de l'arc antérieur du bassin et ne « peut être saisie que par les côtés opposés. La pression, loin « de diminuer l'obstacle, tendrait donc plutôt à l'aggraver. »

6° Le système des tractions continues peut être appliqué au forceps ordinaire en perforant, comme le conseille M. Chassagny, les branches de l'instrument, ou en faisant passer les cordes au niveau des cuillers du forceps, et je ne doute pas que cette manière de faire ne contribue puissamment à vulgariser la méthode de notre confrère.

7° Dans les cas simples d'application de fers, il me paraît inutile d'avoir recours à l'appareil de M. Chassagny.

8° Dans les cas de moyenne difficulté, où le forceps ordinaire peut être employé, l'instrument de M. Chassagny permettra, je crois, de surmonter les difficultés avec plus d'immunité pour la mère. Seulement il m'a paru toujours compromettre davantage la vie de l'enfant que les tractions manuelles. Les nombreuses observations d'enfants morts que j'ai citées, celles que je trouve dans les faits recueillis par M. Chassagny lui-même, les fractures du crâne que j'ai vues survenir et qu'il a vues lui-même chez ses opérées, démontrent, je crois, suffisamment mon assertion. La nouvelle méthode avait tout d'abord été proposée dans le but surtout de restreindre le nombre des céphalotripsies ; l'expérience pratique démontre toute l'erreur qu'il y aurait à accepter trop rapidement les espérances tout d'abord formulées. Dans tous les cas d'application de fers très-difficiles au point de vue de l'extraction, je considère que les tractions continues compromettent à un haut degré la vie de l'enfant et arrivent souvent à opérer une véritable céphalotripsie qui s'effectue par le fait de leur pression sur la tête de l'enfant, pression qui augmente d'autant plus que les manœuvres sont plus prolongées, les tractions étant continues et progressives.

9° Lorsqu'on aura affaire à une très-grande disproportion entre le volume de la tête et les dimensions du bassin, soit par suite d'un rétrécissement très-prononcé du canal pelvien, soit par suite d'un développement exagéré du fœtus, on ne devra insister qu'avec la plus grande prudence sur des manœuvres qui peuvent compromettre la vie de la mère, tout en exposant celle de l'enfant aux plus grands dangers.

10° Le tracteur de M. Chassagny permettra d'arriver à reconnaître mieux d'avance la limite des efforts que l'on devra faire dans le but d'obtenir un enfant vivant. Lorsque l'expérimentation clinique aura démontré le danger de tel chiffre dynamométrique soit pour la mère, soit pour l'enfant, on arrivera à se décider plus rationnellement à la céphalotripsie. Nul doute qu'il ne faille certainement faire la part de toutes les susceptibilités particulières qu'il sera donné de rencontrer, soit du côté de la mère, soit du côté de l'enfant. Les pressions qui, chez telle ou telle malade, pourront être facilement supportées et n'amèneront aucune espèce d'accident produiront **chez telle** autre les lésions les plus graves et détermineront des phénomènes inflammatoires ou gangreneux dont la première aura été exempte. Mais n'importe, l'accoucheur trouvera toujours dans les faits observés des indications, des jalons qui pourront guider sa conduite sinon d'une manière sûre et précise, du moins d'une façon approximative.

11° Il nous a semblé que toutes les fois que la tête de l'enfant dépassait de plus de deux centimètres les dimensions de la partie la plus rétrécie du bassin, l'extraction devenait à peu près impossible. Appliquer l'instrument avec de pareilles conditions me paraît cependant de bonne pratique obstétricale. Il faut seulement savoir se retenir, ne pas se laisser entraîner par le désir souvent si légitime d'arriver à sauvegarder l'enfant, et éviter de prolonger trop longtemps les manœuvres avant d'en venir à la perforation du crâne. Là est le véritable danger de l'appareil de M. Chassagny. C'est une force dont on a trop de tendance à abuser, et l'on ne sait pas toujours s'arrêter à temps. Dans les observations d'insuccès que nous citons, trois fois la céphalotripsie n'a été pratiquée qu'après des tractions trop longtemps prolongées, par suite de la trop grande confiance que nous avions dans l'appareil de notre confrère, et dans ces trois accouchements, nous avons eu le regret de voir succomber la mère. Trois cas de mort pour quatre céphalotripsies, c'est une statistique peu en rapport avec ce qui arrive lorsqu'on sait en venir à temps à cette douloureuse extrémité.

12° Il est inutile d'ajouter que toutes les fois que l'enfant aura succombé, l'accoucheur devra être beaucoup plus modéré dans ses tentatives, puisqu'il n'aura plus d'autre indication à remplir que de recourir aux moyens les moins compromettants pour la vie de la mère.

13° Peut-on espérer d'arriver, avec l'instrument de M. Chassagny, à rendre plus fréquentes les applications de fers au détroit supérieur dans les cas de bassins viciés ne présentant que 8 centimètres, 8 centimètres et demi ? Parviendra-t-on à restreindre aussi le nombre des accouchements prématurés artificiels proposés dans ces conditions, ou le nombre des versions tentées dans ces circonstances ? Les observations qui nous sont personnelles nous semblent peu faites pour engager les praticiensdans cette voie. Deux fois, en effet, nous avons vu les têtes des enfants fracturées par suite des tractions faites au détroit supérieur ; les mères ont survécu ; mais n'eût-il pas mieux valu, dans ces circonstances, provoquer l'accouchement avant terme ou le terminer par la version ?

Dans un cas personnel à M. Chassagny, il lui fut possible, à un premier accouchement, d'extraire un enfant vivant chez une femme dont le bassin était deformé au point de n'avoir plus que 7 centimètres et demi à 8 centimètres au diamètre sacro-pubien ; cet enfant mourut, du reste, quelques semaines après. Un an plus tard, à un nouvel accouchement, M. Chassagny échouait complètement dans ses tractions et ne parvenait à amener l'enfant qu'au moyen d'une version dans laquelle il le voyait succomber. Je le demande, n'eût-il pas mieux valu soumettre cette malade à un accouchement prématuré ? N'aurait-on pas été autorisé à le faire par la facilité et l'innocuité avec laquelle on arriva à provoquer l'accouchement prématuré dans une seconde grossesse ? Avant de me prononcer, du reste, je crois prudent d'attendre de nouveaux faits. Je me contente aujourd'hui de rappeler le jugement porté déjà par un de nos confrères :

« L'application du forceps au détroit supérieur rétréci est,
« sans aucun doute, une conquête précieuse de la science mo-
« derne, mais elle ne conservera ce caractère qu'à la condition
« d'être faite avec beaucoup de réserve et beaucoup de ména-
« gement. Dès qu'elle entraîne des dépressions, des fractures
« du crâne, la satisfaction d'extraire un enfant entier est illu-
« soire et achetée trop cher ; car cet enfant est presque tou-
« jours mort, et si l'on parvient quelquefois à le ranimer, ce
« n'est le plus souvent que pour quelques heures ou pour quel-
« ques jours. »

Il est inutile d'exposer pour un si pauvre résultat la vie de la mère aux plus grands dangers. Dans les cas difficiles et périlleux, il n'y a rien de bon à gagner pour la vie de l'enfant dans ces tentatives, et pour la mère, il existe quelque chose de préférable à une traction irrésistible, quelque douce et graduée qu'elle soit, c'est la crâniotomie, c'est la céphalo-tripsie.

14° M. Chassagny aura eu l'honneur d'avoir appelé un des

premiers l'attention sur l'insuffisance des préceptes donnés par les auteurs pour les tractions au détroit supérieur. Nous regrettons qu'il ne les ait pas beaucoup mieux dirigées que les accoucheurs blâmés par lui. Mais enfin il aura toujours le mérite d'avoir bien fait ressortir tout le danger qu'il y a à vouloir opérer les tractions en portant directement les manches même de l'instrument en bas et en arrière.

Evidemment, en agissant ainsi, on fait basculer l'extrémité des cuillers de l'instrument, et l'on tire d'autant moins, par conséquent, dans le sens indiqué. Un de nos confrères regrettés, M. Baumers, avait déjà appelé l'attention des accoucheurs sur ce point, mais personne depuis lui n'avait songé à profiter de ses avis. Depuis que je suis placé à la tête d'un grand service d'obstétrique, j'ai le plus habituellement cherché à réaliser les tractions au détroit supérieur en agissant plus directement sur un point des cuillers placé au niveau de la vulve et dans l'intérieur même du vagin. M. Chassagny aura le mérite d'avoir affirmé plus complètement l'utilité de cette pratique.

Au résumé, avantages sérieux pour la mère, dangers plus grands pour l'enfant, indication de modifier la direction des tractions, lorsqu'on opère au détroit supérieur, si l'on veut diminuer l'intensité de la force nécessaire pour la parturition, et de cette manière réduire un peu les chances de mort de l'enfant ; enfin nécessité d'adapter toujours, dans les cas difficiles, un dynamomètre à l'appareil, afin d'éviter l'abus d'une force trop grande, et d'être averti à temps quand on est arrivé à la limite qu'on ne peut pas dépasser sans danger dans l'emploi des tractions continues et graduées ; telles sont, Messieurs, les conclusions qui me paraissent pouvoir être déduites de l'expérimentation clinique que j'ai faite de la méthode de notre confrère.

Je serai heureux si ces quelques considérations peuvent servir à guider ceux qui viendront après nous et engager un plus grand nombre de praticiens à employer une méthode qui nous a permis souvent de triompher de difficultés obstétricales contre lesquelles des moyens plus douloureux auraient peut-être dû être employés, et nous a mis à même de mieux comprendre le mécanisme de la parturition et de mieux conduire une application de fers, cette pierre de touche du véritable accoucheur.

Je regrette, en terminant ce travail, les imperfections, bien nombreuses sans doute, qu'il peut présenter; je le regrette surtout pour notre confrère, dont la découverte eût été mieux rehaussée par l'appréciation d'un esprit peut-être plus partisan de l'admiration. Que M. Chassagny ne se plaigne pas cependant des restrictions que nous avons pu faire en appréciant ses instruments, ses idées et sa méthode. C'est en discutant des idées qu'on les fait triompher; c'est en appliquant une méthode qu'on apprend aux autres à s'en servir. J'ai essayé de discuter les idées de M. Chassagny ; mon exemple, je le répète, entraînera d'autres confrères à se servir de son appareil. La découverte nous a semblé mériter mieux que les éloges de banalité dont on est si prodigue de nos jours et qui sont souvent d'autant moins réels et moins mérités qu'ils sont donnés avec plus de facilité.

Les applications cliniques nous avaient paru trop négligées par notre confrère; nous avons essayé d'y suppléer en détaillant les observations qui nous sont personnelles. D'autres viendront après nous et achèveront l'œuvre. Comme toute chose utile en médecine, le nouvel instrument, sans avoir la prétention de détrôner le forceps ordinaire, prendra son rang d'utilité et d'importance convenable, et nous serons heureux, pour notre part, d'avoir contribué à le vulgariser et à le faire apprécier.

———

V.

DU FORCEPS A TRACTIONS CONTINUES

Par M. DEBAUGE.

———

Parmi les avantages du forceps à tractions continues de M. Chassagny, il en est un sur lequel l'attention, ce me semble, n'a pas encore été suffisamment attirée. C'est la possibilité que la nouvelle méthode donne à l'accoucheur d'arriver dans

37

les applications de fers à un résultat heureux, alors même que les tractions ne sont pas faites exactement dans le sens le plus favorable. Tout le monde sait que dans les cas de déformation du bassin il n'est pas toujours très-facile de savoir apprécier exactement les modifications survenues dans la direction des axes, les mouvements qu'il faut imprimer à la tête pour l'amener au-dehors, le degré précis d'inclinaison, soit en avant, soit en arrière, qu'il est nécessaire de donner aux manœuvres faites avec le forceps quand on opère suivant l'ancienne méthode.

Avec la méthode des tractions continues, telles que les fait M. Chassagny, il n'est plus nécessaire, il n'est plus indispensable, du moins, de se rendre un compte aussi exact de la direction à donner aux tractions, et, si par malheur ou par inexpérience on arrive à tirer dans un sens un peu différent des axes du bassin, cette faute, dans laquelle peuvent tomber les plus habiles opérateurs, n'est plus un empêchement aussi absolu qu'elle l'était par le passé à la progression et au dégagement de la tête.

En un mot, le mécanisme des instruments de M. Chassagny est tel, qu'ils possèdent la propriété de rectifier les erreurs de la main qui les met en mouvement. Ils opèrent toujours sur la tête de l'enfant dans le sens suivant lequel elle doit progresser, et cela, à l'insu quelquefois, et même contre la volonté de l'opérateur qui, tout en cherchant à donner à ses manœuvres un sens défavorable et en croyant agir dans une direction autre que celle des axes véritables du bassin, voit cependant sa faute justifiée par un succès dont l'explication n'a pas encore été donnée d'une manière bien complète.

D'où vient cette faculté qu'a l'appareil de M. Chassagny, de ramener ainsi à une bonne direction les tractions qu'on opère avec lui ? Elle est due à ce qu'aux manœuvres opérées par l'intermédiaire d'une tige inflexible, ne sachant imprimer à la tête d'autres mouvements que ceux qu'on veut ou qu'on sait lui demander, M. Chassagny a substitué les tractions avec deux lacs, deux cordes attachées aux cuillers du forceps, et agissant comme si elles étaient attachées aux parois même de la tête du fœtus.

Voyez, en effet, le premier effet des manœuvres faites suivant la nouvelle méthode. Sous l'influence des premières tractions les deux cuillers se rapprochent l'une de l'autre; elles serrent plus fortement la tête, et arrivent par la compression qu'elles exercent sur elle à lui devenir adhérentes, à ne pouvoir faire aucun mouvement sans l'entraîner avec elles. Attacher les cordes à tractions à cette enveloppe, c'est donc la même chose que les attacher au corps qu'elle recouvre et auquel elles sont devenues adhérentes; et leur action est bien, comme l'a dit M. Chassagny, la même que si elles étaient fixées à deux crochets implantés sur les côtés de la tête fœtale, en face des trous qu'il a fait pratiquer sur le pourtour des fenêtres de son forceps.

Les choses étant disposées de la sorte, il est bien évident que pour se mettre dans les meilleures conditions possibles et réduire au strict nécessaire la somme d'efforts qui devront être mis en œuvre pour amener la parturition, il faudra chercher à tirer suivant l'axe du canal pelvien. En d'autres termes, il faudra à tous les moments de l'opération chercher à rendre les cordes à traction parallèles à l'axe de la partie du canal pelvien au niveau de laquelle se trouvera la tête du fœtus. Mais ce parallélisme ne sera pas une condition indispensable pour le succès. L'accoucheur devra toujours chercher à l'obtenir; mais s'il n'y parvient pas, ses efforts ne seront plus dépensés en pure perte comme ils l'étaient par le passé avec le système des tractions manuelles, lorsqu'il ne savait pas donner au forceps l'inclinaison précise qui se trouvait indiquée.

Lorsqu'on ne sera pas arrivé à donner la direction convenable aux cordes du nouvel appareil, on verra ce qu'il y aura de défectueux dans la manière d'opérer, corrigée par un mécanisme bien simple, que M. Chassagny a eu tort de ne pas expliquer assez clairement et que les notions les plus élémentaires de mécanique nous feront comprendre.

Il arrivera ici ce que l'on voit survenir toutes les fois qu'un corps est mis en mouvement par une force agissant suivant une direction différant du chemin qu'il peut parcourir. Ce sera quelque chose d'analogue à ce qui se passe lorsque, par exemple, un bateau, remontant le cours d'un fleuve, est entraîné par des cordes qui ont une direction plus ou moins oblique par rapport au cours de ce fleuve.

La tête de l'enfant ne pouvant venir suivant la direction

donnée aux tractions, et étant arrêtée par les parois osseuses du bassin qu'il lui faudrait traverser pour obéir à la force qui agit sur elle, cette force se dédoublera, se décomposera, en deux parties, deux résultantes. En d'autres termes, les choses se passeront comme si au lieu d'une seule traction la tête avait à subir l'action de deux forces. L'une de ces deux forces, la résultante utile, opérera dans le sens suivant lequel peut se faire le mouvement de descente, le sens de l'axe du bassin; l'autre force, la résultante inutile et même nuisible, agira perpendiculairement à la première. La première résultante fera progresser le travail; la seconde n'aura pas d'effet sensible parce qu'elle ira se perdre contre la résistance des os du bassin.

La proportion, suivant laquelle ce dédoublement s'opérera entre les deux résultantes, variera suivant que le sens donné aux tractions sera plus ou moins convenable. Sera-t-il très-rapproché de l'axe suivant lequel doit s'opérer la descente de la partie fœtale engagée, le dédoublement se fera presque tout en faveur de la résultante utile; il n'y aura presque rien de perdu, presque rien d'échu en partage à la résultante qui est perpendiculaire à l'axe. L'accoucheur aura-t-il au contraire tiré suivant une mauvaise direction, et les cordes à tractions se trouveront-elles plus rapprochées du sens de la mauvaise résultante que de celui de la bonne, le dédoublement se fera dans des conditions toutes contraires; presque toute la force employée servira à repousser la tête contre les parois du canal qu'elle devrait traverser, et il n'y en aura plus qu'une proportion presque insignifiante pour tirer suivant l'axe.

De ce que nous venons d'exposer résultent deux conséquences bien faciles à déduire.

1° Avec la nouvelle méthode, l'accoucheur est toujours certain de tirer sur la tête dans le sens convenable. Il n'est pas sûr que la force qu'il met à ses manœuvres soit toute employée à la destination qu'il se propose et à la progression du travail. Pour qu'il en fût ainsi, il faudrait qu'il fût certain d'avoir rendu les cordes de son appareil parallèles à l'axe du canal à parcourir. Mais au moins il peut affirmer qu'une fraction plus ou moins importante agit dans le sens favorable.

2° Il n'en reste pas moins évident qu'il faut toujours, comme par le passé, chercher à tirer, le plus possible du moins, suivant la direction des axes du bassin; car le dédoublement de la force employée a bien quelques inconvénients qui viennent en faire payer les avantages. La résultante inutile, celle qui est perpendiculaire à l'axe, se forme aux dépens de la résultante utile, et nous avons tout intérêt à la réduire le plus possible.

L'indication étant ainsi établie, de chercher à donner aux cordes à traction la direction même de l'axe de la partie du canal pelvien au niveau de laquelle se trouve arrêtée la tête du fœtus, voyons si, en opérant comme il le fait aujourd'hui, M. Chassagny remplit bien cette indication.

Dans les applications de fers au détroit inférieur, nous n'avons aucun reproche à lui faire. Les tractions telles qu'il les opère en prenant son point d'appui au-devant des genoux de la malade nous semblent dirigées dans le sens convenable.

Mais, en est-il de même dans les applications faites au détroit supérieur? Assurément non. L'axe du détroit supérieur, dans l'attitude habituelle de l'accouchée pendant cette opération, est dirigé presque verticalement, et les cordes par lesquelles se fait la traction sont dirigées presque horizontalement d'arrière en avant. Il y a par le fait de ce vice de direction une énorme déperdition de la force employée, surtout si le bassin vient à présenter ce vice de conformation qu'on désigne sous le nom de barrure.

Je ne dis pas cependant que l'on ne puisse encore arriver dans de pareilles conditions à amener la tête. Grâce au dédoublement de la force employée, il y en aura toujours une fraction qui agira dans le sens indiqué, et pour que cette fraction, tant minime soit-elle, devienne suffisante, il suffira de porter l'énergie des tractions à un degré que la puissance de traction du treuil de M. Chassagny permettra toujours d'atteindre sans peine et sans fatigue pour l'accoucheur. Du reste, il arrivera bien dans quelques cas de ce genre que le bord inférieur de la symphyse pubienne sur lequel viendront appuyer les cordes fera poulie de renvoi et ramènera le sens de la traction à une direction plus normale. On pourrait citer des accouchements où les choses se sont passées de cette manière.

J'ai entendu dans quelques discussions soutenir que l'appareil de M. Chassagny tirait toujours dans le sens convenable, parce qu'on voyait pendant son application le forceps prendre de lui-même l'inclinaison qu'il doit avoir à tous les moments de l'opération.

Ainsi dans une application au détroit supérieur, on nous faisait voir que les manches du forceps, dirigés d'abord en bas, se relevaient lentement au fur et à mesure que la tête s'approchait du détroit inférieur. C'est là un fait d'observation pratique que nous n'avons nulle envie de nier, mais nous ne pouvons accepter la conséquence que l'on veut en tirer. Non, il ne prouve nullement que tout soit disposé pour le mieux dans le sens donné à ses tractions par M. Chassagny. Le forceps dans la nouvelle méthode perd beaucoup de son importance. Il ne sert plus qu'à donner aux cordes à traction le moyen d'agir sur la tête, ce n'est plus qu'un instrument de préhension, les cuillers sont la seule partie qui agisse pendant l'opération, et encore n'ont-elles d'autre rôle que de former par dessus la tête de l'enfant une enveloppe adhérente à laquelle nous puissions attacher les cordes de l'appareil. Quant aux manches de l'instrument, ils facilitent l'introduction du forceps, mais cela fait, ils ne servent plus à rien du tout. Que maintenant sous l'influence des tractions la tête vienne à progresser, l'enveloppe qui la recouvre, c'est-à-dire les cuillers du forceps, suivront tous ses mouvements, et à leur tour, les manches poussés par elles s'inclineront ou se redresseront plus ou moins suivant que la descente de la tête sera plus ou moins avancée, et arriveront à prendre à chaque temps de l'opération la direction que l'accoucheur aurait dû leur donner, s'il avait eu recours aux tractions manuelles. Mais est-ce parce que le forceps prendra ainsi la direction convenable que l'accouchement marchera ? Non certes. C'est tout le contraire qui aura lieu : c'est parce que l'accouchement marchera que le forceps prendra les diverses inclinaisons sur lesquelles on a voulu attirer notre attention. Ces mouvements du forceps n'ont aucune signification. Ils ne nous apprennent qu'une seule chose : que les tractions sont suffisantes, qu'elles ont assez d'énergie pour faire avancer la tête malgré la déperdition de force qui peut résulter de leur mauvaise direction.

Je trouve une certaine analogie entre les manœuvres faites

avec l'appareil de M. Chassagny, et celles que l'on fait pour faciliter l'expulsion du placenta. Les cordes que notre confrère enroule autour de son treuil me paraissent agir comme le cordon ombilical sur lequel on tire pour amener le délivre. On sait bien qu'à la rigueur on pourrait opérer la délivrance, même en dirigeant les tractions dans un sens défavorable, pourvu que le cordon eût une résistance suffisante ; mais, on le sait bien aussi, la force à employer pour extraire le placenta est d'autant moins grande qu'on sait lui donner une direction plus convenable, et, pour ne pas s'exposer à arracher le cordon, on rectifie le sens des tractions opérées sur lui en introduisant dans le vagin un ou deux doigts avec lesquels on fait poulie de réflexion.

Je crois qu'on pourrait et que l'on devrait faire quelque chose d'analogue pour ramener à une bonne direction les tractions de l'appareil de M. Chassagny. Je conseillerais d'ajouter à cet appareil un petit levier, une tige d'acier par exemple, à l'aide de laquelle on ferait peser sur les cordes à tractions par un ou deux aides. La tête étant au détroit supérieur, les aides appuyeraient fortement de manière à faire tirer presque verticalement en bas. A mesure que l'accouchement progresserait, on laisserait les cordes revenir peu à peu à la direction rectiligne. Pour empêcher le frottement des cordes contre cette tige de faire perdre une trop grande quantité de la force mise aux tractions, et d'en rendre ainsi l'évaluation par le dynamomètre trop difficile, je placerais dans le point où les cordes la contourneraient une petite poulie sur laquelle se ferait leur réflexion.

De cette manière, on enlèverait à l'appareil de M. Chassagny son principal défaut. On arriverait dans bien des accouchements à la parturition avec des efforts d'une énergie beaucoup moindre ; on diminuerait la mortalité des enfants, et l'on arriverait à rendre la nouvelle méthode incontestablement plus avantageuse que l'ancienne manière d'appliquer les fers. En persistant au contraire dans les errements suivis jusqu'à aujourd'hui, on pourrait voir le nouvel appareil devenir nuisible à quelques malades. Un accoucheur sachant manier le forceps et le faire agir suivant les axes pourrait amener l'enfant avec des efforts modérés dans certains cas où M. Chassagny, donnant, comme nous l'avons vu, à ses tractions une direction presque perpendiculaire à l'axe du détroit supérieur, serait obligé de mettre en œuvre une force beaucoup trop considérable pour n'être pas nuisible à la mère et à l'enfant. Mais, je le répète, il est facile de remédier à ce défaut de direction qui expose encore aujourd'hui la nouvelle méthode à ne pas toujours valoir l'ancienne, et j'espère que M. Chassagny, en acceptant la réforme que je lui propose, assurera la supériorité de son appareil, et rendra la statistique des cas d'application de ses instruments plus favorable à sa méthode.

VI.

NOTE SUR LE LEVIER

Par le Dr RAFFAELE (de Naples).

Encore trop jeune pour soutenir avec autorité une question quelconque, obligé de parler dans une langue étrangère, je m'étais décidé à prendre part à ce savant congrès seulement pour profiter des utiles discussions soutenues par mes confrères ou par mes maîtres. Mais après une longue hésitation, je me suis décidé à prendre la parole parce que, tout en réfléchissant sur la question du forceps posée par l'honorable commission, j'ai pensé que celle-ci me donnait l'occasion la plus favorable d'appeler l'attention des praticiens sur un instrument d'obstétrique bien à tort oublié, en France surtout, et dont l'usage n'a pas encore été vulgarisé, malgré les efforts, d'une part, des accoucheurs belges et hollandais, de l'autre d'un chirurgien italien aussi habile que modeste, le docteur Fabbri, professeur d'accouchements à la Faculté de Bologne : j'entends parler du levier employé comme instrument de traction.

Il est un fait incontestable, que dans un bon nombre de cas

de rétrécissements du bassin, dans lesquels les accoucheurs sont autorisés à recourir avec confiance au forceps, ils échouent après s'être épuisés en vains efforts. Alors, il ne leur reste qu'une seule ressource : la crâniotomie, d'où la mort certaine du fœtus et des dangers possibles, même assez fréquents, pour la femme. Il est encore vrai que bien des fois les accoucheurs arrivent à entraîner la tête dans l'excavation, mais bien souvent ils n'obtiennent ce résultat qu'aux dépens de la vie du fœtus.

A la suite de pareils résultats, le découragement s'empare souvent des chirurgiens, et j'ai vu bien des fois mes maîtres recourir au forceps, dans certains cas, plus pour remplir une formalité, par acquit de conscience, comme on dit, que dans l'espoir de réussir.

Or, que faut-il penser quand on voit cela se passer dans les mains des chirurgiens les plus habiles et les plus expérimentés?

Cela tient évidemment à ce que le forceps est impuissant, dans certains cas, à entraîner une tête dans l'excavation d'un bassin vicié, et que bien à tort l'on veut, avec une persistance opiniâtre, demander au forceps ce qu'il ne peut pas donner.

Mais si la pratique dénonce l'insuffisance du forceps, dans certains cas de rétrécissement du bassin, il faut en chercher les raisons, et elles ont été facilement établies par tous les accoucheurs qui se sont occupés du levier comme instrument de traction.

1° Lorsqu'il s'agit d'opérer sur une tête qui ne s'engage qu'avec peine dans le détroit supérieur, la tête ne peut pas être tirée de haut en bas et d'avant en arrière, comme elle le devrait pour parcourir la direction des axes du bassin, parce que la ligne courbe parcourue par le forceps et la résistance du périnée empêchent les manches du forceps de se porter en arrière *autant qu'il le faut,* et on ne peut pas tirer convenablement de haut en bas et d'avant en arrière.

Il arrive pour cela que la tête heurte forcément contre le pubis et n'obéit pas aux tractions, et en outre, les extrémités des cuillers, étant portées beaucoup en arrière, doivent exécuter un mouvement de bascule qui les fait accrocher, pour ainsi dire, au pubis, quoiqu'on cherche à éviter cela en pesant avec la main gauche placée près de l'articulation.

Il s'ensuit que les efforts les plus énergiques et les mieux di-rigés n'aboutissent souvent à rien.

2° Lorsqu'on applique le forceps au détroit supérieur, on saisit la tête de l'occiput à la face, c'est-à-dire par ses diamè-tres qui ont le moins besoin d'être amoindris ou ne l'ont pas du tout, et en agissant sur ces diamètres, on comprime la voûte du crâne de l'occiput à la face; il s'ensuit que le diamètre op-posé, le bi-pariétal, qui correspond au diamètre rétréci du bassin, n'est pas du tout amoindri, si toutefois il n'est pas al-longé, contrairement aux résultats des expériences de Baude-locque. Toujours est-il qu'on obtient le contraire de ce qu'on veut et doit obtenir, c'est-à-dire la diminution du diamètre de la tête qui correspond au diamètre rétréci du bassin. A ce propos, il est utile de rappeler que dans les rétrécissements du bassin, dans l'immense majorité des cas, la tête se place transversalement, tandis que le diamètre du bassin rétréci est l'antéro-postérieur.

3° Lorsqu'on applique le forceps au détroit supérieur dans les cas de rétrécissement du bassin, la tête est presque toujours assez mal saisie, avec beaucoup de dangers pour le fœtus dont on ne peut pas ménager les parties, et pour cela même, l'arti-culation devient souvent impossible.

4° La tête arrêtée au détroit supérieur ne pouvant pas s'en-gager ne se fléchit pas, sauf les cas dans lesquels le mouve-ment de flexion est accidentellement produit par le fait même de l'articulation du forceps; elle présente donc à l'orifice utérin sa grande circonférence occipito-frontale. Il s'ensuit que la di-latation de cet orifice doit mesurer la longueur du diamètre occipito-frontal de la tête, pour que celle-ci le franchisse sans difficultés. Cependant, dans les rétrécissements du bassin, faisant défaut l'un des agents mécaniques de la dilatation de l'orifice utérin, l'avancement de la tête, l'orifice se dilate len-tement et incomplètement, et par ce fait il oppose une résis-tance à la descente de la tête saisie par le forceps du front à l'occiput, lorsque surtout on est forcé d'agir de bonne heure. En outre, le forceps saisissant la tête au détroit supérieur par le diamètre occipito-frontal, l'écartement de ses branches est considérable, et il s'ensuit que l'orifice, tiraillé dans son dia-mètre transverse, s'allonge dans ce sens et se rétrécit dans l'autre. Or, ce changement de forme de l'orifice et la grande tension de ses bords opposent assez souvent un obstacle à la tête entraînée par le forceps.

Maintenant le levier est-il un instrument capable de remplacer le forceps sans avoir ses inconvénients? Est-il capable d'entraîner en pareil cas une tête d'une manière plus sûre et plus facile?

1° Le mode d'application du levier, c'est-à-dire la manière dont il saisit la tête, permet d'exercer, suivant les axes du bassin, des tractions qui ne demandent pas beaucoup de force.

2° Le levier étant appliqué sur la région mastoïdienne du fœtus, il en résulte que le crâne est comprimé entre le levier et la partie postérieure du détroit supérieur; l'on obtient ainsi une diminution du diamètre bi-pariétal qui correspond au diamètre rétréci du détroit supérieur.

3° Le levier ne peut être jamais dangereux pour le fœtus, ne s'appliquant jamais sur la face, mais sur la région mastoïdienne, dans l'immense majorité des cas.

4° Le levier étant placé entre le pubis et la région mastoïdienne du fœtus, il pousse la tête contre le sacrum, avant de tirer en bas, de là deux grands avantages: on évite l'obstacle qu'oppose le pubis, et on a un point d'appui dans le sacrum, avantages qui rendront facile la descente de la tête suivant les axes du bassin.

5° Lorsqu'on emploie le levier, la flexion de la tête a lieu presque toujours, parce que la portion occipitale de celle-ci est, pour ainsi dire, forcée par le levier à descendre la première. La tête franchit donc l'orifice utérin par sa petite circonférence sous-occipito-bregmatique, et pour cela l'orifice n'a pas besoin d'être complètement dilaté, et la tête ne trouve en lui aucun obstacle pour sa descente. En outre, par le levier, l'orifice utérin ne souffre pas d'écartement et de tiraillement, ses bords donc ne sont pas tendus par le fait même de son application, comme il arrive avec le forceps.

Maintenant comment peut-on démontrer ces avantages du levier?

La clinique les affirme, l'expérimentation les prouve.

En effet, tout ce que j'avance peut être expérimentalement prouvé, c'est-à-dire, qu'on peut parfaitement s'en rendre compte, en exécutant sur le cadavre, soit avec le forceps, soit avec le levier, les mêmes manœuvres que l'on pratique sur la femme lors de l'accouchement, dans les cas de rétrécissement du bassin. Mais pour cela, il faut employer un véritable bassin de femme non détaché du squelette, et la femme doit être placée dans la position même qu'on lui donne lors de l'application du forceps. — Il ne faut employer qu'une véritable tête de fœtus à terme non détachée du corps, et que l'on place au détroit supérieur rétréci artificiellement, selon le degré de rétrécissement qu'on veut obtenir. — Sur le corps du fœtus on exécutera des pressions de haut en bas et d'avant en arrière, qui remplaceront les contractions utérines ; pour obtenir sur le cadavre le segment inférieur de l'utérus et son orifice, on peut, ainsi que le conseille M. Fabbri, renverser la paroi abdominale coupée en un lambeau quadrilatère, dans l'excavation, préalablement vidée, l'assujettir aux vertèbres lombaires, et y pratiquer dans le milieu un trou de la grandeur voulue. Par ce moyen on peut se rendre compte de ce que j'ai dit à l'égard de l'orifice utérin.

Or, c'est ainsi qu'il faut agir, parce qu'il faut se placer dans des conditions identiques à celles qui se présentent dans la pratique, et en agissant ainsi on est à même de reconnaître les avantages du levier sur le forceps dans certains cas de rétrécissement du bassin. — Telle tête qui n'est pas entraînée par le forceps est entraînée aisément par le levier. J'ai moi-même vérifié ces faits assez souvent, après avoir assisté aux expériences pratiquées par M. Fabbri.

Ce professeur a même répété ces expériences à l'École pratique de Paris, devant beaucoup d'élèves, et en présence de M. Tarnier, alors chargé du cours d'accouchement à la Faculté, et du docteur Chiara, de Turin.

M. Tarnier tira assez fortement sur le forceps, mais malgré toute sa force qu'il ne ménageait pas, la tête n'avança pas, tandis qu'elle fut entraînée sans aucune difficulté par le levier, et cela à plusieurs reprises. Les raisons pour lesquelles le levier l'emportait sur le forceps étaient d'une manière évidente celles que j'ai exposées.

Maintenant, si l'on interroge la clinique, l'on trouve des faits en grand nombre qui tous témoignent en faveur du levier là où le forceps avait été impuissant. La pratique des accoucheurs belges et hollandais est très-riche, en effet, de faits de ce genre qui peuvent être consultés dans les ouvrages de Herbinieux, Boddaert, Hubert, Coppée, Beydler, Hyerneaux, Fabbri, etc.

Il y a une chose pourtant assez intéressante, sur laquelle on n'insiste jamais assez, c'est que pour bien se servir du levier il faut savoir comment il agit, comment il faut le manier. Communément on croit que le levier doit agir comme un levier de premier genre, qui doit prendre son point d'appui sur le pubis pendant qu'on relève le manche et abaisse la cuiller sur la tête.

Cette manière d'agir du levier, qui lui a valu tant de reproches injustes, n'est pas celle qui doit être suivie. En effet, il est évident que, en agissant ainsi, on contusionne les parties molles qui revêtent le pubis, et au lieu de tirer la tête en bas, on la pousse en arrière. Pour que le levier puisse avoir un effet utile, il doit agir d'abord comme levier de premier genre, mais dans lequel le point d'appui, au lieu d'être la symphyse pubienne est la *main gauche* de l'accoucheur placée au niveau du collet de l'instrument, c'est-à-dire que, après avoir appliqué le levier sur la tête, au-dessous du pubis, on prend le manche avec la main droite, et on applique la main gauche sur le collet assez près de la vulve; à ce moment les deux mains doivent agir en sens contraire, la main gauche empêcher que le pubis ne devienne le point d'appui, la main droite relever le manche. Après, lorsque le manche a été suffisamment porté en haut, la main droite doit rester immobile et devenir le point d'appui d'un levier de troisième genre dont la puissance est représentée par la main gauche qui abaisse directement le collet. Avec de semblables mouvements on agit en exécutant des tractions qui viennent en aide à la contraction utérine.

Telle est la manière d'employer le levier et qui est suivie par les accoucheurs belges et hollandais, et décrite par le docteur Fabbri dans son très-excellent mémoire.

Il ne faut pas s'étonner qu'en parlant du levier j'emploie le mot *tractions*, parce que, en effet, le levier est un puissant instrument de traction. — C'est pour avoir méconnu cette propriété, que cet instrument abandonné toutes les fois qu'il faut agir sur la tête par traction a été bien à tort réservé pour les cas seulement où l'on veut corriger une position vicieuse de la tête.

En résumé :

Le forceps dans les rétrécissements considérables du bassin, mais qui permettent pourtant de compter sur les moyens de traction et de réduction, ou n'est pas capable d'entraîner la tête, ou il agit sur elle en produisant des dépressions, des fractures, etc., etc.

Les raisons de cette impuissance du forceps trouvent leurs explications dans la manière même d'agir de cet instrument sur la tête arrêtée au détroit supérieur.

Le levier, au contraire, par son mode d'application et d'action agit dans les mêmes circonstances sans rencontrer d'obstacles sérieux, et triomphe facilement de ceux que lui présentent les rétrécissements du bassin.

De tels avantages du levier sont suffisamment prouvés par l'obstétrique expérimentale, et par la pratique très-étendue des accoucheurs belges et hollandais.

Faut-il en conclure pour cela que le forceps doit être à tout jamais banni de la pratique des accouchements dans les rétrécissements du bassin ? Tant s'en faut. Le forceps sera toujours une précieuse ressource dans les rétrécissements dits légers ; mais dans les rétrécissements plus considérables, et qui permettent toujours de compter sur les moyens de traction, c'est au levier qu'il faut recourir comme instrument très-efficace de traction et de réduction.

Malheureusement bien des fois ont été rappelés à l'attention des praticiens les avantages du levier, mais celui-ci n'a jamais été employé, et pourtant c'est à la pratique qu'il en faut demander la sanction.

Il est donc à désirer que les chirurgiens placés à la tête des services d'accouchements fassent des essais comparatifs entre le forceps et le levier ; il est à désirer encore que l'obstétrique expérimentale, remise en honneur à Paris par mon maître M. Pajot, et en Italie par M. Fabbri, soit plus vulgarisée. Le chirurgien qui ne veut pas accorder au levier la préférence sur le forceps dans certains cas de rétrécissement du bassin, pour ne pas rompre avec les anciennes habitudes, ferait-il donc une opération dangereuse, un essai blâmable de tenter une simple application de levier, même lorsque, dépourvu d'autres ressources, le forceps ayant été insuffisant, il ne lui reste plus qu'à percer le crâne ou à broyer la tête?

Je crois que c'est d'une pratique prudente et consciencieuse d'employer au besoin ce moyen qui, à supposer qu'il ne réussisse pas, n'offre assurément aucun danger.

Messieurs, en acceptant l'honneur de me présenter devant vous, mon but a été d'appeler votre attention sur un point de la pratique obstétricale bien à tort négligé. Si j'avais réussi à faire naître dans votre esprit seulement des doutes sur la question que je viens de traiter, si j'avais surtout éveillé en vous le désir de lui donner une solution, je m'estimerais trop heureux.

VII.

ÉTUDE SUR LE FORCEPS

Par le Dr BOUCAUD
Médecin de l'Hôtel-Dieu.

Dans l'extraction de la tête avec les instruments, comme dans l'extraction du pelvis avec les mains, l'accoucheur doit se proposer d'extraire le produit en imitant les procédés naturels. L'heureuse expulsion du fœtus à travers les parties maternelles intactes ne peut être obtenue qu'en permettant à la tête d'exécuter tous les mouvements de l'accouchement naturel.

1° Veut-on terminer un accouchement lorsque la tête se présente au détroit inférieur dans les positions régulières? Les branches de l'instrument sont appliquées sur les côtés de la tête, et leur concavité regarde l'occiput; une simple rotation de l'instrument amène sous le pubis l'occiput qui était en position diagonale.

Dans cette manœuvre, on exerce quelques légères tractions,

mais on imprime surtout à la tête une rotation qui répond au troisième temps des phénomènes mécaniques de l'accouchement normal. Une fois l'occiput amené sous le pubis, on extrait la tête en lui-imprimant un certain mouvement qui reproduit son dégagement naturel. Dans ces deux temps, réduits quelquefois à un seul, les tractions exercées ont surtout pour effet d'incliner la tête. Ces tractions déterminent une faible progression du tronc de l'enfant, mais dégagent la tête en déterminant une inclinaison du cou compatible avec l'intégrité des organes.

2° Mais si la tête est descendue dans l'excavation en position occipito-postérieure, les choses se passent moins favorablement. Déterminé par le forceps ou par les contractions utérines, le dégagement occipito-postérieur est toujours plus long et plus difficile.

Si l'accoucheur rencontre la tête en position diagonale postérieure, il cherche à mettre le plus long diamètre du vertex en rapport avec l'axe de la vulve. Après avoir amené sous le pubis le front au lieu de l'occiput, on opère le dégagement occipito-postérieur. Tous les temps sont difficiles, mais le mouvement de rotation est surtout épineux. On est réduit à tâtonner et à tourner successivement le forceps à droite et à gauche pour trouver le sens du dégagement le plus facile.

Il est aussi des cas où la position est inconnue, et l'accoucheur cherche à ramener sous le pubis le front ou l'occiput, sans savoir quel est le sens favorable au dégagement. Deux cas d'occipito-iliaque postérieure étant donnés, nous verrons dans l'accouchement naturel la rotation de la tête opérée par la résistance du périnée ramener sous le pubis une fois l'occiput, une fois le front. Le sens dans lequel s'exécute cette rotation est déterminé par des circonstances qui nous sont inconnues, telles que l'attitude du fœtus, le sens des efforts utérins.

Le forceps exécute donc bien moins parfaitement que l'utérus cette évolution compliquée qui amène le dégagement en occipito-postérieure.

Lorsque l'accoucheur avait dans le premier cas à imprimer à la tête des mouvements qui lui étaient connus, l'ancien forceps était parfait; mais ici, il lui faudrait tirer la tête qu'il a saisie avec une tige flexible, afin qu'elle pût exécuter devant la résistance du périnée la rotation qui lui est le plus facile.

3° Cependant le détroit inférieur peut être rétréci dans son diamètre transverse sur un bassin d'ailleurs bien conformé, et la tête rencontrera au détroit inférieur une résistance indépendante de celle des parties molles. Les contractions utérines dégagent, après un certain effort, la tête en déprimant celui de ses diamètres qui correspond à l'obstacle. Le bi-pariétal, par exemple, se rétrécit par le chevauchement des pariétaux.

Si les contractions s'affaiblissent et qu'une prompte délivrance soit nécessaire, aura-t-on recours au forceps ? Oui, s'il est un agent de compression ; si, par une pression lente et continue, il peut imprimer à la tête cette réduction que l'utérus avait produite dans les cas restés fameux de Baudelocque et de Solayres. Nous allons examiner le forceps comme agent de réduction des diamètres de la tête.

Les expériences de Baudelocque prouvent que la tête saisie par le forceps subit par la compression de ses mors une certaine réduction du diamètre comprimé, et que cette réduction varie suivant l'ossification de la tête. Une tête hydrocéphale subit une réduction assez notable pour être ramenée aux proportions ordinaires. Certaines têtes sont tout à fait incompressibles; la tête d'un fœtus viable à terme subit en moyenne une réduction du diamètre comprimé qui ne dépasse jamais 9 à 11 millimètres. Cette réduction ne s'accompagne pas d'un agrandissement de l'autre diamètre du vertex, mais d'un allongement de la tête dans le sens du diamètre vertical. Cette réduction qui peut être utile dans le cas présent de rétrécissement du diamètre transverse du détroit inférieur, est bien inférieure à celle que l'utérus imprime à la tête lorsque ses efforts suffisent à l'expulsion. Pourquoi l'ancien forceps manié par les personnes les plus habiles et après des efforts soutenus, réussit-il moins bien à mouler la tête sur les rétrécissements du bassin que les efforts utérins eux-mêmes ? En comparant l'utérus qui pousse une tête dans l'excavation avec l'accoucheur dont le forceps cherche à l'attirer, une première différence de situation explique l'insuccès de l'accoucheur, alors même qu'il emploie une force très-grande. L'utérus en continuité de tissu avec les organes pelviens prend un appui sur le bassin même dans lequel il pousse le fœtus. Attaché par son extrémité à l'arc osseux qu'il s'agit de franchir, il presse la tête comme un ressort, mais ne fait qu'un tout avec le bassin dans lequel il tend à s'engager lui-même, l'accoucheur armé du forceps est dans des conditions bien moins favorables. Bien que la femme soit maintenue par des aides, la traction du forceps lui imprime des mouvements de latéralité et de soulèvement, et au lieu de tirer la tête dans le bassin soulève le bassin lui-même. La force employée par l'accoucheur est décomposée et se perd soit en soulèvements du bassin, soit en pressions contre les parties molles. Sitôt que le forceps rencontre une certaine résistance, l'accoucheur dépense une force er grande partie stérile, et se place dans les conditions du chirurgien qui, pour réduire une luxation, n'appliquerait pas une contre extension suffisante. Quand nous voudrons vaincre avec le forceps une certaine résistance, que cet instrument devra réduire la tête par des tractions énergiques, nous devrons prendre un point d'appui sur la femme elle-même, et ajuster au forceps un agent de traction qui s'appuie sur le bassin.

Le forceps appliqué ainsi devient-il un agent de traction assez efficace pour déprimer la tête fœtale, non pas entre ses mors, mais entre les points rétrécis du bassin ?

Oui. La thèse du docteur Talichet contient plusieurs exemples d'une expulsion de la tête déprimée entre les points rétrécis du bassin. Nous reviendrons sur ces faits à propos des rétrécissements du détroit supérieur. Mais l'observation VIII concerne un rétrécissement du détroit inférieur et mérite d'être analysée ici. Il s'agissait d'un bassin très-vicié, rétréci dans ses deux détroits. Le diamètre transverse du détroit inférieur avait 75 à 80 millimètres; l'appareil à tractions soutenues parvint à franchir les obstacles offerts par les deux détroits ; le dégagement eut lieu en occipito-antérieure, mais nous insistons sur ce fait, parce que le doute est possible quant à l'appréciation des diamètres du détroit supérieur explorés sur la femme vivante, mais la mensuration de l'espace qui sépare les deux ischions est aussi facile que sur le cadavre. Eh bien! cette observation nous montre que l'appareil à tractions soutenues a fait passer une tête dont le diamètre bi-pariétal mesurait 95 millimètres dans une arcade pubienne de moins de 80 millimètres d'écartement! Cette observation démontre donc péremptoirement la réduction de la tête entre les obstacles du bassin opérée avec un bon instrument de traction, et cela s'est opéré sans que le forceps devînt un instrument meurtrier pour le fœtus comme on l'avait craint. Malgré un défaut de symétrie qui résulta de la dépression du pariétal, l'enfant était vivant et se portait bien un mois après, alors que l'observation fut rédigée. Nous avons insisté sur cette observation de rétrécissement du détroit inférieur, parce que, nous l'avons dit, elle contient une donnée d'une clarté indiscutable.

Nous avons examiné trois cas différents où le forceps s'applique au détroit inférieur. Dans le premier cas, il fait l'office d'une pince pour saisir la tête, et il se borne à lui imprimer une rotation puis une extension, mouvements qui se passent dans le cou du fœtus ; le sens de ces mouvements est connu, et l'ancien forceps courbe remplit toutes ces conditions.

Dans le second cas (position inconnue ou diagonale postérieure), le sens dans lequel la tête doit exécuter sa rotation n'est pas connu ; l'accoucheur doit la saisir avec une pince qui soit dépourvue de rigidité ou articulée, et la tête attirée par cette tige flexible se placera spontanément en occipito-antérieure ou postérieure suivant les cas ; dans ce second cas, il faut fixer une corde aux cuillers du forceps, et tirer sur elle en laissant aux manches de l'instrument la liberté de s'incliner dans tous les sens.

Dans le troisième cas, le forceps tire la tête dans le détroit inférieur, alors qu'il y a disproportion entre le volume de la tête et les dimensions du détroit. Il faut alors des tractions énergiques, et la force qui opère les tractions doit prendre un appui sur le bassin même. C'est alors qu'on doit employer complet l'appareil à tractions soutenues et à pression progressive dont nous avons vu l'efficacité.

Au détroit supérieur, le forceps s'applique surtout dans des cas de rétrécissement du bassin ; il faut que cet instrument exerce sur la tête saisie une traction assez énergique pour engager dans l'obstacle une tête qui n'y pénètre qu'en réduisant un peu celui de ses diamètres qui correspond au rétrécissement. La force qui tire le forceps devra donc prendre un point d'appui solide sur le corps de la patiente, pour ne pas perdre en déplacements inutiles du bassin une partie de la force employée. Une question importante et débattue est celle-ci : « Dans

« quel sens doit s'exercer la traction pour faire franchir le
« détroit supérieur à la tête fœtale ? »

Cette question demande la solution de la suivante : « Com-
« ment agit l'impulsion utérine pour engager la tête dans les
« bassins normaux et rétrécis ? »

Pour engager le vertex dans le détroit supérieur et surtout
en cas de mauvaise conformation, l'utérus ne pousse pas la tête
dans une direction unique perpendiculaire au plan du détroit.
La direction de l'effort d'impulsion est oblique, et son obliquité
varie du commencement à la fin de l'engagement, de sorte que
cette direction qui est variée croise l'axe du détroit supérieur.
Le fait a été surtout démontré par Nægèle ; nous allons indiquer sommairement les diverses preuves sur lesquelles il
s'appuie.

A. Dans l'accouchement ordinaire, le vertex s'engage incliné
au détroit supérieur et ne s'enfonce pas perpendiculairement
dans le bassin, à moins d'un bassin très-large et d'une tête
très-petite ; le premier phénomène mécanique du travail est
une flexion du cou de l'enfant. Il en résulte qu'avant de descendre dans le bassin le vertex s'est incliné, et qu'au lieu d'offrir
au diamètre oblique gauche de la mère son diamètre occipito-
frontal, il offre la distance sous-occipito-bregmatique.

B. Le sens dans lequel s'exerce la contraction utérine indique que la tête est en même temps poussée et *inclinée*. L'utérus
pousse le fœtus dans une direction parallèle à une ligne qui
s'étend du fond de la matrice au col de cet organe. Or, l'utérus
est au début du travail très-incliné sur le plan du détroit
supérieur et surtout dans les cas de bassins viciés. Mais l'utérus
se redresse peu à peu à mesure que l'engagement s'opère, de
sorte que son corps devient perpendiculaire au plan du détroit,
et que son extrémité cervicale quitte le promontoire pour venir
occuper le centre du bassin. Le toucher vaginal comme la pal-
pation hypogastrique, pratiqués pendant le travail prouvent ce
changement dans la direction de l'utérus, et les efforts qu'il
communique au tronc et à la tête du fœtus. Dans les positions
transversales plus fréquentes en cas de rétrécissement du
bassin, c'est le côté de la tête qui correspond au pubis qui est
engagé avant le côté qui correspond au promontoire.

En étudiant les causes qui facilitent l'accouchement normal

dans les bassins viciés, M. Jacquemier (tome ii, page 142) remarque que non-seulement la compressibilité de la tête, mais encore son inclinaison permet l'engagement d'une tête dont le diamètre bi-pariétal serait beaucoup plus grand que le diamètre sacro-pubien rétréci.

C. L'étude des bosses sanguines, des céphalœmatomes et des enfoncements du crâne vient confirmer les deux preuves précédentes ; les bosses sanguines simples occupent les points qui sont venus d'abord au vide du bassin. Ces lésions n'étant jamais symétriques et n'occupant qu'un côté de la tête, montrent que le vertex a été incliné, puis enfoncé obliquement dans le bassin, de telle sorte, qu'un seul des pariétaux ou des frontaux a subi un enfoncement ou un chevauchement considérable, parce qu'un seul a été comprimé au passage.

Une fois dans l'excavation, le vertex est perpendiculaire aux divers plans qu'il parcourt, il en résulte qu'il décrit une courbe derrière le pubis.

Il résulte de ces considérations que, pour engager la tête dans un détroit supérieur rétréci, et la faire descendre dans l'excavation, il faut, si on veut suivre l'artifice de la nature, tirer la tête une fois saisie non pas dans une direction unique, mais dans une direction variée, changeant à chaque instant de la manœuvre. Il faut ainsi lui permettre de pivoter sur un de ses diamètres parallèle au diamètre transverse du bassin.

Ainsi, nous nous servirons d'un forceps articulé à la base des cuillers, ou mieux nous tirerons sur le forceps à l'aide d'une tige flexible attachée sur les cuillers mêmes de l'instrument. L'utérus incline et pousse le vertex dans le bassin par l'intermédiaire d'une tige flexible, la colonne vertébrale du fœtus ; nous devons l'attirer à l'aide d'une tige flexible aussi. À l'appui de cette manière de voir, nous rappellerons un fait qui nous a frappé. Lorsqu'au détroit supérieur on a saisi les pieds de l'enfant dans la version l'opération devient facile, on engage facilement la tête en l'attirant par l'intermédiaire du tronc de l'enfant. Lorsqu'au même détroit on a saisi la tête même solidement avec le forceps, les difficultés sont bien plus grandes, parce que l'instrument est rigide et le tronc fœtal flexible. La mécanique démontre que si on engage dans un

canal courbe un ovoïde muni d'un manche rigide, il faut laisser
ce manche s'incliner à chaque instant de la progression, et
on ne peut tirer avantageusement qu'en se plaçant dans le
canal courbe et en tirant sur l'ovoïde lui-même. On devra donc
presque toujours, au détroit supérieur, appliquer l'appareil à
traction soutenue et à pression progressive.

Des expériences de l'inventeur ont vulgarisé ces principes de
mécanique, mais la clinique a démontré l'efficacité de l'appareil par des observations qui ont eu pour témoins divers accoucheurs. Plusieurs fois cet appareil a réussi après l'insuccès du
forceps ordinaire; d'autres fois, après qu'un travail très-long
avait été infructueux, et qu'un rétrécissement constaté néces-
sitait l'emploi des moyens de l'art.

INDICATIONS DU FORCEPS.

Au détroit inférieur les indications de l'emploi du forceps
sont peu controversées, et cette étude ne mérite pas grand
développement. Quant aux indications des diverses espèces
de forceps, nous avons vu qu'on devait employer le forceps
courbe ordinaire dans les positions occipito-antérieures.

Le forceps à tractions soutenues et à pression progressive
réussit dans les positions douteuses et dans les positions diago-
nales postérieures. Dans le cas de rétrécissement du détroit
inférieur et dans celui d'hydrocéphalie, l'appareil du docteur
Chassagny doit encore être employé. Dans les présentations
de la face, le forceps droit est préférable aux autres s'il faut
opérer le dégagement en position mento-postérieure.

Au détroit supérieur, le forceps s'applique le plus souvent
sur des bassins viciés. Avant l'engagement complet de la tête,
et alors qu'on veut terminer l'accouchement on a recours
plutôt à la version qu'au forceps. Dans un bassin régulier, en
effet, la version est bien plus efficace comme moyen de délivrance que le forceps. Mais elle est fatale au produit si elle n'est
pas rapidement exécutée. Elle est inapplicable aux bassins
viciés. Avec le perfectionnement donné au forceps par le docteur Chassagny, nous croyons que la version sera rarement
pratiquée, et que si la délivrance est urgente, pour peu que la

tête soit susceptible d'être saisie on terminera l'accouchement aussi facilement que par la version pelvienne.

Mais nous avons surtout à envisager les conséquences de cette découverte comme s'appliquant aux bassins viciés. Nous rejetterons de cette étude les bassins considérablement viciés. Lorsque le diamètre rétréci n'a pas au moins 67 millimètres, l'extraction du fœtus est impossible sans sa mutilation, ou une opération sanglante sur la mère.

Mais entre 67 millimètres et un bassin parfait la limite est large. La nature suffit quelquefois à l'expulsion d'un fœtus entier rarement vivant, mais sans que cependant cette mort soit forcée. L'accoucheur doit donc essayer aussi cette extraction d'un fœtus entier, mais souvent l'inanité de ses efforts prolongés le force à un parti plus grave. C'est le volume et la compressibilité de la tête fœtale qui permettent cette heureuse expulsion.

Si donc l'accoucheur est consulté pendant la grossesse, il pratique l'accouchement prématuré artificiel. Il achèvera l'opération avec le nouvel appareil que le raisonnement, que les faits montrent plus efficace. L'observation III, de la thèse du docteur Talichet, est relative à un accouchement prématuré. À travers un bassin de 75 millimètres, les accoucheurs les plus habiles échouèrent dans l'extraction de la tête d'un fœtus de huit mois; le nouvel appareil ne mit que trois minutes pour extraire cette tête. L'enfant avait le cordon enroulé autour du du cou, et cette circonstance détermina sa mort qui ne doit être justement pas attribuée au forceps ni ancien, ni nouveau. À terme l'accoucheur qui trouve un bassin vicié, mais ayant plus de 67 millimètres peut espérer d'abord la rencontre d'une tête compressible que le forceps parvient à engager. En ayant égard, comme les accoucheurs Anglais, à la difficulté de cette expulsion, aux dangers immenses que court la mère, à la mort presque constante du fruit, on est tenté de pratiquer l'embryotomie toutes les fois que le bassin a moins de 80 millimètres. Si cependant la tête fœtale était petite et compressible on aurait sacrifié une existence peut-être inutilement. Pour résoudre la question de savoir si, dans un cas donné, l'extraction de la tête entière est possible sans léser les organes pelviens, il faudrait posséder deux données anatomiques : le volume et la compressibilité de la tête. L'appareil ingénieux de M. Chassagny peut rendre ici d'admirables services ; ce n'est pas un perfectionnement instrumental, c'est une manœuvre scientifique dont l'insuccès même pose des indications précises. Non seulement cet appareil engage la tête mieux que l'ancien forceps, mais il permet de mesurer la force employée, et l'auteur a précisé la limite que ces efforts ne doivent dépasser dans l'intérêt des parties maternelles et fœtales.

Lors donc que l'application de cet appareil n'a pas réussi à engager la tête, on peut conclure que la disproportion est extrême entre la tête et le bassin, que le rétrécissement relatif est considérable.

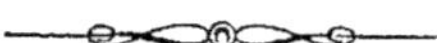

ONZIÈME QUESTION

De la possibilité et de la convenance de faire sortir certaines catégories d'aliénés des asiles spéciaux et de les placer, soit dans des exploitations agricoles, soit dans leurs propres familles.

Mémoires lus et communications orales. — MM. Mundy — Motet — Turck — Brunet — Bulckens — Arthaud — Carrier fils — Morel.

Travaux présentés. — MM. A. Mitchell — Billod — Jutet.

Discussion. — MM. Mundy — Arthaud — Bulckens.

I.

DISCOURS DE M. LE Dr MUNDY.
de Moravie (1).

La décision de M. le Président, énoncée en ce moment même, limitant le temps de chaque orateur sur la XI° question à vingt minutes au plus, m'oblige de changer le programme de mon discours et de me borner *à une improvisation rapide et serrée.*

Je débute par deux excuses et deux explications.

Morave par mon origine et habitant l'Angleterre depuis plusieurs années, je n'ai pas l'habitude de votre idiome.

Je fais appel aussi à votre patience lorsque j'entre devant vous, médecins praticiens, dans les détails d'une question nou-

---

(1) Ce discours de M. le docteur Mundy, improvisé au Congrès, a été *textuellement* imprimé d'après les notes sténographiques faites sur les lieux par M. Bouchard, l'un des secrétaires de rédaction au Congrès.

velle sur la praticabilité de laquelle les spécialistes eux-mêmes ne sont pas d'accord.

Voilà pour mes excuses. Quant aux explications, je vous prie de me tenir compte de ce que je n'aborderai pas aujourd'hui la question délicate, c'est-à-dire la critique du système des asiles fermés soit publics, soit particuliers, ni celle de la loi de 1838 et de l'interdiction des aliénés.

J'éviterai aussi, autant que possible, de parler du système de Gheel, car « l'Annibal de Gheel », notre collègue, M. le docteur Bulckens est parmi nous et vous en parlera.

Je remercie la commission organisatrice du Congrès médical assemblé dans cette ville opulente de Lyon, opulente aussi en science médicale, qui a donné le jour et vu à l'œuvre un Viricel, un Pouteau, un Petit, un Bouchet, un Brachet, un Bonnet, les grands prédécesseurs des hommes éminents dont nous avons tous applaudi les talents et le savoir chaque jour de la semaine qui vient de s'écouler ; je la remercie d'avoir introduit dans son programme une question importante, et dont la solution intéresse à juste titre tous les amis de la vraie science et de l'humanité.

Supposons qu'aujourd'hui même Pinel et Esquirol puissent se trouver parmi nous : nul doute qu'ils ne fussent enchantés de nous voir discuter cette question.

« C'est bon, c'est admirable, diraient-ils, que vous ayez continué notre œuvre, et que vous soyez parvenus à discuter *la possibilité et la convenance de traiter les aliénés dans leurs familles et dans les exploitations agricoles.* C'était aussi notre pensée : relisez nos livres, vous trouverez partout des opinions et des aperçus tendant au même but ! »

Cependant ni Pinel, ni Esquirol, lors même qu'ils reviendraient au monde, ne pourraient résoudre cette question dans l'espace de vingt minutes, encore moins pourrai-je y réussir.

Pinel, en effet, possédait, outre la science, la charité et le dévouement, quelque chose qui nous manque : *le courage civique.*

C'était montrer du courage civique lorsque Pinel se présenta devant le citoyen Couthon, pour demander l'abolition des chaînes dans un temps où on allait jusqu'à soupçonner la chaîne des aliénés de peur qu'elle ne sauvât de l'échafaud politique.

Mais vivons-nous au temps du citoyen Couthon ? Et les nobles paroles tombées du haut du trône il n'y a que deux mois :
« *Que le monument consacré au plaisir ne doive pas s'élever
avant l'asile de la souffrance* » ne vous donnent-elles pas
le courage d'implorer de nos jours des réformes en faveur des
aliénés, toujours hélas ! emprisonnés indistinctement, et privés
de la vie en famille, même quand ils pourraient en jouir ?

Permettez, Messieurs, que je vous donne rapidement l'historique de la question que nous avons à traiter aujourd'hui,
lequel sera peut-être moins connu à ceux d'entre vous qui n'appartiennent pas à la spécialité.

Plusieurs noms ont été donnés à cette question qui forme
l'objet de nos débats d'aujourd'hui.

M. le professeur Parigot, ci-devant médecin en chef à Gheel,
actuellement aliéniste à New-York, a appelé le nouveau système : « *La thérapeutique naturelle de la folie,* » et par
excellence, « *le traitement à l'air libre et dans la vie de famille* (1). »

Ce premier martyr du nouveau système, — tant il est vrai
que des réformes pareilles, généralement, ne triomphent pas
par leurs apôtres, mais qu'elles triomphent par leurs mar-
tyrs, — le professeur Parigot était le plus actif à préconiser
cette réforme, au service de laquelle il employa un zèle infatigable, une science profonde, une expérience consommée, et
surtout une franchise réfléchie et un esprit vif, dont les preuves
abondent dans les nombreux écrits qu'il a publiés dans le but
de recommander et de défendre le nouveau système devant le
monde médical.

Un Français, une des gloires de notre spécialité, l'illustre
phrénopathe Moreau, de Tours, actuellement un des médecins
en chef de la Salpétrière, à Paris, a publié déjà avant Parigot,
c'est-à-dire en 1842, après une visite qu'il avait faite à Gheel,
une brochure sur cet asile familial, écrit qui, malgré toute
l'habileté et tout l'esprit avec lesquels il était rédigé, n'a pas
trouvé alors l'écho qu'il méritait (2).

____

(1) Voir l'*Air libre et la vie de famille dans la commune de Gheel*. Bruxelles, Thiner 1852; et grand nombre de pamphlets sur la même matière.

(2) Voir la *Revue indépendante* du 1ᵉʳ septembre 1842; puis *Annales mé-*

Le grand Esquirol lui-même, au XVIIIe chapitre de son célèbre ouvrage : *Des Maladies mentales*, se prononça très-favorablement sur Gheel, qu'il avait visité en 1821, en compagnie de son élève et ami, le docteur Félix Voisin, qui travaille activement encore aujourd'hui dans le domaine de notre science au grand bonheur de tous les philanthropes. Si de nos jours on oublie quelquefois de rendre à Moreau, de Tours, l'hommage qui lui appartient, d'avoir agité déjà cette question *il y a vingt-deux ans*, et d'être toujours le champion de cette réforme en France , on va encore plus loin, quant à Esquirol, que l'on ose quelquefois désigner comme le plus grand adversaire de cette réforme, et abuser ainsi de son nom, comme cela est arrivé récemment à Charenton, lors de l'inauguration de la statue érigée à sa mémoire (1).

Comme si les œuvres d'Esquirol, et plus encore ses actes, ne disaient pas tout haut le contraire de ce que font aujourd'hui ses successeurs, et comme si la *stagnation* qui caractérise notre époque méritait le nom de progrès!

Nos adversaires ne regardent toujours que le passé, au lieu de voir l'avenir !

A côté de MM. Parigot, Moreau de Tours, et le docteur Bulckens (2), il est de mon devoir de vous signaler parmi les défenseurs de ce système de réforme un autre de vos compatriotes qui, quoiqu'il n'appartienne pas au corps médical, s'est attaché dès l'an 1857, avec un zèle infatigable et des talents solides, à *vulgariser* la question de la réforme et à la rendre accessible au public. Je vous le nomme : c'est le célèbre économiste, M. Jules Duval, à Paris (3).

Il y a encore à Osnabruck, dans le royaume du Hanovre, un défenseur zélé du système de Gheel, le docteur Auguste Droste, savant praticien qui, depuis plus de dix ans, s'en est fait le champion en Allemagne (4). Et si vous voulez permettre, Mes-

---

dico-psychologiques, tome v, 1845; id., janvier 1861, page 110; id., octobre 1862, page 655.

(1) Voir l'inauguration de la statue d'Esquirol. Paris, Baillière, page 134, 135.

(2) Voir les rapports officiels 1857 et 1860. Bruxelles, Hayez, in-8°.

(3) Voir *Gheel, une colonie d'aliénés*. Paris, Guillaumin, 1860.

(4) Voir *Aehrenlese médicale*. Osnabruck, Hanovre.

sieurs, que je me nomme ici moi-même, soldat obscur, mais actif, de cette réforme (1), j'aurai terminé la liste de ces partisans qui ont le courage de défendre ces nouveaux principes pris dans leur ensemble et avec toutes leurs conséquences comme *possibles* et *convenables* en pratique, et qui sont prêts à en répondre personnellement et partout.

Approximativement, bien que différents de vues, plusieurs

(1) De l'institution des colonies d'aliénés. — Gheel et ses adversaires. (Extrait du journal publié par la Société des sciences médicales et naturelles de Bruxelles, cahier de mai, 1860.) — Bruxelles, chez Tircher, 1860, in-8°.

L'indifférence de notre siècle pour l'infortune des aliénés. — A propos d'un nouveau livre de M. Jules Duval. — Bruxelles, Tircher, 1860, in-8°.

Gheel est un asile patronal, et nullement une colonie, moins encore un établissement d'aliénés. (Extrait du journal publié par la Société des sciences médicales et naturelles de Bruxelles, cahier d'août 1860.) Bruxelles, chez Tircher. 1860, in-8°.

Petit catéchisme sur la nécessité et la possibilité d'une réforme radicale des institutions pour les aliénés. (Par l'auteur de la *Question de Gheel.)* Paris, imprimerie Schiller, 1864, in-8°.

Le même ouvrage a été traduit et publié par l'auteur même en *anglais,* dans le *Journal of mental science,* juillet 1864, Londres, Churchill ; en *allemand,* chez Thimm, Londres, 1864 ; en *italien,* chez Aug. Marc, Paris, 1865.

Des divers modes de l'assistance publique appliqués aux aliénés. Discours prononcé dans la Société médico-psychologique, à Paris. A. Marc, 1865.

Publications en anglais par le même auteur : *The Gheel question* (la Question de Gheel). Extrait du *The medical critic and psychological Journal,* juillet 1861. Londres, J. W. Davis, 1861, in-8°.

Five cardinal questions on administrative psychiatry (Les cinq questions cardinales de psychiatrie administrative). Extrait du *Journal of mental science,* octobre 1861. Londres, Churchill, 1861, in-8°.

Le même ouvrage en allemand, Osnabruck, Rackhorst. 1862. in-8°.

On the Cottage asylum system (Sur le système des asiles dits Cottages maisonnettes). Discours prononcé dans l'assemblée générale des médecins aliénistes de la Grande-Bretagne et d'Irlande, le 3 juillet 1862. Extrait du *Journal of mental science,* octobre 1862. Londres. Churchill, 1862, in-8°.

On middle class asylums (Sur les asiles destinés aux classes moyennes). Discours délivré le 4 décembre 1862 dans la Société des médecins et chirurgiens, à Brighton. Londres, Adlard, 1862, in-4°.

Discours prononcé dans la Société des médecins aliénistes de la Grande-Bretagne et d'Irlande (*Royal college of physicians*), à Londres, le 14 juillet 1864. Ce discours contient une motion en faveur de la révision des lois sur les aliénés des asiles. Un mémoire y est annexé. Extrait du *Journal of mental science,* octobre 1864. Londres, Churchill, in-4°.

médecins se sont récemment ralliés en France (autant que je sais) à cette réforme. Ce sont MM. les docteurs Arthaud, à Lyon; Auzouy, à Pau; Belloc, à Alençon; Billod, à Sainte-Gemmes; Bonnefous, à Leyme; Brierre de Boismont, à Paris (1); Brunet, à Dijon; Brun-Lechaud, à Limoges; Caffe, à Paris; Foville, à Châlons-sur-Marne; Jules Falret, à Paris (2); Fusier, à Bassens; Giraud, à Marseille; Labitte, à Fitz-James: Mérier, à Fains; Morel, à Rouen; Pain, à Fitz-James; Teilleux, à Saint-Robert; Turck, à Plombières.

Les principaux adversaires de cette réforme en France sont MM. les docteurs Dumesnil, à Rouen; Renaudin, à Maréville; et Parchappe, à Paris (3).

Pour éviter de vous fatiguer de noms, je veux passer sous silence ceux des médecins étrangers qui marquent parmi les défenseurs ou parmi les opposants de ce système de réforme.

On appelle généralement Gheel une *colonie d'aliénés*; c'est pourquoi on a donné au système le nom de *colonisation des aliénés*. Après mûre réflexion, nous avons trouvé, le docteur Bulckens et moi, que cette désignation n'est pas exacte, vu qu'en effet cette institution n'a aucun des caractères inhérents au mot de colonie. Le docteur Bulckens proposa donc d'appeler ce système *le traitement familial* ou *le patronage familial pour les aliénés*, et de donner à Gheel la désignation d'*asile familial*. Toutefois cette dénomination n'a pas encore obtenu droit de cité.

On s'habitua, en Angleterre, à revêtir cette réforme du nom de *Cottage-system*, ce qui veut dire : Traitement des aliénés dans des maisonnettes isolées.

C'est ici le lieu de constater qu'en suivant l'illustre exemple donné par le docteur Bucknill (4), M. le docteur Lockhart Ro-

---

(1) Voir *Annales médico-psychologiques*, janvier 1861, page 102.
Ibid. Juillet 1862, page 498.
Annales d'hygiène publique et de médecine légale, tome XVII, 1862, p. 380.

(2) Voir *Annales médico-psychologiques*, janvier 1862, p. 138.

(3) Id., mars 1863, pages 236 à 340; ibid., novembre 1863, pages 387 à 393, et janvier 1862, p. 88 à 105.

(4) Le célèbre docteur Bucknill a, depuis dix ans, essayé avec un grand succès, à Exminster, le traitement familial avec une trentaine d'aliénés.

bertson, à Haywards-Heath, dans le comté de Sussex, phrénopathe d'une haute intelligence, de talents et de connaissances
variés, a fait un essai très-bien réussi du *Cottage-system,*
en plaçant des aliénés dans des maisonnettes détachées de son
asile. Il n'y a qu'une chose à regretter, c'est que, cédant à la
pression exercée par le Comité de l'asile, il ait discontinué ces
essais qui commençaient à donner d'heureux résultats.

Il ne faut pas, d'ailleurs, confondre le *Cottage-system* avec
le *Bloc-system,* introduit également en Angleterre par le docteur Bucknill, lequel système a reçu son nom du mot *bloc,* qui
signifie *un* ou *plusieurs bâtiments détachés, mais dépendant de l'asile central,* dans lesquels sont soignés les aliénés.

Enfin, on a quelquefois confondu le système des *Fermes-
asiles* ou des *Exploitations agricoles* avec la *Colonisation des
aliénés* et le *système familial,* ce qui est également inexact.

Voilà pour les noms que l'on a donnés à cette question.

Quant à moi, je dis toujours : *Que nous importeraient les
noms, si nous avions seulement les choses !*

Si vous me demandez, Messieurs, si, où, et combien de fois
toute cette question a été discutée et quel était le résultat de
la discussion, je vous répondrai qu'une discussion à fond sur
ces principes *n'a jamais eu lieu,* et qu'il en sera de même aujourd'hui selon *toute probabilité.*

En France, c'est à M. le docteur Brierre de Boismont que
revient l'honneur d'avoir évoqué le premier cette discussion
en 1860 ; les débats continuèrent en 1861-62 à la suite d'un
rapport dont fut chargé M. le Dr Jules Falret, à la Société médico-psychologique de Paris ; mais toute cette controverse est
allée se perdre dans le sable dans la séance du 26 mai 1862 de
ladite société. Elle attend, dans ce tombeau, sa résurrection.

Cette résurrection ne se fera pas, d'ailleurs, attendre longtemps, vu la nécessité urgente d'une délibération nouvelle *sur
les divers modes de l'assistance publique appliquée aux
aliénés.*

En Angleterre, je me suis moi-même efforcé, mais *avec peu
de succès,* au mois de juillet 1862 et en juillet de la présente
année (1864), de faire mettre cette question de réforme à l'ordre
du jour.

En Belgique, on a discuté la question de Gheel au Congrès

social et international, à Gand, en 1863. Les principaux orateurs étaient MM. Bulckens, de Gheel, et Belloc, d'Alençon.

Mais, là aussi, le résultat pratique est resté négatif.

Enfin, en Allemagne, cette question de Gheel, *brièvement* appelée ainsi, fut discutée au Congrès des Naturalistes, à Spire, en Bavière, en 1861, sur la motion faite par M. le docteur Flemming, et dans la même séance, le système fut décrété inexécutable en pratique.

Y a-t-il lieu à espérer du Congrès médical de Lyon un résultat plus favorable à la réforme ?

J'ai presque la hardiesse de l'espérer !

Lorsque le docteur Ferrus, d'honorable mémoire, prononça dans la Société médico-psychologique à Paris, le 26 juin 1860, ces mots : « Je crois pour moi qu'il est impossible de faire quelque chose aussi détestable que Gheel ; » lorsqu'il s'écriait dans la même séance : « Pour les aliénés, traitement et liberté ne peuvent aller ensemble ; mais vouloir disperser les aliénés dans des colonies au milieu de la campagne, ce sont là des *rêveries anglaises* de même que le *non-restraint* (1), » il n'aurait pas cru que seulement un mois plus tard (30 juillet 1860), il aurait modifié son opinion si énergiquement proclamée jusqu'à accepter de bonne grâce la mission d'aller à Gheel comme membre de la commission chargée de visiter cet endroit, et même jusqu'à dire ces paroles mémorables : « Je veux Gheel avec la liberté surveillée ! »

Voyez Saul converti en Paul !

Lorsque M. le docteur Morel, de Saint-Yon, écrivit en 1844, après avoir fait une visite furtive à Gheel : « Je soutiendrai que toute espèce de traitement est impossible dans les conditions... » (à Gheel), et plus loin : « J'ai été effrayé de voir un aliéné avec un enfant dans ses bras (2), » il ne s'imagina guère qu'il serait un jour, comme il l'est aujourd'hui, un des plus brillants défenseurs de ce système.

De tels faits ne prouvent-ils pas, Messieurs, que le véritable progrès ne peut pas tarder à se frayer un chemin sûr et immanquable ?

(1) Voir *Annales médico-psychologiques*, janvier 1861, pages 108, 112.
(2) Voir *Annales médico-psychologiques*, tome V, 1845.

Guislain aussi, cet Esquirol belge, fut converti en défenseur du système familial, d'adversaire qu'il était, et par qui ?

Par son meilleur élève qu'il avait lui-même installé à Gheel, notre savant ami et collègue, M. le docteur Bulckens.

Oui, Messieurs, notre spécialité n'est qu'un enfant dans son berceau, et c'est une erreur funeste que de croire que nous sommes arrivés au terme de notre savoir.

Au lieu de donner la liberté à cet enfant qui crie après la lumière, l'air, la bonne nourriture, les bons soins et une bonne nourrice ; qui ne veut pas être frotté, emmailloté, bercé et mis au biberon, mais qui demande à étendre ses membres délicats et à remuer, qu'est-ce donc que nous faisons de cet enfant ?

Nous barricadons son berceau avec des murailles épaisses, nous le serrons dans une camisole de force et croyons avoir tout fait en dorant son berceau au dehors, en étouffant presque lui-même sous l'amas de livres et d'écrits que nous faisons au sujet de sa maladie et de ses symptômes !

Et comme nous vivons et souffrons exclusivement pour nous vouer à ces soins, nous croyons avoir accompli le *nec plus ultra* en suivant des principes que nos illustres maîtres Pinel et Esquirol n'avaient tolérés que parce que de leur temps il n'était pas possible de faire davantage.

Il faut que nous soyons de notre époque !

« Faire en avant le pas qu'on a fait en arrière, et le faire plus petit, c'est peut-être revenir, mais certainement ce *n'est pas avancer*. Le progrès, il nous le faut absolument ! Mais un progrès, c'est ce qu'on découvre, un progrès, ce n'est pas ce qu'on rétablit. »

Passant à la question telle qu'elle est rédigée sur le programme, je dis sans hésitation : « Oui, il est possible et convenable de faire sortir des asiles spéciaux et de placer dans leurs propres familles certaines catégories d'aliénés ! »

Dans la rédaction de cette question j'aurais préféré que l'on eût choisi *utilité* au lieu de *convenance*, le premier étant, à mon avis, un terme plus précis.

Quoi qu'il en soit, je regrette d'être forcé de dire, que cette *catégorie d'aliénés* que l'on placera et pourra placer *dans leurs propres familles*, sera, selon toute probabilité, très-restreinte quant à son chiffre.

Nous voyons, en effet, combien est restreinte la proportion du pour cent des aliénés que M. le docteur Arthaud a pu oser de faire sortir de l'asile de l'Antiquaille pour les confier aux soins de leurs propres familles. Cette proportion constitue à peine un pour cent ! Et cependant il faut avouer que M. le docteur Arthaud est connu de chacun de nous pour un médecin aussi expérimenté qu'actif, habile et prévoyant, à qui il faut reconnaître le grand mérite d'avoir été le premier en France à essayer, en dépit des difficultés presque insurmontables qui s'y opposaient, de mettre en pratique le système familial.

J'ai eu l'occasion de faire en compagnie avec M. le docteur Morel, à Saint-Yon, un essai de classification des malades admissibles au traitement dans leurs propres familles, et là aussi, nous ne fûmes capables de trouver sur une population d'environ 1,000 malades que le maigre chiffre de 35 !

J'admets que dans quelques pays, comme par exemple l'Angleterre et l'Ecosse, la Russie et l'Autriche, et même l'Italie, cette chose serait plus facile à faire qu'en France, si l'on voulait s'en occuper sérieusement ; mais là aussi, le principe économique, et même le traitement hygiénique et médical seraient souvent en danger ; il ne serait pas non plus satisfait aux lois sociales.

Il vous arrive quelquefois, Messieurs, d'être appelés dans une famille pour prêter votre secours à un aliéné. Vous vous rappelez sans doute l'empressement anxieux du messager, la frayeur de toute la famille qui attend votre arrivée avec anxiété et désespoir. « Mon mari est dans le délire, Monsieur le docteur, gardez-vous bien d'entrer dans la chambre, il a brisé tout ce qui lui est tombé sous la main, il a voulu m'assassiner, etc., il ne peut pas rester ici..... » « Ni chez moi non plus ; » ajoutez-vous bien vite. « Où faut-il donc le mettre ? » « Dans l'asile ! » En un clin d'œil il est lié, garotté et transporté dans l'asile. Combien de temps y restera-t-il ? Qui saurait le dire ? Le plus souvent à perpétuité !

Mais quand il retourne, guéri , au sein de sa famille, quelle méfiance de la part de ses proches, de ses tuteurs et de ses voisins ! Souvent des moqueries, des provocations ! Il retrouve d'ailleurs le même milieu et peut-être les mêmes causes qui l'ont rendu malade. Dans ces circonstances, il tombe facilement en récidive, ou l'on trouve un prétexte plausible pour le réintégrer dans l'asile, mais alors *c'est pour la vie!* Et cela ne s'applique qu'aux incurables et inoffensifs ; que se passe-t-il avec les autres ? Pour ceux-là l'asile reste toujours la règle et elle le restera peut-être longtemps encore !

N'oublions pas non plus que grand nombre d'aliénés n'ont pas de famille, ou que, s'ils en ont une, elle est telle qu'on ne peut pas lui laisser l'aliéné ; qu'ensuite, le contrôle est presque impossible à l'égard de ces familles sans qu'il y ait des médecins nommés *ad hoc* dont le droit d'inspection serait réglé par une loi. Il faut enfin prendre en considération l'indifférence que montre le peuple en général pour le sort de ses proches lorsqu'ils sont atteints d'aliénation mentale, et les abus qui auraient inévitablement lieu de la part de parents sans cœur là où l'assistance à domicile serait pratiquée.

Oui, Messieurs, j'en conviens encore une fois, qu'il est *possible et convenable* de traiter certaines catégories d'aliénés *dans leurs propres familles.* Mais, vu les difficultés que je viens de signaler, le nombre de ces malades sera tellement insignifiant, que l'assistance publique pour les aliénés n'y gagnera rien et que les inconvénients existant actuellement n'auront diminué d'aucune manière.

Qu'il me soit permis de ne toucher qu'en passant à la seconde question : le traitement *dans les exploitations agricoles,* car je vois que les minutes qui me sont accordées sont presque écoulées. Que M. le Président veuille d'ailleurs arrêter le cours de mes paroles au moment qu'il le jugera convenable.

M. le docteur Belloc, que je regarde comme une autorité dans la question des fermes-asiles, étant empêché de développer personnellement devant cette illustre assemblée ses idées mûries par l'expérience, et vous regrettez sans doute son absence aussi vivement que moi, m'a fait l'honneur de m'écrire une lettre détaillée sur le même sujet.

Je regrette que le temps me manque pour vous en donner lecture.

M. le docteur Belloc, dans une plaidoirie spirituelle en faveur des exploitations agricoles, et une philippique pleine de sel, dirigée contre le système de Gheel, a fait le résumé de tous les avantages qui militent en faveur du premier système, et de tous les inconvénients qui peuvent peser sur le dernier. Cependant, M. le docteur Belloc fait comme la plupart des adversaires de Gheel : il passe sous silence les points cardinaux qui me fournissent à moi le meilleur point d'appui pour opiner de ma part, que les exploitations agricoles ou les fermes-asiles ne constitueraient qu'une demi-mesure.

Je veux dire par là que les fermes-asiles laissent toujours debout le système ancien et actuel, et qu'avec lui la séquestration des aliénés sans distinction, ainsi que l'application de tous les moyens de *restraint* sont maintenues ; ensuite, que la vie en famille ne pourra jamais être mise en pratique dans les fermes-asiles ; et enfin, que les frais de ces exploitations agricoles ne seront jamais balancés dans une proportion avantageuse avec le profit réalisable par le travail des aliénés.

Quant aux avantages et inconvénients du système de Gheel, je réitère simplement ce que j'avais l'honneur de vous dire, Messieurs, au commencement de mon discours, que je laisse à M. le docteur Bulckens la tâche agréable de vous donner des explications satisfaisantes sur cet exemple unique.

De même, je m'abstiens de toute critique ayant pour objet l'ancien système, et je décline aujourd'hui toute réponse à mes adversaires de France, si belle que soit l'occasion pour moi de répliquer à leurs vives attaques ! Néanmoins, je ne puis pas cacher mon étonnement de voir qu'à l'exception d'un seul, aucun des adversaires du système familial ne soit venu assister à ce tournoi scientifique, pour saisir l'occasion de rompre une lance en visière ouverte et corps à corps, devant une grande assemblée de médecins praticiens.

« Je me demande seulement comment, au temps où nous vivons, dans ce siècle d'expérience et d'émancipation universelle, » comme faisait observer récemment un de vos hommes d'état, on puisse s'attacher si étroitement à un système qui engloutit annuellement tant de millions du trésor de l'état et des communes, et qui fait néanmoins à l'aliéné le partage d'un traitement aussi pitoyable !

Car, je le répète, les deux propositions mises sur le programme ne promettent pas une réforme utile et durable....

Mais, les vingt minutes qui m'ont été accordées, sont passées ; — je me retire.

II.

MÉMOIRE DE M. LE Dr MOTET
(de Paris.)

La question telle que l'a posée la commission du Congrès est l'une des plus vastes, des plus importantes qui se puissent examiner. Elle soulève des problèmes de l'ordre le plus élevé, elle appartient à la fois aux domaines de la philosophie et de la science médicale, et, qu'il me soit permis, Messieurs, avant d'en aborder la discussion, de rendre hommage à la grande et noble pensée qui vous guidait lorsque vous la formuliez dans votre programme. C'est pour nous tous, médecins, un titre de gloire que de nous sentir aptes à connaître de telles causes, et l'occasion est rare d'avoir à les débattre devant un auditoire aussi bien préparé à les discuter.

Depuis la réforme inaugurée par Pinel, et continuée par ses successeurs, un progrès immense s'est accompli en aliénation mentale. Il semblait que les hommes qui s'étaient dévoués à cette tâche eussent pris pour devise le mot resté fameux de Septime Sévère: « *Laboremus!* » et, soutenus au milieu des difficultés de tout genre qu'ils rencontraient par le sentiment du devoir accompli, ils triomphèrent de bien des obstacles. Traçant la voie à la génération nouvelle, ils lui laissèrent à féconder le sol qu'ils avaient généreusement préparé. Elle ne recula point devant la tâche qui luiétait offerte, et nous assistons aujourd'hui à l'un des moments de cet immense labeur qui apporte de toutes parts le progrès au milieu des sociétés nouvelles! Il y a loin, Messieurs, de ces sombres asiles d'où s'échappaient autrefois de lugubres plaintes, où le bruit des chaînes se mêlait aux cris des aliénés rendus intraitables et furieux par l'isolement et la captivité la plus dure, il y a loin, dis-je, de ces cellules malsaines, du lit de paille parcimonieusement renouvelée, à nos asiles modernes, tout baignés d'air et de lumière, où l'aliéné est un malade auquel on tend la main et qu'on aime. Je n'ai point à vous retracer ici ce qu'il a fallu de tous côtés d'abnégation et de patience pour obtenir de pareils résultats. Je ne veux que les constater avec vous, voir si l'on a vraiment fait tout ce qu'il y avait à faire, et ce qu'il peut y avoir de réalisable dans des projets déjà formulés pour l'avenir. Mais avant tout, ne nous laissons pas entraîner par de lointaines perspectives qui pourraient bien n'être, en fin de compte, que de décevants mirages. Ne raisonnons pas à propos des aliénés comme si l'on avait affaire à des êtres sains d'esprit. C'est là l'erreur dans laquelle sont tombés quelques écrivains de nos jours. Ils ont entrevu pour ce pauvre déshérité, que la société sépare d'elle, une sorte de société factice ; ne se souvenant point que là où l'intelligence est absente il faut d'autres intelligences toujours prêtes à venir en aide aux défaillances d'un esprit troublé. Rendre l'aliéné à la vie de famille, lui donner une somme de liberté plus grande, ce ne sont point là des idées nouvelles. Seulement, après avoir longtemps sommeillé, elles reparaissent aujourd'hui plus vivement défendues que jamais : les difficultés, les impossibilités même sont laissées dans l'ombre. C'est à nous de les rappeler à ceux qui seraient tentés de les oublier. Il faut, pour juger de pareilles questions, se garder contre tout enthousiasme, et tenir compte des enseignements de l'expérience ; il faut se garder contre des illusions que l'avenir se chargerait de détruire. Nous n'en saurions d'ailleurs faire un crime à ceux qui se laissèrent bercer par elles. L'erreur eut parfois de généreuses origines ; et, si l'on songe qu'il s'agit d'une atteinte portée à la liberté humaine, on ne doit pas s'étonner de l'intérêt puissant qui s'attache à ces questions. Seulement, l'homme du monde, l'économiste, le philosophe, ne s'occupent que d'un principe. Ils parlent de l'aliénation mentale sans bien connaître l'aliéné. Pour eux, une certaine somme de liberté n'est pas incompatible avec les troubles de la raison. Le mot séquestration leur est odieux, et, n'imaginant rien de meilleur que ce qu'ils ont pensé dans le silence de leur cabinet, ils sont tout prêts en ce moment à crier à l'arbitraire, quand, avec une notion plus exacte des choses, ils seraient arrivés à cette conclusion bien différente : que l'individu privé de sa raison est un être à part, que la société a sur lui des droits, vis-à-vis de lui des devoirs, qu'elle doit se prémunir contre ses dangereux écarts, qu'elle doit le sauvegarder contre lui-même.

Aussi, conservant les habitudes d'investigation sérieuse de la science médicale, dirons-nous sans passion, avec une loyale franchise ce que nous trouvons de bon, ce que nous trouvons de mauvais dans les idées modernes. Et, en donnant le pourquoi de nos opinions, nous espérons que l'on nous tiendra compte de nos efforts, qu'on ne nous accusera pas d'être un homme de parti pris. Nous professons ouvertement cette doctrine que proclamait tout dernièrement encore un illustre magistrat; nous voulons qu'on marche prudemment en avant, « avec le véritable esprit de progrès, qui consiste, non à tout changer pour le seul plaisir de ne rien laisser debout, mais à chercher assidûment le mieux en consultant l'expérience. » N'est-ce pas ainsi d'ailleurs que l'a compris la commission du Congrès? La question, telle qu'elle l'a posée, est un appel à l'expérience, c'est en nous appuyant sur elle que nous essaierons d'y répondre.

Elle se présente sous deux aspects, suivant qu'on l'examine au point de vue purement médical ou au point de vue administratif. Bien qu'ils soient étroitement liés l'un à l'autre, nous laisserons ce dernier de côté. Je n'ai pas voulu, Messieurs, vous apporter des chiffres; ces détails eussent pris un temps qui vous est précieux. Ce n'eussent été d'ailleurs que des redites; j'ai préféré ne faire que vous rappeler en passant les importants travaux des Ferrus, des Parchappe, des Girard de Cailleux, des Morel, des Renaudin, pour tout ce qui regarde aussi bien l'aliéné indigent dans nos asiles que celui dont la famille jouit d'une certaine aisance, et paie une pension dont l'asile profite. Je ne m'occuperai donc ici que de chercher quelles sont les conditions qui pourraient permettre de faire rentrer l'aliéné dans la famille, ou de le placer dans une exploitation agricole.

Permettez-moi, Messieurs, d'établir deux divisions qui, au point de vue clinique, seraient fort insuffisantes, mais qui, dans cette discussion, peuvent servir de base à notre argumentation, de ranger les aliénés dans deux classes : les curables, les incurables. Les premiers, au milieu des phases si nombreuses, si variées, que présentent les états aigus, ont, avant tout, besoin d'une direction médicale. Là, rien ne doit être livré au hasard, une action incessante doit s'exercer sur eux; si lents que puissent être les progrès, si constante que doive être la patience, il faut avoir sans cesse présentes à l'esprit ces mille difficultés de détail que ne soupçonnent guère ceux qui ne vivent pas dans le monde des fous.

Supprimez pour ces malades l'asile ; laissez-les au milieu des excitations sans cesse renouvelées de la vie, et vous n'aurez à enregistrer que de déplorables résultats. Toute temporisation est fâcheuse ; vous aurez beau essayer d'un isolement relatif, ou, comme nous l'avons si souvent entendu dire, essayer des distractions pour opérer une diversion aux idées délirantes, vous n'arriverez à rien. Mélancolique, le malade interprétera tout ce qui se passe sous ses yeux dans le sens de son délire ; l'activité des autres qu'il ne pourra partager sera pour lui un reproche incessant. Il s'accusera de ne pas prendre part à ces travaux dont il est le spectateur ému, mais inutile ; son inertie deviendra une faute à ses yeux, et, ne pouvant agir parce que toute sa machine, qu'on nous passe le mot, est impuissante à fournir un travail quelconque, il se croira coupable, parce qu'il est, parce qu'il se sent incapable. Il faut avoir entendu ces malades pris d'un sombre désespoir, raconter toutes leurs indécisions, tous leurs troubles, pour comprendre qu'on n'a rien à exiger d'eux, pour savoir que ce n'est pas avec du mouvement et du bruit qu'on les guérira. Plus fait douceur que violence dans ces cas ; tout ce qui est imposé est envisagé soit comme un châtiment, soit comme une épreuve nouvelle ; tout vient fournir un aliment au délire ; la crainte d'avoir mal agi, d'avoir mal compris les indications données, surgit alors, et, au lieu du calme que vous attendiez, vous aurez amené un trouble plus profond, plus irrémédiable peut-être. Rien de plus funeste que cette erreur, si accréditée pourtant, qu'il faut à ces malades des distractions renouvelées ; quand la voix du médecin n'est pas écoutée, quand, à sa direction éclairée, prudente, viennent se substituer toutes les capricieuses fantaisies des familles qui veulent intervenir dans le traitement, le délire s'immobilise ; il se grave en traits ineffaçables, il devient délire stéréotypé, pour me servir d'une expression de mon vénéré maître, M. le docteur Falret ; il est désormais incurable. Du repos, du silence, de la solitude, un bienfaisant isolement, de sages conseils, voilà ce qui vaut mieux que tout, voilà ce qui rend de véritables services. C'est la base du traitement; tout ce qui s'en écarte n'est que vain système, tentative inconsidérée.

Au maniaque il faut de l'air, de l'espace; qu'il puisse à son aise dépenser une partie de son exubérante activité, il ne lui faut pas davantage. Vous n'aurez pas à vous inquiéter pour lui de la privation de la vie de famille; il n'en a nul souci. Il n'a sur toutes choses que des notions confuses; les idées se pressent, se heurtent dans son cerveau avec une précipitation telle que le mot qui va les exprimer reste inachevé. Une consonnance évoque d'incohérents assemblages, auxquels se mêlent des cris, des violences, un irrésistible besoin de détruire, des impulsions d'une aveugle brutalité. L'asile, avec ses gardiens qui ne s'effraient pas, et qui remplacent avec la simple camisole de toile les officieux voisins, impuissants à contenir un malade agité, malgré leurs efforts et les ecchymoses dont ils le couvrent, l'asile vaut mieux que la maison privée, et quand ses portes s'ouvrent pour recevoir de tels hôtes, on peut dire, sans exagération aucune, qu'il y a de moins un être dangereux au milieu de la famille dont il compromettait la paix, qu'il y a par conséquent un véritable service rendu.

Si pour ces aliénés l'asile est nécessaire, il ne l'est pas moins pour le monomaniaque halluciné qui lutte sans cesse contre d'imaginaires ennemis, qui prépare mille projets pour échapper à leur poursuite, et dont les allures bizarres, les gestes mystérieux, les formules cabalistiques trahissent les préoccupations dont il est assailli. Vous ne réclamerez pas non plus le bénéfice de la liberté pour ce malade dangereux, aggressif, fatalement poussé au meurtre, à l'incendie, à la destruction, et qui se repaît avec une volupté cruelle du spectacle de ses méfaits. Non sans doute. Tout le monde répondrait à l'expression de pareils désirs en citant des noms et des faits tristement connus. Tout le monde répondrait que la société a le droit et le devoir de se sauvegarder contre ces êtres nuisibles qui troublent sa prospérité et son repos. Chacun sachant fort bien que sa propriété, sa personne, peuvent être tout à coup à la merci d'une force aveugle, ne demandera pas mieux que de se voir défendu contre elle par l'intervention de la loi. Et cependant, Messieurs, qui réclame la liberté avec autant d'énergie que ces malades à délires partiels? Qui donc emploie pour l'obtenir plus de dissimulation et d'adresse? Qui donc tient mieux et le plus longtemps en échec la perspicacité des magistrats et des médecins appelés à prononcer sur leur état mental? Qui donc, sorti d'un asile ou d'une maison de santé spéciale, sera le plus sûrement compromettant pour son entourage? Ce sera, nous le disons avec une conviction appuyée sur une expérience déjà longue, le fou qui paraîtra devoir le mieux user de la liberté qu'il réclame. Et quand un médecin élevé dans des idées généreuses, respectant l'homme son semblable, jaloux de lui conserver ses plus nobles prérogatives, est appelé à intervenir, s'il n'a pas l'habitude des explorations dans ce domaine où les difficultés se dressent en foule, il se laissera émouvoir, il s'indignera de la séquestration d'un individu qui n'aura pas bronché pendant deux ou trois heures d'examen, il déclarera qu'il n'y a pas lieu à le maintenir dans l'asile. Il sortira sur cette affirmation, et un jour ce même malade deviendra tout à coup un meurtrier. On l'avait cru guéri pourtant, rien n'avait pu faire supposer cette brusque explosion du délire. Il était si bien la veille! Voilà ce qu'on dit, et voilà comment il y a un an c'était un père de famille qui assassinait trois petits enfants pour les arracher aux flammes de l'enfer qui les menaçaient; voilà comment hier, c'était un patron qui, sans provocation d'aucune sorte, plongeait un tranchet dans le cœur de son ouvrier! Aujourd'hui un suicide, demain un incendie, à chaque instant une douloureuse catastrophe, voilà ce qui se passe, voilà ce qui nous impose le devoir d'être plus circonspects, plus réservés, toutes les fois qu'il s'agit de délires d'impulsions, que ne le sont d'habitude les philanthropes pour lesquels toutes ces navrantes misères ne sont pas bien connues.

Que reste-t-il alors? Une nombreuse catégorie composée de déments, d'imbéciles et d'idiots. Dans l'asile, il se laissent conduire, et incapables d'initiative comme de résistance, ils sont la plupart du temps inoffensifs. Les uns, pourvu toutefois qu'une impulsion première leur soit donnée, peuvent être employés à quelques travaux. Les autres, et ce sont les plus nombreux, sont incapables de tout; ils parcourent inertes les phases de leur végétative existence, et, n'ayant plus rien, pas même l'instinct de leur conservation, ils restent complètement étrangers à ce qui se passe autour d'eux. Quel bienfait la liberté

pourrait-elle donc leur apporter ? Où trouveraient-ils leur vie
mieux assurée ? Quels sont les plaisirs et les joies que vous leur
promettez, et comment étant insensibles à peu près à tout, sau-
raient-ils les goûter ? Où les placerez-vous enfin ? Sera-ce chez
un fermier, comme la ville de Paris, par exemple, place ses
enfants trouvés ? Non, Messieurs, vous arriveriez ainsi au système de Gheel, dont il faut bien que je vous parle, car on s'en
occupe beaucoup depuis quelque temps. Gheel a des admirateurs passionnés auxquels il semble que tout y est pour le
mieux. Il y a deux ans, la Société médico-psychologique de
Paris voulut être édifiée sur ce sujet ; elle nomma une commission composée de MM. Trélat, Baillarger, Mesnet, Moreau, Michéa et J. Falret, qu'elle chargeait de lui faire un rapport sur
la colonie belge. M. Jules Falret, au nom de cette commission,
rédigea un remarquable travail, où il jugeait avec impartialité
le système adopté à Gheel. Il alla voir et se rendit compte de
tout. Son rapport a mis en lumière ce point important, c'est que,
malgré des conditions toutes spéciales, résultat de l'habitude, de
la longue consécration du temps, Gheel était dans ce qui lui
restait de son organisation première une institution mauvaise ;
que les hommes spéciaux, qui aujourd'hui sont chargés de l'administration, s'efforçaient chaque année de ramener cette colonie aux conditions d'un grand asile, enlevant autant qu'il leur
était possible l'initiative aux nourriciers, essayant en un mot
de substituer une direction unique à toutes ces volontés capricieuses qui, à un moment donné, peuvent abuser singulièrement de l'aliéné. Compris ainsi, Gheel n'est plus la colonie telle
qu'on la rêve, et la transformation qui s'opère sous la direction du médecin inspecteur, M. le docteur Bulckens, est pour
nous un précieux enseignement. Depuis que ce médecin habile
est entré en fonctions, il n'a cessé d'apporter des réformes. Il
ne lui suffisait plus de ce rudiment d'administration qui répar-
tissait les aliénés entre les nourriciers, qui mettait le premier malade venu, n'importe où, et parce qu'il y avait de la
place. Il fallait quelque chose de plus, et voilà comment aujourd'hui s'est élevée une infirmerie centrale, destinée à une
centaine de malades, et qui n'est en fin de compte qu'un asile
tout prêt à recevoir les cas aigus. Mais ce progrès, si longtemps attendu, est-il le dernier terme des améliorations ? Nous

ne le croyons pas, et sans orgueil national exagéré, nous pouvons dire que nous ne nous contenterions pas en France d'un tel à peu près. A Gheel, quoi qu'on fasse, les aliénés sont trop disséminés. Où trouverait-on là les soins médicaux de nos asiles ? Où est donc cette intervention éclairée, prudente, bienveillante toujours, qui, du moment de l'entrée au jour de la sortie, soutient, dirige, protége l'aliéné chez nous ? Nous avons la conviction profonde que, dans tous les cas aigus de folie, l'établissement spécial vaut mieux que la maison du nourricier, si dévoué qu'il puisse être, et nous ne mettons pas un instant en balance la liberté plus grande que vous pouvez donner à l'aliéné, et sa guérison que vous ajournerez probablement faute de soins suffisants.

La situation, nous dira-t-on, n'est pas la même pour les aliénés incurables. Pour ces êtres inoffensifs qui vivent au jour le jour, à quoi bon des murs, des gardiens ? Mais qui donc vous a dit que tel aliéné que vous me présentez est un être complètement inoffensif? Qui donc me prouvera que ni lui ni ceux qui l'entourent ne courent aucun danger à le laisser suivre au hasard les caprices de ses bizarres fantaisies ? En 1845, M. Ferrus, de mémoire si justement regrettée, consulté sur l'opportunité qu'il pourrait y avoir d'exclure de l'action de la loi les idiots et les imbéciles, sous prétexte que ces malades, sans espoir de guérison, mais sans danger pour l'ordre public ou la sécurité des personnes, n'ont pas droit à la protection administrative, M. Ferrus répondait : « Si calmes et inoffensifs que puissent paraître les imbéciles et les idiots, il suffit d'une circonstance pour surexciter chez eux les instincts violents et les porter aux actes les plus compromettants pour la sécurité et l'ordre publics. Rien n'est moins rare que de voir des meurtres commis par ces malheureux incapables de se rendre compte de ce qu'ils font. Comme la plupart possèdent la force physique et ont quelquefois assez d'intelligence pour exécuter les choses qu'on leur commande, ils deviennent souvent, entre les mains de gens pervers, d'aveugles instruments de dommages..... Il est surtout à leur occasion un point qu'il importe de ne pas perdre de vue, parce qu'il a trait à des dispositions dont la manifestation est non moins fâcheuse que persévérante : il s'agit des passions brutales. La lubricité est chez les idiots un phénomène caractéristique. Chacun sait avec quelle fureur ces infortunés se livrent à l'onanisme. Or, souvent, pour satisfaire ce penchant irrésistible, s'ils rencontrent quelque femme ou fille à l'écart, ils les attaquent et les rendent victimes de leurs infâmes attentats. Les idiotes ne sont pas attirées vers les hommes avec un moindre empire, et, il faut le dire, à la honte de l'espèce humaine, il est des gens assez dépravés pour oser abuser de leur ignorance et de leur faiblesse. C'est donc avec raison que l'on doit ranger les idiots dans la catégorie de ces aliénés dangereux dont la loi prescrit à l'administration de s'assurer et de prendre soin. » Vous le voyez, Messieurs, ce n'est pas d'aujourd'hui que le problème est posé, et vous ne déclinerez pas la compétence du savant inspecteur général, dont toute la vie fut consacrée aux aliénés.

Cependant, Messieurs, je ne repousse pas systématiquement l'exploitation agricole, mais je la comprends autrement. Ce que je demande, c'est que l'aliéné ne soit pas isolé ; qu'il ne soit pas laissé à la merci de quiconque voudrait appliquer à son profit les forces dont il dispose. Je ne voudrais pas enfin que l'aliéné devînt un homme de peine, condamné à de rudes travaux dont il ne recueillera pas les fruits ; que soumis toujours à l'appréciation impartiale du médecin qui seul peut savoir « quid valeant humeri, quid ferre recusent », il ne soit jamais conduit au travail malgré lui : est-ce possible ? L'expérience n'est plus à faire ; le système, que je serais heureux de voir adopté partout, fonctionne régulièrement aujourd'hui, et nous avons le droit d'en être fiers, Messieurs, c'est en France qu'il est largement appliqué. C'est sur ce principe qu'est basée la grande exploitation agricole de Fitz-James, près de Clermont, si habilement dirigée par MM. Labitte frères. Des terres arables, de vastes cultures maraîchères, l'élève du bétail même, fournissent à une population nombreuse les occupations les plus variées. Des ateliers de diverses professions complètent ce système, et forment l'ensemble le plus satisfaisant. Mais à quelles conditions le bien est-il réalisé ? C'est que le médecin est le directeur de tout ce grand mouvement ; c'est qu'il donne l'impulsion à toute cette activité, qui, sans son intervention courrait grand risque de rester désordonnée. C'est que tout émane de lui, tout converge vers lui ; aidé dans sa tâche immense par deux aptitudes différentes qui viennent prêter aux siennes un appui, il fait planer au-dessus de toute l'exploitation une volonté unique qui sert de modérateur, de frein à cette grande masse. La somme de bien qui en résulte est incalculable, et si ce n'est pas encore la perfection, c'est du moins une amélioration si sérieuse, si réelle, qu'on peut souhaiter dès aujourd'hui de voir se multiplier des établissements de ce genre. Là, pas de mesquines ambitions, pas d'arbitraire, pas d'égoïstes préoccupations. Les questions y sont jugées de haut et par des hommes compétents; la vie en commun, le retour chaque soir aux quartiers, l'influence salutaire de l'exemple, la soumission presque instinctive à une discipline qui n'a rien de sévère, en un mot, un grand asile avec une exploitation agricole comme annexe, la pensée de notre regretté maître à tous, M. Ferrus, largement comprise, voilà où vraiment est le progrès, voilà ce qu'il y a de réellement utile à tenter. Et si nous nous plaçons au point de vue moral, il y a là quelque chose de satisfaisant. Le travail est la loi de l'homme ici bas. Il ennoblit, il élève, et, accepté par ces pauvres êtres, que « la perte du grand bien de l'intellect » a fait tristement descendre d'un degré dans l'échelle sociale, il les rapproche de la grande famille humaine dont ils sont devenus les membres amoindris. Ils sont encore utiles dans une certaine mesure, et leur infortune inspire non plus seulement alors les sentiments d'une pitié stérile, mais encore ceux d'un profond respect.

Il me resterait encore bien des choses à vous dire sur cet inépuisable sujet, mais j'abrège, Messieurs, j'ai hâte d'arriver au second point de vue de la question, l'aliéné dans la famille.

La famille! sans doute si l'aliéné y trouvait toujours aide et protection; sans nul doute, s'il ne s'agissait que de malades dans des conditions de fortune suffisantes pour permettre une installation spéciale dont vous ne pouvez pas ne pas tenir compte! A ces difficultés, nous saurions bien trouver un remède, et tout en faisant la part d'embarras immenses que nous avons été personnellement plusieurs fois à même d'apprécier, nous savons qu'ils ne sont pas insurmontables quand de sincères dévouements les acceptent. Mais nous savons aussi pour en avoir été témoin, quelles sont les tortures, le mot n'est

pas trop fort, infligées à celui ou à celle qui consacre sa vie
tout entière à l'aliéné. Ce qui est facile, ce qui devient même
une suprême consolation dans tout autre maladie, n'est le plus
souvent dans celle-ci qu'une douloureuse épreuve. Un mot, un
regard, un serrement de main font oublier bien des sacrifices,
souvent même ils sont la seule récompense avidement recher-
chée; si là, rien de ces échanges affectueux n'existe, si, mé-
connaissant tout, l'aliéné repousse la main qui le soigne, il y a
de ce fait seul une situation tellement pénible que les plus
vaillants courages s'y brisent, ou s'ils résistent, la vie n'est
plus qu'un long martyre. Mais ce n'est pas tout : supposez que
le chef d'une importante maison soit frappé d'aliénation mentale, sa femme va rester seule à la tête des affaires. Quel que
soit son dévouement à son mari, il faudra bien qu'elle l'éloigne,
car, si elle abandonne tout pour ne s'occuper que de lui, c'est
la misère et la ruine qui se précipiteront sur elle et sur lui.
Placée dans cette alternative, ou de se séparer de lui, ou de
laisser crouler son commerce, elle sera contrainte de prendre
le premier parti, parce qu'en agissant ainsi, elle aura du moins
la certitude de lui faire donner des soins qu'elle est incapable
d'ailleurs de lui donner elle-même. Il y a bien encore un autre
motif, d'un tout autre ordre, et que je ne dois pas passer sous
silence; il nous faut accepter le monde tel qu'il est, eh bien,
les importuns, avides de pénétrer la vie intime de chacun,
vont la fatiguer de leur indiscrète curiosité ; de froids calculs,
masqués sous les dehors de trompeuses sympathies, vont se
faire jour auprès d'elle, et comme si ce n'était pas assez qu'elle
eût à supporter de profonds chagrins, il lui faudra lutter contre
des embarras à chaque instant renouvelés, contre des convoi-
tises à peine dissimulées. C'est là ce que nous voyons trop
souvent, et personne mieux que nous, Messieurs, n'est à même
de vérifier l'exactitude de ce que je viens de vous dire.

Pour l'indigent, ces difficultés sont d'une autre espèce, mais
elles n'en sont pas moins pressantes. Je vous accorderai volontiers que l'aliéné, tel que nous le supposons, trouvera dans la
famille de bonnes conditions, que de vigilantes affections se
grouperont autour de lui. Sous tous les rapports il sera bien.
Ne devant point guérir, il jouira, du moins autant que son intelligence affaiblie le lui permettra, du bien être que créeront

pour lui de sincères dévouements. Mais son entourage ne va-t-il pas souffrir de sa présence? Il y a là une jeune fille que ce spectacle peut troubler. Qui vous dit qu'elle va supporter sans fatigue de lugubres psalmodies comme nos oreilles sont trop accoutumées à en entendre? Qui vous dit que cette déraison sera sans influence sur son esprit? Et ne peut-il pas, tout d'un coup, même avec le malade le plus calme, éclater de ces scènes violentes qui l'émeuvent et dont le triste souvenir la poursuivra partout? Les romanciers ont parfois abusé de la folie; les types de fantaisie qu'ils offrent à la curiosité du public soit dans les livres, soit dans les pièces de théâtre, nous ont toujours paru faire sur tout le monde une impression profonde, et qui toujours est longtemps conservée; on sait cependant que ce ne sont que des fictions; si ces inventions ont le pouvoir de troubler l'esprit auquel on les présente, la réalité, avec son cortége sombre, a de bien autres inconvénients encore ; et pour notre part, sans prétentions vaines, nous croyons qu'il faut des âmes bien vigoureusement trempées, puissamment soutenues, pour résister à de tels spectacles. Qu'on n'invoque pas l'habitude. Quand il s'agit des siens, on n'accepte pas facilement de semblables épreuves, et, si longtemps prolongées qu'elles puissent être, elles sont souvent aussi douloureuses à la fin qu'au commencement. N'oublions donc pas, Messieurs, que pour les indigents qui mêlés à la vie de famille, n'en sauraient être écartés un instant, faute d'espace, n'oublions pas, que leur présence à chaque moment de la journée est une conséquence forcée de l'insuffisance des ressources, et que nous n'avons pas le droit de compromettre la santé morale de plusieurs pour donner à un aliéné des satisfactions de cœur, qu'il sera, dans l'immense majorité des cas, hors d'état d'apprécier.

C'est vous dire, Messieurs, que nous n'admettons pas qu'on puisse imposer à une famille l'obligation de retirer de l'asile un aliéné quel que soit son état habituel de calme. Qui ne connaît l'instabilité d'esprit des fous ? Qui ne sait que des impulsions soudaines peuvent dans un instant les lancer dans la voie la plus déplorable? Il leur faudra donc toujours être surveillés. Mais c'est à peu près impossible. Supposez, ce qui est la vérité dans l'immense majorité des cas, que l'aliéné soit incapable de travailler, qu'il soit laissé seul, ou à la garde d'un

enfant, comme cela se passe à Gheel, pendant que les membres
valides de la famille sont occupés au dehors. Qu'arrivera-t-il, si
par une des ces mystérieuses influences qui nous échappent,
il est irrésistiblement poussé à l'incendie, au meurtre, ou plus
simplement encore au vagabondage? Il n'y a pas d'années où
de regrettables faits ne soient enregistrés, et ne reconnaissent
pas d'autre cause que l'abandon dans lequel on laissait de pauvres malades. Ils sont moins communs aujourd'hui qu'autrefois,
nous dira-t-on. Sans doute, mais pourquoi? C'est que les asiles se sont multipliés, et que la loi, très-prévoyante et très-sage,
autorise les placements d'office. Il y a bien des communes encore
où l'administration tolérante laisse circuler librement quelques
idiots, quelques imbéciles. Mais qui de vous, Messieurs, n'a pas
trouvé profondément triste le spectacle de ces êtres incomplets,
jouet et risée des enfants, qui vivaient dans nos campagnes des
maigres produits d'une honteuse mendicité? Est-ce donc d'un
bon exemple que ces exhibitions d'infirmités humaines? Est-on
en droit d'espérer qu'elles éveilleront de généreux sentiments?
Hélas non! S'il y a encore de par les chemins des aliénés vagabonds, il y a bien peu de Daniel Sterne aujourd'hui pour que
leurs misères soient racontées comme le furent jadis celles de la
pauvre fille de Moulins. Vous connaissez tous ce récit touchant;
chacun de vous eût dit peut-être au fond du cœur, comme
Yorick : « Si tu étais dans mon pays où j'ai une cabane, je t'y
prendrais, je t'y abriterais, tu mangerais de mon pain et tu
boirais dans ma coupe. » Mais à côté de ces aspirations généreuses, il n'y eût pas eu un seul de vous qui n'eût immédiatement songé aux réflexions si justes de M. Ferrus, que je vous
citais tout à l'heure, aux inconvénients, pour ne pas dire aux
dangers, qu'il peut y avoir de laisser circuler librement un imbécile, une idiote, une aliénée, au travers des grandes routes!
La première de toutes les conditions de sécurité pour la société,
pour la famille, pour l'aliéné, c'est la surveillance. Elle manquera presque toujours dans la famille pauvre. Quand toutes
les heures du jour doivent être données au travail, que voulez-
vous qu'il reste pour les soins à l'incapable? J'admets qu'il soit
valide, et qu'il puisse prendre sa part du labeur quotidien,
c'est là l'hypothèse la meilleure; mais n'est-ce pas aussi la condition la plus rare? Ces travailleurs ne se recrutent que dans

la classe des imbéciles, de ceux-là qu'on appelle parfois les simples d'esprit; ils sont doux, inoffensifs, souvent laborieux; ils
n'ont pas de délire; ce sont des êtres à développement intellectuel incomplet, mais susceptibles d'affections vives; ils peuvent être utiles à un certain degré. Ceux-là, qu'on les garde
chez soi, que les portes de l'asile ne se ferment jamais sur eux,
c'est bien, c'est juste. Ce ne sont pas là d'ailleurs ceux dont
nous avons à nous occuper. On ne nous les présentera jamais,
ils sont utiles dans une certaine mesure, la famille les garde,
elle y trouve son compte. Ils se suffisent à eux-mêmes, on ne
vous demandera rien pour eux. Ils pourront jouir sans réserves des avantages que vous chercheriez en vain à donner à
d'autres. Mais ne les prenez pas pour exemples. Ils sont
une exception. Votre intervention n'est ni demandée, ni
motivée pour eux. L'intérêt privé a résolu la question dans le
sens en apparence le plus humanitaire, et cela bien longtemps
avant vous.

N'y aurait-il donc rien à faire pour les vieillards en démence,
pour ces pauvres êtres qui, sans délire bruyant, conservent encore quelques sentiments affectifs, ou du moins cette habitude
qui leur fait accueillir avec un sourire, un geste de satisfaction
enfantine ceux qui les soignent? Ne serait-il pas bon dans certains cas de les laisser dans le milieu où ils sont accoutumés à
vivre, et de prévenir ainsi pour eux cette nostalgie inconsciente,
si l'on peut ainsi parler, qui parfois les enlève si rapidement
quand ils arrivent dans les asiles? Comment pourrait-on aider
la famille pauvre à subvenir à leurs besoins, à combler un défi-
cit toujours béant, à supporter enfin les charges qu'accumule
sur elle une situation souvent embarrassante? Ici, Messieurs,
nous touchons au vif de la question, c'est ici que notre intervention peut être utile autant que morale; s'il n'y a point de
danger ni pour les individus, ni pour la société, il n'y a qu'à
encourager et soutenir de nobles dévouements, qu'à aider à
supporter une infortune imméritée. Vous pouvez pour l'aliéné,
dans ces cas, faire ce qu'on fait de tous côtés aujourd'hui pour
le malade dont la fièvre suspend l'activité : instituez le secours
à domicile, une subvention journalière, si peu importante qu'elle
soit, est un grand allégement dans une famille laborieuse déjà,
et qui n'a pas assez de ressources, non pas par sa faute, mais

parce que le malheur est venu la visiter. C'est à nous, Messieurs, d'être juges dans de telles circonstances; c'est à nous
qu'il appartient d'éclairer la charité publique ou privée, et de
dire ce qui peut se faire, la limite où l'on doit s'arrêter. Les
cas, d'ailleurs, seront bien peu nombreux si l'on veut sage-
ment ne s'en tenir qu'aux malades sans délires, sans impulsions, qu'à ceux dont l'intelligence seulement est affaiblie.
Incapable, le dément occupera paisiblement sa place au coin
du foyer; valide, il pourra prendre sa part de quelques travaux qui n'exigent de lui aucune application, tout au plus une
mécanique accoutumance; mais tout cela, encore une fois,
n'est réalisable qu'à cette seule condition, que l'aliéné
ne perdra pas au change, le jour où vous le ferez sortir de
l'asile. Car la famille qui vous l'a présenté parce qu'elle ne
pouvait rien faire pour lui, pourra-t-elle le reprendre lors
même que vous consentiriez à subvenir à ses besoins? Ces
conditions matérielles, dont je vous parlais, comment les réuni-
ra-t-elle? Et accepterez-vous de voir l'aliéné, que vous aurez
congédié de l'asile, moins bien qu'il n'était auparavant, souf-
frant du froid l'hiver, manquant de linge blanc, soumis en
toute saison à de dures privations, et n'ayant enfin de compte,
pour remplacer tous les biens qu'il a perdus, que le vain fan-
tôme de la liberté? S'il en était ainsi, Messieurs, n'aurait-on
pas le droit de nous dire que nous nous sommes trompés, que la
vraie famille de l'aliéné c'était la société tout entière, qui, le
prenant mineur, savait dans sa bienveillante tutelle pourvoir
à tous ses besoins, écarter de lui tout danger, et qui, si elle lui
mesurait l'air et l'espace, dont la plupart du temps il n'a guère
souci, lui donnait du moins largement le pain de chaque jour,
un abri sûr, écartait de lui toute convoitise, tout calcul intéressé, mettait enfin à son service l'inépuisable patience de
celui-là qui se sent fort auprès du faible qu'il protége.

Ici, Messieurs, vont se borner les considérations que je voulais vous présenter. Je n'eusse pas osé venir les formuler devant
vous, si je n'avais été soutenu par la conviction profonde que
ce n'est pas avec les illusions d'une aventureuse philanthropie
que se décident de pareilles questions. Il y faut plus de maturité, plus de réserve, il y faut surtout une connaissance plus
exacte des aliénés, et c'est mal comprendre leurs intérêts vrais

que de vouloir tout modifier, tout changer, que de se livrer, comme on l'a fait depuis quelque temps, à de systématiques attaques contre la loi de 1838, pourtant si prévoyante, si sage, si consciencieusement élaborée. Je sais bien que les opinions que j'ai émises devant vous, et que je m'honore de partager avec des hommes dont la parole eût eu près de vous plus de poids que la mienne, sont vivement combattues aujourd'hui. Cela ne m'a point arrêté; je savais d'ailleurs que vous réserveriez la même indulgence, le même impartial accueil à toutes les idées qui vous seraient loyalement exprimées. Je ne me préoccuperai pas de leur sort, si elles franchissent cette enceinte. Je crois, Messieurs, qu'il est bon de construire des asiles, de les placer au milieu de vastes terrains, où des bois, des champs, des jardins, récréeront la vue de l'aliéné; qu'on éloigne les murs autant qu'on le pourra, mais qu'on laisse à l'intervention médicale, à l'intervention administrative, tous leurs droits. Que l'aliéné vive toujours près de nous, il sera mieux ainsi que soumis au bon plaisir d'un seul; il y trouvera plus de bien-être, plus de vigilance, plus d'appui, et nous aurons vraiment ainsi répondu à ce que réclame de nous une grande infortune.

J'ai fini, Messieurs; si je me trompe, j'aurai du moins près de vous ma bonne foi pour excuse.

III.

COMMUNICATION DE M. LE Dr TURCK

(de Plombières.)

Résumé. — Après avoir rappelé l'immense réforme obtenue par Pinel dans le traitement des aliénés, M. Turck dit qu'aujourd'hui une nouvelle et importante réforme est devenue nécessaire. L'aliéné ne doit plus être un prisonnier qu'on s'empresse de séquestrer dans un asile où il restera le plus souvent jusqu'à sa mort, mais un malade qui, comme tel, doit être traité dans sa famille.

Il cite, comme une preuve de l'excellence de ce système, les effets de la mesure prise depuis deux ans dans le département des Vosges de laisser les aliénés en observation pendant un temps plus ou moins long à l'hôpital d'Epinal, avant de les envoyer à Maréville. Grâce à cette temporisation, les séquestrations prescrites par l'autorité ont diminué dans une proportion énorme; elles atteignent à peine le tiers de ce qu'elles étaient autrefois.

Faisant appel à son expérience personnelle, M. Turck insiste sur ce fait que, dans le cours d'une carrière médicale de quarante années, il a eu l'occasion de traiter en liberté environ 200 fous, dont la plupart, sans son intervention, auraient été conduits dans des asiles, et le nombre de guérisons obtenues par lui a dépassé de beaucoup la proportion à laquelle on arrive dans ces établissements, proportion qui ne dépasse pas une moyenne de sept pour cent.

C'est à un exercice soutenu, aux promenades, aux distractions, et surtout aux bains tièdes prolongés pendant un temps fort long, jusqu'à cent heures consécutives, que M. Turck attribue les résultats exceptionnellement avantageux qu'il a réalisés. Ce n'est point à la minéralisation des eaux de Plombières qu'il fait honneur de tels résultats ; l'eau du Rhône ou toute autre vaut autant sous ce rapport.

IV.

MÉMOIRE DE M. Daniel BRUNET
Directeur médecin en chef de l'asile de Dijon.

La XIe question proposée par le Congrès me semble facile à résoudre, du moins en principe; et depuis cinq ans que je suis médecin en chef d'asiles d'aliénés, ma manière de voir n'a jamais varié sur ce sujet.

Jamais je n'ai cessé de faire des efforts auprès des familles pour qu'elles retirassent leurs parents atteints d'aliénation mentale quand elle était incurable et inoffensive.

Mes efforts n'ont pas toujours été couronnés de succès ; mais je suis parvenu, en agissant ainsi, à maintenir stationnaires la population de l'asile de Niort, dont je suis resté quatre années le médecin en chef, et celle de l'asile de Dijon, dont j'ai pris la direction au mois de juillet 1863.

La plupart des aliénés dont la raison n'est pas complètement abolie réclament, chaque jour, avec instance leur liberté; et je crois qu'il est du devoir de chacun de nous, dans les mains desquels la loi a mis tant de pouvoir, de faire droit à ces demandes, toutes les fois qu'il est convaincu que cette mise en liberté ne présente aucun danger ni pour la société, ni pour les malades eux-mêmes.

Vainement objecte-t-on aux demandes de sortie des aliénés, qu'ils sont mieux logés, mieux nourris, mieux vêtus dans nos asiles qu'au sein de leurs familles ; ils répondent que cela est vrai, mais qu'ils ne sont pas libres, que la liberté est le plus précieux de tous les biens, qu'aucun autre n'en saurait compenser la perte et qu'ils préféreraient la mendicité à cette détention qu'on leur a imposée.

Qu'il y ait de l'exagération dans ces réclamations, je le veux bien; mais il ne faut pas cependant les rejeter toujours sans examen préalable, d'après la raison qu'elles sont formulées par des personnes incapables d'apprécier ce qui leur convient le mieux.

L'exagération n'est-elle pas aussi grande de la part de certains médecins qui affirment que tous les aliénés sont dangereux et que tous doivent être séquestrés dans les asiles.

M. Renaudin exprimait cette année même, dans les annales médico-psychologiques, page 236, cette opinion avec toute l'énergie dont il est capable.

« L'expérience, dit-il, est venue cette fois encore démontrer qu'on ne doit pas s'en rapporter aux apparences, et que l'aliénation mentale, quelle que soit sa forme, devient *fatalement dangereuse* à un moment donné, aussitôt que l'occasion se prête au développement de sa virtualité. »

Quand je réfléchis, Messieurs, à l'extension du mot aliénation mentale qui comprend l'idiotie, l'imbécillité, la démence et les nombreuses formes que revêt la folie, je me demande comment des esprits aussi distingués que M. Renaudin ont pu être amenés à professer de telles idées.

En quoi une simple faiblesse intellectuelle acquise ou congénitale sans surexcitation des instincts égoïstes, peut-elle offrir un danger pour la société?

Quelques idées de défiance ou d'orgueil exagéré, peuvent-elles suffire pour condamner à une séquestration perpétuelle les monomanes, alors même qu'ils jouissent de hautes facultés mentales?

Poser la question de la sorte, c'est, me semble, la résoudre.

Les droits de la société, l'ordre public demandent, il est vrai, à être sauvegardés; nul plus que moi ne l'admet et n'est prêt à les défendre, mais il ne s'ensuit pas que les intérêts individuels les plus chers doivent être sacrifiés complètement à un mot aussi vague que celui de virtualité dangereuse, contre lequel le bon sens protestera toujours.

Pour légitimer la séquestration prophylactique de tous les aliénés, il faudrait que la science médico-psychologique fût plus avancée qu'elle ne l'est, qu'elle fût bien sûre de son infaillibilité et jamais sujette à errer. Or, on est loin d'en être arrivé là, et les mots folie et aliénation mentale n'ont pas même de définitions bien arrêtées.

La folie, par exemple, qu'on cherche inutilement à définir d'une manière absolue, est une maladie essentiellement relative à l'âge, à l'instruction et au degré d'évolution sociale, si bien que les idées normales de l'enfance et des peuplades fétichiques constitueraient un état morbide chez l'adulte de notre époque.

La relativité de la folie explique l'erreur des médecins qui considèrent comme fous tous les hallucinés des siècles qui nous ont précédés pour avoir interprété leurs fausses sensations suivant les croyances de leur temps, comme s'ils eussent pu faire autrement.

Nos idées se composent de deux éléments, un élément subjectif et un élément objectif, et l'état normal résulte d'une juste combinaison de ces deux éléments, qui varie suivant la période de civilisation qu'on observe, l'élément subjectif allant toujours en diminuant, puisque nos connaissances deviennent de plus en plus exactes, de plus en plus conformes à la réalité.

La folie partielle, non compliquée d'hallucinations, n'étant que le retour aux idées d'un autre âge, d'une autre époque, ne saurait être dangereuse à moins de s'accompagner d'une surexcitation très-grande des sentiments de personnalité.

Le nombre des aliénés séquestrés dans les asiles et dans les maisons de santé a triplé depuis une vingtaine d'années, et cependant aucune statistique n'a prouvé que les crimes commis par ces malades aient diminué dans la même proportion.

Les auteurs qui soutiennent la virtualité dangereuse de tous les aliénés auraient dû, ce me semble, chercher à appuyer leur assertion sur des chiffres positifs.

On ne peut pas dire que la fréquence plus grande de l'aliénation mentale suffise pour rendre compte de cette progression considérable du nombre des séquestrations, et nous savons tous qu'elle tient surtout aux améliorations considérables apportées dans le régime des asiles, qui ont fait disparaître en partie les répugnances que les familles avaient d'y placer autrefois leurs membres atteints de troubles intellectuels ou affectifs, et à la loi du 30 juin 1838, qui a tant diminué les formalités d'admission.

L'asile de Dijon contenait en 1843, époque où il a été ouvert, 92 indigents et 14 pensionnaires, tandis qu'au mois de janvier de cette année on comptait 318 malades de la première catégorie et 70 de la seconde.

Le même accroissement de la population se remarque dans la plupart des asiles qui présentent de l'encombrement bien qu'on ne cesse de les agrandir et d'en construire de nouveaux, encombrement qui produit des dyssenteries, des diarrhées chroniques, une émaciation générale, etc., qu'on attribue à tort à l'aliénation.

L'assistance à domicile qui permettra de rendre les admissions moins nombreuses, est le seul moyen de mettre un terme à cette progression considérable de la population des asiles qui appelle à un si haut degré la sollicitude des conseils généraux, et qui finirait par absorber la plus grande partie des ressources départementales si l'on ne prenait des mesures actives pour l'en empêcher.

Cette assistance apportera une grande amélioration dans le mode de secourir les aliénés. Moins onéreux pour les départements, elle sera un véritable bienfait pour ces malades qui ne cessent de déplorer la perte de leur liberté.

Vivement attaquée quand elle a été conseillée pour la première fois, elle commence à rallier beaucoup d'esprits éminents. MM. Girard de Cailleux, Arthaud, Linas la défendent, et M. Ferdinand Barrot, rapporteur de la Commission chargée de l'organisation du service des aliénés de la Seine, l'a adoptée dans les termes suivants : « Pourquoi, dit-il, ne traiterait-on pas chez eux les aliénés chroniques ou jugés incurables, tranquilles, inoffensifs, qui, s'ils sont incapables de subvenir spontanément à leurs besoins, peuvent dans une certaine mesure être employés à divers travaux utiles à la famille, dont le produit tendrait à ajouter à ses ressources. »

La force des choses, l'encombrement de l'Antiquaille a nécessité son adoption pour le département du Rhône, et nul doute que cet exemple ne soit bientôt suivi par d'autres départements pour les mêmes motifs.

Il importe donc d'examiner dès à présent comment cette assistance peut être pratiquée.

Quelques médecins voudraient voir tous les aliénés en liberté ou placés dans leurs familles, ou dans des exploitations agricoles; mais je crois que c'est là une grande exagération.

Les asiles sont et resteront nécessaires pour renfermer les aliénés réellement dangereux, et pour permettre le traitement de ceux qu'une violente agitation ou une profonde dépression ne permet guère de conserver dans les familles d'indigents.

L'opinion d'Esquirol, d'après laquelle un asile bien construit est le plus puissant moyen de guérison et qui est adoptée par presque tous les médecins, est certainement contraire aux faits que nous observons chaque jour.

Dans une note communiquée à la Société médico-psychologique au commencement de cette année, j'ai cherché à démontrer que l'asile était souvent un milieu défavorable au traitement de la folie, que le contact habituel d'aliénés était loin d'être sans inconvénients, et qu'il pouvait être utile, lorsque la guérison se faisait trop attendre, d'essayer le retour à la vie de famille ; mais je disais aussi que les asiles resteraient une nécessité sociale, au même titre et plus même que les hôpitaux, et qu'il serait urgent que chaque département en possédât un, les chances de guérison et les conditions de bien-être des aliénés diminuant en proportion de l'éloignement de leurs familles.

J'aime mieux les aliénés libres de leurs membres dans les asiles que de les voir chargés d'entraves comme on en rencontre à Gheel, et comme il serait nécessaire de le faire pour beaucoup d'agités, si nos établissements n'existaient pas.

L'assistance à domicile me semble appelée à produire de très-bons résultats, mais il ne faut pas l'exagérer si l'on ne veut pas en compromettre la réussite. Au début surtout, il importe qu'elle soit pratiquée avec beaucoup de réserve, avec un grand discernement, et qu'on ne la conseille que pour des malades complètement inoffensifs, tels par exemple que les individus dont l'intelligence est affaiblie par les progrès de l'âge, ou par des lésions organiques de l'encéphale, tels que certains monomanes, tels enfin que les hydrocéphales, les idiots et les imbéciles dont les instincts égoïstes ne sont pas trop développés.

Les parents sont les tuteurs naturels des aliénés, et ceux-ci doivent autant que possible rester chez eux où ils peuvent mieux qu'ailleurs être entourés des soins affectueux que réclame leur état cérébral.

Tous nos efforts doivent tendre d'ailleurs à resserrer les liens de la famille qui se relâchent chaque jour, relâchement qui est une cause perturbatrice de l'ordre social bien plus puissante que la liberté des aliénés, et il ne faut pas que la sécurité publique serve de prétexte à l'oubli des devoirs les plus importants à remplir.

L'aliéné ne peut-il rester au milieu de sa famille en raison de l'immoralité de celle-ci, de ses occupations ou d'une autre cause quelconque ?

On doit alors le placer dans une exploitation agricole peu éloignée de la commune où il a son domicile, ou dans l'hospice le plus proche, afin qu'il ne soit pas complètement séparé des personnes au milieu desquelles il a toujours vécu.

La réunion d'un grand nombre d'aliénés dans de vastes exploitations agricoles nécessiterait des frais généraux, éloignerait l'aliéné et reproduirait quelques-uns des inconvénients inhérents aux asiles.

La réforme actuelle doit avoir pour but surtout de disséminer les aliénés, de les faire vivre avec des personnes dont le jugement est sain, pour que l'exemple puisse rectifier le leur.

Gheel qu'on ne cesse de vanter ne me paraît pas pouvoir être reproduit en France pour des raisons que tout le monde connaît. Gheel a une topographie particulière, et le caractère très-doux des habitants est plié depuis longtemps au service des aliénés.

Il n'a pas d'ailleurs tous les avantages qu'on lui accorde et la liberté de ses malades existe plus de nom que de fait.

Les frais d'assistance des aliénés libres peuvent être payés de la même manière que ceux des enfants assistés; ils devront être en raison inverse des services que ces malades peuvent rendre et en raison directe des soins qu'ils réclament.

Les personnes chargées de l'entretien des aliénés devront être soumises à une surveillance active de la part de personnes habitant la localité, désignées à cet effet par l'autorité compétente, et de plus à une inspection souvent renouvelée qui pourrait être confiée à l'inspecteur des enfants assistés dans un but économique, mais qui conviendrait mieux au médecin en chef de l'asile public d'aliénés.

Cette inspection aurait en outre pour effet de contribuer à maintenir ces malades dans un état de calme, en leur faisant craindre le retour ou le placement à l'asile si leur conduite n'était pas irréprochable.

Cette assistance ne doit pas d'ailleurs nécessiter le placement préalable des aliénés dans les asiles, rien n'étant plus facile que de prendre les renseignements nécessaires sans ce placement.

En résumé, Messieurs, les asiles doivent être réservés exclusivement aux malades dangereux et à ceux que la nature de leur maladie ne permet pas de traiter ailleurs.

C'est une erreur de croire que la folie ne peut guérir que dans les asiles, que le contact des aliénés hâte cette guérison. S'il peut servir quelquefois à aider le médecin à convaincre les malades de l'insanité de leurs idées, il a d'autres inconvénients qui font plus que balancer cet avantage.

Les deux principales indications du traitement de cette affection consistent à combattre les symptômes généraux et locaux qu'elle présente par des moyens appropriés, et à placer autant que possible le malade dans un milieu contraire à celui où elle s'est développée, double indication souvent plus facile à remplir dans les familles, dans une exploitation agricole, que dans les asiles, où les médecins ne doivent pas conseiller indistinctement le placement de tous les aliénés.

V.

DISCOURS DE M. BULCKENS

Médecin directeur de l'asile de Gheel (Belgique).

J'ai été trop directement interpellé dans la question pour que je ne prenne pas une part peut-être assez grande à la discussion de la réforme qu'exigent les aliénés.

La question de Gheel est intervenue à diverses reprises. J'ai à tâche d'abord de défendre le système pratiqué à Gheel ; j'aurai ensuite à justifier cette institution qui a été de la part de beaucoup d'auteurs et de visiteurs l'objet de récriminations. Cette institution est méconnue, surtout par ceux qui n'y font qu'un séjour temporaire ; quatre heures passées dans une institution immense, où sont éparpillés mille aliénés, ne suffisent pas. Une pareille étude exige un examen plus long.

Je tâcherai de vous décrire cette institution, et je vous dirai comment les aliénés y sont soignés.

L'institution de Gheel constitue un grand village composé de 11,000 habitants renfermant plus de 2,000 foyers sur une étendue de neuf lieues de périmètre. Ce village comprend un centre renfermant deux ou trois mille habitants agglomérés et quatorze hameaux disposés tout autour et où sont logés les malades. Sur ces deux mille feux ou ménages, il y a 600 nourriciers qui conservent chez eux les aliénés dont un, deux, trois au plus sont logés dans une famille.

Cette institution est partagée, pour le service médical, en quatre sections, dont chacune a un médecin et un chirurgien ;

il y a de plus un médecin en chef pour la direction de l'établissement. Au centre est un asile ; c'est une création moderne qui, de l'aveu même des hommes les plus compétents, ne laisse rien à désirer. M. Arthaud a pu l'examiner dans tous ses détails ; M. Jules Falret a pu l'examiner aussi, et il a affirmé dans son rapport que cet asile central renferme toutes les ressources nécessaires. Quand un malade est admis à Gheel, c'est là qu'il est interné ; il y subit un temps d'observation ; il est soumis à un examen scrupuleux, on y recueille les renseignements commémoratifs ; le malade y séjourne aussi longtemps que le médecin le juge nécessaire, jusqu'à ce qu'il puisse être confié à un nourricier. Ce choix du nourricier est en rapport avec les dispositions de la maladie. Ces 600 nourriciers appartiennent à toutes les classes de la société : bourgeois, propriétaires, artisans, négociants, cultivateurs. On confie habituellement le malade à un nourricier qui réponde aux mêmes conditions sociales que l'aliéné avait avant d'entrer à l'asile. Il y a donc des conditions de sympathie, de famille, qui décident le placement. Le nourricier est informé exactement de l'état du malade, des caractères que présente sa maladie. On communique l'observation au médecin de la section, et c'est lui qui est désormais chargé du traitement. Si l'aliéné tombe dans un état d'exaltation mentale, s'il est accidentellement atteint de maladie intercurrente, il est immédiatement envoyé à l'asile central, et là il subit le traitement qui est jugé convenable ; on l'isole, s'il y a nécessité ; puis, quand il est guéri, on le replace chez le nourricier.

On fait valoir comme un argument contre Gheel l'abandon de la science. Je ne sais trop si, dans les asiles fermés, il y a autant de soins médicaux, thérapeutiques, que ceux dont nous disposons. Le malade confié à une famille ne trouve pas là une infirmerie ; il y trouve cinq ou six personnes dont l'attention converge vers un seul individu pour lui donner tous les soins qu'il peut réclamer. Dans les asiles, nous voyons, au contraire, confier à un seul infirmier dix, douze, quinze, vingt malades. Chez nous, un ou deux aliénés sont l'objet de la sollicitude de toute une famille composée quelquefois de quatre à dix personnes. Ces personnes ont intérêt à conserver le malade, non le plus longtemps, mais dans les meilleures conditions ; à surveiller les symptômes qui peuvent se développer; à le bien nourrir, car bien nourri, il est moins agité. Elles ont intérêt à signaler au médecin les symptômes qui peuvent faire redouter l'explosion d'un accès. Il est rare, avec des conditions de sécurité semblables, qu'on soit exposé à des accidents. Il y a dix ans que je suis chargé de la direction, et nous n'avons eu que deux cas de grossesse, dont un chez une idiote sourde et muette, l'autre chez une imbécile, et c'était par le fait d'étrangers à la commune, tant les habitants conservent comme un dépôt précieux l'aliéné qui leur est confié. Les autres accidents sont bien rares; en dix ans, il n'y en a pas eu un seul grave. Les suicides, qui sont fréquents dans les asiles fermés, n'ont été, dans la même période de dix ans, qu'au nombre de cinq, quatre par pendaison et un par submersion.

Voilà les dispositions dans lesquelles se trouve l'asile de Gheel. Pour les résultats, comme on vous l'a déjà indiqué, ils sont favorables. La mortalité, depuis dix ans, est de sept pour cent. Dans les asiles, elle est de dix, douze, quatorze, seize pour cent, quelquefois davantage.

Pour les guérisons, bien que Gheel soit le refuge des incurables et le réceptacle du trop-plein des autres asiles, nous avons encore un chiffre très-élevé: sur l'ensemble des malades, dix-huit pour cent; sur les admissions, trente-cinq pour cent; sur les curables, soixante-dix pour cent. Ces chiffres ne sont pas aussi élevés dans le plus grand nombre des asiles fermés. Si le mérite d'un asile est caractérisé par le chiffre de ses guérisons et de sa mortalité, Gheel ne mérite pas les reproches qu'on lui fait.

Le docteur Motet, dans son discours, vous a parlé du rapport de M. Falret, rapport bien rédigé, du reste, et écrit avec beaucoup de modération, mais qui a fait à l'institution de Gheel une position singulière. D'une part, il n'a pas tari d'éloges, et d'autre part, sentant peut-être s'être trop avancé dans les éloges d'une institution étrangère, il a fait tomber le piédestal sur lequel il l'avait placée. Malgré cela, cette institution n'en reste pas moins l'objet de l'admiration des médecins étrangers, de tous ceux qui l'ont vue et qui l'ont étudiée; car une pareille institution doit être vue dans son intimité. Tous rentrent dans leur patrie avec l'idée qu'une telle institution peut être créée ailleurs, et la question qui nous est posée aujourd'hui montre le progrès auquel nous devons nous attendre. On créera des institutions semblables. Partout il y a des gens charitables, de bons cœurs, et j'ai trouvé, il y a deux jours, des éléments pour faire dans le département du Rhône des établissements semblables. J'ai vu à l'Antiquaille des frères, des sœurs, qui, sans appartenir à un ordre, se dévouent au soulagement de l'humanité ; ils ont été recrutés, je ne dis pas dans la classe indigente, mais dans une classe qui s'en rapproche. Ces hommes, vous les rencontrerez encore. Vous pouvez commencer à leur confier, dans les environs de Lyon, des malades. L'exemple du bien qu'ils feront sera contagieux, et au bout de quelque temps, il y aura émulation ; et vous ferez mieux que Gheel ; car Gheel est une institution ancienne, très-ancienne, séculaire, où il existait des abus, résultat de l'ignorance, que nous combattons tous les jours ; mais en inculquant aux ménages de bons principes, vous ferez quelque chose de mieux. Je ne puis qu'engager M. Arthaud à persévérer. Il a bon cœur, il a du dévouement, il fera mieux que nous.

VI.

MÉMOIRE DE M. ARTHAUD
Médecin en chef de l'asile des aliénés de l'Antiquaille.

La réponse à la xi° question de votre programme formerait un chapitre d'une étude générale sur le meilleur système d'assistance à donner aux aliénés. Je ne puis avoir la prétention d'entreprendre cette étude dans la courte communication que je viens vous soumettre ; m'en tenant donc aux termes de la question, je me borne à appeler votre attention bienveillante sur l'opportunité de s'écarter, en un point, des voies généralement suivies en France depuis 30 ans.

La situation actuelle des aliénés est due, en partie du moins, à l'application de la loi du 30 juin 1838 ; cette loi, je n'ai pas à la défendre contre les attaques si étranges auxquelles elle est en butte depuis quelques années, mais je constate qu'elle a eu deux immenses résultats : provoquer la création d'asiles nombreux et de jour en jour mieux appropriés à leur destination, protéger les aliénés contre les abus possibles de la séquestration. Sur ce point, et je me borne à l'énoncer en passant, les garanties qu'elle offre me paraissent telles, qu'on ne pourrait les multiplier davantage sans compromettre les intérêts de ceux-là mêmes en faveur de qui elles ont été prises.

Nous avons aujourd'hui sous les yeux les résultats obtenus sous l'empire de cette loi si éminemment protectrice.

Mieux éclairées sur leurs obligations vis-à-vis des aliénés réputés dangereux ou dont l'état réclame de prompts secours, les communes s'empressent de provoquer l'admission de ces malheureux dans les asiles ; et de leur côté, les familles, rassurées sur le sort des malades confiés à nos établissements spéciaux et sur l'efficacité des moyens de traitement qui y sont mis en œuvre, surmontent plus vite leur répugnance à se séparer de leurs aliénés.

Toutefois, la faveur marquée dont jouissent les asiles n'est pas sans quelques compensations fâcheuses ; leur population s'accroissant de jour en jour, ils deviennent insuffisants, et leur encombrement en dénature le caractère, parce qu'il porte presque exclusivement sur des cas d'aliénation mentale à forme chronique, le plus souvent incurables.

On peut donc se demander si l'organisation actuelle qui a marqué un immense et incontestable progrès, est le dernier mot de la science et de la législation qui doivent toujours être en harmonie, et depuis quelques années surtout la question se pose entre les systèmes les plus variés dont les deux extrêmes sont : d'une part, la réclusion dans un établissement spécial sans autre limite que la durée de la folie ; d'autre part, la vie libre au sein de familles d'agriculteurs ou d'artisans ; en d'autres termes, entre l'asile fermé et le patronage familial.

J'ai tort, peut-être, de dire que la question s'agite entre des limites aussi extrêmes. Je ne sais si, du moins en France, l'asile avec toutes ses rigueurs dont on fait comme à plaisir une description exagérée pour les besoins de la cause inverse, trouverait un seul défenseur; il n'existe plus nulle part, et là où l'exiguité et le défaut d'appropriation des constructions laissent encore beaucoup à désirer, le mal est depuis longtemps signalé, et un meilleur avenir se prépare.

D'un autre côté, le patronage familial dont Gheel offre encore aujourd'hui l'exemple le plus saillant, l'application la plus large, réalise-t-il de tous points l'idéal que semble indiquer cette dénomination? Non, sans doute, il tend même à s'en éloigner de jour en jour; cette colonie, intéressante à plus d'un titre, n'est plus aujourd'hui ce qu'elle était lorsqu'elle fut visitée par Esquirol. A peine indiquées par ce maître illustre, les améliorations dont elle est susceptible s'accomplissent, et bientôt, il faut l'espérer, grâce au zèle intelligent et éclairé du savant médecin placé à la tête de ce service, M. Bulckens, l'*infirmerie*, dont les vastes proportions frappent les regards à l'entrée du bourg, changera son trop modeste nom contre celui qui seul convient à sa destination réelle.

Aujourd'hui, sans nul doute, Ferrus exprimerait avec un peu moins d'énergie qu'en 1860, sa répulsion contre Gheel, qu'il trouvait à cette époque *aussi détestable que possible*, mais il n'en resterait pas moins ferme dans des convictions que partagent encore tant de bons esprits, à savoir que, pour les aliénés, traitement et liberté ne peuvent aller ensemble, que mieux vaut cent fois une liberté restreinte, réfléchie, scientifique, etc. Aujourd'hui, comme alors, M. Buchez ne serait-il pas fondé à dire que le paysan ne se chargeant de l'aliéné que pour améliorer sa propre situation, cela suffit pour faire rejeter Gheel?

Je n'insisterai pas sur les considérations qui précèdent et sur les critiques soulevées par le patronage familial tel qu'il est en honneur dans cette colonie célèbre; que pourrais-je ajouter à l'excellent rapport fait à la Société médico-psychologique par M. J. Falret, au nom d'une Commission composée d'hommes d'une compétence notoire en pareille matière (1).

L'exposé lucide et complet présenté par ce savant confrère,

(1) MM. Ferrus, Michéa, Moreau, Mesnet, Jules Falret, et plus tard MM. Trélat et Baillarger.

la discussion approfondie à laquelle a donné lieu son travail, et même la connaissance des règlements de la colonie qui en excluent avec raison de nombreuses catégories d'aliénés, jugent suivant moi la valeur du système.

Gheel ne sera pas imité ; je regarde la chose comme impossible, du moins en France ; il est né et s'est développé sous l'influence de circonstances trop exceptionnelles pour qu'elles se reproduisent de nouveau.

D'ailleurs, fait remarquer M. Renaudin, ses plus chauds partisans ne défendent ce système que parce qu'il existe, ils n'ont pas même cherché à le propager en Belgique, et tous s'accordent à en reconnaître l'insuffisance.

Mais enfin il existe, nous savons qu'il s'améliore, les détails si intéressants qu'ici même vous venez d'entendre de la bouche de M. Bulckens, nous en fournissent la preuve ; il faut le maintenir et continuer à le donner en exemple aux quelques esprits timorés qui s'effraient à la pensée d'aliénés jouissant d'une liberté presque sans contrôle.

Nous sommes arrivés, ce me semble, à une période de transaction entre des opinions extrêmes, M. J. Falret le fait remarquer avec raison : Gheel tend de plus en plus à se rapprocher de nous, et nous nous rapprochons de Gheel. En effet, tandis que M. Bulckens repousse si justement de sa colonie certaines catégories d'aliénés pour les rejeter sur les asiles, et va jusqu'à proposer un échange continuel de malades entre les institutions libres et les institutions fermées, nous voyons de toutes parts en France, nos grands établissements fonder avec succès de véritables colonies agricoles qui leur restent annexées, et où de nombreux malades désignés par le médecin de l'asile, trouvent le traitement à l'air libre plus rationnellement institué, plus sérieusement surveillé que partout ailleurs. Et l'un des défenseurs les plus ardents et les plus convaincus du système de la vie de famille, le docteur Mundy, nous paraît aider lui-même à cette transaction, en confondant dans un même éloge, comme il l'a fait dans un discours prononcé à une réunion de médecins aliénistes de l'Angleterre en 1862, le patronage familial pratiqué à Gheel, et la colonie de Fitz-James, fondée par MM. Labitte.

Ramenée à ces termes, la question semble près de recevoir

une solution, et, tout en proclamant qu'il faut donner à l'aliéné
le plus de liberté possible, on reconnaît qu'il est difficile
d'échapper dans l'immense majorité des cas, surtout au début
de l'aliénation, à la nécessité de l'asile, c'est-à-dire, de ce
moyen de traitement qui rend possibles tous les autres et les
complète admirablement.

Est-ce à dire pour cela qu'une fois séquestré, l'aliéné soit
condamné à cette réclusion jusqu'à parfaite guérison, s'il est
curable, jusqu'à sa mort, s'il faut renoncer à le rendre à la vie
intellectuelle et morale ? Nous ne demandons rien de semblable.

En thèse générale, et une fois l'utilité de placer un aliéné
dans un asile bien constatée, s'il est curable il est à désirer
en effet qu'il y parcoure presque toutes les périodes de sa maladie. Tout au plus, tenant compte de l'état de leurs sentiments
affectifs, du désir légitime de rentrer dans leur famille, et
après une enquête sérieuse sur les conditions dans lesquelles
ils s'y trouveraient placés, pourrait-on conseiller d'essayer de
la vie libre pour certains aliénés arrivés au déclin de leur folie
ou à cette période souvent difficile à bien caractériser, qui,
intermédiaire au délire et à la pleine et libre possession des
facultés psychiques, est désignée sous le nom de convalescence.

Mais en dehors de ces cas, sur lesquels on ne saurait rencontrer d'opinions divergentes, qu'il me soit permis de demander à tout praticien de bonne foi s'il pense qu'il soit aussi facile
dans quelque milieu que ce soit, autre qu'un asile bien orga-
nisé :

De mettre un maniaque agité ou furieux hors d'état de se
nuire ou de nuire aux autres, sans recourir à des moyens de
contrainte dont l'emploi répugne et qui ne doivent constituer
qu'une exception ;

De protéger la vie des aliénés mélancoliques, suicides ou
portés à se mutiler ;

De mettre la société à l'abri des écarts auxquels sont entraînés des aliénés érotiques, voleurs, homicides ou incendiaires ;

D'administrer régulièrement les remèdes jugés nécessaires,
malgré l'indocilité de certains malades ;

D'obtenir par tous les moyens possibles et parfois même par une contrainte rendue nécessaire, mais qui ne doit jamais cesser d'être intelligente, une alimentation systématiquement et persévéramment refusée au point de compromettre la vie ;

De modifier suivant les exigences de la maladie le milieu où vit l'aliéné, de varier ses occupations, ses distractions, de pourvoir à toutes les nécessités du traitement moral, etc. ?

Si l'aliéné est pauvre, est-ce avec des secours même très-généreusement octroyés que vous obtiendrez dans son domicile ou dans une famille étrangère les soins, la surveillance, le traitement complexe qu'exige son état ? Et pourquoi d'ailleurs le tenir éloigné de l'établissement charitable qui lui convient, alors que, frappé par toute autre maladie qui lui laisserait sa liberté morale, il s'empresserait sans doute de se rendre à l'hôpital ?

S'il est riche, ne savons-nous pas combien il est difficile de réaliser, même au prix des plus grands sacrifices pécuniaires, les conditions indispensables à tout traitement rationnel et qui, quoi qu'on fasse, ne supportent pas toujours la comparaison avec les avantages que trouve l'indigent dans un asile.

Quant aux aliénés incurables, ou pour parler un langage mieux en rapport avec la question que nous cherchons à élucider, quant aux aliénés n'ayant nul besoin d'un traitement spécial, cette considération si importante du traitement à laquelle nous venons de voir que toutes les autres devaient être subordonnées, n'étant plus en cause, quelle règle de conduite faut-il observer ?

Dans ce nombre, et il est à peine besoin de faire remarquer qu'il forme aujourd'hui la très-grande majorité de la population des asiles, les uns présentent des manifestations délirantes qui doivent exclure toute idée de les en faire sortir. Le régime familial restera toujours impuissant vis-à-vis d'aliénés vagabonds, hallucinés, à tendances homicides, incendiaires, dipsomaniaques, érotiques, en proie à un délire de persécution ; les motifs graves qui les font repousser de Gheel ne permettent pas de les confier à leur famille, et la loi de 1838 n'a été que prévoyante en *prescrivant*, au lieu de se borner à l'*autoriser*, la séquestration et la maintenue d'office dans un asile, de tout aliéné compromettant la sécurité ou la morale publique.

Si cette garantie venait à être supprimée, combien plus fréquents deviendraient ces actes délirants qui viennent trop souvent encore effrayer la société ; et par une conséquence facile à comprendre, dans quelle perplexité ne serait pas jetée la conscience d'un jury appelé à se prononcer sur la criminalité d'un fait imputé à un malheureux en état de folie, s'il ne savait qu'en le déchargeant de toute responsabilité pénale, il n'en sera pas moins placé désormais dans l'impossibilité de nuire, par une séquestration qui conciliera tout à la fois les intérêts de la société et ceux de la justice !

Mais en dehors des diverses catégories que je viens de signaler, beaucoup d'insensés, valides ou invalides, se présentent dans des conditions intellectuelles qui rendent à peu près indifférent leur séjour dans un asile ou au dehors, pourvu qu'ils ne cessent pas d'être l'objet des soins et de la surveillance que réclame toujours l'aliéné le plus paisible.

Nous les trouverons surtout dans la classe des idiots et des imbéciles, des déments paisibles, paralytiques ou non, des maniaques ou mélancoliques non hallucinés passés depuis longtemps à l'état chronique, et comme immobilisés, si je puis ainsi dire, dans une forme de délire inoffensif, des aliénés atteints de certains délires partiels et même de manie intermittente dont les intervalles lucides, d'une longue durée, pourraient sans danger s'écouler au sein de la famille.

Quelle mesure convient-il d'appliquer à ces infortunés, et d'abord y a-t-il avantage à en débarrasser les asiles ?

A n'envisager que l'intérêt bien entendu de ces établissements, il faut évidemment répondre par l'affirmative. L'asile, quoi qu'on ait pu dire, doit être avant tout un instrument de traitement et de guérison ; mais pour qu'il conserve ce caractère que la prépondérance marquée de l'élément incurable de sa population ne manquerait pas de lui enlever, il importe de réduire cette prépondérance exclusive, assurant ainsi des conditions meilleures aux aliénés susceptibles de guérison, en même temps qu'on limite les effrayants progrès de l'encombrement dont on se plaint sur tous les points de la France.

Admettant donc, d'une part, la possibilité de faire sortir des asiles certains malades, d'autre part, les incontestables avantages de cette mesure, en ce qui concerne la bonne tenue de ces établissements, je réduis à quatre principaux, les moyens d'atteindre ce double but (obligé de me restreindre et placé en face d'un intérêt urgent et de premier ordre, je ne parlerai dans ce qui va suivre que des aliénés indigents) :

1° On a proposé de créer des maisons de refuge exclusivement réservées aux incurables ;

2° On peut grouper ces infortunés dans des exploitations agricoles ;

3° Les confier individuellement à des familles étrangères ;

4° Les rendre à leurs propres familles.

1° Acceptables à certains points de vue, formellement indiquées par M. l'inspecteur général Parchappe, pour des circonstances toutes spéciales, notamment pour échapper à l'inconvénient de réunir trop d'aliénés dans un établissement unique, les maisons de refuge ont soulevé cependant des critiques sérieuses. Je ne fais ici qu'indiquer cette première solution d'ailleurs un peu en dehors du programme.

2° Je repousse énergiquement le second moyen si l'on entend par exploitations agricoles, des colonies ou agglomérations d'aliénés éloignées des asiles et complètement soustraites à leur action directe et incessante. Outre qu'il ne serait applicable qu'à des aliénés valides, il y aurait trop à craindre qu'il ne changeât bien vite son caractère d'institution charitable contre celui d'une exploitation industrielle.

Si, au contraire, on veut parler de travaux agricoles, organisés comme annexes d'un asile de traitement, indépendamment des services qu'une pareille institution peut rendre aux malades susceptibles de guérison, il est incontestable que bon nombre d'incurables valides y trouveront avantageusement leur place. Aussi doit-on applaudir à toutes les tentatives heureuses dirigées dans ce but depuis quelques années. Quatre-mares, dans la Seine-Inférieure, Leyme, dans le Lot, et bien d'autres établissements ont donné, sur ce point, de salutaires exemples, et la colonie de Fitz-James, fondée à Clermont-sur-Oise, par MM. Labitte, est aujourd'hui l'expression la plus large de cette pensée. A l'étranger, des tendances analogues

se manifestent, et le docteur Théobald Güntz, après une appréciation de la colonie Gheeloise, insiste pour que l'extension
coloniale, qu'il peut être bon d'ajouter aux asiles existants,
en soit une dépendance immédiate fonctionnant sous la même
autorité.

3° Est-il possible de confier des aliénés à des familles étrangères, et cela dans une proportion suffisante pour que cette
mesure puisse s'élever à la hauteur d'une institution ? Je doute
fort qu'il en soit jamais ainsi en France. Il faudrait que ces
familles offrissent un ensemble de garanties telles qu'il serait
à craindre que leur nombre restât par trop restreint. Je ne repousse cependant pas absolument ce mode d'assistance offert
à des aliénés incurables, mais je ne l'accepte qu'à titre très-
accessoire et tout-à-fait exceptionnel, et je me rangerais assez
volontiers à la proposition du docteur Roller, d'Illenau, de placer des aliénés chez des paysans, *près des asiles*, pour décharger ceux-ci, mais à titre d'essai seulement, reconnaissant,
avec le docteur Morel, que ce système a besoin de faire ses
preuves. Peut-être cette mesure rendrait-elle de véritables
services si on l'appliquait à des convalescents qui trouveraient
là une utile transition entre l'asile et la vie complètement
libre, en même temps qu'une épreuve salutaire de l'état de
leurs facultés intellectuelles.

4° J'ai hâte d'arriver au quatrième et dernier moyen de
venir en aide aux aliénés dont il me paraît bon de décharger
les asiles : je veux parler de leur placement dans leur propre
famille.

Restreint aux catégories que j'ai énumérées plus haut, je ne
sais vraiment quelle objection sérieuse pourrait soulever ce
placement librement accepté par la famille, pas plus au point
de vue purement médical qu'au point de vue de la sécurité publique.

En fait, l'expérience a depuis longtemps prononcé sur la
possibilité de marcher dans cette voie avec plus de confiance
que par le passé, et chaque année nous voyons des familles,
même dénuées de toute ressource, cédant à un sentiment qu'on
ne saurait trop louer, réclamer la sortie d'aliénés sur lesquels

le traitement semble ne devoir plus agir, sans espérer aucun secours, et sans qu'il en résulte aucun inconvénient. Toutefois l'initiative d'une semblable mesure ne me paraît devoir être prise qu'à certaines conditions.

Les familles à qui nous proposerions de se charger de leurs aliénés ne sont pas toutes dignes de la mission que nous voudrions leur confier. Une enquête sérieuse sur leur situation doit donc précéder toute tentative de ce genre.

Pour plusieurs de ces familles, surtout dans les centres industriels où le travail éloigne de la maison et disperse dans des ateliers les divers membres qui les composent, les soins à donner à un aliéné ne seraient pas seulement une charge plus ou moins lourde, mais une cause certaine de ruine. En 1862, M. le docteur Morel signalait l'impossibilité où il s'était trouvé de rendre à leurs familles près de 200 femmes aliénées appartenant à l'asile de Saint-Yon, par suite de cette difficulté. Le département de la Seine-Inférieure étant essentiellement industriel et maritime, le jour, les maisons y sont vides, le foyer reste désert ; que deviendraient des aliénés dans un pareil délaissement ? Dans cette région même il y a cependant place pour quelques professions qui peuvent s'exercer dans la famille, et l'agriculture y occupe des travailleurs ; aussi ne sommes-nous pas surpris d'apprendre que l'éminent aliéniste de Saint-Yon n'a pas abandonné définitivement une idée qui, sous sa direction habile, peut devenir féconde en heureux résultats.

Presque partout ailleurs, heureusement, les mêmes obstacles ne se présentent pas, du moins dans les mêmes proportions ; dans le département du Rhône, par exemple (et il est loin d'être au nombre des plus favorisés sous ce rapport), l'industrie prédominante fixe le travailleur au foyer domestique et rien n'éloigne de son champ l'habitant de la campagne. La famille y reste donc constituée assez fréquemment dans des conditions telles, qu'un malade peut y être soigné si la misère n'y est pas excessive. C'est ici que vient se placer efficacement l'assistance publique sous forme d'un secours dont la quotité, variable suivant que l'aliéné est, ou non, valide, susceptible, ou non, d'un travail utile, suffit pour que ce malheureux, en reprenant sa place au milieu de ses proches, n'aggrave pas leur situation par sa présence.

Sans contredit, ce secours pourvoirait à des besoins urgents; mais tel ne serait pas son unique avantage. Il faciliterait à l'Autorité l'exercice de son droit de protection sur des infortunés souvent incapables de se plaindre, il deviendrait la rémunération de soins dévoués constatés par une active surveillance tant administrative et charitable que médicale, établie sur les bases suivantes : A la campagne, la surveillance administrative trouverait ses représentants naturels dans les maires, les curés, les juges de paix, etc. Pour les grands centres de population, rien n'empêcherait d'instituer, dans ce but, des sociétés de patronage analogues à celles qui fonctionnent déjà sur plusieurs points, notamment à Paris et à Nancy, en faveur des aliénés sortis guéris des asiles.

Quant à la surveillance médicale, elle pourrait être laissée aux soins des praticiens les plus rapprochés des habitations renfermant des aliénés; on désignerait de préférence les médecins cantonaux, les correspondants des Conseils d'hygiène et de salubrité, les médecins des Bureaux de bienfaisance.

Il serait indispensable de réserver une action prépondérante sur cette double surveillance au médecin de l'Asile du département, à qui incomberait le devoir de visiter ces aliénés à certaines époques. Je regarderais en effet comme d'une haute importance, qu'ils fussent toujours considérés comme appartenant à l'établissement d'où ils auraient été en quelque sorte détachés momentanément, tout prêts à y être réintégrés si quelque changement notable survenu dans leur état ou dans la situation de leurs familles mettait obstacle à ce qu'ils y fussent plus longtemps maintenus. On réaliserait ainsi dans des circonscriptions plus restreintes et avec tous les avantages que donnerait l'unité de direction, un échange offrant quelque analogie avec celui qu'a proposé le docteur Bulckens, entre Gheel et les asiles belges.

En procédant de la sorte, aucune perturbation ne serait apportée au fonctionnement des asiles, on arriverait infailliblement à maintenir l'équilibre dans leur population et même à en abaisser le chiffre, le bienfait d'une mesure prise en faveur de quelques-uns profiterait à tous, l'aliéné chez qui toute intelligence ne serait pas éteinte pourrait jouir encore à un certain degré des douceurs de la vie de famille.

Pourquoi ne pas faire remarquer aussi tout ce qu'il y aurait de moral dans ces soins de chaque jour, dans cette protection exercée par une famille sur un de ses membres frappé de l'infirmité la plus cruelle ?

Je pourrais faire valoir à l'appui de la thèse que je soutiens, les avantages économiques du placement des aliénés hors des asiles, car le secours alloué en leur faveur, n'atteindrait jamais le chiffre de leur dépense dans ces établissements ; mais je ne dois pas oublier que c'est à un auditoire médical que je m'adresse, et je ne fais que signaler en passant ce point de vue de la question.

J'ai tenu à ne pas m'écarter des termes du programme : Possibilité, convenance de faire sortir des asiles certaines catégories d'aliénés. Cette possibilité, je crois l'avoir établie ; cette convenance, nous venons de voir qu'elle existe au quadruple point de vue de l'asile, de l'aliéné, de la famille et des résultats économiques ; mais à la condition de restreindre, à peu près exclusivement, l'application de cette mesure aux malades pouvant être réintégrés dans leur propre famille ; les familles étrangères ne donnant presque jamais assez de garanties et l'exploitation agricole ne paraissant acceptable que comme annexe ou dépendance immédiate de l'asile.

Telle est ma conviction, et je la formule avec d'autant plus de confiance qu'elle s'appuie sur les opinions d'hommes dont on ne saurait décliner la compétence parfaite. J'ai fait allusion aux tentatives de M. Morel pour rendre à leurs familles des aliénés inoffensifs ; M. Billod, de Sainte-Gemmes, manifeste des dispositions analogues ; le regrettable docteur Archambault se montrait favorable à cette idée ; j'ai dit ailleurs ce que propose le docteur Roller, d'Illenau ; en Angleterre, M. Burcknill a retiré d'un asile un nombre assez restreint, il est vrai, d'aliénés des deux sexes qu'il a placés dans des cottages, et il s'applaudit des résultats obtenus ; enfin, dans une solennité récente, M. l'inspecteur général Parchappe, après une sévère appréciation de la colonie de Gheel, s'exprimait en ces termes :

« Pour justifier cette dispersion des aliénés dans des habi-

« tations champêtres, suffirait-il d'évoquer l'image vénérable
« de la famille ?

« Comme si dans nos asiles, les conditions d'une telle exis-
« tence n'étaient pas suffisamment réalisées !

« Comme si l'aliéné, dans ces familles de paysans gagées
« pour l'héberger, pouvait trouver autre chose que des hôtes
« ou des maîtres !

« Comme si ce n'était pas dans sa propre famille que l'aliéné
« capable de la vie libre doit être réintégré ou laissé ! »

Je ne puis, Messieurs, mieux terminer que par ces paroles.
Elles ne sont point, vous le voyez, exclusives de la liberté
dans la famille pour certains malades. Tous, depuis Pinel,
nous avons à cœur d'accorder à l'aliéné le plus de liberté possible ; mais toute liberté a ses limites, et nous ne devons pas
oublier que la sécurité de l'individu, la sécurité de la famille,
la sécurité de la société ont aussi leurs droits.

VII.

MÉMOIRE DE M. E. CARRIER fils
(de Lyon).

En abordant un sujet d'une importance aussi grande et d'une
portée aussi considérable que celui qui nous est proposé, je
n'ai pu me défendre de quelque hésitation, et ce n'est qu'en
réclamant votre indulgence que je me suis enhardi à vous présenter quelques réflexions sur cette grave question bien digne
de préoccuper les amis de l'humanité, laissant à des maîtres
plus habiles et plus expérimentés le soin de la résoudre.

On ne saurait se dissimuler toute la gravité de la discussion
qui est ouverte aujourd'hui, pour peu que l'on se rende compte
des résultats qui peuvent en découler ; car il s'agit d'une modification profonde à apporter dans la manière de traiter les
aliénés telle qu'elle a été mise en usage jusqu'à ce jour. D'une
autre part, la mesure qui en fait le sujet paraît répondre aux

généreuses aspirations qui honorent le corps médical de notre époque, en faisant du bien-être des aliénés, de l'amélioration de leurs conditions d'existence, l'objet de ses préoccupations constantes, aussi bien que de ses travaux les plus considérables.

Cependant, dans toute amélioration existe un côté faible, comme dans tout système il peut se rencontrer des points capitaux qui passent inaperçus, masqués par les belles conceptions qu'il renferme ; aussi me paraît-il de la plus haute nécessité, avant de prendre des résolutions décisives et d'adopter une mesure aussi grave, d'examiner avec soin les divers points de vue qu'elle présente et de rechercher attentivement si, à côté de services incontestables qu'elle peut rendre à l'humanité, il ne se trouve pas des inconvénients dont la gravité peut, pour un instant, passer inaperçue, mais qui néanmoins domine l'utilité de la mesure adoptée.

Ces inconvénients peuvent se rapporter :

1° Aux intérêts bien entendus de l'aliéné lui-même.

2° Aux intérêts de la société.

3° Enfin aux intérêts de la science.

J'examinerai donc la question sous ces trois points de vue différents qui me paraissent la résumer tout entière. Toutefois, je le répète de nouveau avant d'entrer dans la discussion, je n'ai pas la prétention de vouloir donner une solution à un sujet qui préoccupe à bien juste titre un grand nombre d'esprits éminents ; mais je me borne simplement à émettre quelques réflexions, heureux si elles peuvent apporter leur faible concours à l'étude proposée.

§ I.

Quand on considère la situation des aliénés dans les asiles, on ne peut se défendre d'un profond sentiment de pitié, suggéré par la vue de ces malheureux séquestrés du reste du monde et, pour ainsi dire, mis au ban de la société. Un semblable spectacle est fait pour émouvoir, quelle que soit l'habitude que l'on en puisse avoir ; aussi comprend-on tous les efforts qui ont été faits pour concilier les exigences du traitement avec un retour aussi complet que possible à la vie commune.

Et cependant, quels que soient la sollicitude que l'on déploie à l'égard de ces malades, le zèle qui préside à leur direction, les efforts généreux que l'on tente pour adoucir et améliorer leur position, ils n'en sont pas moins séquestrés de la société, privés de leur liberté, de leur entourage habituel et de ces mille soins affectueux de la famille que nuls autres ne sauraient remplacer. Et il est certainement hors de doute que pour quelques malades, il en résulte une impression pénible et profonde qui peut ne pas être sans inconvénients pour leurs facultés affectives.

D'une autre part, il est constant qu'un certain nombre de guérisons ont pu s'effectuer en dehors de l'isolement chez des malades sortis non guéris des asiles, privés de toute espèce de traitement, et peut-être même par le fait de leur sortie. Chez d'autres individus, on a vu la maladie disparaître après un laps de temps quelquefois très-long écoulé dans les hospices, et sans que cet heureux résultat puisse être attribué à aucune influence thérapeutique, ou même à l'isolement.

Ces faits peuvent-ils suffire pour établir l'inutilité de l'isolement dans le traitement de l'aliénation mentale ? Je ne le pense pas, et en voici les raisons.

La première indication qui s'offre à remplir dans une maladie quelconque consiste à éloigner autant qu'il est en notre pouvoir les causes qui en ont déterminé l'explosion. L'aliénation mentale, aussi bien que toute autre maladie, ne saurait faire exception à cette règle avant tout rationnelle. Or, ces causes doivent se rechercher soit dans le milieu dans lequel vivait l'aliéné, soit dans les habitudes qu'il a contractées. Le meilleur moyen pour soustraire le malade à ces influences doit donc surtout consister dans le changement de ses manières d'être et de son entourage, et l'on ne saurait nier que l'isolement remplisse cette indication.

Je dirai plus encore : en supposant l'absence de ces causes déterminantes, je crois pouvoir établir que le séjour d'un aliéné dans le monde ne peut être pour lui qu'une source d'aggravation de son état. En effet, quelle que soit la cause qui ait engendré la maladie, il est facile de comprendre que les excitations de tous genres qu'il puise dans le monde qui l'environne, ne peuvent être qu'une source d'entretien de la maladie.

Il y a longtemps qu'il est admis en thérapeutique que le repos d'une fonction malade est un des meilleurs moyens à employer pour en obtenir le rétablissement. Dans l'aliénation, les fonctions intellectuelles sont affectées, et l'on doit facilement admettre que les mêmes conditions doivent ici se présenter et que pour établir le repos de la fonction, il faut éloigner du malade tout ce qui peut produire une excitation quelconque de ses facultés psychiques, et réduire autant que possible le champ dans lequel elles peuvent s'exercer. Dans le monde, ce but ne peut être atteint d'une manière suffisante ; car, malgré toute la sollicitude que l'on déploie, une grande marge est laissée à l'imprévu. Dans un asile, au contraire, ou d'une manière plus générale, lorsque le malade est isolé, comme l'indique la portée médicale de ce mot, tout est prévu, réglementé ; les excitations extérieures sont écartées avec soin ; les sujets de préoccupation, d'inquiétude ou d'irritation sont éloignés ; et si l'on ne peut atteindre complètement ce but, on n'en doit pas moins admettre que cette condition ne soit bien mieux remplie dans une maison spéciale que dans la famille.

Ces considérations générales doivent cependant subir certaines exceptions, et c'est sur ce point principalement que doit s'arrêter notre attention.

Je viens de dire que l'isolement du malade pris dans l'acception admise précédemment, c'est-à-dire, consistant dans l'éloignement de toutes les causes excitatrices provenant du monde extérieur, constitue une des conditions les plus importantes du traitement des aliénés. Il existe cependant une classe de malades qui peuvent subir cet isolement sans que l'on ait besoin de recourir aux asiles spéciaux. Ce sont ceux qui, jouissant d'une fortune suffisante, peuvent subvenir aux frais toujours très-considérables que comporte ce mode d'isolement. Le séjour dans une maison écartée, au milieu de gens habitués au service de ce genre de malades entourés de tous les moyens que la thérapeutique peut fournir pour exercer un traitement efficace, est sans contredit bien préférable à la vie des hospices ; car le malade ne se trouve point, dans ce cas, plongé dans un milieu dont l'action s'exerce toujours plus ou moins sur son moral, et néanmoins il jouit de tous les bénéfices de l'isolement. Mais si l'on songe à la difficulté que l'on rencontre pour obtenir ce résultat, aux sacrifices que les familles sont dans la nécessité de s'imposer, on comprendra aisément qu'un petit nombre d'aliénés riches peuvent seuls bénéficier de ce mode de traitement, et que, du reste, cette exception ne saurait infirmer ce que je viens de dire au sujet de l'isolement dans un asile.

Mais, dira-t-on, tout ceci n'est applicable qu'aux aliénés dont la maladie réclame un traitement énergique et qui laissent entrevoir un espoir de guérison ; il reste donc à s'occuper de ceux qui peuplent les asiles, et dont l'état morbide semble défier toutes les ressources de l'art. Ceux-là, confinés dans les maisons spéciales où ils sont considérés comme incurables, y traînent une existence monotone et pénible jusqu'à ce que la mort vienne apporter un terme à cette longue agonie.

Ici, nous abordons le cœur de la question ; mais avant d'entrer dans la discussion, qu'il me soit permis de dire que la qualification d'incurables me semble un peu hasardée. Quel est le médecin qui osera de sa propre autorité gratifier un aliéné du brevet d'incurabilité lorsque la science nous montre un nombre assez considérable de guérisons survenues dans des circonstances inespérées, chez des malades dont les fonctions intellectuelles ont recouvré leur intégrité soit spontanément, soit sous l'influence d'un incident survenu pendant le cours d'un long séjour dans un asile ? Depuis Esquirol jusqu'à nos jours, ces faits, bien que relativement rares, se sont néanmoins présentés assez souvent (et il me serait facile d'en citer plusieurs que j'ai pu observer) pour que l'on soit en droit de se demander si la science a dit son dernier mot, au point de vue de la curabilité de l'aliénation mentale en général, et plus spécialement sur celle de ces formes chroniques que l'on me paraît un peu trop porté à regarder comme étant au-dessus des ressources de l'art.

Il est bien entendu que l'on en doit toujours excepter certaines affections telles que la démence, la paralysie générale, la folie épileptique, au sujet desquelles aucun doute ne saurait être soulevé. Mais, quant aux autres formes d'aliénation, il n'en est pas qui n'ait offert des exemples de guérison plus ou moins rares, et par conséquent, il me semble que l'on ne saurait avoir trop de circonspection au sujet de leur pronostic, ou tout au moins qu'il serait convenable d'attendre que les progrès de la science aient mieux caractérisé la plupart de ces affections, avant d'émettre à leur égard un jugement définitif.

Ceci une fois admis, il me paraît rationnel de conclure à la nécessité de maintenir à l'égard de ces aliénés le mode de traitement reconnu le meilleur jusqu'à ce jour, et dans lequel l'isolement joue un grand rôle. Et par conséquent ce que je viens de dire, au sujet de la difficulté de remplir ces conditions, doit être aussi bien appliqué à ces malades.

Quant aux aliénés que l'on est en droit de considérer comme incurables, tels que les déments, ceux qui sont affectés de paralysie générale ou de la folie épileptique, ceux-là, disons-nous, doivent être mis en dehors de ces considérations; pour eux tout espoir de guérison est entièrement perdu ; l'isolement n'offre plus aucune utilité pratique; les soins hygiéniques seuls doivent occuper la première place dans la thérapeutique ; aussi, semble-t-il que le choix d'une résidence soit de peu d'importance à cet égard. Le séjour dans leurs familles paraîtrait donc devoir l'emporter sur tout autre et surtout sur celui des asiles.

Si tout devait se passer toujours d'une manière convenable et qui ne laisse rien à désirer, on pourrait répondre hardiment par l'affirmative. Mais avant de se prononcer d'une manière aussi absolue, il me semble utile de jeter les yeux sur la condition d'un grand nombre de ces malades dans le monde et dans leur propre famille.

Il semble, au premier abord, que l'aliéné dément placé au milieu des siens doive être l'objet d'une tendre sollicitude de leur part ; que des soins affectueux lui sont prodigués sans cesse, et que sa vie s'écoule ainsi douce et paisible et entourée de l'affection de la famille. Mais en est-il bien toujours ainsi ? Ne voit-on pas le plus souvent, dans les classes pauvres surtout, ce malheureux à charge à son entourage qui se trouve obligé à un travail assidu pour subvenir aux besoins de la vie, abandonné à lui-même, devenir pour beaucoup un objet de risées, ou croupir, délaissé dans un recoin de l'habitation ? Pour celui-là, sans doute le séjour des asiles est mille fois préférable. Il y trouve au moins des soins hygiéniques bien entendus, et si tout espoir doit être laissé de côté, n'est-ils pas en butte à des traitements pénibles et que réprouve l'humanité. Et il n'en saurait être autrement, car une famille dont le travail est l'unique soutien, ne peut lui dérober le temps nécessaire pour les soins que réclame le malade et la surveillance dont il doit être l'objet.

Dans les classes aisées, cette considération n'a plus lieu de s'exercer, et cependant combien n'observe-t-on pas de familles chez lesquelles l'aliéné, abandonné aux soins de mercenaires, devient, de la part de ces derniers, un objet d'exploitation et subit une existence aussi misérable que celle des malheureux déshérités de la fortune.

L'aliénation mentale, dans nos mœurs actuelles, constitue une tache pour une famille, et dès-lors celle-ci emploie tous les moyens possibles pour la dissimuler ; et c'est ainsi que l'on a vu des déments demeurer plusieurs années entre les mains d'employés abusant de leur position, sans que leurs parents aient entrevu les abus qui se commettaient à leur égard.

Du reste, la discussion au sujet des malades de cette catégorie est au moins oiseuse; car ce ne sont point précisément ceux-là que l'on se propose de renvoyer des asiles où ils ne sont à charge à personne, mais bien les aliénés indigents dont le séjour dans les maisons départementales est nécessairement onéreux.

Or, pour ceux-là, il est hors de doute que le séjour dans un établissement est cent fois préférable à leur condition dans leurs propres familles, soit au point de vue de leur bien-être personnel, soit au point de vue de leur hygiène ; je ne m'étendrai donc pas davantage sur ce point.

Il en sera de même pour les aliénés affectés de paralysie générale; car, aux raisons précitées, on doit encore ajouter la nécessité de soins plus minutieux, plus continus encore que ceux que réclament les malades de la catégorie précédente.

Quant aux aliénés épileptiques, cette dernière complication, jointe à leur délire, n'a jamais fait mettre en doute l'utilité de leur isolement ; aussi n'aurai-je donc pas à m'en occuper.

En résumant cette discussion, je crois qu'il est permis d'admettre que les aliénés étant des individus malades, doivent être considérés comme tels, et par suite l'objet d'un traitement continu ; que ce traitement comporte l'isolement nosocomial comme une des conditions importantes de son efficacité ; que l'ensemble des moyens qui le constituent ne peut être mis à la portée de tout le monde en dehors des asiles ; et enfin, que même pour ce qui concerne les aliénés véritablement incurables dans l'immense majorité des cas et spécialement dans les classes pauvres, leur séjour dans leurs familles doit être regardé comme étant plutôt nuisible qu'utile à leurs véritables intérêts.

Examinons maintenant la seconde partie de la question, qui a trait au placement des aliénés dans des exploitations agricoles, ou en d'autres termes, à la colonisation des aliénés telle qu'elle est pratiquée depuis longtemps en Belgique.

Ce système semble, tout d'abord, inaugurer une nouvelle ère pour les aliénés, car il paraît devoir réunir à la fois les avantages des deux systèmes.

L'aliéné confié aux soins d'une famille, vivant de la vie commune, soumis à une surveillance active plus complète que celle de ses propres parents, parce qu'elle est plus désintéressée, paraît devoir jouir d'une existence bien supérieure à celle qui lui est réservée dans les asiles.

Ces avantages ont rallié à ce système un bon nombre d'adhérents ; mais il faut bien le dire aussi, elle a trouvé une opposition qui n'est pas sans importance. Et il faut bien l'avouer, à côté d'eux se trouvent des inconvénients et des défauts propres à modifier l'heureuse impression qui se produit au premier abord.

Il suffit de lire le rapport de M. J. Falret, et les relations écrites par d'autres médecins compétents, pour se convaincre que les choses ne sont point aussi belles qu'elles le paraissent au premier aspect, et que bien des vices inséparables de ce système en diminuent considérablement la supériorité.

En effet, dès l'instant que l'on confie des aliénés aux habitants de la campagne, on doit compter avec les intérêts particuliers de ces derniers, et tout le monde en connaît l'influence sur leurs manières d'être. On doit bien admettre qu'ils ne se comporteront pas autrement vis-à-vis de leurs travailleurs aliénés qu'avec leurs propres domestiques, et qu'ils chercheront à obtenir d'eux la plus grande somme de bénéfice possible. En un mot, les cultivateurs considérant les aliénés comme des manœuvres, devront prétendre tirer de leur travail le plus de profit qu'ils pourront, tout en diminuant leurs dépenses dans la même proportion.

Ils seront, dira-t-on, placés dans des conditions analogues à celles des travailleurs ordinaires, à celles même dans lesquelles ils se trouvaient antérieurement ; il est vrai, mais chacun n'ignore pas quel peu de soin et quelle négligence les habitants de la campagne apportent dans l'observation des lois de l'hygiène, et l'on doit bien admettre que l'aliéné étant un malade doit être considéré d'une tout autre manière que le travailleur qui jouit de l'intégrité de sa santé.

En second lieu, on ne peut pas se dissimuler qu'il est très-difficile d'exercer une surveillance efficace sur les cultivateurs chez lesquels seront placés les aliénés. Dans les asiles, cette surveillance ne laisse pas que d'être déjà difficile et exige une activité incessante; combien doit-elle l'être davantage, lorsque les malades sont dispersés dans des habitations isolées les unes des autres et souvent séparées par d'assez grandes distances. A Gheel, où depuis fort longtemps les habitants sont accoutumés à donner leurs soins aux aliénés, les égards que l'on prodigue dans les asiles se rencontrent-ils bien toujours ? Les partisans de ce système le proclament bien haut ; mais voit-on bien toujours le fond des choses ? Et ces entraves, ces chaînes même dont il est fait mention dans divers rapports émanés de visiteurs compétents, seraient bien là pour infirmer des assertions trop optimistes. Car, si dans les asiles, où tout se passe sous l'observation continuelle de l'autorité compétente, ces moyens sont rejetés comme contraires à nos principes d'humanité, ils doivent l'être bien davantage dans des familles placées moins directement sous une surveillance active, et où l'abus doit se glisser bien plus facilement.

Enfin, si dans la colonie de Gheel on rencontre des habitants façonnés à ces sortes de soins, peut-on bien en inférer que la même chose se rencontrera dans nos campagnes, dont les populations ne sont peut-être pas douées des mêmes aptitudes morales, et qui, dans tous les cas, n'ont pas une sorte d'éducation antérieure comme les habitants de Gheel ?

Peut-être même doit-il paraître douteux qu'elles puissent arriver à ce point, si l'on considère que cette sorte d'éducation a commencé à se produire, à Gheel, dans des conditions exceptionnelles et à une époque où les mœurs, bien différentes de celles de notre temps, y prêtaient davantage.

Ces considérations peuvent s'appliquer d'une manière générale à tous les habitants des campagnes, mais bien plus spécialement encore à ceux qui se trouvent dans le voisinage des villes, et c'est parmi ceux-là surtout que l'on peut trouver des agglomérations assez considérables pour placer des aliénés de telle manière qu'ils ne soient pas répandus dans un rayon trop étendu. Ce point-là même n'est pas sans importance, sous le rapport du service médical et de la surveillance administrative; car personne ne mettra en doute que la trop grande dispersion des malades en accroît proportionnellement les difficultés.

Les raisons que je viens d'énumérer me paraissent suffisantes pour conclure à la supériorité en principe du régime des asiles sur celui de la colonisation. Ce n'est pas à dire qu'il soit exempt lui-même de reproches; mais on doit croire que les efforts incessants du corps médical et de l'administration pour introduire de nouvelles améliorations porteront leurs fruits, et que le progrès, suivant une marche lente mais assurée, se fera jour comme il l'a fait depuis le temps où l'illustre Pinel donna le signal de la réforme.

§ II.

Je viens de passer en revue sommairement les motifs qui me paraissent devoir faire préférer le séjour des aliénés dans les asiles, eu égard au bénéfice qu'ils doivent en recueillir eux-mêmes; mais il est un autre genre de considérations dont les partisans du système de libération ne me semblent pas tenir compte d'une manière suffisante : je veux parler des intérêts de la société.

Ces intérêts doivent être étudiés sous deux points de vue : en premier lieu, au point de vue des familles chez lesquelles se trouve un individu aliéné; et secondement, quant à ce qui regarde la société en général.

Les aliénés sont placés dans les asiles de deux manières différentes : ou bien ils le sont par leur famille, ou par l'autorité.

S'ils sont placés par leurs familles, ils le sont tout d'abord à titre onéreux pour elles-mêmes, et ensuite parce qu'elles ont reconnu de sérieux inconvénients à garder leurs malades dans leur sein.

Or, ces inconvénients résultent généralement de la difficulté d'instituer un traitement convenable chez soi, en raison de l'élévation de la dépense qu'il réclame ; des obstacles qu'il rencontre pour l'exécution des prescriptions médicales ; de l'excès d'affection qui souvent paralyse la fermeté que l'on doit déployer dans la direction d'un aliéné ; enfin de la difficulté de rencontrer autour de soi des aides réunissant toutes les conditions nécessaires pour administrer des soins intelligents au malade.

D'un autre côté, il est à noter que la présence d'un aliéné au sein de sa famille n'est pas toujours aussi inoffensive que l'on veut bien le dire. Lors même qu'il ne se porte pas, vis-à-vis des personnes de son entourage, à des violences extrêmes, il n'en est pas moins très-souvent pénible à leur égard, d'autant plus qu'il est moins porté à craindre leur sévérité. Cette sorte d'indépendance de l'aliéné au milieu des siens n'existe pas dans les asiles, car il sent très-bien qu'il est dominé par une volonté supérieure contre laquelle ses efforts ne peuvent que venir se briser.

Bien plus, rien ne s'oppose à ce qu'il puisse se livrer à des actes dangereux, sous l'influence d'idées délirantes ou d'hallucinations passagères. On a vu des aliénés réputés tranquilles, et dont le caractère doux, le délire paisible avaient, pendant de longues années, écarté toute espèce de soupçon, commettre des actes de violence au moment où personne ne s'attendait à rien de semblable de leur part. J'ai connu un aliéné qui, pendant plus de dix années, avait été considéré comme entièrement inoffensif, et qui jouissait d'une somme de liberté assez considérable, sortir tout à coup de cet état sans que rien pût faire prévoir ce changement, et asséner un coup de hache sur la tête d'un infirmier.

Un autre, auquel une amélioration notable avait permis

d'être réintégré dans sa famille, mit le feu à sa maison pour y brûler le diable et regardait avec complaisance son œuvre dont il était tout fier.

Les journaux font, chaque jour, mention de faits semblables : tantôt c'est un père ou une mère qui immolent leurs propres enfants, pour les soustraire aux dangers imaginaires ou aux peines dont ils les croient menacés dans ce monde ; ou bien, cédant à l'influence d'hallucinations qui dirigent leurs coups , tantôt c'est un aliéné mélancolique qui se venge de la malveillance de persécuteurs n'existant que dans son délire, ou encore un monomaniaque qui obéit à de prétendues inspirations religieuses.

Il serait facile de multiplier les citations en interrogeant la population des asiles, ou seulement en parcourant les feuilles publiques.

De semblables accidents peuvent, il est vrai, souvent être prévenus par l'attention d'un observateur accoutumé aux mœurs des aliénés ; mais il n'en est pas de même des personnes étrangères à notre art, et l'on comprend facilement que les parents des aliénés soient assez peu rassurés à cet égard. Et combien ne survient-il pas, dans les manières d'être des aliénés, de changements dont la science n'a pu encore se rendre compte, et qui surprennent les observateurs les plus exercés.

Que l'on ajoute à ces considérations tout l'intérêt qu'une famille peut avoir à dissimuler la présence d'un fou parmi ses membres , le trouble qu'il peut apporter dans les affaires, ou qui peut résulter de sa présence même et de ses rapports avec le monde, et mille autres circonstances qu'il est impossible d'énumérer et que l'on saisira facilement, et l'on se rendra compte de l'impossibilité qu'éprouvent la plupart des familles à conserver un de leurs membres aliéné, fût-il même tranquille.

Il est donc bien évident que le maintien des malades de cette catégorie dans les asiles spéciaux est commandé par des motifs dont l'importance est incontestable, et que leur placement dans des maisons particulières ou dans des exploitations agricoles est impossible, en raison du préjudice qui pourrait en résulter au point de vue des relations sociales, pour l'aliéné lui-même et pour les membres de sa famille. Du reste, il faut

bien aussi le dire, ce n'est point précisément à ceux-là que
s'adresse la mesure projetée, mais bien plus à une autre classe,
dont l'admission dans les asiles est imposée le plus souvent
par l'autorité, et qui en constitue la population indigente.

Or, si l'on recherche les motifs qui président à leur interne-
ment, on remarque que les uns sont placés sur la demande de
leur famille, et dans ce cas, les motifs que je viens d'invoquer
en faveur de la classe aisée se présentent ici avec d'autant plus
de force que les malades indigents ont moins que les autres
la possibilité de subvenir aux frais nécessités par leur état, et
souvent même à leur propre existence. Les autres sont placés
d'office par l'autorité, dans les asiles, parce que leur présence
dans la société y devient un sujet de trouble, de scandale ou
de danger pour le public.

Un aliéné, sans être dangereux, surtout dans les classes in-
digentes, devient facilement une cause de scandale ; car il n'a
le plus souvent personne autour de lui qui puisse surveiller ses
allures et l'empêcher d'étaler ses extravagances sur la voie
publique. Or, il est permis de demander aux partisans de la
suppression des asiles, s'ils considèrent comme préférable pour
les aliénés eux-mêmes cet étalage public de l'une des plus
tristes maladies qui puissent affliger l'espèce humaine, et si le
séjour d'un asile n'offre pas plus de moralité que les huées et
les railleries de la multitude.

En résumant ces quelques réflexions, il me semble donc
logique d'admettre que la dispersion des aliénés dans le monde
ne doit pas être regardée comme favorable aux intérêts de la
société en général, et en particulier de la famille, soit à cause
des dangers réels qui peuvent résulter d'incidents que nul ne
saurait prévoir, du trouble que leur présence introduit dans
les familles, et enfin du scandale que soulève si souvent leur
malheureuse infirmité parmi les gens avec lesquels ils peuvent
se trouver en contact et que nulle affection ne leur rattache.

§ III.

J'ajouterai, enfin, quelques mots relatifs à ce qui concerne
les intérêts de la science, au sujet de la discussion qui vient
d'être soulevée.

Il est certainement incontestable que, depuis le commencement de ce siècle, le cercle de nos connaissances sur l'aliénation mentale a pris un immense développement. Nous sommes loin du temps où les aliénés, traités à la manière des bêtes fauves ou des malfaiteurs, gisaient enchaînés dans de misérables cellules, condamnés à terminer par une mort misérable, une existence plus misérable encore.

Nous sommes même aussi bien loin de ce moment où l'illustre Pinel, qui fut l'honneur de l'humanité en ouvrant une nouvelle ère pour ces malheureux, créa, pour ainsi dire, la psychiâtrie moderne ; et si l'on compare ces deux époques, on a lieu d'admirer la marche rapide qui a été imprimée aux progrès de la science. Et cependant, combien ne reste-t-il pas encore à faire pour élever le degré de nos connaissances à une hauteur satisfaisante !

Si certaines formes d'aliénation sont aujourd'hui très-bien définies, au point de vue de leur marche, des lésions qui les provoquent, de la thérapeutique qu'elles réclament, il faut bien avouer qu'elles ne sont encore qu'en petit nombre, et que la plus grande incertitude règne sur beaucoup d'autres points.

Les classifications laissent encore beaucoup à désirer, et il est facile d'en comprendre la raison, eu égard au peu d'étendue de nos connaissances anatomo-pathologiques. Et il est à croire qu'il en sera ainsi jusqu'à ce que de nouvelles données sur la physiologie du système nerveux, jointes à une observation constante et assidue, corroborée par des autopsies faites avec soin, viennent nous donner la clef d'un grand nombre de phénomènes qui sont encore mystérieux pour nous. Alors, on pourra établir une thérapeutique rationnelle, basée sur des données certaines; alors on pourra aussi créer de nouvelles divisions dont les lésions primitives seront le point de départ, et de cette façon tracer d'une manière plus certaine une ligne de démarcation entre les affections susceptibles de guérison, et celles qui sont fatalement vouées à l'incurabilité.

Mais, pour obtenir de pareils résultats, il est nécessaire que de nombreuses observations soient faites d'une manière continue et sur une grande quantité de malades ; que les autopsies soient faites dans une proportion aussi grande que possible et soient le complément essentiel de l'observation.

Or, on se demande comment il en pourrait être ainsi lorsque les malades seraient dispersés sur une étendue plus ou moins considérable ; et il est juste de remarquer que ce sont précisément les malades dont les phénomènes morbides offrent le plus d'obscurité qui seraient soustraits ainsi à l'étude.

Il me paraît donc logique de conclure qu'au point de vue de l'intérêt de la science, la dispersion des aliénés ne peut être qu'une chose nuisible, destinée à maintenir dans le *statu quo* nos connaissances actuelles, ou tout au moins à en ralentir singulièrement le développement.

Nous avons vu déjà que cette mesure n'offrait pas aux malades et à la société toutes les garanties d'amélioration que l'on serait en droit d'exiger et que proclament ses admirateurs; on ne peut donc pas objecter que ces intérêts seraient sacrifiés à ceux de la science. Et cependant, est-ce à dire que tout soit pour le mieux dans le système des asiles tel qu'il est appliqué aujourd'hui? Je serais prêt le premier à m'élever contre cette assertion ; mais, sans recourir à des moyens extrêmes et aussi divergents que ceux que l'on propose et qui paraissent si séduisants, il y a des moyens termes dont l'application me paraît infiniment plus rationnelle.

On déplore pour l'aliéné, la perte de sa liberté, le changement qui s'opère autour de lui et dans sa manière de vivre. Il est évident qu'on ne peut pas laisser jouir du droit commun un individu toujours prêt à en sortir, et qui, au moment le plus inattendu, peut devenir nuisible à ceux qui l'entourent; mais il faut bien le dire aussi, cette privation de liberté en a-t-il toujours une pleine et entière conscience; et quand il peut s'en rendre compte, n'existe-t-elle pas aussi bien et quelquefois plus encore au sein de sa famille ?

Au reste, je viens de le dire, tout n'est pas encore pour le mieux dans les asiles, bien que l'on fasse pour l'amélioration du sort des aliénés des efforts qui doivent nous paraître prodigieux.

Il n'est pas impossible de donner aux aliénés une apparence de liberté bien suffisante pour contenter les désirs de tout le monde. L'asile de Clermont, de MM. Labitte, en offre un exemple remarquable, au moins pour ce qui concerne les aliénés habitants de la campagne. Pourquoi donc les autres asiles de

France ne subiraient-ils pas une pareille transformation? Rien n'empêche de créer de vastes exploitations où les aliénés se livreraient aux travaux de l'agriculture, tout en demeurant entièrement sous la surveillance médicale ; d'établir dans les asiles des ateliers considérables où les aliénés, tout en exécutant les travaux pour lesquels ils ont de l'aptitude, apporteraient une rémunération des sacrifices que les départements s'imposent pour eux, et en même temps sortiraient eux-mêmes de cette inaction qui ne peut que leur être nuisible, et jouiraient des bienfaits d'un traitement convenable.

Ces idées ne sont pas neuves, mais elles n'ont pas encore, que je sache, été expérimentées d'une manière complète.

Elles exigent, il est vrai, pour être mises en pratique, de nouvelles transformations, peut-être même aussi de nouveaux sacrifices. Mais rien n'oblige de les exécuter immédiatement et d'une manière complète. Les changements peuvent s'opérer graduellement, certains asiles impropres au nouveau mode de service être affectés à d'autres destinations, ou se fondre avec d'autres établissements mieux dotés ; et même, on peut le dire, il n'y a guère de maisons où l'on ne puisse au moins en entreprendre un commencement d'exécution ; et quelque minimes que soient les modifications qui s'opéreraient, seraient-elles toujours préférables au spectacle de l'aliéné errant sur nos places publiques ou séquestré dans un recoin de sa demeure.

Telles sont les réflexions qui m'ont été suggérées par un examen, aussi attentif que possible, de la question proposée au Congrès, et qui paraît devoir ouvrir la lutte entre les deux systèmes.

Quelque minime que soit leur valeur, puissent-elles apporter leur faible contingent dans la discussion, et ne pas être tout à fait inutiles pour amener une solution favorable aux intérêts des aliénés et de l'humanité!

VIII.

DISCOURS DE M. LE Dr MOREL

Médecin en chef de l'asile de St-Yon, à Rouen.

Une question très importante, non seulement de médecine, mais d'économie, a été agitée à propos des institutions propres aux aliénés. L'assistance dans la famille ou dans les maisons hospitalières a été examinée ; tout a été dit, épuisé presque. On pourrait me demander pourquoi j'entre dans la discussion ; mais on peut toujours reprendre une question, en voir les conséquences.

La première question qui se présente à propos du traitement dans la famille est celle du choix des aliénés à laisser dans leur propre famille.

Qu'arrive-t-il quand un cas d'aliénation mentale se manifeste ? On appelle le médecin de la famille. Ce médecin, comme vous l'a dit M. Mundy, est dans une situation grave : le malade est dangereux ; la famille cherche à s'en débarrasser, quoique cette répulsion ne soit pas aussi générale qu'on le pense. Seuls les médecins des asiles ont l'habitude de traiter les aliénés ; on s'empresse donc de leur envoyer le malade ; mais comme entre le médecin qui a connu l'aliéné et le médecin d'asile qui doit désormais le traiter, il n'y a plus de communication, — les aliénistes n'ayant pas de rapport avec le monde extérieur, et jamais une aussi belle occasion de nous voir ne nous ayant été offerte, — il en résulte que le malheureux malade sera un inconnu pour son nouveau médecin.

Il faut se faire une idée plus nette des diverses maladies mentales et des diverses exacerbations que présentent les aliénés. On est tombé sur tous ces points dans de regrettables exagérations. On demande des définitions de la folie ; mais c'est une maladie complexe ; elle n'est pas toujours identique à elle-même, il s'en faut de beaucoup. J'ai fait voir dans mon traité des maladies mentales, où j'ai exposé une classification autre que celle d'Esquirol, qu'il y a différentes catégories d'aliénés suivant les catégories de causes. — Les femmes, qui après leurs couches sont prises de délire plus ou moins aigu, sont dans une situation qui peut indiquer une guérison plus ou moins rapide. — Les descendants d'aliénés sont sujets à des moments d'exaltation dangereuse, mais il peuvent guérir facilement et vite. — Il y a des maladies de longue durée qui sont en rapport avec des lésions cérébrales : la paralysie dite générale, par exemple. Ces dernières ont une durée indéfinie et présentent fréquemment des alternatives de rémission et d'exacerbation.

Je ne veux pas faire un cours d'aliénation mentale ; je veux seulement vous faire voir les diverses manières dont on peut considérer les états des malades atteints de maladies mentales. Je dis que dans beaucoup de cas précis on peut les traiter dans leur famille ; c'est le résultat de mon expérience, expérience malheureusement acquise au prix de nombreux mécomptes. Quelquefois cependant on est obligé d'isoler les malades ; mais il est nécessaire de se faire une idée nette de l'étiologie et de la pathogénie de ces affections pour pouvoir se faire une idée de la possibilité de les traiter de telle ou telle façon. Il y aurait moins d'individus dirigés vers les asiles, si ces faits étaient mieux connus.

Mon rôle toutefois n'est pas de dire du mal des asiles. Sans doute il y a de grands progrès à faire ; mais, quand on compare la situation actuelle avec ce que nous avons vu en 1840, on reconnaît qu'il y a déjà d'énormes progrès accomplis, plus encore dans d'autres pays qu'en France. Parcourez les asiles de l'étranger, et surtout de l'Angleterre, vous verrez qu'on y a aboli les moyens de contrainte, qu'on a réussi à constituer un bien-être tel que la camisole n'est plus de mise. Il est des établissements où rien ne manque ; ce sont de vrais palais. J'ai visité un asile pour les idiots et les imbéciles ; quand on sort de là, on se prend à regretter que nos lycées ne soient pas construits sur ce plan. C'est un luxe que je ne puis vous décrire. Les maîtres les plus consommés dans l'art d'enseigner sont là qui s'occupent à développer l'intelligence. Ce sont des parcs, des jardins comme ceux de Saint-Cloud. S'il y a des reproches à faire, c'est qu'il y a trop de dépenses, que ces dépenses pourraient être mieux employées.... Mais je m'achemine vers la question sociale..... Eh bien! malgré cela, il y a la perte de la liberté, il y a la coërcition, et les aliénés éprouvent encore là le besoin de la liberté; ils la réclament tous, et vous les entendez s'écrier: Rendez-moi à ma famille; je veux sortir; j'ai du bien-être dans cette maison, mais je demande à ne pas y rester plus long-temps. Nous luttons d'autre part contre les familles, parce qu'elles réclament les malades trop tôt; nous leur opposons même la force administrative pour les empêcher de reprendre prématurément leurs malades.

Ici se présente le régime familial. — Je voudrais faire abstraction de Gheel: c'est quelque chose de spécial. — Que faire? Détruire les asiles? Brûler ce que nous avons adoré? Mais M. Mundy lui-même, « l'Attila de la psychiatrie, » n'est pas un Erostrate qui va mettre le feu à nos institutions. Il reconnaît que beaucoup de malades ne peuvent pas vivre de la vie de famille, qu'on est obligé de les maintenir dans les asiles. Ainsi, nous sommes près de nous entendre : nous nous rapprochons; une harmonie préétablie existe entre nous; je ne voudrais pas la détruire.

Est-il possible de modifier radicalement la condition actuelle des asiles? Oui! je ne recule pas devant cette déclaration. Cette modification devient même de plus en plus nécessaire. Les asiles grèvent nos budgets et déjà ils ne peuvent plus contenir les malades qu'on y envoie. On en vient aux petits moyens : on renvoie les aliénés dans leurs familles. M. Arthaud le fait à Lyon; je me propose de le faire à Rouen; mais enfin, cela ne suffit pas encore : les aliénés remplissent les asiles; on en met dix dehors, il en entre vingt. Il y a quelque chose comme le *compelle intrare*. La loi de 1838 est là qui facilite l'entrée; on se débarrasse des individus qui gènent, non seulement des aliénés, mais des idiots, des crétins. On m'a envoyé à Saint-Yon un enfant de deux ans et demi; et, comme je l'ai fait remarquer au Préfet, il ne manquait plus que la nourrice et le berceau. En présence d'un pareil état de choses que fait-on? On refait des asiles : on bâtit un asile pour 400 malades et on ne tarde pas à s'apercevoir qu'il faudrait qu'il fût pour 800. On nous dit alors que le nombre des aliénés augmente, et l'accroissement paraît si considérable, que chacun de nous se tâte la tête ; on n'est plus sûr de soi !

Je ne veux pas traiter la question de l'augmentation du nombre des aliénés : je l'ai fait ailleurs au point de vue des Académies. Ce qui augmente, ce sont les dégradations successives. J'ai vu que, dans tels et tels milieux, il y a des populations tout entières qui subissent ces dégradations. — Vous avez les crétins dans les Pyrénées. — Dans les pays de fabrique, c'est un type particulier. — Là où l'eau-de-vie prédomine, les descendants des alcoolisés peuvent être reconnus à des caractères certains. — Tout cela est très-beau spéculativement.....; mais ces individus nous font des candidats pour les futurs asiles.

Que faire ? Il y a une commission qui s'en occupe ; cette commission, j'en suis membre, et elle ne s'arrête pas en chemin ; elle veut faire des asiles pour les crétins. Cette proposition, je l'avais faite à Nancy, et on me l'a rappelé. C'est vrai; il est facile de mettre un individu en contradiction avec lui-même. Ces crétins vagabondaient, mendiaient ; j'ai dit : mettez-les quelque part, dans un asile ; faites-en même un exprès pour eux. Mais il y a 40,000 crétins en France, et la pépinière ne s'épuisera pas. Il y aura toujours des crétins parmi nous; — comme il y aura toujours des pauvres, suivant l'évangile, — parce qu'on ne s'en occupe pas. Au lieu de faire des asiles, il faut empêcher ces individus de devenir aliénés ; il faut les soigner chez eux, les visiter médicalement ; il faut que les médecins qu'on chargera de cet office soient en rapport avec les conseils d'hygiène ; il faut que ces médecins soient payés; qu'on leur donne plus d'autorité ; il faut aussi que l'on donne certains pouvoirs aux préfets, etc. Il faut, en un mot, entrer dans des conditions nouvelles, autrement, ne fût-ce que pour les crétins, on n'y suffirait pas.

Il est temps de pourvoir aux moyens de résoudre cette question du placement dans la famille ou du placement dans une famille étrangère. Les asiles fermés commencent à sortir de leur système par la colonisation. — Le système familial existe à Gheel. — J'ai vu Gheel, il y a vingt ans, et je l'ai visité dans des conditions défavorables. J'y ai passé vingt-quatre heures, alors qu'il n'y avait pas de médecin ; on y parlait flamand ; il pleuvait ; il n'était question que de l'assassinat du maire. — J'ai

été épouvanté ; ma conviction, d'ailleurs, était faite d'avance ;
j'ai dit : c'est mauvais.

Aujourd'hui les choses ont bien changé. Il se pourrait néanmoins que, connaissant la nature de nos paysans et la difficulté
de les intéresser aux malheureux aliénés, on hésitât, en
France à faire une tentative de ce genre. Cependant, toute
pitié est-elle bannie de la terre ? Je crois qu'on peut tenter une
pareille expérience. On nous a dit qu'*impossible* n'est pas dans
la langue française ; ne nous laissons donc pas arrêter par les
premières difficultés. — En médecine, on lance toutes les objections à la fois. — Je prévois des temps nouveaux ; nous avons
fait un premier essai, nous avons fait sortir quelques malades
pour les rendre à leurs familles ; M. Arthaud le fait ici, je vais
le faire bientôt. Il faut rétribuer les familles, payer les médecins pour aller visiter les malades et faire une inspection. Je
le répète : il faut payer le médecin, car on lui demande trop ;
c'est un dévouement absolu qu'on exige.

Je vais résumer en quelques mots les considérations que j'ai
émises.

La première chose, c'est que les études sur l'aliénation mentale soient plus propagées. Il faudrait un cours de clinique dans
tous les grands centres. Le premier médecin appelé près d'un
aliéné, c'est le médecin de la famille ; s'il connaît les maladies
mentales, il peut intervenir d'une manière favorable et guérir à
domicile. Il peut aussi envoyer l'aliéné dans un asile, si la sécurité de la famille et celle du malade l'exigent, car les asiles
sont bons ; il faut, d'ailleurs, les perfectionner. D'un autre
côté, le médecin de l'asile doit, au bout d'un certain temps,
examiner si le malade ne peut pas être rendu à sa famille, et
c'est possible dans un certain nombre de cas. Si c'est impossible,
on pourrait placer les malades dans des établissements créés
sur certains points, je ne dis pas semblables à Gheel, cela dépend des mœurs et de l'industrie de certains départements.
C'est ainsi qu'il y avait autrefois dans la Seine-Inférieure, à
St-Aubin-les-Fous, un endroit où les hospices de Rouen envoyaient leurs malades.

Cette question des asiles pourrait être généralisée. Ce sont
non-seulement les asiles, mais les hôpitaux qui sont en cause.
Mais en nous limitant aux asiles, nous dirons que généralement

les crétins, les idiots, les imbéciles peuvent être traités chez eux. Que cela, toutefois, ne nous fasse pas oublier l'hygiène ; car c'est aux causes, et surtout aux causes anti-sociales de l'aliénation qu'il faut s'attaquer. Tel est le dernier vœu que j'exprime.

RÉSUMÉ DES TRAVAUX PRÉSENTÉS.

M. Arthur Mitchell, aliéniste écossais, a adressé au Congrès un ouvrage récemment publié à Edimbourg sous ce titre : *The insane in private Dwellings, By Arthur Mitchell, A. M. M. D., deputy commissioner in lunacy for scotland, etc.* Ce livre, intéressant sous plus d'un rapport, ne peut être ici l'objet d'une analyse complète ; nous nous bornons à résumer en peu de mots les idées et les tendances de l'auteur.

La loi écossaise prescrit le placement des aliénés pauvres, soit dans des asiles, soit dans des maisons particulières où ils sont confiés à des étrangers ou à leurs parents.

Une commission dite des aliénés, et dont l'auteur fait partie, détermine le choix de la mesure à prendre pour chaque malade, et continue à s'occuper de lui, quelque part qu'il ait été placé.

De statistiques nombreuses consignées dans son livre, l'auteur conclut qu'il est indispensable d'augmenter le nombre des placements dans les maisons particulières pour prévenir l'accumulation des cas chroniques dans les asiles, et faciliter l'accès de ces établissements aux aliénés qui ne peuvent être convenablement secourus et traités ailleurs.

Le docteur Mitchell manifeste des sympathies évidentes pour le placement des aliénés dans les maisons particulières ; et sans nier les inconvénients de ce système, il en atténue la portée en faisant ressortir ceux que présente le système des asiles fermés. Cette préférence, il s'efforce de la justifier, tant par la constatation d'une mortalité moindre dans les maisons particulières que par la diminution sensible de la dépense, à mesure qu'on avance dans cette voie.

En résumé, l'auteur veut maintenir parallèlement l'asile et les placements dans des maisons particulières ; mais il veut qu'on favorise de plus en plus ce dernier procédé, en l'améliorant par une surveillance qui ne se lasse jamais.

M. le docteur BILLOD, directeur médecin en chef de l'asile public de Sainte-Gemmes, près d'Angers, nous a fait parvenir un travail communiqué par lui, en 1862, à la Société médico-psychologique de Paris, et dont l'objet se rapporte à la question posée par le Congrès.

Ce travail que le nom, l'expérience et le profond savoir de son auteur recommandaient tout spécialement à la commission, ayant déjà été publié dans les *Annales médico-psychologiques*, nous nous bornerons à en reproduire les conclusions.

« Le système de la colonisation, soit dans les asiles, soit dans des succursales, est celui qui me paraît devoir être préconisé de préférence à tout autre, et qui tend d'ailleurs généralement à prévaloir. Il me paraît devoir être appliqué dans les asiles même, quand leur population d'hommes aliénés ne dépasse pas deux cents. Il y a avantage à l'appliquer dans une succursale, lorsque ce chiffre est dépassé.

« Son application doit être restreinte aux populations agricoles. Dans le cas où les éléments de la population appartiendraient plutôt à la classe ouvrière, la ferme devrait être remplacée par l'atelier.

« Dans certains cas déterminés par le médecin de l'asile, des aliénés chroniques et inoffensifs pourraient être rendus à leurs familles, moyennant une prime d'entretien pour celles qui sont dans l'indigence. Quant à la colonie de Gheel, c'est une institution qui, à raison des conditions particulières et uniques dans lesquelles elle a été fondée et dans lesquelles elle fonctionne, me paraît devoir être maintenue, à la condition de certains perfectionnements qu'elle est en voie de recevoir en partie, et qui doivent porter principalement sur l'amélioration des conditions hygiéniques de la maison nourricière, sur la limitation rigoureuse de l'application du système aux seuls aliénés chroniques et inoffensifs, et sur l'admission à l'infirmerie de toutes les autres catégories. Dans tous les cas, son exemple ne me paraît ni devoir ni pouvoir être suivi, et je ne pense pas que jamais, sous ce rapport, nous ayons la contrefaçon de la Belgique. »

En terminant, M. Billod applaudit à la mesure récemment prise dans le département du Rhône pour le placement de certains aliénés dans leur famille ; il se propose de suivre avec le plus vif intérêt les résultats de son application.

***

Enfin, M. Jutet, de Lyon, a condensé dans une courte communication ses idées sur l'assistance à donner aux aliénés indigents.

Il repousse d'une manière absolue tout placement d'aliénés dans des familles étrangères ou dans leurs propres familles. « Il serait, dit-il, contre la convenance et l'humanité de les placer ailleurs que dans des asiles spéciaux. » L'aliéné « le plus placide et le plus chronique » ne doit pas être privé un seul instant « des soins et de la surveillance du médecin aliéniste, qui peut arriver à le guérir au jour où l'on s'y attendra le moins ; et cette guérison, on n'a pas le droit d'en désespérer jamais..... »

S'il y a quelque chose à faire pour remédier à l'encombrement des asiles, on n'y arrivera qu'en fondant de nouveaux établissements dans le genre de Gheel, convenablement surveillés. En attendant, un moyen terme consisterait à créer des colonies agricoles où des médecins et des infirmiers *spéciaux* devraient *continuellement* entourer de leurs soins les aliénés qui y seraient placés.

DISCUSSION.

M. MUNDY. Après un maréchal dans la spécialité tel que M. le docteur Morel, c'est une tâche bien difficile, pour un soldat obscur comme je le suis, de faire valoir la parole que la bienveillance de M. le président et la faveur de Messieurs du bureau viennent de m'accorder.

Vous avez entendu, Messieurs, et bien certainement apprécié, non *les mots*, comme il a plu de dire à M. le docteur Morel, mais *les faits* qui viennent de vous être déroulés avec une profondeur et une sincérité remarquables par M. le docteur Bulckens; faits qu'il a puisés dans son expérience décennale à Gheel. Vous en tirerez vous-mêmes les conclusions.

Il est donc prouvé que l'asile familial de Gheel est une bonne institution. Il n'est pas douteux que, dans les créations nouvelles établies à son exemple, on ne puisse faire mieux encore; il n'est pas douteux non plus qu'en règle générale l'aliéné ne peut pas être traité dans sa propre famille, et que les soi-disant fermes-asiles ne seraient que des demi-mesures. Par conséquent, ce qui reste à faire, c'est de *créer de nouveaux Gheel* et de faire un essai de ce système.

Malgré tout ce que les adversaires de cette réforme pourraient vous dire, il est certain que jusqu'à présent Gheel n'a pas été suffisamment étudié, aussi peu que la praticabilité de l'introduction d'un système semblable en d'autres pays ou lieux. On vous a dit aujourd'hui « que le rapport de M. le docteur Jules Falret y répondait suffisamment. » Permettez-moi d'être d'un avis contraire.

Il n'y a personne qui puisse apprécier plus hautement et plus sincèrement l'esprit honnête, l'intelligence grave et active de mon collègue et ami M. le docteur Jules Falret; mais n'est-il pas lui-même un simple mortel obligé de manger, boire et se reposer, et qui, par conséquent, n'a pu, en trois ou quatre jours, voir et examiner Gheel de la manière dont il faut le voir et l'examiner, si l'on veut saisir dans son ensemble et ses parties et juger en connaissance de cause le système qui y est pratiqué.

Moi qui vous parle, Messieurs, ayant passé à Gheel trois mois sans interruption, livré exclusivement à l'étude du système, je puis bien me permettre un tel jugement.

Ce qui m'importe infiniment, Messieurs, c'est que vous ne sortiez pas aujourd'hui de cette enceinte sans emporter un désir, un stimulant qui vous fasse poursuivre et étudier *à fond* cette question. Si dans nos Universités l'enseignement de notre spécialité par des cliniques était rendu obligatoire, et si la pratique aliéniste *dans les familles* était plus aisée à introduire, nous ferions des progrès plus rapides, je pense; le fait que M. le docteur Morel a si bien caractérisé en disant « que notre spécialité forme en quelque sorte une caste à part, et que l'esprit de caste vient souvent miner la science pratique », ce fait renferme le germe de beaucoup de maux.

J'ai entendu prononcer par nos adversaires ce mot : « que les choses avaient un aspect tout différent, envisagées dans le silence du cabinet, qu'elles n'en avaient dans la pratique. »

Eh bien ! pourquoi ces messieurs ne vont-ils pas à Gheel, pour y étudier les aliénés en liberté pendant un temps suffisant, avant de nous reprocher un « enthousiasme ridicule ? »

C'est *leur* réalité, et non la *nôtre*, qui est suivie d'un *cortége sombre,* auquel je ne veux pas aujourd'hui arracher le crêpe hypocrite.

« Il faut comprendre l'aliéné pour le juger ! » Certainement. Mais où apprendra-t-on *mieux* à le connaître? Est-ce dans l'état *anormal* où il se trouve lorsqu'il est enfermé dans l'asile, ou est-ce dans la liberté de Gheel? Quand on vous dit que l'aliéné travaille à Gheel « sans avoir la jouissance du fruit de son travail », cela est tout à fait inexact ; la vérité est qu'il partage, au contraire, ces fruits avec une famille, et que le plus souvent c'est lui qui reçoit les meilleurs morceaux pour sa part. Dans les fermes-asiles, l'aliéné m'a toujours l'air d'un forçat plutôt que d'un simple ouvrier malade. Allez donc voir une exploitation de ce genre! Voici mille, ou si vous voulez, cinq cents malades dans l'asile. Vous en trouverez cinquante employés aux divers travaux, sous la surveillance rigoureuse des gardiens. Et on appelle cela liberté et vie de famille !

Oui, nos adversaires viennent derechef d'enfumer de leur encens aujourd'hui Pinel et Esquirol, — comme l'autre jour à Charenton, — dans le seul but de décrier les propositions de réforme. Mais ne pensez-vous pas avec moi, Messieurs, que s'il était possible que Pinel et Esquirol nous entendent, ils nous crieraient du fond de leur tombeaux : « *Assez, ne nous encensez plus, mais faites, et faites mieux que nous.* »

Vous avez, sans doute, Messieurs, la conviction qu'une réforme radicale du système actuel est une indispensable nécessité. Il est certain qu'elle ne se réalisera pas d'un coup.

Il faut frayer le chemin au progrès peu à peu, en réunissant nos forces, détruire les préjugés, abandonner la routine.

Il faut que l'aliéné, après avoir été, il y a déjà 60 ans, relevé de l'état de *criminel* à celui de *malade emprisonné*, devienne *malade libre,* quand il peut le devenir suivant les lois sociales, médico-légales et thérapeutiques !

D'un autre côté, la société a le droit de demander qu'elle soit enfin allégée des charges énormes appliquées à ses membres si malheureux, mais en même temps si inutiles et si incommodes.

En un mot, la réforme du principe social et économique de notre temps doit être également appliquée en pratique à la psychiatrie et à son administration.

Alors la réforme médicale ne se fera pas attendre longtemps ; le *non-restraint* deviendra la règle ; on établira des cliniques pour servir à l'enseignement dans la spécialité, et l'étude en sera rendue obligatoire. La situation des médecins aliénistes sera améliorée, leur nombre augmenté, et leur tâche rendue plus facile. La médecine légale et les lois sur les aliénés devront alors recevoir une base nouvelle.

Il y a vraiment urgence que cela s'accomplisse !

Pour terminer, si vous me demandez, Messieurs, si le système que je défends, c'est-à-dire Gheel, est possible et utilement réalisable en pratique ailleurs qu'à Gheel même, je vous dirai que vous avez déjà entendu aujourd'hui la réponse par *oui* de la bouche de nos collègues Bulckens et Morel. Si ces autorités vous paraissent suffisantes, vous pouvez me dispenser de répondre.

Mais je voudrais vous demander à mon tour pourquoi on n'a

pas essayé ce système, puisque nos adversaires affirment toujours si crûment « que ce système est impossible ailleurs qu'à Gheel. »

Votre grand savant M. Arago a dit quelque part : « En dehors des mathématiques, il n'y a que les présomptueux qui disent : c'est impossible ! » Il avait bien raison !

Quoi ! une discipline sévère, de la patience, un cœur disposé à faire le bien, le dévouement, une humeur paisible, le savoir-faire et le traitement de gens de différentes mœurs, habitudes, et de caractères extravagants, ne seraient pas possibles à trouver en France, comme partout ailleurs, comme dans la Campine belge ? Et avant tout, la charité n'est-elle pas une vertu des Français ? Ce serait insulter, à mon avis, le peuple français que de déclarer impossible la mise en pratique de ce système, je ne dis pas dans toutes les contrées de la France, mais certainement dans une grande partie de votre patrie glorieuse, savante et charitable.

En vérité, au lieu de persister à nier en théorie la possibilité d'exécution, il faudrait l'essayer en pratique, y consacrer au moins deux millions, puisque l'ancien système en engloutit immensément plus, sans que l'on puisse prévoir si ce gouffre, toujours ouvert, pourra jamais être comblé.

Je ne vous fatiguerai pas davantage, Messieurs, et ne me livrerai pas au plaisir d'une critique des discours que vous avez entendus aujourd'hui. Permettez-moi seulement de dire encore une chose, après m'avoir écouté avec tant d'indulgence et d'attention bienveillante dont je vous remercie du fond de mon cœur ; c'est qu'il y a vingt ans, tout médecin en Angleterre avait également douté de la praticabilité du *non-restraint*, et voilà que depuis vingt ans tous les moyens de contrainte par force sont interdits dans ce pays, où il y a 50,000 aliénés.

Il n'en est pas ainsi, hélas ! sur le continent européen, il n'en est pas ainsi en France, où l'on peut compter par mille les camisoles de force dans les asiles du pays.

Espérons que, comme l'a fait le grand Conolly, il y a vingt ans, en Angleterre, un nouveau Pinel viendra et fera *un bûcher* de toutes les camisoles de force en Europe et en Amérique !

Mais qui donc fera prévaloir ces principes, quelque vrais et utiles et quelque réalisables qu'ils soient, sinon la *puissance de la vérité et du temps* qui ont existé de toute éternité, et la *dure nécessité* que vous reconnaissez et que je reconnais avec vous.

Messieurs, j'ai terminé.

Mais si vous permettez, j'ajouterai le vœu que cette question, que nous n'avons pu traiter que superficiellement aujourd'hui, soit recommandée par vous pour être mise sur le programme d'un prochain Congrès scientifique en France (1).

M. ARTHAUD s'étonne de la faible proportion assignée par M. Turck aux guérisons obtenues dans les asiles fermés. La moyenne indiquée dans les statistiques officielles est beaucoup plus élevée ; à l'Antiquaille, en particulier, dont l'étendue et les dispositions intérieures sont loin de répondre à tous les besoins, les guérisons sont en bien plus grand nombre que ne l'indique l'honorable médecin de Plombières.

A propos de l'intéressante communication de M. Bulckens, M. Arthaud fait remarquer que la population aliénée de Gheel et celle de nos asiles ne sont pas formées d'éléments identiques, et que dès lors, il devient impossible de mettre en parallèle les chiffres respectifs des guérisons et des décès.

Il termine en se félicitant de voir qu'à un très-petit nombre d'exceptions près, les orateurs qui ont pris part à la discussion reconnaissent tout à la fois la nécessité des asiles et l'utilité de la vie de famille pour certains aliénés. Dans quelles proportions ces deux éléments doivent-ils se combiner ? Là seulement s'établit une divergence profonde entre les opinions, les unes

---

(1) Nous sommes bien aises de pouvoir annoncer à nos lecteurs que le vœu de l'orateur se trouve réalisé ; dès le 31 octobre dernier, M. le docteur Jules Falret, rappelant l'*examen solennel* dont cette question avait été l'objet au Congrès médical de Lyon, proposait à la Société médico-psychologique de Paris, qui s'empressait d'accueillir cette proposition, de mettre à l'ordre du jour la question *des divers modes de l'assistance publique applicables aux aliénés ;* et de son côté, le Congrès scientifique de France, dont la 32ᵉ session s'ouvrira à Rouen le 31 juillet 1865, a mis à son ordre du jour, dans la troisième section des sciences médicales, article 13, la question suivante :

13° « De l'augmentation du nombre des aliénés. Les asiles actuels sont-ils suffisants? Quelles modifications pourrait-on apporter dans l'organisation de ces établissements? »   *(Note de la rédaction.)*

faisant de l'asile l'élément principal et prépondérant, les autres seulement l'accessoire. Il est permis d'espérer qu'un accord plus complet se réalisera peu à peu.

M. Bulckens. — M. Arthaud a signalé les différences qui existent entre les asiles, pour la proportion des guérisons et de la mortalité; sous ce rapport Gheel est dans les conditions les plus fâcheuses. Placé dans un milieu éloigné de tout grand centre de population, il ne reçoit qu'exceptionnellement des malades dans la première ou même dans la seconde période. Il ne reçoit pas, par exemple, les *delirium tremens*. Si nous avions de tels malades, le chiffre des guérisons doublerait.

Dans la colonie de Gheel, les guérisons portent sur des malades qu'on a reconnus incurables dans d'autres asiles, sur des individus qui y ont passé plusieurs années. Je dis donc que nous sommes dans des conditions très-fâcheuses. Cependant nous obtenons de beaux résultats.

On a signalé, d'ailleurs, qu'à Gheel il y a de grands inconvénients : c'est que les malades y sont l'objet de mauvais traitements, de spéculations infâmes. Je proteste contre ces paroles trop légères. Je dois soutenir la bonne réputation et le mérite de nos braves nourriciers. Ce sont d'honnêtes gens qui pratiquent la charité sans ostentation. Nous n'avons que très-exceptionnellement à punir de petits méfaits envers leurs malades. Il y a quelques jours, je faisais une distribution de prix aux nourriciers, et j'ai été très-embarrassé pour choisir ceux que je récompenserais de préférence.

LISTE
DES TRAVAUX LUS AU CONGRÈS
ET RELATIFS A DES SUJETS EN DEHORS DU PROGRAMME.

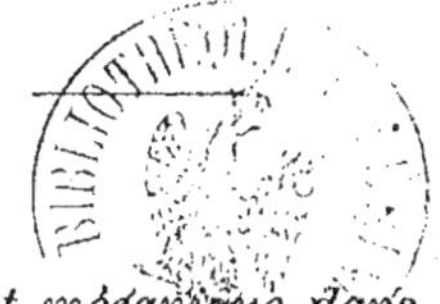

A. *Du rôle de l'élément mécanique dans la production, la persistance et la guérison spontanée des rétrécissements de l'urèthre*, par M. le Dr Félix BRON.

B. *De l'action électrique des eaux sur le corps humain,* par M. le Dr Baron DESPINE, inspecteur honoraire et médecin consultant aux eaux d'Aix (Savoie).

C. *Note sur la non-essentialité des fièvres,* par M. le Dr Auguste FERREZ.

D. *Communication sur l'emploi des bains de vapeur térébenthinée,* par M. le Dr CHEVANDIER (de Die).

E. *Mémoire sur le coussin bivalve dans le traitement des fractures,* par M. POYET (de Feurs).

F. *Sur la neutralisation des blessés en cas de guerre, envisagée surtout au point de vue thérapeutique,* par M. le Dr PALASCIANO (de Naples).

G. *Sur la pseudo-chromesthésie,* par M. le Dr LEMBERT.

H. *Du traitement des phlegmasies de l'œil par la douche oculaire,* par M. le Dr L. RIEUX.

I. *Note sur les bains de vapeur térébenthinée,* par M. le Dr MACARIO, médecin de l'établissement hydrothérapique de Serin, à Lyon.

ERRATUM.

Page 384, ligne 5. — *Sulfite de soude à l'intérieur, et du sulfite de magnésie à l'extérieur*, lisez : *Sulfite de magnésie à l'intérieur, et sulfite de soude à l'extérieur.*

Ligne 7. — *Sulfite de soude*, lisez : *sulfite de magnésie.*

TABLE ALPHABÉTIQUE
DES AUTEURS.

TABLE DES MATIÈRES

CONTENUES DANS CE VOLUME.

TROISIÈME QUESTION. — PHTHISIE PULMONAIRE

QUATRIÈME QUESTION. — ANKYLOSES.

CINQUIÈME QUESTION. — SYSTÈME OSSEUX.

SIXIÈME QUESTION. — DIÉRÈSE.

SEPTIÈME QUESTION. — CONSANGUINITÉ.

HUITIÈME QUESTION. — PARASITES.

NEUVIÈME QUESTION. — SYPHILIS.

DIXIÈME QUESTION. — FORCEPS.

ONZIÈME QUESTION. — PSYCHIATRIE.

Lyon. — Imprimerie d'Aimé VINGTRINIER, rue de la Belle-Cordière, 14.

EN VENTE

Le volume renfermant les actes de la 1re session
du Congrès médico-chirurgical de France, tenue à Rouen,
en 1863.

Prix : 5 fr. 50.

Lyon. — Typ. d'A. Vingtrinier.

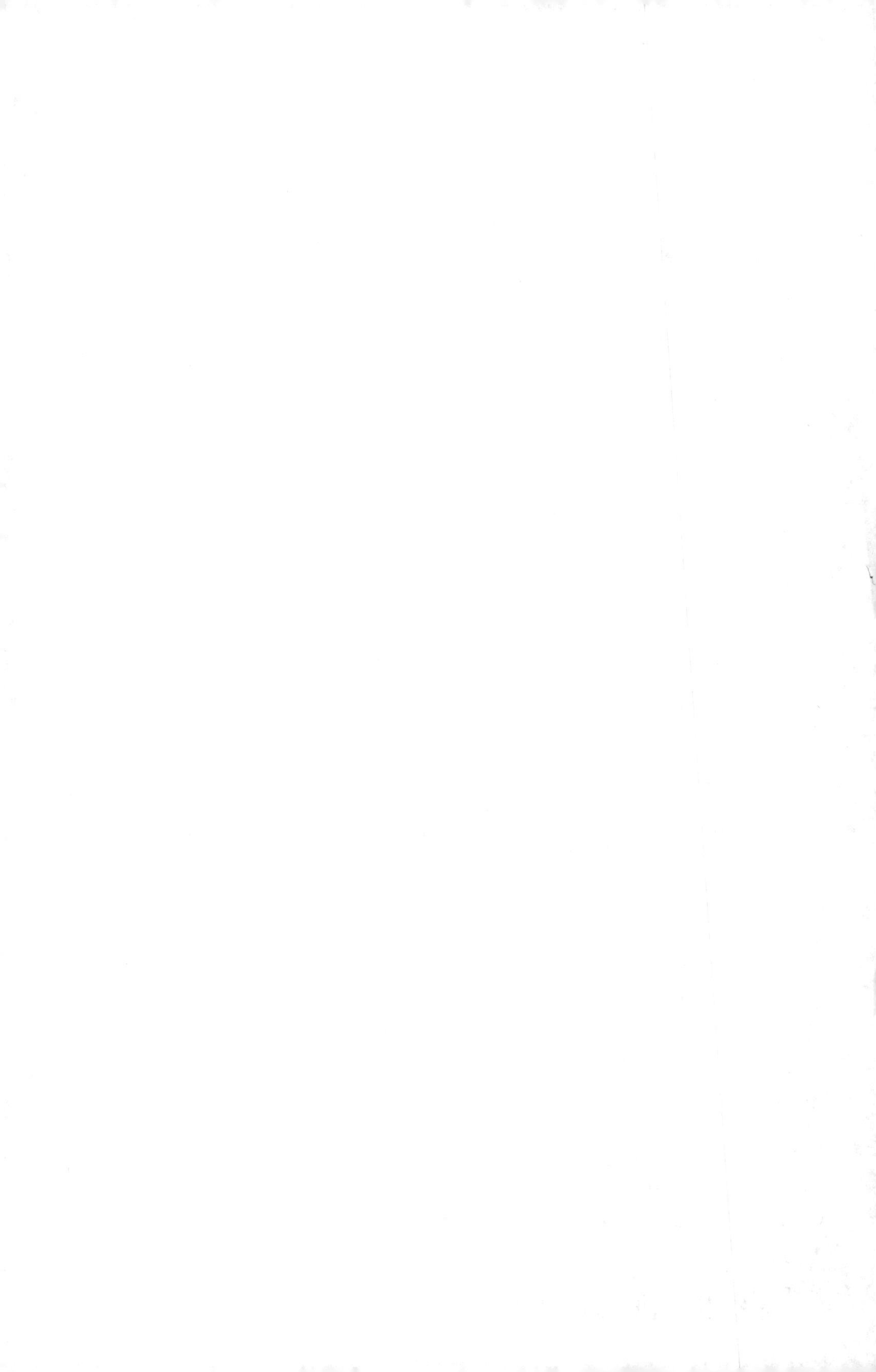

www.ingramcontent.com/pod-product-compliance
Lightning Source LLC
LaVergne TN
LVHW050118060726
842524LV00001B/28